U0344222

中南大学学科史系列丛书

中南大学
湘雅基础医学学科
—— 发展史 ——

(1914—2014)

中南大学文化建设办公室 组 编

中南大学基础医学院 撰 稿

1914—2014

(1914—2014)

中南大学湘雅基础医学学科发展史

主　编　肖献忠　刘笑春

编　者（按姓氏拼音排序）：

蔡继峰　蔡维君　陈利玉　贺达仁　胡　凯

黎　明　李飞宇　刘　静　刘艳平　罗自强

罗学港　潘　乾　秦晓群　任力锋　谭跃球

唐建华　王慷慨　王一凡　文继舫　徐绍锐

徐育年　杨长兴　严小新　章　兴　周建华

周　鸣

编　务　毕晓燕　马琼山　肖雪珍　刘　可

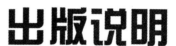

出版说明

2014 年，中南大学湘雅医学院迎来了她建院的第一百周年。一百年风霜雨雪，一百年春华秋实，岁月的沉淀让这所与新中国同呼吸共命运的古老院校散发出历久弥新的魅力。为献礼湘雅百年华诞，2014 年 5 月，中南大学湘雅医学院开始组织学科史的编写，各单位齐心协力耗时数月，终于完成。

湘雅医学院的学科发展史作为中南大学学科史系列丛书中的重要一部分，意义非凡。学科的建设与发展代表着本专业科研领域的最前沿，是无数先贤名家智慧与汗水的结晶。对于"写就新中国半部西医史"的湘雅医学院而言，学科史更是承载了广大湘雅人悬壶济世的无上荣耀与信仰。百年间，一代又一代的湘雅学子秉承着"求真求确，必邃必专"的信念，兢兢业业，前赴后继，为祖国医学事业的发展作出了卓越贡献。今日的湘雅拥有多个国家重点学科，在全国同类学科中位居前列，锋芒依旧；相信这套学科史系列丛书必能给予青年医务工作者以启迪和灵感，助其站在前人坚实的肩膀上，薪火相传，书写百年湘雅新的华彩篇章。

本着尊重历史、实事求是的原则，在学科史的编写过程中我们尽最大努力还原了各学科发展的真实脉络，着力展现了科研平台、人才培养以及学术成就等方面的内容。承担编写任务的相关人员，以严谨认真的态度广泛查阅、梳理、筛选历史资料；同时中南大学出版社的编辑也给予了宝贵的支持与帮助。正是因为广大幕后工作者的辛勤付出，才有了中南大学湘雅医学院学科史系列丛书的付梓出版，在此一并致以崇高的敬意与真诚的感谢。但是，由于时间仓促任务繁重，加之医学专业学科的庞杂与变迁，许多史料已遗失或难以考证，本书中难免存在一些错误与疏漏之处，还望广大师生及校友谅解并不吝指教。

　　谨以此书献给为中南大学湘雅医学院作出杰出贡献的历任校、院、系所领导、师生及校友们，衷心祝愿中南大学湘雅医学院能够在新的征程创造新的辉煌！

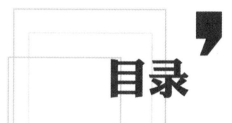

目录

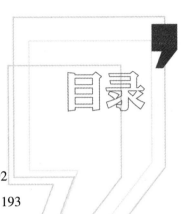

第三部分　学科人物 / 196

第四部分　学科发展大事记 / 286

第五部分　附录 / 318

目录

概　述

"大江东去，浪淘尽，千古风流人物。"

1914 年 12 月 8 日，湘雅医学专门学校在长沙创建，至今已整整一百年。这一百年，是中国社会发生天翻地覆变化的一百年。在这一百年中，湘雅医学教育经历了创业的艰辛、中西文化的碰撞、颠沛流离中的磨炼、新中国医学教育体系的重塑、改革开放后的跨越发展。可以说，湘雅医学教育的百年历史是中国高等医学教育发展史的缩影。

在这一百年中，无数湘雅前辈在此展现青春靓影，挥洒智慧和汗水，留下了闪光的足迹。一代代湘雅人仁爱为怀，求真求确，前赴后继，为中国乃至世界培养了数以万计的医学专门人才，从死神手中挽救了无数鲜活的生命，全面提升了国民的健康水平，也创造了独具特色的湘雅文化。

基础医学是湘雅医学教育的重要组成部分，随着湘雅医学校的诞生而诞生、发展而发展。湘雅百年，弦歌不断，基础医学一脉相承，精彩华章俯拾即是。

一、办学起点高，教学质量好

湘雅医学校创始人胡美、颜福庆受美国雅礼会派遣，分别于 1905 年和 1910 年来到中国兴办医学教育。在时任湖南督军谭延闿的支持下，于 1914 年 7 月 21 日由湖南育群学会代表湖南省政府，与美国雅礼协会合作，正式签订了在长沙创办湘雅医学专门学校的协定，并获得了北洋政府各部门的批准，于 1914 年 12 月 8 日举行了湘雅医学专门学校成立大会暨开学典礼。

湘雅办学之初，中美双方即确认必须以欧美"甲种"医科大学标准办学，其内涵包括坚实的基础医学课程、合格的专任教师、完善的实验设备、充分的实验课时、良好的临床基地和完全采用英文教学等。湘雅医学校创建时，学制定为七年，前两年为医学预科，主要开设与医学相关的生物学、物理学、化学、英语、伦理学等课程，后五年为医学本科。在五年医学本科教育中，前三年为基础医学课程，后两年为临床医学课程与生产实习。此后，无论是 1929—1945 年的六年制、1946—1949 年恢复的七年制、1950 年以后的五年制和 2004 年开办的八年制，都大致保持了医学前期阶段、基础医学阶段、临床医学阶段的基本教学模式。

从师资水平看，除了学校创始人胡美和颜福庆分别在美国约翰·霍普金斯大学医学院和耶鲁大学医学院获得医学博士学位之外，其他医学预科和医学本科（包括基础医学与临床医学各科）的教师绝大部分具有博士学位。在最早的 13 名教师中，外籍教师占 8 名。由于现代医学以英文为载体，故办学之时所有课程全部采用英语教学。由于办学水平高，美国康涅狄克州政府授予湘雅毕业生医学博士学位。

由于坚持高标准办学，在历史上湘雅先后造就了张孝骞、汤飞凡、应元岳、谢少文、李振翩等学术大师。新中国成立后，百废待兴。学校为适应新中国建设事业和人民卫生事业的需求，对原有教学体制进行了一系列改革：一是缩短本科学制为五年，二是扩大招生规模，三是扩大教师队伍，四是编写中文教材，五是改革课程设置和教学方法，六是配合当时的抗美援朝、土改、荆江分洪工程建设等，积极参与社会服务。随后制订了统一的教学大纲、教学计划，建立了教研室，开展了一系列符合当时国情的教学改革，并开始启动科学研究和研究生教育。至"文化大革命"前，新的教学体系已基本完备，科研工作亦全面开展，湘雅成为"教学—科研"并重型的医科大学，其教学和科研水平在全国处于领先地位。"文化大革命"结束后，全国恢复了高考招生，在1982年、1983年、1984年卫生部组织的全国医学院校应届毕业生统考中，湖南医学院的学生获得了"三连冠"的优异成绩，扎实的基础医学教育在其中发挥了重要作用。对于新中国成立后的湘雅临床医学五年制毕业生，虽然国内只授予医学学士学位，但欧美国家仍承认该校的学历学位，各种论证机构都认为湘雅的五年制医学毕业生相当于欧美的医学博士（M. D.），只要通过执业医师考试，便可从事医疗工作。进入21世纪后，湖南医科大学、中南工业大学、长沙铁道学院合并共组中南大学。2003年，中南大学湘雅医学院成为国内首批同时实施双重国际标准（即美国中华医学基金会《全球医学教育最低基本要求》和世界医学教育联合会的《本科医学教育国际标准》）的两所试点院校之一。2004年成为国内首批试办八年制医学教育的5所试点院校之一，同年开办了"医学教育国际标准本土化试点班"，以系统为中心组织基础医学课程教学。2012年，中南大学湘雅医学教育被纳入教育部八年制和五年制卓越医生培养计划。在湘雅基础医学教育的百年历史中，始终坚持了高起点、高水平的办学模式。

二、教学为主，严谨治学

由于湘雅坚持高标准办学，历任领导和教师都十分重视教学，视教学为学校的生命。这种"教学为主"的理念从湘雅建校至今，始终如一。在教学方法上，学校强调发挥学生的自学能力，湘雅建校之初即每月举办一次学术交流，让学生有充分交流的机会。此后，这种做法演变为多种形式的学生自主学习方式，如学生课外兴趣小组，基础医学创新实验大赛，以学生为中心的研讨式教学、PBL教学等。学校还十分重视实验课教学。建校早期，如果老师发现学生的实验做得不好，就会要求学生重做。同时，学校注重学生诚实、自尊的培养，考试时并不监考，让学生自主答卷，但一旦发现舞弊，将立即取消其考试资格。上述教学和育人方式，逐渐形成了严谨治学的"湘雅精神"。这种教学为主的理念和严谨治学的精神溶化在湘雅人的血脉中，代代相传。不管是在建校初期、抗战西迁时的艰难岁月、新中国成立之后的教育体制改革进程、改革开放后医学教育事业的大发展时期，都坚持了这种理念和精神。

三、基础医学与临床紧密结合

基础医学与临床紧密结合是湘雅医学教育的特色之一。在湘雅建校早期，基础医学与临床之间的界限分得不是很清楚，有些教师既教基础课又教临床课。如颜福庆校长既教眼科学，又教卫生学和预防医学；朱恒璧既教细菌学和生物化学，又教病理学；傅斯特既教内科学，又教药理学；范美英既教儿科学和内科学，又教生理化学；王肇勋既是著名的解剖学教授，又是一流的心内科专家。在1954年建立的病理生理学教研室中，有一部分教师直接来自于临床医院，如罗智质从湘雅医院心内科调入，胡友秋从湘雅医院内科调入。这些教师具有丰富的临床经验，又有深厚的基础医学理论知识，在教学中能紧密结合临床实际。从湘雅医学校建立至1949年新中国成立，湘雅医学院与湘雅医院、湘雅护校基本上是三位一体，联系紧密。在新中国成立后的湖南医学院和湖南医科大学，医学院与附属医院在行政和业务上联系紧密，在教学、科研、学科建设、研究生培养等工作中都统筹安排，相互交流。许多基础学科的工作和临床紧密结合，如病理学教研室自建校以来一直承担湘雅医院的病理诊断任务；遗传学自20世纪70年代起开设遗传病门诊；生殖工程研究室立足于服务病人，从20世纪80年代建立人类生殖工程研究室门诊部，随后开设不孕与遗传专科医院，并于2002年成立了现代化的大型生殖与遗传专科医院，走出了一条产、学、研结合的康庄大道。法医学积极承担公、检、法和社会委托的案件，2006年成立湘雅司法鉴定中心，2014年该中心通过了CNAS国家认证。此外，免疫学、微生物学、寄生虫学也开展了诸多为临床服务的项目。这些项目的开展既服务了社会，又反馈支持了基础医学的教学、科研和学科建设。与此同时，附属医院中的临床学科也从基础医学的发展中获得丰富的前沿信息、学术灵感、研究方法、人才培养等多方面的支持。事实证明，湘雅医学教育中的基础医学与临床医学是不可分割的整体，二者紧密结合促进了整个医学教育的发展。

四、教学与科研相得益彰

在百年湘雅的基础医学教育中，教学与科研紧密结合，互相促进。建校伊始，办学条件简陋，科研工作很难开展。1917年，时任湘雅医学专门学校校长的颜福庆博士在教学之余，亲赴江西安源萍乡煤矿进行钩虫病的流行病学调查，发现矿工中的钩虫感染率高达81.6%。他与同事们制订了有效的药物治疗方案，使钩虫感染率下降至39.5%。随后，颜福庆教授将此项工作整理成两篇英文论文分别发表于 1918 年和 1920 年 *The National Medical Journal of China*。在抗日战争的艰苦岁月，潘世宬教授等在教学之余，还根据尸体解剖的材料整理出多篇论文。1949 年，在长沙伍家岭居民中发现了姜片虫感染，寄生虫学科的陈国杰、邓一韪教授等随即成立实验站，开展了对姜片虫的防治研究，并带领学生去现场学习。新中国建立后，寄生虫学陈祜鑫老师在岳阳建立血吸虫病防治实验所，并带领学生去血吸虫重灾区进行实地考察。

1954 年以后，学校建立了教研室，科研工作全面开展，并密切结合当时的疾病谱和工矿农村卫生状况开展科学研究，基础医学出现了活跃的科研局面。1963 年成立了实验肿瘤学、血液学、血吸虫病等 6 个研究室，并成立了科研处。至"文化大革命"前，学校的科研机构已基本建立，科研氛围逐渐浓厚。科学研究的广泛开展，促进了师资培养和教学水平的提高。这也标志着"文化大革命"前的湘雅医学院已成为"教学—科研并重型"的医学院校。改革开放后，湘雅基础医学的科研工作蓬勃开展。从 1983 年起，基础医学的许多骨干教师开始承担国家自然科学基金项目，后来进一步承担 863、973 重点项目和国家自然科学基金重点项目，建立了医学遗传学国家重点实验室、人类干细胞国家工程中心，以及多个省、部级重点实验室等科研平台，各个系室都建立了自己的科研室，开展了丰富多彩的科学研究。据不完全统计，自改革开放以来，湘雅基础医学教师获国家级科研项目 432 项，发表 SIC 论文 1800 多篇，获省部级以上科技成果奖 223 项。

五、研究生培养与学科建设起步早，发展快

1956 年，湖南医学院开始兴办研究生教育，为国家培养"副博士"人才。在学校首批招收的 7 名副博士研究生中，基础医学的生理学、药理学共 3 名。"文化大革命"之前的 1963—1965 年，病理生理学、生物化学、寄生虫学等基础学科招收了 5 名研究生。1981 年，国家实行了学位授予制度，1981 年本校基础医学的医用生物学与医学遗传学、生理学、病理生理学、药理学成为国内首批具有博士学位授予权的学科，博士生导师分别为卢惠霖、周衍椒、潘世宬、叶雨文教授。此外，除了上述四个学科外，还有生物化学、微生物学与免疫学、寄生虫学等基础医学学科成为国内首批具有硕士学位授予权的学科。此后，1986 年，徐有恒、姚开泰、郭兆贵教授成为第三批博士生导师；1990 年，李云霞、朱定尔、孙去病、陈修教授成为第四批博士生导师；1993 年，王琦如、夏家辉、卢光琇、宋惠萍、李桂源、易新元教授成为第五批博士生导师；1996 年湖南医科大学获准成为可开展自行增列博士生导师的单位，李麓云、邓汉湘、张灼华、周宏灏、李元建、钱长庚、陈主初、曹亚等成为第六批博士生导师；1999 年，胡维新、汪世平成为第 7 批博士生导师；此后，由中南大学学位评定委员会审批博士生导师。2000 年，罗自强、罗学港、邓汉武、刘立英、廖端芳、肖献忠、文继舫、曾庆富成为第八批博士

生导师；2002年，方云祥、谭梦群、曾志诚、张建湘、余平、曾庆仁成为第9批博士生导师。随后，中南大学定期开展博士生导师遴选。1991年，经国家教委批准，基础医学博士后流动站建立，病理生理学获准招收博士后研究人员；随后，1994年，生理学、生物化学、药理学、医学遗传学获准招收博士后人员。2000年，基础医学、生物学两个一级学科获博士、硕士学位授权资格，其下属23个二级学科均具备了博士、硕士学位授予权。2013年，特种医学一级学科获博士、硕士学位授予权。

在重点学科建设方面，1989年，病理生理学被认定为首批国家重点学科。2000年，遗传学、病理学与病理生理学、药理学等三个基础医学学科进入国家重点学科；此外，生物化学与分子生物学（2000年）、病原生物学（2000年）、人体解剖学与组织胚胎学（2006年）成为湖南省重点学科。在教育部组织的基础医学一级学科评估中，湘雅基础医学于2003年、2009年、2011年分别获得排名第4、排名并列第1、排名第5的好成绩。2012年，基础医学和生物学两个一级学科均获准成为湖南省"十二五"重点学科。

"江山如画，一时多少豪杰。"湘雅基础医学的一百年，是贤人辈出的一百年，是艰苦奋斗的一百年，是可歌可泣的一百年。

2000年三校合并成中南大学后，湘雅基础医学融入了中南大学的人家庭，在教学、科研、学科建设、研究生培养等方面有了更广阔的舞台和更丰富的资源，开启了21世纪快速发展的新篇章。

第一部分　学科发展史

一、人体解剖学与组织胚胎学

人体解剖学与组织胚胎学学科由湘雅医学专门学校"解剖学科"发展而来，1954年分别成立人体解剖学教研室和组织学与胚胎学教研室。1980年被卫生部列为全国解剖师资培训基地，培养学员120人。1982年开始招收硕士研究生，2001年获博士学位授予权，同年启动博士后流动站，2002年列为湖南省后备重点学科，2001年神经生物学研究方向进入精神卫生学国家重点学科，2003年成为教育部首批"国家级精品课程"，2006年进入"十一五"湖南省重点学科，2013年神经科学与行为科学方向进入全球ESI前1%。目前有教职员工40人，其中教授10人，副教授及相应职称17人，教师全部具有硕士学位或博士学位。学科现有博士生导师6人，学科带头人为罗学港教授。

学科十分重视课程建设。人体解剖学在国家"十一五"和"十二五"本科教学质量工程中，先后入选国家精品课程、国家双语示范课程、国家级教学团队、中国大学视频公开课、国家精品资源共享课等；主编国家级规划教材，并2次获得国家教学成果二等奖、第二届国家教学名师奖。多年来重视实验室建设，尤其是在收集教学标本、教学环境改善、更新教学设备方面成效显著。在原人体标本陈列室的基础上建成了人体形态学科技馆，先后被湖南省科协、湖南省科技厅、国家科协认定为科普教育基地，2014年获"湖南省优秀科普教育基地"称号。在1999年被评为湖南省合格实验室的基础上，2006年被评为湖南省实验示范中心。现承担的本科生与研究生课程有系统解剖学、局部解剖学、组织学与胚胎学、医学发育生物学、神经解剖学、神经生物学、断层解剖学、麻醉解剖学、护理解剖学、运动解剖学、临床应用解剖学、现代组织化学和人类生殖与胚胎发育学13门。

"有关针刺麻醉机制的研究"获1978年全国科学大会奖，其后"有关神经元的化学通路与发育的研究"3次获湖南省科技进步二等奖。"马王堆古尸保护与研究"继1978年获全国科学大会奖后，完成古尸出土保护30年的评估，提出了"整体—细胞—分子"三级保护模式，制定古尸保存环境改善的具体措施，其成果于2008年获教育部高校科技进步推广类一等奖，2010年获国家文物局文物保护科学和技术创新奖二等奖。继 1987 年获"有关心肌细胞培养及肥大的机制研究"湖南省十大科技成果之后,"心肌肥大及侧支血管生长机制的研究"项目又获湖南省科技进步二等奖。

学科先后承担包括国家 973 计划、国家自然科学基金等科研课题 48 项,获科研经费 1880.9 万元;发表第一作者或通讯作者论文 396 篇,其中被 SCI 收录 130 篇。获专利 18 项,获国家、省部级科技进步奖 13 项。主编或副主编教材 43 部,获国家教学成果奖二等奖及省部级教学成果奖 9 项,获国家级教学名师及省部级个人或集体奖励共 21 项。目前已培养研究生 238 人,其中硕士生 184 人,博士生 54 人;在读博士生 24 人,硕士生 38 人。

学科的研究主要集中在:①神经系统发育、损伤、修复和老化的细胞基础以及分子机制;②社会行为和精神疾病的神经生物学机制;③马王堆古尸文物保存与研究方向;④血管重建与动脉粥样硬化血管病变的分子调控机制。

人体解剖学

(一)历史沿革

解剖学作为现代医学教育的核心基础课程,其学科的设立与湘雅医学专门学校的诞生几乎同步。1914 年湘雅医学专门学校开设医学预科,1915 年美国 CMB 加盟支持湘雅医学校创建,至 1916 年湘雅医学本科教育正式开始,人体解剖学即列入本科第一年的必修课程。在湘雅医学专门学校成立的最初几年,解剖学的教学任务大致由学校的创建者们兼任。据陈丙坤所译的胡美著《道一风同》第 21 章记载,胡美医生曾直接参与指导人体解剖学教学。又据陈显寰著《凤荒魔血传》(第 667~668 页)记载,颜福庆亲自指导了 1921 年长沙楚怡学校赈灾茶话会上湘雅医学专门学校的公开尸体解剖表演,由朱恒璧教授指导解剖兼解说。1920—1921 年第五次校订的《湘雅医学专门学校章程》中记载了当时的解剖学兼外科学教习为美国考(康)奈尔大学医学博士柯乐福和美国芝加哥大学医学博士刘崇勤。在此时期,还有 Liu T. O. 博士负责解剖学和胚胎学教学,高恩养(广东人,上海哈佛医学校医学博士)负责矫形学、组织学和外科解剖学教学。1923—1924 年,高恩养继续负责矫形学兼组织学教学;李学义(福建人,美国锡拉区斯大学医学博士)负责解剖学教学。1930 年 6 月《私立湘雅医科大学组织大纲》记载了当时解剖学科的教员有:王光宇(王子玕)(江西永新人,美国圣路易大学医学博士)负责胚胎学教学;杨克念(湖南长沙人,哈佛大学医学博士)负责组织学教学;司徒拉(奥地利人)、袁道(湖南长沙人)和王肇勋(湖南浏阳人)负责解剖学教学,此 3 人均担任过匈牙利布达佩斯大学外科学助理教授。1931 年,《私立湘雅医学院概况 附:湖南省卫生实验之计划》记载解剖学教员有王光宇、王肇勋、萧元定(湖南长沙人,湘雅医学院医学博士)和张德威(江西九江人,雅礼大学理学士)。

1939—1949 年，王肇勋、张德威、黄第渊、杨诗兴、苏元泰等负责解剖学讲授和实习课教学。

中华人民共和国成立后，解剖学学科教学队伍逐渐壮大。据"1950 年 11 月国立湘雅医学院教员分科统计表"记载，解剖学科教授有张德威、王肇勋，副教授有王志曾，助教有李怡敏、李慧珍、薛淦兴、王齐家。1955 年分别成立了组织学与胚胎学及人体解剖学两个教研室。人体解剖学教研室副教授有王志曾，讲师有娄瘦萍、王齐家，助教有史毓阶、刘裕民、祝明芳、程洁芳、郑德枢。1959 年人体解剖学教研室成员包括副主任史毓阶讲师，其他有讲师刘裕民、郑德枢、祝明芳、王志曾，助教徐焕俐、刘忠浩、罗知彬、曾嘉明、梅璞、申家兴、刘里侯、罗远才、肖冠宇、韩建生、韩承柱、左覃骥、苏鸿森、江灿荣，技术员赵梅生、谭维庸、何春梅、欧阳炳炎、帅建中、文建亚、方传昆。1978 年人体解剖学和局部解剖学教研室成员包括刘裕民、郑德枢、祝明芳、王志曾、刘忠浩、史毓阶、徐焕俐、梅璞、曾嘉明、苏鸿森、韩承柱、刘里侯、罗远才、江灿荣、肖冠宇、刘正清、罗学港、彭泽春、楚亚平、张建一等，技术员赵梅生、谭维庸、何春梅、欧阳炳炎、帅建中、文建亚、方传昆等。这些同志多数在解剖学岗位工作至退休。

改革开放以后，有一大批"文化大革命"后医学院毕业的本科生和研究生加入解剖学科研团队，成为湘雅解剖学教学与科研继往开来的有生力量。改革开放以后参加工作并已长期从事解剖学事业的人员包括刘正清、蔡维君、姜平、雷德亮、严小新、黄菊芳、邓小华、李志远、卢大华、潘爱华、李昌琪、王慧等。1990 年，人体解剖学教研室更名为人体解剖学与神经生物学教研室。2000 年三校合并共组中南大学，教研室更名为人体解剖学与神经生物学系。在湘雅成立百年之际，人体解剖学与神经生物学系在职教师有罗学港、张建一、雷德亮、姜平、严小新、黄菊芳、邓小华、李志远、卢大华、潘爱华、李昌琪、王慧、张建伟、王晓晟、熊鲲、蔡艳、李芳、范春玲、陈旦、曾乐平、伍校琼等。形态中心参与人体解剖学教学的在岗技术组人员包括杨科球、漆光平、胡建光、王淼、周国志、杜亚正、周丙林等。

（二）教学

解剖学科的课程，从湘雅建立之初就按现代医学教育规范和要求设置。据1916 年《湘雅医学专门学校学则》第三章"修业年限"规定，学生先通过补习科两年毕业后升入预科，再通过预科一年毕业正式升入本科。因此，湘雅医学专门学校最早的解剖学和组织胚胎学教学，开始于 1916—1917 年。据"民国五年至六年（1916—1917）一学年课程表"记载，人体学分成胚胎学、组织学和大体解剖学。胚胎学包括讲解及实习。学习"人体发育之大意，人及其他动物胚胞之显微镜实习，尤注重于鸡豕胚层之发育，学习时间为两学期每周六小时"。组织学亦包括讲解及实习，"练习用镜解剖局部组织之大意，学习组织学技术，共两学期每周九小时"。大体解剖学也包括系统讲解及分部解剖操作，共一学期每周 6 小时。至 1921 年，当时的湘雅医学专门学校已开设包括现代解剖学的各类主要分课程。这些课程的安排和内容包括：

（1）胚胎学（Embryology）　研究鸡卵之胚胎，用活胚、全胚及连续切片为教授材料，解剖猪胚及用镜研究。理论与实习并重。第一学年第一学期每周 6 小时。

（2）组织学（Histology）　讲解实习并重，研究身体各器官之组织及与其功能之关系。注重学生能得实验之技术。第一学年第一学期每周 12 小时。还开设研究选科，对象为本科四年级生欲专研高深组织学者，商请主任教员（相当于现在的导师制），予以一月之专修。

（3）大体解剖学（Gross Anatomy）　包括：①骨骼学及关节学，第一学年第一学期，每周 3 小时。②人体解剖操作，计需两学期，分部解剖：上肢部、下肢部、头颈背及脊髓部、胸部、腹部、骶尾盆部及会阴部，第一学年第一学期，每周 12 小时；第一学年第二学期，每周 15 小时。

（4）神经解剖学（Neuro-Anatomy）　此科以用镜及不用镜之切片，研究人类及他种哺乳动物之神经系。第一学年第二学期，每周 3 小时。

（5）表面解剖学（Surface Anatomy）　用活体模型或学者自体，研究表面之标位与内体组织之关系。第一学年第一学期，每周 2 小时。

（6）断层解剖学（Sectional Anatomy）　用人体各部截面，研究人体局部之关系。第二学年第一学期，每周 2 小时。

（7）外科及应用解剖学（Surgical and Applied Anatomy）　用标本教授，讲明各部位之解剖，应用于内、外学科之实验。第二学年第二学期，每周 3 小时。

1930—1940 年末，湘雅医学专门学校已改名为私立湘雅医学院及后来的国立湘雅医学院。这期间的解剖学课程设置与上述安排类似，已形成相当完备的现代医学体系。比如，当时已把神经解剖学和应用解剖学列为单独解剖学分课程，既有理论教授，也有实验室或临床实习课。总之，20 世纪 20—40 年代的解剖学教学在整个医学基础课中占相当大的比例（达 19%），并具有紧密联系临床实践的特点。

中华人民共和国成立后，解剖学科的课程设置基本上沿袭老湘雅时期的总体结构，但是有课程缩减。1954 年 9 月，全国第一届高等医学教育会议在北京召开，确定了各医学专业的培养目标，制定了全国统一的教学计划，规定了同样的教学原则，教学机构上照搬苏联模式，废"科"建"组"，课程设置上执行苏联式教学大纲。至此，解剖学科被分为组织学与胚胎学和人体解剖学两个教研室，并延续至今。在后来的 20 世纪 70—80 年代，人体解剖学教研室又分为人体解剖学和局部解剖学与外科手术两个教研室（1995 年重新整合为人体解剖学与神经生物学系）。应用解剖学由局部解剖与外科手术教研室承担。老湘雅时期曾经开设的神经解剖学、表面解剖学等课程取消,相关内容被整合在系统解剖学教学中。遗憾的是,老湘雅时期就已建立的解剖学与临床各学科有机结合的教学模式基本上被终止了。

改革开放以来,解剖学系承担各医学、生物学多层次和系列的系统解剖学、局部解剖学、神经生物学等课程的教学任务,已形成相当完整、多样化和现代化的教学体系。最近,为了适应新的医学教育发展趋势,解剖学科也在积极探索新的教学模式,包括西方国家采用的"问题导向型学习(problem-based learning)"医学教学模式。历史发展似有轮回,作为湘雅解剖学科创立者们曾经实践数十年的解剖学与临床各学科密切结合的教学模式又重新受到了重视。

秉承先进的教育思想和教学理念,人体解剖学系不断加强建设和深化教学改革,在国家"十一五"和"十二五"本科教学质量工程建设中先后获国家精品课程、国家双语示范课程、国家级教学团队、中国大学视频公开课、国家精品资源共享课,主编或者副主编包括国家规划教材在内的教材 33 部,发表教学论文 72 篇。先后获得国家教学成果二等奖及省部级教学成果奖 7 项。罗学港教授获第二届国家教学名师奖。同时,不断重视实验室建设,尤其是教学标本收集、教学环境的改善、教学设备的更新。目前,本学科拥有国内一流的教学、实验大楼,功能和设施完善的尸库;在 1999 年被评为湖南省合格实验室的基础上,2006 年被评为湖南省实验示范中心;学生复习时用的人体标本陈列室现在已经建成为人体形态学科技馆,先后被认定为湖南省科协、湖南省科技厅、中国科协科普基地,2014年获湖南省优秀科普教育基地。

(三)科研

1938 年,张德威发表了湘雅解剖学科的第一篇论文,描述中国人锥体交叉的异型。1949 年,王肇勋发表《共 4 年所见的国人人体解剖变异》。科学研究活动主要是在中华人民共和国成立后才得以发展。特别是 1960 年中央制定《1963—1972 年十年科学技术规划》,提出"科学技术现代化是实现农业、工业、国防和科学技术现代化的关键"。湘雅解剖学科的科研活动在 20 世纪 60 年代出现了第一次历史性的突破。这一时期,当时几乎所有的教研室成员(史毓阶、祝明芳、刘裕民、郑德枢、韩建生、刘忠浩、刘里侯、罗远才、肖冠宇、左覃骥、苏鸿森、韩承柱、江灿荣、曾嘉明、梅璞等)均参与了我国人类体质学和应用解剖学方面的研究工作并发表了相应的成果,包括国人颅骨、循环系统和神经系统结构的解剖学测绘和显微解剖学观察。这些成果发表在《解剖学报》《解剖学通报》《解剖学文献索引》和《中国人体质调查》等期刊上。

20 世纪 70 年代(1972—1980),解剖学科的研究工作受当时政治环境的影响,主要集中在针刺麻醉方面,当时的教研室成员大都参与了这方面的研究工作。其中,1977—1978 年和生理学与生物化学教研室合作,完成《电解毁损中缝背核、中央中核及腹腔注射 PCPA、5HT 后，脑内 5HT 含量与针刺镇痛效果观察》和《毁损中缝背核与兰斑核对针刺效应的影响》等研究论文，该成果获 1978 年全国科学大会奖与 1980 年湖南省卫生厅科技成果奖。

1972 年，长沙市文物部门在马王堆发掘出一号汉墓古尸，成为了我国"文化大革命"时期甚至至今举世瞩目的考古发现。解剖学教研室先后有 7 位成员，包括王鹏程、刘里侯、曾嘉明等，参与古尸解剖和病理学检测，并负责研发古尸及其脏器的长期保存技术。2002 年，罗学港组织该系和国内专家对西汉女尸开展出土 30 年评估，对女尸保存状态进行了综合检测，对保存液进行了改良，对保存环境进行了优化，建立了规范化的保护和跟踪观测综合措施，提出了"整体—细胞—分子"三级保护模式，为长期保存这一珍贵的生物类文物提供了必要的技术方法。该系为马王堆汉墓古尸的考古研究和保护作出了持续的贡献，其工作先后获得 1978 全国科学大会表彰、2004 年国家博物馆馆展精品奖、2006 年国家科技推广一等奖和 2009 年国家文物局科技创新一等奖。西汉女尸的保护工作也衍生出新的研究课题与研究领域及学科建设要求。2005 年，与湖南省博物馆组建国内首家馆校合作的"马王堆古尸保护与研究中心"。为了拓展古尸类生物文物的保护和研究工作，于 2013 年正式建立生物类文物保护专业学科，2014 年被批准该新学科的硕士和博士研究生培养。

改革开放后的 20 世纪 80 年代初，解剖学教研室刘裕民、苏鸿森、郑德枢、刘忠浩等率先踏出国门，赴美国及香港学习并带回当时先进的荧光示踪标记和免疫组织化学技术，培养最初的几届硕士研究生。相关研究工作诞生了解剖学科建立后首批在国际杂志发表的科学研究论文（Brain Res. 1987，409（2）：367 – 370；Brain Res. 1989，483（2）：379 – 383；Brain Res. 1990，522（1）：1 – 6；Dev Brain Res. 1992，65（2）：191 – 204）。

20 世纪 90 年代初，罗学港、彭泽春、严小新、蔡维君、雷德亮、刘正清等相继赴美国、英国、意大利和德国等国进修学习并回国，进一步推动了解剖学教研室科学研究工作和研究生培养，有效地开展了视觉系统、大脑皮质神经元构筑与发育方面和心血管侧支发育与神经损伤修复等方面的研究。这些工作成就了相当数量的高质量研究论文，如《视觉神经系统内神经元的化学属性及相关神经元的发育》获得 2002 年"中华医学科技奖二等奖"；《中枢神经系统含 NOS 神经元的形态学研究》获 2002 年"湖南省科学技术进步奖二等奖"、《心肌肥大和心脏侧枝发育机制的研究》获 2003 年"湖南省科技进步奖二等奖"，《脑源性神经营养因子对受损神经元的保护及其机制》获 2005 年"湖南省科学技术进步奖二等奖"等。

进入 21 世纪以来，人体解剖学与神经生物学系的绝大多数教师均有出国进修经历，并得到良好的科研技能培训。目前本学科的主要研究团队和方向包括：

（1）神经系统发育与塑形的细胞基础和机制。探讨哺乳类大脑皮质神经元的构筑、发生、再生、种系差异与进化、生理性塑形变化和调节；神经精神疾患（脑损伤、出血、缺血、癫痫、感染、抑郁症、精神分裂症等）大脑皮质神经元变化；脊髓和脊神经节神经元的化学构筑、发育、损伤、修复与再生。主要团队成员为罗学港、严小新、潘爱华、卢大华。

（2）神经系统老化和退行性变的细胞与分子机制。探讨大脑皮质、海马、视网膜等中枢系统结构的神经元老化和退行性变化的细胞、环路及化学解剖学基础；脑内淀粉蛋白产生与沉着的细胞机制与调节；探讨阿尔茨海默病的病理学发生机制、危险因素、可能干预途径。主要团队成员为严小新、雷德亮、邓小华、蔡艳。

（3）青光眼及视网膜疾病的发生机制。探讨急性眼高压后视网膜神经元的死亡以及保护机制的实验研究；急性眼高压后的视网膜突触可塑性改变及其发生机制的研究；人类视网膜原发性和继发性疾病的病理学变化。主要团队成员为黄菊芳、王慧、熊鲲、陈旦。

（4）社会行为和精神疾病的神经生物学机制。探讨吗啡成瘾与戒断等重大负性事件对脑与行为影响的实验研究，目前主要从表观遗传学入手探讨其分子机制。主要团队成员为李昌琪、张建一、李芳。

人体解剖学与神经生物学系自 20 世纪 80 年代国家自然科学基金资助系统建立以来，共获得国家级科研课题资助 38 项，总计经费 1262 万元。发表 SCI 论文 107 篇，获专利 12 项，已在国内人体解剖学与神经生物学领域形成较强的竞争力和影响力。

（四）研究生培养与学科建设

学科从 1982 年开始招收硕士研究生，当时的主要导师组成员包括祝明芳、刘裕民、郑德枢、史毓阶、刘忠浩、苏鸿森，及稍晚年份的曾志成、王炎之等。20 世纪 80—90 年代培养的一批神经解剖学和心血管方向的硕士研究生中，一部分经过扎实的科学研究训练，成长为国外优秀的神经科学研究者和临床医学工作者，另一部分成为学校人体解剖学、神经生物学和组织胚胎学系后续的主要学术带头人，包括罗学港、张建一、蔡维君、雷德亮、严小新、李志远、黄菊芳、李昌琪等。他们正在系科学研究和研究生培养方面发挥关键作用。2000 年人体解剖学和神经生物学系正式开始招收博士研究生。截至 2014 年上半年，本学科已毕业硕士研究生 129 名，博士研究生 36 名。目前在读硕士研究生 15 名，博士研究生 14 名，分别攻读人体解剖学和神经生物学两个专业的学位。2013 年，人体解剖学和神经生物学系正式批准招收生物类文物保护专业的硕士和博士研究生。目前硕士生导师包括罗学港、蔡维君、严小新、李志远、黄菊芳、雷德亮、潘爱华、卢大华、邓小华、李昌琪、熊鲲、王慧、李芳、蔡艳；博士生导师包括罗学港、蔡维君、李志远、黄菊芳、李昌琪。总体而言，研究生培养已成为新时期人体解剖学科的基本任务。同时，研究生培养也成为推动学科科学研究及未来发展的关键动力。

在不断深化教学改革，提升人才培养质量的同时，还加强与国际国内的合作，紧扣国家重大科技需求并瞄准国际前沿，不断凝练学科方向与重组优化研究团队，引领学科发展。自从有关针刺麻醉机制的研究获 1978 年全国科学大会奖后，以急性眼高压、脊髓损伤为模型，改变组织细胞生活环境为切入点，重点研究了重要相关蛋白质的合成对组织、器官形态结构和功能的作用及其调节机制；其相关成果 3 次获湖南省科技进步二等奖。以内外环境因素为主线，防止蛋白质降解为重点，蛋白质合成与降解研究相关技术为依托，从分子—细胞—整体水平三个层次开展对马王堆古尸的保护研究，制定古尸保存环境改善的具体措施，其成果于 2008 年获教育部高校科技进步推广类一等奖，2010 年获国家文物局文物保护科学和技术创新奖二等奖。学科 2002 年列为湖南省后备重点学科，2001 年神经生物学研究方向进入精神卫生与精神病学国家重点学科，2006 年进入"十一五"湖南省重点学科。

组织胚胎学

(一)历史沿革

湘雅组织胚胎学系的历史可追溯到湘雅建立之后的 20 世纪 20 年代。由于当时湘雅设置有医学预科，故最早的组织胚胎学教学当始于 1916—1917 年间。从那时起，组织学与胚胎学就一直是湘雅医学教育的一门重要的主干必修课程。

当时的课程教学讲习并重，强调实际应用与动手能力。最初几届教员皆为留美归国博士和外籍教师，如高恩养讲授组织学，Liu T. O. 博士讲授胚胎学。20 世纪 20 年代，教员数量渐多。据史料记载，仅专门负责胚胎学讲授的就有王子玕、蒋鹍、张德威 3 人。从 30 年代之后至新中国建立之前，随着学校规模变化与时局动荡，课程体系亦随之变化，组织学和胚胎学合并在解剖学课程内，虽然各门课程课时数没有减少，但教师们的任课已部分打通，形成了"专业教学科"的学科模式。此时，除了张德威外，已有王肇勋、黄第渊、杨诗兴、苏元泰等一批教师加入解剖与组织胚胎学教学。

1949 年，中华人民共和国成立后，经过院系调整，湘雅医学院的科室架构逐渐建立。1954 年 9 月，全国第一届高等医学教育会议在北京召开，确定了各医学专业的培养目标，制定了同样的教学计划，规定了教学原则，在教学机构上照搬苏联模式，废"科"建"组"，即废除原有的专业教学科，改称为某某教研室。组织胚胎学与人体解剖学分别成立了教研室，组胚教研室首任主任为张德威教授。张德威 1932 年到湘雅医学院任教，曾先后担任化学、物理、生理学、解剖学和组织胚胎学教学。1960 年，人体解剖学教研室、组织学与胚胎学教研室、生理学教研室和生化教研室合并为正常人体教研室，1962 年又再度分为各自的教研室。至

1964 年，组织学与胚胎学教研室已有教职员工 13 人，主任张德威教授、支部书记兼副主任韩英士讲师。70 年代初，人体解剖学教研室和组织学与胚胎学教研室又进行过短暂的合并之后再分开。

"文化大革命"结束后，湘雅医学院从省属院校升格为部属院校，招生人数猛增，教学工作量增大，教研室人数也随之增加，1978 年已有教职工 18 人。1978—1986 年期间，韩英士任主任兼党支部书记，郭绢霞霞任副主任。韩英士直至 1986 年出国。1987—1989 年郭绢霞教授担任教研室主任，李叔庚教授任党支部书记。1982 年，韩英士、郭绢霞教授开始担任硕士生导师，组织学与胚胎学成为具有招收攻读硕士学位研究生的学科点。

1989—1998 年间，祝继明教授任教研室主任，李叔庚任副主任兼支部书记，从 1995 年开始，文建国讲师任教研室副主任。在祝继明的大力倡导下，教研室大力推进教学改革和课程建设，在考试改革、题库建设和制度规范等方面进行了多方面探索。1995 年，"组织学与胚胎学"课程在湖南医科大学第五批课程建设评估中获"优秀课程"称号，本系的大量资料被学校调用作为参加全国七年制评估的样本资料。在李叔庚的大力推进下，教研室启动了国家级继续教育项目的培训工作，取得了良好的社会效益和经济效益。

1998—2002 年，文建国副教授任教研室第一副主任，兼基础医学院显微形态实验室副主任，张建湘教授和严文保副教授任副主任。此间，教研室除继续深入开展教学改革活动外，还大力推行教学管理的信息化和规范化，积极开展多媒体教学和教学资源库建设。与病理学共建了显微形态教学实验室，并以优秀成绩通过了湖南省教育厅组织的标准实验室评估。2000 年参加湖南医科大学"优秀课程复评估"，"组织学与胚胎学"课程再次荣获"优秀课程"。从 2000 年开始，参加湘雅新校区基础形态楼的设计方案研讨，2002 年配合学校进行了新校区的搬迁。

2003—2006 年，张建湘教授任教研室主任，王铁霞副教授和段炳南讲师任副主任。张建湘作为本学科第一位博士生导师，为学科建设与发展作出了较大贡献。此间，"解剖学与组织胚胎学"作为二级学科进入湖南省重点学科预备队，2006 年进入"十一五"湖南省重点学科。

2006—2010 年，伍赶球副教授任常务副主任、黄河任副主任兼党支部书记。在此期间，教研室积极开展课程教学的网络化和信息化建设，开通了针对本科生的课程博客，搭建了与相关单位教学科研合作的平台与协作机制。科研方面也开始得到快速提升，为后续发展奠定了良好基础。

2010 年起，通过岗位竞聘，蔡维君教授从解剖学系调任组织学与胚胎学系主任，黄河任副主任，陈庆林任党支部书记兼形态中心副主任至 2013 年 9 月退休，肖玲讲师任副主任。2013 年 10 月，肖玲转任形态中心副主任，刘俊文副教授任副主任。蔡维君大力推动本系的人才培养和学科建设，于 2011 年首次为学科引进了国外学者 1 人(升华学者邓盘月教授),下大力气改善科研条件,制定了学科人才发展规划。2012 年建立了新的荧光显微镜室和细胞培养室,启动博士后流动站。学科建设和人才培养开始呈现新的发展势头,如刘俊文副教授于 2013 年被遴选为博士生导师和升华育英学者,黄河、刘俊文等进入中南大学"531 人才计划"等。目前,组织学与胚胎学教研室共有教职员工 11 人:蔡维君(教授,博导)、文建国(教授,硕导)、邓盘月(升华特聘教授,博导)、伍赶球(副教授,硕导)、黄河(副教授,硕导)、刘俊文(副教授,博导,升华育英学者)、肖玲(副教授)、张彬(副教授)、段炳南(讲师)、刘正华(讲师)和杨景(工人)。

(二)教学

自 1914 年湘雅医学校建立后,组织学与胚胎学就是湘雅医学教育的主干课程之一。授课对象包括医学所有层次的本科生(四、五、六、七、八年制)和研究生(硕士、博士),专业涉及所有医学专业(临床、口腔、麻醉、精神卫生、预防、检验、护理、公卫、信息、生物等),教学模式包括传统常规学科教学、多媒体教学、双语教学和全英文教学。除了组织学与胚胎学作为课程主体外,还发展了一些新的相关课程,如组织化学、发育生物学和多门器官系统课程等。

组织学与胚胎学自建系以来,历任系主任、支部书记和全体教职员工热爱教育事业,认真履行教师职责,兢兢业业地做好教学工作。21 世纪以来,全体教职工秉承湘雅严谨治学的优良传统,积极探索教学改革,使组织学与胚胎学课程建设得到了新的发展。回顾近百年的学科发展史,可以对教学工作成就与特色归纳如下:

传承湘雅优良教学传统,教学管理规范严谨有序。自课程开设以来的百年间,全体教职员工一直秉承老湘雅的优良传统,始终将教学质量作为教学工作的核心理念,对教学工作都非常认真严谨。教研室有连续系统的教学方案和教学管理队伍,制定有各项教学制度规程,并不断强化完善,对新进青年教师安排有高年资教师手把手带教,青年教师上讲台之前要经过几轮的预讲,制度性安排对所有上大课教师的听课教评活动,每学期安排学生座谈会听取学生意见反馈,无论谁当教学主任和教学秘书,均强调按规范命题和阅卷,并进行试卷分析与题库更新,等等。另外,对教学文档的管理也一直非常规范,很早就建立了教学档案专柜和教学切片专柜等,为确保教学的长期稳定和高质量的教学管理奠定了良好的基础。

正是因为这种重视教学、视教学为第一要务的求实精神,教研室历任主任、副主任们都能认真履行职责,广大教师也能自觉地做好教学工作,并积极主动地出主意想办法,坚持教学制度几十年如一日。在建系以来近百年间,从未发生过任何教学事故,无任何教职员工发生违反师德和职业道德之事。由于教师们在教学和教学管理方面的良好口碑,有些老师退休后被学校继续聘为教学督导。如祝继明被聘为中南大学本科教学质量督导组副组长、李叔庚被聘为中南大学研究生培养专家督导工作委员会副主任。

整体教学责任心强，注重教师的教学能力培养。从湘雅第一代教师就以严谨的教学态度著称，特别强调学生的细致观察力、使用显微镜的技术能力、对生物组织结构的立体感知力，以及对胚胎发育过程的想象力，特别注重课堂讲课的形象生动，切实提高学生对课程的兴趣和实际学习效果。这也是当年组织学和胚胎学成为学生们特别喜爱的课程之一的重要原因。这种对教学的整体责任心得到了传承和发扬。

历代教师都有很强的责任心，教研室有很好的教学氛围，教师们也都能自觉加强教学能力培养。教研室在制度上也对教学管理、教学能力培养和教学质量有一套行之有效的措施。对新分配或调入的青年教师安排一位高年资老师负责其教学培养，从实验教学带教到理论课预讲，并安排进技术室学习切片制作技术。预讲的教案须经带教老师审阅修改，预讲时教研室全体老师参加听课，指出问题所在，提出改进意见。若问题较多，则须重新准备后再度预讲。经过这样严格把关，每一个青年教师在较短时间内讲课水平得到快速提高，初次登台讲课就基本上能驾驭课堂。教研室还有严格的听课制度，无论新老教师，即便是主任教授，每学期每人都要被安排一次集体听课教评，这既是对老教师的促进，也能不断提高和强化青年教师的教学责任和质量意识。此外，在分段排课的基础上，每学年要对各位教师的教学内容进行新旧搭配、循环安排，以确保经过几年培养，使所有教师都能胜任课程全部内容的大课教学，这既方便了教学过程中的相互及时补台，也方便每位教师都能随时解答学生的任何疑问。为搞好学校开办的六年制英语医学班，从加拿大聘请了组织学资深教授 Golden 博士进行为期半年的全英文讲课，带动了教研室的全英文教学。正是在这种教学培养环境下，教师讲课水平有明显提高。2000 年，文建国老师获得中南大学教师讲课比赛一等奖。

教学工作与时俱进，教学改革常有创新举措。据湘雅史料记载，早在 20 世纪50 年代初，系主任张德威教授就先后组织开办了三届全国组胚专业的高师班（1952—1954）和一届中师班（1954），这在全国同行是首创。20 世纪 80 年代初，在韩英士主任和易家农主任技师的发起下，由本室牵头主办了第一届全国组织学实验技术交流大会（1984），全国 100 多所医学院校 300 多人参加，开了全国组胚专业实验技术大会交流的先河。随后，又面向全国兄弟院校开设了两期组胚实验技术培训班。80 年代中期，在韩英士和郭绢霞教授的呼吁和组织下，学校批准本室开设研究生课程组织化学。

进入 20 世纪 90 年代，在祝继明主任的倡导下，开始积极探索教学改革和课程建设，并在全校范围内率先制定了考试大纲，建立了完备的专业试题库和试卷库，在考试科学化规范化方面进行了大胆有效的尝试，得到学校教务部门和兄弟教研室的高度肯定。1995 年，参加湖南医科大学第五批优秀课程评估，并以总分第一名的成绩获得"优秀课程"称号。学校特别将颁奖大会设在该室举行。2000年参加学校"优秀课程复评估"再次获得"优秀课程"称号。在学校参加全国七年制教育评估准备过程中，各类教学资料作为评审样本被学校教务处调用，为湖南医科大学以优秀等级通过评估作出了重要贡献，吸引了不少兄弟教研室前来学习交流，在教学改革和课程建设方面起到了很好的示范作用。

该室还是在学校最早开展多媒体教学的科室之一。早在 1992 年，该室教师即开始用 PPT 制作课件。湖南医科大学第一届教师讲课比赛中的一些参赛选手的课件，就是请伍赶球老师帮助制作的。文建国老师受教务处邀请，为湘雅临床教师培训专门制作了《多媒体课件制作专题讲座》教学光盘。此外，还较早地开展了网络教学，伍赶球、戎锡元两位老师为本科生开通组织学与胚胎学专业博客。

注重教材建设，做好各类专业培训。20 世纪 50 年代，教研室第一任主任张德威教授就亲自编写了国内第一本大型《组织学和神经解剖学图谱》；60 年代郭绢霞教授作为第二主编出版了《组织培养术》教材。改革开放后，郭绢霞教授作为全国统编教材编委，参加了人民卫生出版社《组织学与胚胎学》（第四版）和专业大型参考书《组织学》的编写；韩英士教授主编了《鼻咽癌细胞学图谱》；李叔庚教授主编了国内大型专业学术专著《组织化学》和《实用酶组织化学》；祝继明教授除了参编大型参考书《现代组织学》外，还主编了全国专科统编规划教材《组织学与胚胎学》，与伍赶球副教授共同主编了本科用《医用组织学与胚胎学》（获第三届中国大学出版社图书奖优秀教材一等奖）；文建国教授主编了医学多选题《组织胚胎学分册》和《医学组织学》（双语教材）；严文保、文建国共同主编了《组织学与胚胎学实验指导》；张建湘教授主编了《医学胚胎学》；黄河副教授作为主编之一编写了《彩色组织学实验指导》。

除了主编的教材，该室教师作为副主编和参编编了大量教材。如文建国教授担任《人体解剖学与组织生理病理学图谱》的副主编，从 2003 年开始，是全国统编规划教材《组织学与胚胎学》第 5～8 版、全英文规划教材 *Textbook of Histology and Embryology*、八年制《组织学与胚胎学》第 3 版、研究生教材《组织学与胚胎学技术》、电子书包《组织学与胚胎学》等 10 多部教材的编委。

另外，该室还先后开办了多期各类教师培训班和进修班。除了由张德威教授早期开设的全国组织学与胚胎学专业高师班和中师班外，郭绢霞教授还领衔开设了组织学技术学习班。21 世纪前后，陆续开设了多门多次国家级继续教育培训班，包括李叔庚教授主持的"现代酶组织化学"讲习班、张建湘教授主持的"人类胚胎发育学及胚胎学新进展"讲习班、文建国教授主持的"男性生殖与不育"讲习班。这些培训班一共开设了 10 多期，时间跨度 10 多年，前后培训了来自全国各地数百名学员。

三校合并以来，该室教师积极参加各类教学改革，积极推进多媒体教学、双语教学、全英文教学、PBL教学和器官系统教学，积极配合学校课程体系改革，参加或主持了国家、省级和校级等各类教学改革项目数十项，获得省校级教学改革成果奖多项，促进了各项教学工作的开展，进一步提升了教学水平和教学质量，为学校医学教育改革发展作出了较大贡献。

(三)科研

1914—1955　新中国建立前，教研室仅有1~3个教师，且不稳定，几乎没有科研工作，期间只有张德威教授于20世纪30年代在国内外发表过有关神经解剖组织学的论文。新中国建立后的一段时间(1950—1955)，由于教学任务较重，科研方面也只做了些简单的调查工作，因而没有什么科研成果。

1955—1966　教研室的科学研究发展迅速。1955年，当时学校提出了大力开展科学研究的指导思想，韩英士、戎诚兴和郭绢霞等老师参加了湖南省工矿卫生研究组的矽肺研究项目，开展了吞噬细胞对不同含矽金属矿尘反应的研究。韩英士与组织胚胎学教研室的老师在该项研究中，自己设计动物自然吸入矿尘的装置，对动物吸尘后肺组织的病理变化和肺吞噬细胞对含矽矿尘的反应进行了观察。研究成果发表在《湖南省医药卫生学会年会论文汇编》(1963)、《医学参考资料》(1963)和《中国解剖学会学术论文讨论会论文摘要》(1964)等上。另外，还开展了对湖南省青年学生的白细胞分类调查统计研究，从887例的研究结果中发现本省人群中性粒细胞比例略低于欧美教科书记载，而淋巴细胞比例则略高，与国内其他地区报道相符。研究成果发表在《湖南省医药卫生学会年会论文汇编》上。在该研究工作的基础上，1962年，组织学与胚胎学教研室确定了以"血细胞的形态和分化"为长远研究课题，制定了十年规划和两年奋斗目标。开展了对正常白鼠白血细胞糖元和碱性磷酸酶的细胞化学以及成年人周围血液淋巴细胞核形态等课题的研究。研究成果发表在《医学参考资料》及《中国解剖学会学术论文讨论会论文摘要》上(1964)。在上述研究中，当时几乎所有的教研组成员均有参与(韩英士、戎诚兴、郭绢霞、盛昆岚、祝继明、黄善保、秦国桢、危丕显、刘齐良、周吉平、李叔庚、易家农)。此外，到1964年，组织学与胚胎学教研室已经建立起了组织化学研究室和细胞培养室，掌握了十几种组织化学方法和组织培养研究技术。1965年郭绢霞老师对组织培养研究技术进行了总结，出版了《组织培养术》，该书在很长的一段历史时期，对国内的一些相关研究具有较大影响。

1966—1974　组织学与胚胎学教研室的研究工作受"文化大革命"的影响，许多研究都停止了。1972年，长沙市文物部门在马王堆发掘出一号汉墓古尸，教研室郭绢霞老师参与了古尸解剖和病理学研究，该研究的成果震惊了世界，在国际上产生了重大反响，1978年获全国科学大会奖。

1975—1984　1974年后，韩英士及少数研究人员开展鼻咽癌细胞学和鼻咽组织学的研究。这项工作与病理解剖和耳鼻喉科有关同志协作完成，历时 6 年之久，先后有 6 人参加。工作中研究设计了一种新的鼻咽脱落细胞取材工具（阳性符合率 90.2%），收集了正常鼻咽非癌病变和鼻咽癌的涂片标本约 2000 例。通过大量观察和与切片、印片对照，对鼻咽正常细胞、多种类型的非癌病变细胞、各型鼻咽癌细胞以及鼻咽肉瘤细胞的脱落细胞形态特点和变化规律均有了较深入的认识。在此基础上编著了《鼻咽癌细胞学图谱》一书，由人民卫生出版社出版，包括 10 万字和彩色显微照相 95 幅，黑白照相 212 幅。当时国内外尚无此类图谱出版，此书出版后获得好评。研究于 1978 年获湖南省科技大会奖。同时，韩英士作为主要完成人参与的另一项研究工作《大白鼠鼻咽上皮的研究》获湖南省医药卫生科技进步三等奖（1985）。

此期间的研究工作还有胎儿睾丸间质细胞的研究、胎儿血管的研究和配合临床医学及环境医学进行脑及内脏器官的组织化学研究等。通过上述科学研究，组织学与胚胎学教研室建立和稳定了近 20 余种组织学方法，并建立了组织化学、荧光组化和改进了多种组织学制片技术。

1984—1994　组织学与胚胎学教研组相继有郭绢霞（1983）、李叔庚（1989）和祝继明（1990）等赴加拿大和美国学习并带回当时先进的心肌细胞培养技术和荧光标记技术以及血小板研究的有关思路，开展了相关研究。郭绢霞回国后，在 1986 年承担了国家"七五"攻关课题和国家自然科学基金课题等多个项目。建立的成年心肌细胞的原代培养技术，当时在国内处于领先地位。"培养的成年大鼠心室肌细胞中微管蛋白、肌动蛋白和肌球蛋白重排的研究"1986 年获湖南省科技进步四等奖。"成年心肌细胞的原代培养及其在医学上的应用"被评为 1987 年湖南十大科技成果之一，获湖南省医药卫生科技进步一等奖（1987）、湖南省科学技术进步二等奖（1989）。1990 年组织学与胚胎学教研室与解剖学教研室共同成立湖南医科大学心血管形态学研究室。

1995—2004　1990 年李叔庚从美国进修回国后，积极开展血栓形成机制的研究，其研究项目"血栓形成机理的形态学研究"1995 年获湖南省医药卫生科技进步二等奖；其参与的项目"多能造血干细胞（CFU-S）某些生物特性和表面受体研究"1996 年获国家科技成果完成奖。张建湘教授在"发育机理与畸形发生机制研究"及"动物胚胎小分子生物活性肽的开发利用"研究方面取得了一定进展，主持和参与了多项国家自然科学基金资助项目。"人 XY 精子分离与优生"的研究成果获 1996 年省医药卫生科技进步二等奖和 1996 年湖南省科技进步三等奖；作为重要完成人参与的项目"细胞连接蛋白基因在恶性肿瘤与胚胎发育过程中的分子机制研究"获 2002 年湖南省科技进步一等奖。

2004 年至今　黄河和伍赶球老师从美国学成归来，以及刘正华、刘俊文和蔡维君等新的老师加入组织学与胚胎学系，使得该系的研究方向有变化。目前组织学与胚胎学系的研究方向主要有五个：①血管重建的分子调控机制，侧重于天然侧支血管的生长发育及缺血后侧支血管重塑的分子机制研究，研究目标是寻找调节侧支血管的关键分子，为缺血性疾病促侧支血管生长的治疗提供新思路。该方向的主要团队成员包括蔡维君、张彬、刘正华。②动脉粥样硬化的病理机制，侧重于非编码 RNA 在动脉粥样硬化（AS）发生发展中的作用机制研究，研究目标是寻找 AS 进程中非编码 RNA 调控的关键节点分子，为 AS 疾病的诊断与防治提供线索。该方向的主要团队成员包括刘俊文、张彬、刘正华。③系统发育与肿瘤形成的分子机制，侧重于发育相关 dysferlin、hedgehog 信号通路分子和 LRR 基因家族成员在发育与肿瘤形成中的作用机制研究。研究目标是寻找 dysferlin、hedge-hog 与 LRR 的调控分子，构建它们在发育与肿瘤形成中的信号网络。该方向的负责人为黄河，主要成员为伍赶球、文建国、黄河、刘正华。④智力发育迟缓/老年性痴呆，侧重于短时程突触可塑性（STP）失调在智力发育迟缓与老年性痴呆两种疾病中的分子机制研究，研究目标是寻找改善和纠正 STP 失调的新型药物，为这两种疾病的治疗带来新希望。该方向的主要团队成员包括邓盘月、肖玲。⑤再生组织工程和生殖生物学，侧重于环境因素对生殖细胞发育影响的机制研究，以及修复受损器官的相关组织工程学研究，该方向的负责人为文建国、伍赶球、段炳南。

组织学与胚胎学系自 20 世纪 80 年代国家自然科学基金资助系统建立以来，共获得国家级科研课题资助 12 项，总计经费 284 万元。发表科研论文 128 篇，其中 SCI 23 篇，获授权专利 6 项。作为主要完成人和参与者获省、部级科研成果奖 12 项。

（四）研究生培养与学科建设

该系从 1982 年开始招收攻读硕士学位的研究生，当时的主要导师组成员为韩英士和郭绢霞及稍晚的李叔庚和祝继明等。在 20 世纪 80—90 年代培养的研究生中，有相当一部分经过扎实的科学研究训练，已经成长为国内外优秀的科学研究者和临床医学工作者，其中一部分留校后成为学校组织学与胚胎学系的主要学术带头人，包括张建湘、文建国、伍赶球等。培养的研究生如黄河、肖玲、张彬也都成为了学科的主要学术骨干，是科学研究和研究生培养方面的重要力量。2003 年组织学与胚胎学系正式开始招收博士研究生。截至 2014 年上半年，组织学与胚胎学系已培养硕士研究生 34 人，培养博士生 4 人，有在读博士生 8 人、硕士生 7 人。黄河指导的硕士生张喆 2013 年获得国家奖学金。蔡维君指导的博士叶峰的论文《3T3 – L1 细胞分化为脂肪细胞蛋白质组学及其部分相关蛋白功能的研究》2014 年被评为中南大学优秀博士学位论文。目前硕士生导师有蔡维君、文建国、伍赶球、黄河、刘俊文和邓盘月，博士生导师有蔡维君、刘俊文和邓盘月。

在不断深化教学改革，加强研究生培养的同时，学科注重人才引进和培养。

2011年引进升华特聘教授1人。2014年年轻教师刘俊文被评为升华育英学者。同年刘俊文、黄河进入中南大学"531人才计划"。学科2002年列为湖南省重点学科(后备)，2005年作为团队成员进入国家级形态学教学团队，2006年被评为人体解剖学与组织胚胎学"十一五"湖南省重点学科。

二、生理学

湘雅医学院生理学课程始设于1916年，首任生理学教员为韩永禄(英国)、朱恒璧(中国)和助教郑兰华。在百年湘雅的医学生理学教育史上先后汇聚了朱恒璧、朱鹤年、易见龙、周衍椒、徐有恒、李云霞等一批我国著名的生理科学家。1954年在生理科的基础上成立生理教研室(易见龙教授任主任)。1962年正式创建了国内第一个血液生理研究室。1966—1977年期间，生理学教研室与生物化学教研室合并为生理生化教研室。1978年重新组建生理学教研室。1978年和1980年在教研室内成立了血液生理研究室和心血管生理研究室，并分别于1984年和1986年成为独立的湖南医学院血液生理研究室和心血管生理研究室。1987年血液生理研究室获湖南省科学大会科研先进集体和全国医药卫生科学大会科研先进集体。1999年血液生理研究室、心血管生理研究室与生理学教研室合并重新组建统一的生理学教研室。2001年生理学教研室改称生理学系。2006年生理学被评为湖南省重点学科，2010年生理学系被评为湖南省优秀教研室。

生理学主要承担医学各层次生理学的教学，并曾为或正为精神卫生专业、临床麻醉专业和长学制临床医学专业开设神经生理学、麻醉生理学和临床生理学三级课程。1978年周衍椒教授主持了《生理学》全国统编教材编写，他主编的《生理学》一、二、三版奠定了国内现行生理学教材的基本风格，先后获国家教委优秀教材一等奖、全国特等奖和国家科技进步奖三等奖(1996)，是第一本获此殊荣的医学教材。20世纪80年代初，以李云霞教授为首率先开展的"以实验技术手段现代化为中心的生理学教学实验改革"掀起了生理学、病理生理学、药理学等机能学科的实验教学改革高潮，获国家教学成果二等奖。90年代首次将计算机化的四道生理记录仪应用于本科生教学，开信息化技术引入生理实验教学国内之先河。生理学系先后主编、参编教材及参考书127种，主持湖南省教学改革项目7项，分别获得国家教学成果奖6项和湖南省教学成果奖11项。有2人次获得霍英东教育基金会高等院校青年教师奖。2003年生理学获首批国家级精品课程。2013年生理学系再次获得国家级精品共享课程、国家级网络精品课程和国家精品视频公开课，覆盖本科生教学、网络教学和科学普及等不同层面，是目前我国唯一获得三项国家级本科生教学质量工程的生理学教研室。由秦晓群作为负责人的中南大学机能实验教学中心和医学机能学教学团队分别获评为国家级示范教学中心(2007)和湖南省教学团队(2010)。

生理学于1956年招收首批副博士研究生,并于1981年被国家确定为首批硕士学位和博士学位授权学科。周衍椒教授与徐有恒教授先后被聘为国务院学位委员会学科评议组成员。生理学系曾先后为全校研究生开设神经生理、心血管生理、血液生理、肺脏生理、止血生理、实验血液学、心肺神经生理学、高级生理学等多门选修课程。到目前为止,生理学系已招收博士研究生93名,已毕业博士生75名,招收硕士研究生215名,已毕业硕士201名。其中,获得全国优秀博士学位论文提名奖1篇,湖南省优秀博士学位论文和优秀硕士学位论文各1篇,有8人获得中国生理学会张锡均基金青年论文竞赛奖。由生理学系负责的全校性硕士研究生课程医学科研设计2010年获湖南省研究生精品课程。

在20世纪40—60年代,学科主要开展了血液生理研究;1978年后相继开展了造血调控和心肌力学研究,当时在国内有重大影响。随后,生理学教研室开展了对肺的非呼吸功能研究,并相继开展了神经生理研究、止血生理及心肌电生理学研究,造血调控研究和心肌力学研究。目前主要有肺内环境的重建和肺部疾病发生机制、造血调控与基因治疗、神经细胞保护和止血与血栓(偏重于脑血管疾病发生机制)等4个方向。呼吸生理学研究在国内有重大影响,2011年成功组建了湖南省高校呼吸系统重大疾病基础与临床重点实验室。自1984年设立国家自然科学基金以来,生理学系先后获得国家级课题65项,国家及省部级科技进步奖39项。

(一)历史沿革

1916年湘雅医学专门学校开始设生理学课程,据所查到的最早《湖南长沙湘雅医学专门学校第五次校订章程》(1920—1921)记载,生理学主任教员为英国爱丁堡大学医学博士韩永禄(英国)、教员为上海哈佛医学校医学博士朱恒璧、助教郑兰华。1940年8月改为国立湘雅医学院后,生理学专任教授是美国康奈尔大学哲学博士朱鹤年教授。1946年,易见龙教授受聘于湘雅医学院,任生理学科和药理学科的主任、教授。

1916—1949年生理学科教职人员名录

年份	教职人员	职位或教授课程	学位
1920	韩永禄(英国)	主任,内科兼生理教习	英国爱丁堡大学医学博士
	朱恒璧(中国江苏)	教员,病理学、微生物学兼生理化学教习	上海哈佛医学校医学博士
	郑兰华	助教	

续上表

年份	教职人员	职位或教授课程	学位
1921	G. 哈登	生理学、法医学	医学博士
	朱恒璧	病理学、细菌学、生理化学	医学博士
1923	马德仁（美国）	生理学兼外科	美国阿利根大学医学博士
	朱恒璧（1923—1925年赴美国西余大学进修药理学）	病理学兼生理化学科	上海哈佛医学校医学博士，美国哈佛大学医科专修
	包威尔女士（美国）	生理化学科	美国米希根农科大学
	范美英女士（美国）	生理化学科	
1930	范梅质女士（美国）	生理学	雅礼大学哲学博士及医学博士
	鲍威尔女士	生理化学科	美国俄亥俄大学哲学博士
1931	顾仁（美国）	生理学专任教授	
	唐宁康（中国浙江）	生理化学专任教授	美国窝西根大学哲学博士
	张德威（中国江西）	生理化学实习，助教	雅礼大学理学士
1939	朱鹤年（中国上海）	生理学教授	上海复旦大学理学士、美国芝加哥大学理科硕士、美国康奈尔大学哲学博士
	许笑曦（中国四川）	实习助教	河南大学理科学士
1942	朱鹤年	生理学	美国康奈尔大学哲学博士
	许笑曦（中国四川）	讲师	河南大学理科学士
	黄　杲（长沙人）	助教（1940年到任）	国立湘雅医学院医学士

　　1949年9月中旬，湖南和平解放后的第一时间，国立湘雅医学院由中国人民解放军长沙市军事管制委员会接管。据1950年11月国立湘雅医学院教员分科统计表载，生理学科教授有易见龙（学院副院长），副教授程治平，讲师周衍椒，助教唐恢玲、吴允、徐有恒、谢惠明，技术员阳振刚。1953年10月，湘雅医学院改称湖南医学院。1954年改生理科为生理教研室。据1955年湖南医学院工作人员名册载，生理教研室主任为易见龙教授（学院副院长），副主任为周衍椒副教授，讲师有吴允、谷梅英、唐恢玲、徐有恒，助教有李云霞和黄倩霞（秘书）。1962年，易见龙教授正式创建了国内第一个血液生理研究室，主编了《血液生理学专

辑》(1965年人民卫生出版社出版),恢复了关于白细胞调控的研究,初步发现交感神经系统可调节外周血白细胞。据1966年学院行政、教师人员花名册载:生理学教研室主任为易见龙教授(学院副院长),副主任为周衍椒副教授(科研处副处长),讲师有唐恢玲、李云霞、黄美霞、朱掌书,助教有王绮如、孙秀泓、马传桃、蒋德昭、朱新裘、肖惠菁、丁报春、李俊成、朱赞尧,技术员有卜孝儒、漆增舜、庄义皋、袁维道、邓九金。

1966—1976年间,生理学教研室与生化教研室合并组成生理生物化学教研室,编写了《医学生理学》《生理生化学》等教材用于教学。

1978年,湖南医学院重建生理学教研室,周衍椒教授任主任,直至1983年卸任。1978年恢复血液生理研究室,开展造血调控研究,由徐有恒教授主持,于1984年成为独立的湖南医学院血液生理研究室;1980年成立了心血管生理研究室,开展了心肌力学和肺动脉高压研究,由李云霞教授主持,于1986年成为独立的湖南医学院心血管生理研究室。生理学教研室在既往针麻原理研究的基础上,继续开展了神经电生理研究,并相继开展了肺的非呼吸功能、止血生理及心肌电生理学研究。1978年,周衍椒教授主持了《生理学》全国统编教材的标准制订和编写工作,周衍椒教授主编的《生理学》全国统编教材一、二、三版奠定了国内现行生理学教材的基本风格,先后获国家教委优秀教材一等奖和全国特等奖,1996年《生理学》教材获国家科技进步奖三等奖。以李云霞教授为首率先开展的"以实验技术手段现代化为中心的生理学教学实验改革"掀起了生理学、病理生理学、药理学等机能学科的实验教学改革高潮,获国家教学成果二等奖(1989)。生理学科分别于1978年和1981年被国家确定为首批硕士学位和博士学位授权学科点。

1999年,湖南医科大学将独立的血液生理研究室、心血管生理研究室与生理学教研室合并,组建新的生理学教研室。1999年新组建的生理学教研室的教职工(含退休返聘人员)教授有:王绮如、孙秀泓、贺石林、朱新裘、李俊成、马传桃、蒋德昭、谭孟群、邬力祥、罗自强(常务副主任)、秦晓群、管茶香、文志斌(副主任)、何群。副教授有:谢祁阳、李卫民(副主任)、刘志强、刘发益。讲师有:汉建忠、许建平、张世勤、黄焰。助教有:向阳、冯丹丹、周小莹、马志成、曹燕娜、杨芝春、裴万敏。技术员有:杨绿化、胡波、曹莉、刘惠君、向秋、黄艳红、张长青、高志远、廖晓红、何晓凡、黄柏胜、周晓燕。

2000年4月,根据教育部院校改革的统一部署,湖南医科大学、中南工业大学、长沙铁道学院合并组建中南大学,生理学教研室隶属中南大学基础医学院,2001年改称生理学系。2006年,生理学被评为湖南省重点学科,2010年生理学系被评为湖南省优秀教研室。2011年成功组建湖南省高校呼吸系统重大疾病基础与临床重点实验室。2003年首次获得国家级精品课程。2013年生理学系再次获得国家级精品共享课程、国家级网络精品课程和国家精品视频公开课,覆盖本科生教学、网络教学和科学普及等不同层面，是目前我国唯一获得三项国家级本科生教学质量工程的生理学系。2014年3月，生理学系在岗教职工教授有：秦晓群、罗自强（主任）、谭孟群、文志斌（副主任）、何群；副教授有：向阳（副主任）、汉建忠（支部书记）、刘发益、许建平、瞿湘萍、暨明、冯丹丹；讲师有：韩仰、刘持、周勇、唐怡庭；技术员：黄艳红、黄柏胜、廖晓红、刘惠君。此外，邬力祥、管茶香教授，分别在中南大学本科生学院及继续教育学院担任领导，同时参加本学科的科学研究并承担部分教学工作。

在百年湘雅的医学生理学教育教学史上先后汇集了朱恒璧、朱鹤年、易见龙、周衍椒、徐有恒、李云霞等一批我国著名的生理科学家。朱恒璧教授曾是后来上海医学院创始人之一，曾先后在湘雅医学院、协和医学院、上海医学院、浙江医学院任教，曾任中国生理学会会长（1929—1930）、中华医学会会长（1935—1937）和上海医学院院长（1940—1951）；朱鹤年教授为我国著名神经生理学家，是将脑立体定向技术引入中国的第一人，后来任上海第二军医大学一级教授；易见龙教授创建了我国第一个血库，曾被中国科学院院长郭沫若签发并聘任为中国科学院专门委员，曾获湖南省首届科技之星（1996），为我国第一批一级教授；周衍椒教授（1986—1991）与徐有恒教授（1992—1997）先后被聘为国务院学位委员会学科评议组成员。易见龙、徐有恒教授曾任全国政协委员、湖南省政协副主席，周衍椒教授曾任湖南省政协委员。易见龙还担任湖南省第一、二届人大代表。李云霞教授开展的心肌力学研究在国内独树一帜。此外，徐有恒教授曾任中国生理学会副理事长，周衍椒、徐有恒、李云霞、马传桃、罗自强教授先后任中国生理学会常务理事。易见龙、周衍椒、李云霞、马传桃、李俊成、罗自强、秦晓群教授先后任湖南省生理科学会理事长。朱新裘、蒋德昭、罗自强、秦晓群、管茶香等教授曾任中国生理学会相关工作委员会委员。徐有恒、李云霞、罗自强教授曾先后任全国科学技术名词审定委员会生理学名词审定委员会委员。徐有恒、李云霞、蒋德昭、秦晓群、罗自强教授先后担任国家自然科学基金二审专家。贺石林先后担任了中华医学会医药科技奖评委与国家科技奖医药科技组评委。

（二）教学

生理学是研究正常机体生命活动规律的科学，是医学的重要基础和骨干学科。自湘雅小学之初，即开设生理学课程。生理学系有着悠久的历史积淀和优良的教学传统。目前，生理学科拥有教职工20名，其中教授7名、副教授7名、讲师4名，博士生导师8名，硕士生导师2名，中南大学教学名师3名。45岁以下的青年教师均已取得博士学位，76.5%的教师有出国进修的学习经历，41.2%的教师具有跨学科学位的学科背景，拥有一支老、中、青相结合的良好的学术梯队。在技术队伍中，拥有高级实验师2名，实验师2名。100年来，湘雅生理学人始终秉承"求真求确，必邃必专"的校训和重视教学的优良传统，在本科生及研究生的教育中坚持不断革新。近50年来，湘雅生理学系先后主编教材及参考书69种，副主编教材及参考书13种，参编教材及参考书45种，曾有校外专家称湘雅生理学系是"我国生理学教材的摇篮"。2003年"生理学"获首批国家级精品课程。10年后生理学系再次获得"生理学"国家级精品共享课程(2013)、"生理学"国家级网络精品课程和国家精品视频公开课(2014)和"人体机能探索"国家精品视频公开课(2013)。

【1914—1949】

湘雅开办之初，学制分补习科1~2年、医预科1~2年、医本科5年、研究科1~3年。湘雅于1914年初开医学预科，1915年洛氏基金会为湘雅捐建了理化实验室，1916年始设医学本科。据1916—1917年的《湘雅医学专门学校第二次报告书》第八章的课程表记载，湘雅补习科二年级上、下学期开设生理学，每周2学时。因此，在湘雅的教学史上，首次设置生理学课程是在补习科二年级开始的。

在湘雅的第一个办学周期"湘雅医学专门学校"时期(1914年12月至1927年2月)，据1916年《湘雅医学专门学校学则》第五章第三条记载，生理学属体功学范围的下级学科，在本科第二学年开设486学时，时任教授为英国爱丁堡大学医学博士、英国人韩永禄和镇江人朱恒璧博士；助教为郑兰华，以上3人为湘雅历史文献中最早出现的生理学专业任课教师。开设课程包括生理学通论(general physiology)和生理化学(physiological chemistry)。生理学通论分别于第一年级第二学期(每周15小时)和第二年级第一学期(每周9小时)开设。教学过程中要求理论与实习并重。实习时以2人为一组，各生须自记实习簿，用青蛙实验，以推断筋缩力、神经传导力、心脏动力及血流之种种现象；至于呼吸、消化及热度整理诸状态，则用哺乳动物试验之；生物光学之原理，用透镜、图表及动物眼睛为实验，实习室备有记纹鼓(Kymograph)多具，各生均须实用，对于临诊实习之原理及方法尤其注重。生理化学于第二年级第二学期开设，每周6小时，讲演尤重实习，研究食物、人体组织及液体之化学以及消化力、腺质动力及排泄物等，且都以化学法研习。这表明湘雅生理课程注重实验教学的做法至少已有90年的历史，如果回溯到1915年湘雅理化实验室的建立，已有近百年历史。

1923—1924年《湖南长沙湘雅医学专门学校第八次校订章程》中记载：医本科第一年级第一学期生理化学，每周开课9学时；生理学在第一年级第二学期和第二年级第一学期，每周各开课9学时；在第三年级第一学期和第二学期每周各开生理实习1小时。该章程还对生理学的教学提出具体要求：①生理学通论：用柏顿阿比兹生理学教科书教授，讲演、实习，说明生理学与生物学之关系。此科之主要点，在使学者得有实习所必需之生理学学理，规定2/3时间为实习时间，并用青蛙及其他哺乳动物为实验材料。②生理学实习：讲演生理学对于内外科学临诊临床实习的应用，注重各种病症的生理变化。③生理化学：讲演尤重实习，以研究食物、人体组织及液体之化学及消化力、腺质动力及排泄物等俱以化学法研习。上述记载证明,湘雅生理学课程的教学之初,即具有注重基础与临床应用的结合和注重实验教学的两大鲜明特色。

【1949—1965】

1949 年新中国成立后,在学苏联的背景下,1951 年 4 月,由各科教师所组成的东北参观团回来以后,受哈尔滨医科大学学习巴甫洛夫学说的影响,生理科开始在医专一班和三十班讲授巴甫洛夫学说。1952 年 8 月起,开始进一步学习巴甫洛夫学说,在易见龙教授的领导下,生理学教研室开始了系统的学习,包括 1952 年 9 月到 1953 年 1 月的基本理论学习阶段和后续的理论与实际应用相联系的第二阶段学习,采用了讲座、报告及自学相结合的形式。完成系统学习后,教师们对生理科原有的讲义进行了批判探讨,进一步重视整体概念,并积极将巴甫洛夫学说推广至全院的基础及临床各科,并给同学进行了公开演讲。这些内容都总结在 1953 年 2 月召开的湘雅医学院第一次教学会议的专文《学习巴甫洛夫学说的经验与收获》中。

由于新中国的建设急需大量医学人才,生理科教学任务面临前所未有的最艰巨时刻,在教员少、课时多的情况下,老师们不仅按计划完成了教学任务,还探索了一些新的教学经验:首先,为培养学生独立思考的能力,在课堂讲授和辅导工作方面做了一系列的改进。如:对不同章节内容总结出一个贯穿始终的最基本的原则,在备课时,教师根据基本原则定出讲授内容,并提出中心环节,再写讲义。讲授时则注意承上启下,边讲边总结,尽量与以前学过的原则相连。使学生在听讲时能抓住问题的关键,在听课的同时也能自己进行独立思考。此外,板书强调段落分明,眉目清楚,讲授时注意段落节奏。辅导工作中注意传授学习方法,抽查学生课堂笔记等。其次,贯彻教师及对学生的主导作用,全科上下都经常注意教学计划的执行情况和学生的学习情况,及时解决问题完成计划。这些经验也以题为《加强全面领导与开始培养学生独立工作能力的经过》的书面形式,在1956 年 2 月召开的湖南医学院第三次教学会议上进行了报告。

为进一步提升教学质量,生理学教研室积极贯彻技术培育与政治思想教育相结合原则、理论联系实际的原则、教师的启发诱导与学生独立思考相结合的原则和全面系统的知识与临床专业培养相结合的原则这四大教学原则,并积极探索如何在教学中将四大教学原则落实到生理学教学的各个环节。在 1956 年湖南医学院第三次教学会议中,生理学教研室更是对该室如何贯彻四大教学原则进行了详细的报告,完成题为《关于贯彻教学四大原则的检查》的教学工作总结。该总结中提出:在教学内容方面注意贯彻巴甫洛夫神经论的辩证唯物主义观点,强调苏联科学上的成就和社会制度对科学发展的重要意义,并通过对祖国科学成就的宣扬,启发学生的民族自尊心,对学生进行爱国主义思想教育。在教学组织上强调课堂理论与实验相结合，课堂讲授时配合示教、理论教学与日常生活相联系。教学方式上注意加强启发和学生独立思考相互合作。在各系统理论教学时密切联系临床；实验中，也安排了人体动脉血压的测量，肺活量的测定等与临床检测密切相关的项目。以上教学会议中生理教研室的报告充分体现了20世纪50—60年代该教研室严谨治学的教学态度及对教学改革的执著探索。

【1966—1976】

1966—1976 年的 10 年，我国正处于"文化大革命"时期，生理学教研室与生化教研室合并编制成连队。1966—1969 年间学校停止招生并停课。1970 年湖南医学院开始招收工农兵学员，学制 3 年。全面复课后，生理学教研室仍与生化教研室合并为生理生化教研室(周衍椒教授任主任)，最初自编了《医用生理学》用于 1970 级生理学教学。此后，集体编写了《生理生化学》用于教学，先后由湖南人民出版社(1974)和人民教育出版社(1976)出版。编写《生理生化学实习指导》内部教材满足生理学实验教学的需求。1974 年，湖南医学院招收的 1974 级 2 班被命名为教学改革试点班，生理教研室的孙秀泓老师作为基础医学的教师代表，与内、外科抽调的 2 名教师一起，3 年全程参与学生的教学与管理。如：跟班全程听课、随班下乡、实习、参与学生毕业留校面试等。

【1977—1999】

1977 年全国恢复高考招生，湖南医学院开始全面恢复全国统一招生。1978 年重新组建以周衍椒教授为主任的生理学教研室。周衍椒负责的关于编写高等院校生理学全国统一教材的计划得到卫生部的批准，并指定湖南医学院为该教材的主编单位。周衍椒教授主编的《生理学》全国统编教材一、二、三版奠定了国内现行生理学教材的基本风格，该教材先后获得国家教委优秀教材一等奖、特等奖，在 1996 年获国家科技进步奖三等奖，成为当时卫生部所推荐的唯一获奖教材。1979 年由周衍椒教授牵头联合全国兄弟院校合作主编的《生理生化学与医学》(科学出版社)作为教学参考书在国内产生重大影响。

1988 年，本校首次招收七年制临床医学专业，在其教学计划中于专科实习前特别设置了"第二次"打基础的学习阶段，开设包括临床生理学在内的一系列二次强化性课程。为配合临床生理学教学，贺石林、丁报春、李俊成等主编了《临床生理学》教材，并于 1998 年获湖南省科技进步三等奖。2001 年罗自强教授作为副主编参与编写的第一本七年制《生理学》全国规划教材获上海普通高等学校优秀教材一等奖(2003)。1989 年湖南医科大学开设临床麻醉学本科专业，为配合其必修专业基础课麻醉生理学的教学，与湘雅医院麻醉科合作共同承担教学任务，并主编了多版次《麻醉生理学》全国统一教材，1998 年徐启明、李俊成主编《麻醉生理学》，获湖南省科技进步三等奖。1988 年湖南医科大学开始招收精神卫生专业，生理学教研室曾经担任其专业基础课《神经生理学》的教学，后来该课程转由精神卫生系承担。1991 年丁报春主编的《生理学对比名词辞典》获得卫生部第二届优秀教材奖；1997 年丁报春等主编的《生理学复习总结图表》一书获得湖北省人民政府优秀教学成果二等奖；1996 年孙秀泓教授参编的《生理学大纲》获得卫生部第三届全国高等优秀教材一等奖。此外，湖南医学院于 1984 年招收六年制英语医学班，周衍椒、李云霞、孙秀泓担任英语讲课任务，并于 1987 年聘请美国希斯教授为客座教授来生理学教研室全职工作一年，在教学工作首次开展国际交流。这样的国际合作对交流教学经验、提高教学质量、提高师资水平起了有力的推动作用。瞿树林(1990)、罗自强(1998)获霍英东教育基金会高等院校青年教师奖。

在实验教学方面，20 世纪 80 年代初以李云霞教授为首率先开展了"以实验技术手段现代化为中心的生理学教学实验改革"，1989 年获国家教学成果二等奖。首先，在技术设备选择上，强调有助于学习和掌握现代基本技术。更新了实验室生理传统记录仪器，如采用换能——电记录装置代替杠杆检压器和记纹鼓，与成都仪器厂共同研究试制，陆续做出了第二代、第三代二道记录仪，1982 年生产的第三代二道记录仪当时有近 20 余所兄弟院校采用。自 1982 年以来，在庄义皋副主任技师的带领下不断改进实验技术设备，先后研制了单向双脉冲刺激器、受滴器等仪器，改进了平滑肌恒温槽、心输出量测定装置等 8 种实验仪器。新的仪器大大推进了实验教学内容的改革和实验教学水平的提高，并掀起了全国生理学、病理生理学、药理学等机能学科的实验教学改革高潮。这一时期，在实验教学方式上还开创了学生实验设计、学生课外学术讲座等一系列新的探索，获得国内生理学同行的高度肯定。1990 年，孙秀泓等制作的生理学教研室第一部医学视听教材《神经干动作电位》，由中华医学音像出版社发行。

1988 年，生理学、病理生理学和药理学教研室联合用世界银行贷款，从国外引进了一批带有计算机自动分析与彩色打印机的先进四道生理记录仪，学校成立了独立建制的机能实验室。孙秀泓、刘建英主编《四道生理记录仪实验指导》，首次将计算机引进到生理学常规实验教学，并在校内外推广，受到广泛好评。这些实验技术手段的更新促进了教学内容的改革。在内容选择上，注重方法上有代表性、能启发思路的项目，由高年资讲师率领 1～2 名助教为一个小组，分组摸索几个实验，选择较成熟的列入教学内容，以补充或更新实验，80 年代后期增加新实验 10 个，改革完善旧实验 14 个。在教学方法上教研室更强调培养学生独立思考、独立工作的能力以及严谨求实的科学态度。进入 20 世纪 90 年代，由于计算机的逐渐普及，将计算机应用于生理教学的各个环节已成为可能。为此，生理学教研室开始探索计算机辅助教学。1997 年，朱新裘教授主持国内四所高校(中山医科大学、同济医科大学、首都医科大学和湖南医科大学)生理学教师共同协作研制完成了国家教委下达的"九五"重点科技攻关 96－750 项目生理学计算机试题库的建设。1998年,生理学教研室在学校的支持下再次引进国产计算机控制的四道生理记录仪,率先将计算机全面引进学生实验教学中。2001年"计算机辅助教学在生理学教学中应用的探索与推广"获得湖南省教学成果三等奖。

在1977—1999年间,生理学教研室教师先后有:周衍椒、徐有恒、唐恢玲、李云霞、王绮如、孙秀泓、贺石林、朱新裘、丁报春、李俊成、马传桃、蒋德昭、肖惠青、程立人、易受蓉、史小幼、潘子健、吕爱琴、何茂才、谭孟群、瞿树林、谢惠文、黄跃、佘志武、伍锟、周劲松、曹伟华、刘建英、王鸿翔、陈玉春、皮修军、吴梅、何小莉、王玉、杨寅科、荣晖、冯金良、彭红利、戴伟民、邬力祥、罗自强、秦晓群、管茶香、文志斌、何群、刘发益、汉建忠、许建平、向阳、冯丹丹、周小莹、马志成、曹燕娜。技术员有:庄义皋、杨绿化、张长青、高志远、刘勇、罗志勇、熊石龙、黄虹、廖晓红、何晓凡、黄柏胜、雷金屏、雷孝光、彭小玲、周晓燕、刘惠君。

【2000—2014】

2000年,湖南医科大学、长沙铁道学院、中南工业大学合并组建中南大学(教育部211工程重点学校)。生理学教研室于2001年改称生理学系。十余年来,生理学教研室获得湖南省教学改革项目7项,进一步在教学模式、教学内容、教学方法、实验室建设、教材及网络资源建设方面进行了新的系列探索,取得了新的突破,获得国家级及省级教学成果奖9项,罗自强、秦晓群、管茶香分别获中南大学第二届(2006)、第三届(2007)和第七届(2011)教学名师。2010年生理学系被评为湖南省普通高校优秀教研室。2000年罗自强教授被推选任"高等医药院校现代教育技术与计算机教学指导委员会"委员。

(1)加强课程和教学团队建设,构建国家、省和校级精品课程体系。2003—2014年,教研室的课程建设得到了快速发展,取得了显著成绩。2003年,生理学获得首批国家级精品课程;为加强网络课程建设,生理教研室和专业网络教学公司合作,以现代网络教育理念为指导开发了包含视频讲课、动画演示、学习指导、网络测试、课外扩展等丰富教学资源的网络课程,2010年生理学(网络教育)获得中南大学校级精品课程。2013年生理学及人体生理功能探索分别获得"国家级精品资源共享课"和国家"精品视频公开课"。2014年生理学(网络教育)再次获得国家级网络精品课程。此外,生理学系还积极参加中南大学"机能实验教学中心"建设,2005年和2007年分别获得湖南省示范实验室(实验室负责人罗自强)和国家级示范教学中心(实验室负责人秦晓群),2010年医学机能学教学团队也获得省级教学团队(团队负责人秦晓群)。

(2)加强教材建设,成绩突出,在国内有重大影响。1978年,生理学教研室的周衍椒教授主编了《生理学》全国统编教材之后,生理系一直延续重视教材建设的传统,在积极总结教学改革经验的基础上,大力开展教材建设。针对五年制、长学制医学专业及护理、药学等专业，主编、副主编及参编多种卫生部"十二五"规划教材和普通高等教育"十二五"国家级规划教材，并主编与之配套的多本学习指导与习题集、实验教材、全英文生理学教材和生理学图表等参考书以辅助教学；此外，还主编研究生教材多种，构建了完整的立体化教材体系，满足了不同层次、不同专业的教学需求。

2000 年以来，本系教师担任主编、主译、副主编或编委，并由人民卫生出版社、高等教育出版社、科学出版社和世界图书出版公司等出版生理学系列教材 78 种。其中主编理论、实验教材及参考书 34 种（其中卫生部"十二五"规划教材 1 种），副主编 12 种（其中普通高等教育"十二五"国家级规划教材 1 种），参编 32 种（其中普通高等教育"十二五"国家级规划教材 2 种，卫生部"十一五"规划教材 3 种）。参与副主编的国内第一本长学制生理学教材获得上海市优秀教材一等奖。

（3）"以创新教育为核心，培养高素质人才为目标"，开展系列教学改革。包括：①于国内首次在生理学实验教学过程中开展生命伦理道德教育，并在新编实验教材的绪论章中创造性增设一节"动物实验伦理及其制度化"，教育学生尊重生命，善待实验动物，崇尚医德，将教书育人融于专业教学中。②开展 PBL 教学，并 20 余年坚持开设学生实验设计，注重师生互动，有目的地把学生的视野引导到教材之外。③在生理学实验教学中，不断整合更新实验教学内容，进一步提升实验教学的信息化程度；改进实验教学方法，在实验教学中开展教师命题设计和学生自主实验设计进行探索性实验。学生自主实验设计要求学生在广泛查阅文献的基础上自己选题、设计，并通过答辩进一步修正、完善设计，随后由学生自身参与本组实验的全部实验准备工作，完成实验并写出设计实验的实验报告，让学生经历一次从"立题—设计—开题—实验—完成报告"的初步科研过程，极大地调动了学生的学习热情，培养了学生的创新精神与科学思维能力。④在课外活动中，本系积极开放科研实验室，组织学生课外科研活动，重点培育学生提出富有创新的优秀选题，以项目带动学生科研团队的构建。近年来，由本系教师指导的学生获得国家大学生创新教育项目 5 项，中南大学大学生创新教育项目 15 项，以学生为第一作者发表科研论文 12 篇（其中发表 SCI 论文 3 篇），获得全国第十届、十一届"挑战杯"全国大学生课外学术科技作品竞赛二等奖 2 项，第八届挑战杯湖南省大学生课外学术科技作品竞赛特等奖 1 项，指导学生获得专利 1 项。2013 年首次组队派出 4 名临床医学专业学生赴马来西亚大学参加国际医学院校生理学竞赛（Inter-Medical School Physiology Quiz，IMSPQ），扩大了学生的国际视野。

（三）科研

【1914—1949】

在湘雅建校的最初 30 年中，生理学科几乎没有进行过什么科学研究。1946 年，抗战胜利后，易见龙教授离开昆明血库来到长沙湘雅医学院任生理学、药理学主任教授，在极端困难的物质条件和缺乏人力的情况下，开展了一些关于国人正常血清总蛋白量和 Rh 血型分布的调查。1948 年调查了 2063 个健康成年城市居民的血清总蛋白量和 782 个人 Rh 血型的分布情况。调查结果，2063 人平均血清总蛋白量为 6.35%，并初步显示，职业不同，进食蛋白质的量不同。在调查的国人中，Rh 阳性的占 98.1%，阴性的为 1.9%，这与在白种人中的分布情况显然不同。这一资料发表以来，常为国内有关著述引用。此外，还曾对各种不同动物做过血浆总蛋白量和血细胞比积指数的比较生理学研究，发现鸽的血细胞比积指数显著高于鸡，并提出这是由于鸽长期飞行和对高空适应的结果。上述研究记载于 1964 年 12 月学校 50 周年校庆出版的《湖南医学院科学研究进展概况》一书所刊发的《生理学教研室的科学研究综述》中，是湘雅生理学科的科学研究的开始。

【1949—1965】

1949 年以后，在中国共产党和人民政府的正确领导和亲切关怀下，生理学科研工作方向逐渐明确，人力和物力得到显著充实，工作规模不断扩大。直至 1964 年，生理教研室的科研工作可分为 5 个不同阶段：

第一阶段：加强自动免疫的研究。为探讨直接注射酪蛋白水解物是否可以加强自动免疫，在易见龙教授带领下，罗智质、徐有恒、伍汉文、周衍椒、程治平等开展了系列研究，发现腹腔内注射小量丙种球蛋白或酪蛋白水解物都可以加强家兔对异种红细胞的免疫作用，即被免疫家兔血中的溶血素及血细胞凝集素的效价都比注射盐水的对照组为高，但以丙种球蛋白的作用较大。酪蛋白水解物加强抗体形成的作用只在保留肾上腺的条件下来得显著，去肾上腺组的作用就较差。上述研究分别发表于 Chinese Med J(1949)、湘雅医刊(1950)、中华医学杂志(1951，1953)。

第二阶段：探讨组织疗法的作用机制。由于多种器官的组织液对某些疾病有一定的疗效，由苏联学者提出来并且把它们的作用都归之于生物原刺激素。为探讨刺激素的性质及作用机制，程治平、贾金鼎、王日宏、李少如、唐恢玲等发现猪肾上腺组织液和肾上腺素的作用一样，可以收缩瞬膜及脾脏，扩大瞳孔及支气管，抑制肠蠕动及抗组织胺等，取消肾上腺素作用的氢氧化钠及甲醛也可以取消肾上腺组织液的作用，似乎在这种组织液的作用中至少也有肾上腺素本身的参与。研究者还比较了四种组织液（人体胎盘组织液，猪肾上腺组织液，牛脾组织液及仙人掌组织液）对小白鼠抗冻能力的影响，发现只有人体胎盘组织液能促进小白鼠抗冻的功能，这种功能可能是通过提高肾上腺功能而实现的，因为切除双侧的肾上腺后，该组织液的抗冻作用即消失。上述研究发表于中华医学杂志(1956)。

第三阶段：观察高级神经部位的神经过程对血液浓度的影响。贝可夫认为，一切内脏的活动都与大脑皮层的活动有密切的关系，但高级神经部位的活动对血液有何影响未见报道。周衍椒、易见龙、唐恢玲、谷梅英、黄倩霞、李云霞、姚纪舜的研究显示,不论是药物催眠或自然睡眠所产生的抑制过程都可以产生血液的稀释,表现为全血及血液比重下降,血球的比容降低,抑制愈深则稀释的程度愈大。切除脾脏并不完全消灭此种现象。而电痉挛引起兴奋时,则出现相反的结果,即血液浓缩,似乎血量的波动与高级神经部位的活动过程也有密切的关系。上述研究在湖南医学院论文集(1958)上发表。

第四阶段:研究输血的作用机制及血浆代用品的问题。为探讨输血对机体各种功能的影响及其相互关系,生理组的实验结果表明,狗在没有全身麻醉之下,动脉或静脉内注射阿托品对同种输血的加压反应都无明显的影响,而注射交感神经抑制药氯丙嗪时就有抑制加压的作用,注射中等剂量的普罗卡因(2~3 mg/kg)亦有同样的作用,但没有氯丙嗪来得突出。这提示输血的加压反应亦有神经的反射机制,这种反射的感觉冲动可能一部分是来自心血管感受器,因血管内注射普罗卡因可以削弱加压反应。此外,生理组先后和外科学、生化学、病生学及物理学教研室协作开展血浆代用品的研究。但这些研究以治疗血清研究组作为集体作者收集于内部资料而未予发表(1961)。

第五阶段:研究血细胞的神经体液调节,血量的神经体液调节及兄弟民族的血型调查。易见龙、徐有恒、孙秀泓、黄美霞、万佩芳、陈开滹等发现,不论静脉或第三脑室内注射利血平都能改变周围血内白细胞量的昼夜周期性变化,切除腹腔神经节就可以取消这种反应,提示交感神经系统对周围血液中白细胞数量也有调节性影响。此外,生理学教研室还与湘雅医院血库合作,调查湖南汉族 P 血型的分布,对湖南汉族 300 人的观察结果显示,平均阳性率是 27% 左右。上述研究主要发表于中国生理科学会学术会议论文摘要汇编(生理)(1964)。1965 年易见龙、任邦哲、周衍椒教授主编了我国第一部《血液生理专辑》。

【1966—1976】

在这 10 年间,我国处于"文化大革命"时期,科学研究几乎停顿。但在此艰难条件下,本教研室仍开展了少量代血浆和针麻原理的研究。

1969 年末,湖南医学院接到卫生部和湖南省的战略指令性科研课题——利用异种血清研制代血浆,课题组沿用血液研究室名称,经过多个实验方案反复摸索,最终选定第十九号方案,将研制产品命名为"PSA19 代血浆"。该研究首次采用软脂酸钠分离猪血清白蛋白,通过热变性与等电点去除球蛋白;利用强酸化去除软脂酸与耐热糖蛋白;再经过盐析——透析得到纯猪血清白蛋白。然后进行化学修饰——变性与生理化,即得此代血浆。在多种动物失血性休克实验的基础上,通过院内外 30 人输注安全试验后,在本校附一、附二医院对内科和外科手术患者以 500 mL/人次各 10 例进行试注,均无凝血障碍与渗血倾向。其后在本校附一医院对中重度烧伤患者试注 500~1000 mL/天,结果表明有助于安全度过休克期;并对 11 例患者手术中试用 750 mL/次,结果表明可部分代替输血。其次,对 7 名低蛋白血症患者试用,其中 4 例显效。1 名健康人与 3 名内科病人进行了 7 ~ 21 天反复输注,未见变态反应。本室与武汉生物制品研究所实验证明 PSA19 在过敏原性与渗血倾向方面,不仅优于国内其他产品,也优于仿制苏联 GK - 8。由于此项研究取得重要进展,全国医药卫生科学大会与湖南省科学大会授予湖南医学院血液研究室以"科研先进集体"称号,湖南省科学大会授予"大会成果奖"。课题负责人为贺石林,主要骨干包括孙去病、文尚武、汪秀明、卢义钦、傅敏庄、谢慎思、蒋德昭、颜学军等 20 余人。

　　1971 年,在当时的生理与生化合并为一个教研室的基础上,共同建成针麻机制研究组,为继续探讨针刺镇痛的原理进行了一系列的实验研究工作,先后建立了狗、家兔、大鼠等针刺镇痛的动物模型,进行了针刺镇痛与脑内神经递质关系的研究,测定了针刺镇痛时脑干几个部位中去甲肾上腺素、5 - 羟色胺、γ - 氨基丁酸、谷氨酸以及甘氨酸和天冬氨酸含量的变化,发现 5 - 羟色胺改变最为明显,首次提出了脑干 5 - 羟色胺神经元的递质释放增加可能在针刺镇痛中具有重要作用。该研究工作,国内首次由朱新裘于 1972 年在上海全国针刺镇痛原理研究学术会议上发表,1973 年在中华医学杂志上刊登,后被国内外众多学者引用。该研究成果于 1978 年获全国科学大会奖。

　　【1977—1999】

　　1978 年和 1980 年分别在生理学教研室内建立了血液生理研究室和心血管生理研究室,此后分别于 1984 年和 1986 年组建独立的湖南医学院血液生理研究室、心血管生理研究室和生理学教研室。血液生理研究室和心血管生理研究室分别开展造血调控、心肌力学和肺动脉高压研究,而生理学教研室在既往针麻镇痛机制研究的基础上,继续开展神经电生理研究,并相继开展肺的非呼吸功能、止血生理及心肌电生理学研究。1999 年两个研究室与生理学教研室重新合并组建新的统一的生理学教研室。

　　血液生理学研究　血液生理学研究室起步于 20 世纪 40 年代。早在 1943 年,易见龙教授为支援祖国的抗日战争,专程赴纽约创建了"华人血库",同时还开展了在美华人 Rh 血型与 M - N 血型的调查。1948 年又在国内系统地调查了我国人 Rh 血型的分布情况。20 世纪 50—60 年代一直从事血液生理学研究。1962 年建立血液生理研究室,1978 年重建,1984 年独立为湖南医学院血液生理研究室。血液生理研究室历届主任为易见龙、周衍椒、徐有恒、王绮如、蒋德昭。

　　20 世纪 60—70 年代,国际上由于对造血干细胞检测方法和各系造血祖细胞体内外培养方法的建立,使血液生理学的研究进入了一个崭新的阶段。而在我国,由于"文化大革命"的原因,研究工作被迫停止。直至 70 年代末期开始,在周衍椒、徐有恒教授主持下,对造血干细胞及祖细胞的造血功能及调控因素进行了系统研究，使我校血液生理研究室成为我国从事血液基础研究工作的重要基地之一。

70 年代末期以后，周衍椒、徐有恒等指导研究生完成了一系列关于造血干细胞生理特性和干细胞群均一性的研究。系统地比较了不同群体的干细胞在自我更新能力、细胞表面抗原分布以及对放射线的敏感性等方面的特征，阐明了干细胞群的不均一性。徐有恒的研究工作证明了造血干细胞上除存在有组胺 H2 受体外，还存在着 H1 受体，两者对造血干细胞的细胞周期呈现相互抵抗的影响。并随之发现，在造血祖细胞如红系、粒 - 巨噬系和巨核系祖细胞也有组胺受体两种亚型的存在。激动组胺 H2 受体促使造血干细胞向红系分化，而激动胆碱能受体则促使造血干细胞向粒 - 巨噬系细胞分化。此外还发现，白血病细胞也存在组胺受体，激动组胺 H2 受体可抑制白血病细胞增殖，诱导白血病细胞分化和凋亡。进一步的工作还证明了降低组胺 H2 受体的活化水平，可以通过参与细胞内信号传递机制影响再障患者体内异常活化的淋巴细胞，从而减少抑制因子对造血增殖的抑制作用。上述研究工作分别获得 1985 年卫生部科技进步二等奖，1987 年湖南省医药卫生科技进步二等奖，1997 年卫生部科技进步二等奖。1996 年易见龙教授获湖南省首届"湖南科技之星"。2011 年，徐有恒教授获得由中国生理学会颁发的"终身贡献奖"。

1985 年以来，王绮如教授开展了造血微环境研究。应用有限稀释法和细胞因子对造血基质细胞的组成进行了分离纯化，从原代骨髓细胞中获得纯的成纤维细胞、纯巨噬细胞和纯的内皮细胞，从理论上解决了骨髓中成纤维细胞集落中三种基质细胞的来源，在此基础上建立了骨髓来源的内皮细胞株，并在国际上首次报道了骨髓内皮细胞分泌 Tβ4、MSP、ACSDKP 和 MIP - 2 四种造血抑制因子以及这些抑制因子在协同造血刺激因子的条件下对造血干/祖细胞的扩增作用。应用骨髓内皮细胞株来源的条件培养液（BMEC - CM）研究了 BMEC - CM 具有明显促进造血干/祖细胞及内皮祖细胞增殖分化的作用、诱导胚胎干细胞向造血系及内皮系分化的作用以及诱导造血干/祖细胞向内皮细胞横向分化的作用。这些研究成果获得 1993 年卫生部科技进步二等奖。1997 年徐有恒、王绮如主编了《造血生理学和造血细胞检测技术》。血液生理研究室面向全校硕士研究生开设了选修课程血液生理学。

自 1984 年湖南医学院血液生理研究室成立至 1999 年与生理学教研室合并重组，先后加入血液生理研究室的教职工有：周衍椒、徐有恒、王绮如、唐恢玲、蒋德昭、易受蓉、谭孟群、瞿树林、胡晓棠、潘子健、何小莉、杜勋湘、丁仕发、何群、谢祁阳、曹文洪、刘志强、李卫民、黄炜琦、程腊梅、夏添、周晓莹。技术员有：李美芬、袁维道、漆增舜、黄启成、米大丽、关亚平、曹红、吴克前、张有焰、黄晓克、向子宜、王承龙、黄艳红、向秋。1987 年血液生理研究室获湖南省科学大会科研先进集体和全国医药卫生科学大会科研先进集体。

心血管生理学研究 李云霞教授于 1980 年创建心血管生理研究室，1986 年独立为湖南医学院心血管生理研究室。李云霞、马传桃先后担任主任和常务副主任。1995 年参与湖南省心血管重点实验室的组建。心血管生理研究室主要开展心肌力学的研究，发现左室内压最大变化速率和心肌收缩或缩短速度两类指标对正性变化干预都比较敏感，受负荷状态的影响较小，并说明了以多个指标综合评定心脏功能较单一指标为宜，1981 年获卫生部科技成果乙等奖。此外，还研制了充水银硅胶管长度计，探索了各种干预因素对心肌收缩性能的直接影响，改进了离体乳头肌的试验方法，与药理组共同建立了豚鼠离体工作心脏的实验方法等，发现急性心肌缺血时，左室收缩功能和舒张功能均受损，而舒张功能损伤的时间较早，程度也较严重。此外，还观察了急性心肌缺血时节段心肌收缩功能与舒张功能的影响，进一步探讨了缺血早期心室舒张功能损伤的机制。这些工作受到了兄弟院校生理工作者的赞赏，认为这些研究反映了当时我国心脏科研的先进水平。此外，还测定了正常人心缩间期、心尖搏动图、颈动脉搏动图、心音图、胸腔阻抗心动图等各项心功能指标的正常值、上限或下限，以及冠心病人上述指标的变化。1984 年李云霞主持的"冠心病的理论研究——急性心肌缺血时心肌功能损失的机理"获湖南省科技进步奖三等奖。

1985 年湘雅医院心内科副主任医生欧阳百安调入心血管生理学研究室，利用"八导生理记录仪"开始人体无创性心功能的检测研究。1986 年"运动训练对心血管功能的影响的理论研究"获湖南省医药卫生科技成果三等奖。1986 年心血管生理研究室买进了全校第一台微型计算机，在此基础上，由研究室组织相关人员进行技术开发，最后完成了"心功能指标微机处理系统"。初步实现了动物心功能实验数据的自动化采集处理。1988 年"心功能指标微机处理系统"获卫生部计算机软件三等奖，1989 年"心功能指标微机处理系统"获湖南省科技成果四等奖，1989 年"压力性肥厚心肌力学性能的变化特征"获湖南省科技成果四等奖和湖南省教委科技成果二等奖。

1990 年由杨绿化等研制的"大鼠无创性尾动脉血压测量仪 HX－Ⅱ"获国家专利，填补了国内实验小动物无创血压测量空白，此后十多年为国内 400 多家科研院所提供产品服务。1991 年建立了心脏电生理实验平台、细胞分子学实验平台，并开始相关研究。1992 年"高血压肥厚心肌力学性能的变化特征及功能逆转的研究"获中国科协第三届青年科技奖。1997 年"无创性心功能测定方法的研究"获湖南省医药卫生科技成果三等奖。1994 年"压力容积关系及其在评定心肌收缩性和顺应性上的意义和应用"获卫生部科技进步三等奖。

在马传桃教授带领下，刘惠君等主要从事肺动脉高压的研究。在国家自然科学基金资助下在国内首次建立兔肺内小动脉平滑肌细胞分离培养方法，探讨 PAF

及血管紧张素Ⅱ对肺血管收缩及肺内小动脉平滑肌细胞增殖的影响，并初步探讨细胞内信号传导机制。1998 年"血小板活化因子（PAF）在低氧性肺动脉高压发病机理中的作用"获湖南省科学技术进步奖三等奖。

1986 年起开设心脏生理学课程，面向全校硕士研究生开设选修课。1983—2001 年，心血管生理研究室共招收硕士生 18 人，博士研究生 8 人。其中 1 人获中国生理学会张锡均基金优秀论文一等奖，2 人获二等奖。1983—1994 年，共获得 8 项国家自然科学基金，2 项卫生部科学研究基金资助。

1980 年心血管生理研究室创建时的成员有李云霞、马传桃、肖惠青、程立人、杨绿化、雷孝光，此后，先后还有欧阳百安副主任医生、丁小凌、贺振�、王建勋、刘立琼、刘平刚、张艾华、石杨、黄焰、徐毅、丁波、李桂初、刘惠灵、胡波、尹峰、张世勤及技术员周承榆、曹莉、许建平、刘惠君先后加入心血管生理研究室。

此外，1983 年丁报春教授在生理学教研室建立心肌电生理实验组。他与技术员高志远在教研室领导的支持下，先后到武汉同济医科大学及上海医学院学习电生理技术，回到教研室后从一间空房开始筹建了心肌电生理实验室，并采用浮置玻璃微电极记录法，成功记录出了蛙的载体单个心肌细胞的动作电位。此后，他们将该技术对教研室全体青年教师进行培训，并在当时的学生实验课中示教，还在本科生中成立了心肌细胞电生理科研兴趣小组。1986 年利用世界银行给卫生部低息贷款，教研室申购了日本光电公司生产的微电极放大器、推进器、四道仪等进口设备，在技术员高志远的协助下采用非浮置法加药物干预，记录出离体心脏自律细胞和非自律细胞的心肌动作电位，写出了几篇高质量的论文，获得了省生理科学会优秀论文一等奖，并获得了课题经费，为后来的年轻教师打下了良好的科研基础。

肺脏生理学研究 肺脏生理研究组在 20 世纪 80 年代初由孙秀泓教授主持建立。1979 年孙秀泓作为湘雅第一位自费公派留美学者赴美国国立卫生研究院（NIH）进修，研究嗜酸性粒细胞在肺疾病发生中的作用。1982 年回国后，孙秀泓在生理学教研室从零开始创建呼吸生理研究组，研究方向为"肺内细胞间调控和细胞保护与肺微环境稳态及肺部疾病的关系"，探索肺内实质细胞和肺间质细胞以及神经肽等局部体液因子对肺细胞功能的调控及其生理病理意义，最终从细胞和分子水平研究肺的非呼吸功能，是国内最早开展肺的非呼吸功能研究的实验团队。曾首次报道侵入肺组织的激活嗜酸粒细胞对正常肺实质细胞具有不依赖抗体的细胞毒作用；并首次发现激活巨噬细胞释放的前列腺素局部浓度增高时，可负反馈地调整效应细胞的活力，对正常肺细胞产生细胞保护作用，从而减轻炎症效应细胞对肺组织的伤害。孙秀泓教授先后共主持或指导完成 7 项国家自然科学基金，所主持完成的"实验性嗜酸性粒细胞浸润性间质性肺病"获卫生部科技成果乙等奖(1984),"前列腺素在肺内细胞间调控和细胞保护中的作用"分别获得湖南省医药卫生科技进步二等奖(1995)和湖南省科技进步三等奖(1996)。1998 年孙秀泓教授为研究生开设选修课程肺脏生理与临床。

止血生理学研究 1993 年,贺石林教授率检验系止血生理研究团队与生理学教研室李俊成教授主持的细胞生理实验组合并,组建止血生理研究组,围绕止血、血栓与临床,率先在国内开展组织因子途径的研究。通过这些研究,不仅对TF 与 TFPI 在不同的血管内皮细胞(动脉、静脉)、单核细胞和神经胶质细胞表达特点及调控机制的阐明提供了新的实验依据,而且对心脑缺血性事件与组织因子途径的关系有了新发现,为临床诊治这些疾病提供了参考资料。其次,对补阳还五汤和部分单味中药或有效成分的抗栓作用与组织因子途径的关系进行了首次报道。此外,也对感染性休克并发弥散性血管内凝血的发病机制与组织因子途径的关系提供了新的认识。"血栓闭塞性脉管炎中医辨证分型的研究"(1994)分别获得湖南省医药卫生科学技术进步二等奖及湖南省科技进步奖三等奖,"组织因子途径抑制物单克隆抗体的制备及临床意义研究"(1998)获得湖南省医药卫生科学技术进步奖一等奖、湖南省科技进步奖二等奖及卫生部科技进步奖三等奖(1999)。"感染性休克并发 DIC 发病学环节的实验研究"获湖南省医药卫生科技进步奖二等奖(1998)及湖南省科技进步奖二等奖(1999)。在止血生理学研究方面,1987 年周衍椒教授还出版了《止血生理与临床》专著。1990—1999 年贺石林等先后主编《血栓形成与临床医学》及《血栓病学》,1993 年后贺石林、李俊成教授为全校研究生开设了止血与血栓选修课。

神经生理学研究 1977 年,朱新裳教授在既往开展针麻原理研究的基础上主持建立了神经生理实验组,采用电解损毁法,分别及联合损毁大鼠的中缝背核与蓝斑核,观察到损毁中缝背核5－羟色胺能神经元后针刺镇痛的反应明显降低。1980 年,继续观察"电刺激中缝背核对丘脑外侧核痛敏神经元放电的影响",也提示中缝背核具有影响丘脑对伤害性信息的感受与传递过程的上下途径,即脑干5－羟色胺能神经元可能有增强镇痛效应的上下途径。电生理研究室建立之初,条件十分简陋,缺乏必要的仪器和设备,生物电的显示和记录均有困难。为适应本科生的生理学实验教学要求,通过考察国内几个电生理实验室后,在庄义皋的积极参与和协助下,自行设计和建设了电生理屏蔽室。1978—1984 年间,朱新裳教授带领青年教师,在电生理实验室摸索建立了 6 项电生理教学实验,包括:蛙坐骨神经动作电位的传导速度的测定;豚鼠耳蜗微音器电位的记录;家兔减压神经放电;视网膜电图;家兔大脑皮层诱发电位;大鼠脑干神经元单位放电的记录。这些实验都是先在实验室建立、稳定后,由青年教师转教给教研室全体带教学实验课的老师,其中家兔大脑皮层诱发电位和大鼠脑干神经元单位放电的记录因难度较大,且屏蔽要求高,就由该实验室以示教方式分批向学生开放,基本满足了本科生实验教学要求。在该时期神经生理学研究方向包括针刺镇痛原理，学习与记忆神经化学机制；脑干听觉诱发电位影响因素以及脑神经细胞自身保护机制研究探索；在国内首先观察到豚鼠脑干听觉诱发电位的标准波形及其发生过程中存在 GABA 神经递质的参与。星形胶质细胞在热休克反应中释放 IL－6 等细胞因子，仅防己根生物碱有抗氧化保护作用。1983 年，在周衍椒教授带领下，在本校首先开设了神经生理选修课。为适应这一新的实验教学的要求，朱新裘教授主编了《神经生理实验指导》。

【2000—2014】

2000 年以来，由于相关人员退休和出国，心血管生理学研究逐渐停止。生理系的科学研究已逐渐稳定为肺内环境的重建和肺部疾病发生机制、造血调控与基因治疗、神经细胞保护和止血与血栓（偏重于脑血管疾病发生机制）四个方向。

血液生理学研究　王绮如教授继续开展造血微环境的研究，并获 2004 年湖南省科技进步二等奖和中华医学科技奖三等奖。2000 年以来，血液生理的研究方向集中在造血调控与基因治疗，主要围绕造血及白血病细胞分化调控、干细胞移植与基因治疗等方面开展研究。谭孟群教授开展了造血发育与腺相关病毒载体生物学特性的研究。包括腺相关病毒载体介导 beta－珠蛋白基因治疗 beta－地中海贫血的研究和腺相关病毒载体介导 TPO 基因治疗血小板减少症的实验研究。何群教授主要从事白血病基因治疗的研究，已化学合成了一类新型氨基甾体化合物，获得了美国 CA 登录号，为国际上首次合成的全新化合物。该类化合物可以特异性地抑制白血病细胞内的癌基因表达，从而治疗白血病。此外，谢祁阳还开展间质干细胞工程方面研究。2000—2014 年，该研究方向已获国家自然科学基金 8 项、教育部博士点基金 1 项、回国人员启动基金 1 项、中南大学研究生创新工程 1 项、国家科技重大专项"基于成体干细胞的基因治疗药物关键技术"分课题 1 项和湖南省科研基金的资助，获得国家发明专利授权 3 项，并主编《造血生理学》（2005）。

自 1978 年血液生理招收第一批研究生以来，血液生理研究方面共招收硕士生 75 人，毕业 75 人；招收博士研究生 34 人，毕业 34 人。其中 3 人获中国生理学会张锡均基金论文竞赛奖。

肺脏生理学研究　在孙秀泓教授的指导下，以秦晓群教授、罗自强教授和管茶香教授为主要学术带头人，将研究方向扩展为肺内环境的重建和肺部疾病发生机制，主要围绕肺内调节肽、肺内新的内源性保护因子和损伤因子、肺内细胞因子网络及黏附分子等开展肺损伤保护、气道高反应和肺重构的细胞及分子机制研究，取得了系列科研成果，并形成了自主研究特色。在结合本研究方向的多年工作积累基础上，2003 年以肺脏生理研究室教授为主体，孙秀泓、罗自强出版了国内第一本《肺的非呼吸功能——基础与临床》专著。2011 年成功组建湖南省高校呼吸系统重大疾病基础与临床重点实验室(主任秦晓群)。

该研究方向主要涉及:气道上皮细胞表达黏附分子谱改变与抗氧化能力、损伤修复、白细胞黏附、信号分子的分泌等功能的关系,通过臭氧攻击破坏气道上皮结构和功能完整建立了气道高反应动物模型,创立实时、动态检测气道阻力方法,报道哮喘病人黏附分子表达谱改变,并发现与哮喘易感性相关的黏附分子编码基因调控区 SNP,提出"气道上皮缺陷或功能失稳态是气道高反应的始动环节"的新假说;在国内首次采用膜片钳技术研究了呼吸道上皮细胞氯离子通道的功能;在整体和细胞分子水平围绕肺内调节肽对肺泡上皮和气道上皮功能活动的调控和保护作用及其机制开展了较为全面的研究。首次发现 VIP、CGRP 和蛙皮素受体亚型 -3 等在气道上皮修复调控中起重要调节作用;首次报道 Clara 细胞及其分泌蛋白 CCSP 活性片段具有抗纤维化的保护作用;在整体和细胞水平深入探讨谷氨酸通过 NMDA 受体对肺表面活性物质合成分泌的影响、对肺的急性损伤机制及在肺纤维化发生中的作用,首次发现内源性谷氨酸的大量释放是介导内毒素和高氧引起肺损伤的新的机制,提出谷氨酸是新的内源性肺损伤因子。以上研究结果在国内处于领先地位,有可能在发现新的内源性保护性调控因子和气道高反应的分子机制的方面取得突破,为肺损伤的保护、哮喘和肺纤维化防治药物的开发提供新的启迪。

自 1982 年肺脏生理研究组组建以来,先后有孙秀泓、佘志武、张长青、周劲松、李俊成、邓启辉、田利奇、黄跃、刘建英、伍琨、秦晓群、管茶香、许建平、罗自强、向阳、冯丹丹、刘惠君、汉建忠、许建平、瞿湘萍、刘持、周勇等加入肺脏生理研究组,共招收硕士研究生 71 人,毕业 56 人,招收博士研究生 35 人,毕业 22 人。其中 2 人在中国生理学会张锡均基金论文竞赛中获奖。"肺内神经肽对气道微环境的调控"(2007)获得湖南省科技进步二等奖。2000 年以来获得 863 子项目和国家自然科学基金资助 27 项 。研究组现有博士生导师 4 人,硕士生导师 2 人。

止血生理学研究 2000 年后,在贺石林、李俊成教授的指导下,文志斌教授为主要学术带头人继续从生理学角度从事血液凝固机制与心脑血管血栓性事件形成关系的研究。特别侧重于 RAS 中血管紧张素(1 -7)/血管紧张素 II 平衡改变在血液高凝状态的发生和心脑血管血栓性疾病发生发展中的作用研究。结果显示血管紧张素(1 -7)在许多方面的作用与血管紧张素 II 相拮抗,为临床防治心脑血管疾病提供了新的理论基础和实验依据。"凝血学说的补充与组织因子调控及其生物学意义"2004 年获得湖南医药卫生科技进步奖一等奖与湖南省科学技术进步奖二等奖。与湘雅医院陈方平教授协作,"组织因子的基因与临床研究"获湖南医药卫生科技进步奖二等奖与湖南省科技进步三等奖。贺石林教授还主编及参编《现代出血病学》《血栓性疾病的诊断与治疗》《老年血液病学》《老年血液病的诊断与治疗》《临床血栓病学》等多种图书。

自 1993 年在生理学教研室组建止血生理研究组以来，先后有贺石林、李俊成、文志斌、杨寅柯、汉建忠、许建平、曹燕娜及技术员何晓凡、熊石龙和彭小玲等加入止血生理研究组，共获国家自然科学基金课题 4 项，先后在国内外发表论文 100 余篇。共招收硕士生研究生 26 人，已毕业 24 人，招收博士研究生 4 人，已毕业 4 人。

神经生理学研究 2000 年后，在邬力祥教授带领下，神经生理研究组科研方向为神经细胞保护和脑血管疾病发生机制，主要围绕脑细胞保护的分子机制、组织因子途径与血栓性疾病发生机制和皮层功能光学成像开展研究。发现了低浓度凝血酶对缺氧/复氧时星形胶质细胞有保护作用，这种保护作用与胶质细胞膜上谷氨酸转运体密切相关，同样发现外源性的雌激素也具有抗缺氧/复氧的效应，对星形胶质细胞具有保护作用；应用人工合成小肽片段，免疫大鼠产生抗体，研究它对大鼠帕金森氏病模型的治疗作用，发现这种人工免疫效应能增强模型鼠的学习记忆功能，为临床治疗和阻滞帕金森病提供了一种全新的方法和实验依据。此外，还与国防科技大学合作开展皮层活动的内源性光学成像研究，应用内源性光学成像技术，观察了通过康复训练后不同时期大脑皮质功能成像的变化。获得国家自然科学基金 ? 项，省自然科学基金课题 1 项，863 子课题 1 项，教育部博士点课题 1 项，与国防科技大学进行合作课题，连续 2 次获得国家自然科学基金的资助。

自 1977 年以来，朱新裘、邬力祥、王玉、刘发益、曹兆丰、马志成、暨明、韩仰及技术员王钢、高志远、罗志勇、周晓燕、曹莉、黄柏胜先后加入神经生理实验组，共招收硕士研究生 16 人，已毕业 15 人，招收博士研究生 14 人，已毕业 7 人。

(四)研究生培养与学科建设

学科一直注重研究生培养，从 20 世纪 50 年代初开始招收副博士研究生，在人才培养方面为国家作出了贡献。1956 年 11 月 24 日，湖南医学院首次招收了 7 名副博士研究生。其中，生理学专业 2 名(孙秀泓，阳振刚)。研究生教育，因 20 世纪 60 年代的政治运动而暂停，直到 1978 年才恢复。1981 年，生理学分别被国家确定为首批硕士和博士学位授权学科点。1978 年招收张洹、胡晓棠、瞿树林、李安国为首批攻读硕士学位研究生。1983 年招收胡晓棠为首名攻读博士学位研究生。周衍椒教授(1986—1991)与徐有恒教授 (1992—1997) 先后被聘为国务院学位委员会学科评议组基础医学二组召集人和国务院学位委员会学科评议组成员。目前为止，生理系已招收博士研究生 93 名，培养毕业博士研究生 75 名，招收硕士研究生 215 名，毕业硕士研究生 201 名。谭宇蓉(导师秦晓群)先后获得全国优秀博士学位论文提名(2009)和省优秀博士学位论文(2009)，冯丹丹(导师罗自强)获省优秀硕士研究生论文(2007)。生理学毕业的研究生曾多次获中国生理学会张锡均基金奖和亚太地区国际血栓与止血学术大会青年奖。

为加强高水平的研究生培养，教研室进行了系列探索，1982—2004 年曾先后开设神经生理、心血管生理、血液生理、止血与血栓、肺脏生理与临床等硕士研究生选修课程。贺石林教授还曾负责组织全校性研究生医学科研设计课程，先后主编《中医科研设计与统计学》《医学科研设计教程》《医学科研方法》等科研设计教材。2004 年后，基础医学院对各学科研究生课程进行整合，生理系为博士、硕士研究生开设了高级生理学、实验血液学、心肺神经生理学等三级课程。2010 年以罗自强教授为课程负责人的医学科研设计获得省研究生精品课程。目前，选修该课程的研究生每年达 800 人，已成为中南大学最受医学研究生欢迎的选修课。2006 年生理学被评为湖南省重点学科。

（五）进修生教育

学科十分重视对进修师资的培训工作，在中等及高等院校的师资培训方面为国家作出了贡献。据可查到的历史档案记载，湘雅医学院生理科自 1951 年起首次接受徐光尧（毕业于上海医学院）、葛正明（毕业于上海同济大学医学院）、李少如 3 名师资培训人员。1956 年 1 月，生理学教研室首次开办了中级师资进修班，招收学员 34 人。1964 年 11 月，生理学教研室首次开办了湖南医学院生理学高级师资进修班，招收了进修人员 8 名。1978 年 10 月至 1980 年 2 月，生理学教研室再次开办了全国中等卫生学校生理学师资进修班，招收了来自全国 10 个省市的 14 名学员。据当时工作总结记载，生理教研室对学员开设的培训内容包括：生理专业课：①理论课：跟随五年制本科生听课 224 学时，参加有关生理学术报告及教材和疑难问题答疑约 80 学时；②实验课，共 404 学时，结合本科生实验内容开设 32 项试验并增添 13 项共 45 个实验，参加生理教研室五年制实验教学备课，初作，预作见习以及带教各个教学环节；③生理实验技术课，180 学时，开设 38 项技术课，如仪器准备，玻璃吹制，试剂配制，动物捉拿及识别麻醉等；④整理一套理论教学与实验教学教案。辅课学习包括：物理 108 学时，生化 160 学时，组胚 32 学时，神经解剖 12 学时。此后，生理学教研室在 1981 年、1983 年及 1985 年均开办了生理学高级师资进修班，每期招收学员 10～15 人，其中 1983 年高师班接受的学员均为湖南医学院 1977 级毕业生，来自湖南省各地级卫生学校，为我省卫校生理教师队伍输送了高质量的新生血液。另外，1984 年及 1985 年还分别开办了为期 2 个月和半年的生理学实验教学师资短训班和生理学实验技术进修班。除成建制开设的培训进修班之外，生理学教研室一直接受来自全国兄弟院校的教师进修，为提升我国生理学师资水平作出了重要贡献。

三、病理学与病理生理学

病理学与病理生理学学科由病理学系、病理生理学系、肿瘤研究所组成。病理学于1916年正式开课，首任教师为沈嗣仁教授。建校早期(1916—1932年)病理学与微生物学为同一学科，且在同一栋楼，称为"病理及微生物学科"，此后成为独立的病理科。湘雅病理学一直承担学校的病理学教学、科研和湘雅医院的临床病理诊断三大任务，实行"一套人马，两块牌子"的运行体制，其"教学、科研、临床病理"一体化的模式独具特色。病理生理学教研室成立于1954年，学科创始人和首任主任为潘世宬教授。1963年，为加强科学研究，湖南医学院成立了实验肿瘤研究室，由潘世宬教授任主任，与病理生理学教研室是"一套人马、两块牌子"的管理模式。1984年，肿瘤研究室从病理生理学独立出来，成为基础医学院下属的"肿瘤研究室"，病理生理学教研室由罗正曜教授任主任，肿瘤研究室由姚开泰教授任主任。1989年肿瘤研究室规模扩大，成立了肿瘤研究所，由姚开泰教授任所长、陶正德和李桂源教授任副所长。

病理学与病理生理学学科为临床医学专业和其他医学相关专业开设病理学、病理生理学、肿瘤学基础、全英文Pathology、Pathophysiology、机能实验学等课程，为研究生开设高级病理学、高级病理生理学、肿瘤学进展、分子生物学实用技术等课程。主编五、七、八年制全国规划教材《病理生理学》，参编或副主编多种国家级规划教材《病理学》和《病理生理学》，主编或参编各种专著、教材和教学参考书100多部，获国家级和省部级教学成果奖12项，病理学、病理生理学两门课程分别于2003年和2005年被评为国家精品课程，并于2013年均转型升级为国家精品资源共享课程。潘世宬教授1979年被评为全国劳动模范，罗正曜、姚开泰教授1989年被评为全国优秀教师，文继舫教授2004年获首届国家级教学名师奖，罗正曜教授(1992)、李桂源教授(1992)、尤家騄教授(1997)分别先后被评为湖南医科大学"十佳教师"，肖献忠教授2006年获中南大学第三届教学名师奖。

病理学与病理生理学科具有雄厚的科研实力。病理学系以"肝脏分子病理""肺脏分子病理""消化道肿瘤分子病理""卵巢上皮性肿瘤分子病理"等为主要研究方向；病理生理学系以"脓毒症与多器官功能不全""心血管病理生理"为主要研究方向；肿瘤研究所则设立"以鼻咽癌为主的多基因肿瘤'组学'机制研究""EB病毒在鼻咽癌发生发展中的机制研究""肿瘤干细胞研究""非可控性炎症在恶性肿瘤发生发展中的机制研究""恶性肿瘤侵袭与转移的分子机制研究"和"基因工程抗体与肿瘤免疫治疗研究"等为主要研究方向，获国家重大科学研究计划项目(首席科学家)、973项目、863项目、国家自然科学基金重点项目、国家自然科学基金面上项目等国家级项目200多项，总经费达1.2亿元，在SCI期刊发表论文

500多篇，获国家级科技成果奖3项、省部级科技成果奖60多项。并分别于1994年获准为卫生部癌变原理重点实验室，2000年获准为教育部癌变与侵袭原理重点实验室，2012年获准为湖南省非可性炎症与肿瘤重点实验室，2014年获准为湖南省脓毒症转化医学重点实验室。

由于在教学、科研、研究生培养、师资队伍建设等方面取得突出成绩，1989年病理生理学科被认定为湖南医学院以及全国病理生理界最早的国家重点学科。2001年经学校申报、部门推荐和专家评审，病理学与病理生理学被批准为"十五"国家重点学科，同年病理生理学科还被确定为"长江学者"奖励计划特聘教授岗位设置学科。2006年病理学与病理生理学以总分排名第一的绝对优势、免答辩被再次确认为国家重点学科。2010年病理科被评为卫生部国家临床重点专科。病理学与病理生理学作为基础医学一级学科的重要组成部分，在2011年基础医学一级学科湖南省重点学科的申报获准、在2003年、2009年和2013年的基础医学一级学科评估中作出重要贡献(分别排名全国第四、第一和第五)。

本学科的研究生教育始于1963年，"文化大革命"前一共招收了3届，每届一名，指导老师为潘世宬教授。此后，病理生理学于1981年成为国内首批拥有硕士学位授予权和博士学位授予权的学科。1981年，潘世宬教授成为学校首批五位博士生导师之一。病理学分别于1981年和2000年获得硕士和博士学位授予权。迄今为止学科已培养博士生288人，硕士生436人。在已毕业的研究生中，有2人获得全国优秀博士论文奖，5人获得全国优秀博士论文提名奖，18人获得湖南省优秀博士论文奖，10人获得湖南省优秀硕士论文奖，80多位研究生获得国际、国内学术会议优秀论文奖。

病理学系

(一)历史沿革

湘雅病理学于1916年正式开课。据1924年《湘雅》杂志第一期《湘雅春秋》栏目"湘雅之组织"一节的文字描述和所绘学校组织构架图可知，病理学与微生物学为同一学科。当时病理学与微生物学在同一栋楼，称为"病理及微生物学科"，任课教师既教病理学，又教微生物学。1916—1927年(即沈嗣仁教授和朱恒璧教授执教期)保持着此种学科构架，此后成为独立的病理科。湘雅病理学从诞生之日起一直承担学校的病理学教学、科研和湘雅医院的临床病理诊断三大任务，实行"一套人马，两块牌子"。病理学历届科室主任(或课程负责人)及其任职时间是：沈嗣仁(1916—1919)、朱恒璧(1920—1927)、李佩林(1932—1937)、徐阴棠(1937—1945)、潘世宬(1946—1954)、易涵碧(1954—1970)、彭隆祥(1970—)、许建晃(1984—1989)、钱仲棐(1989—1996)、文继舫(1996—1998；2003—2013)、程瑞雪(1998—2001)、曾庆富(2002—2003)、周建华(2013—)等。

1954 年全国学习苏联"学科管理模式",将病理学分为"病理解剖学"(简称"病解")和病理生理学(简称"病生")两个教研室。由潘世宬教授任病理生理学教研室主任,易涵碧副教授任病理解剖学教研室主任。1983 年"病理解剖学"重新改为"病理学"。

1972—1976 年(即"文化大革命"后期),在"教育改革""大合并",实施"医学一条龙教学""基础与临床结合"等号召下,将病理生理学、遗传学、组织胚胎学、法医学等多个学科的教职工并入病理学教研室,如:卢惠霖、夏家辉、韩英士、黄善保、祝继明、孙去病、陈国桢、胡友秋、罗正曜、尤家骤、周宝泰、罗慕强、黄其善等教授及中青年教师。1976 年打倒"四人帮"后,他们又回到各自原来的学科,有的考研、出国或调离学校。据统计,曾经在湘雅病理学科工作过的教职工数达 180 余名。

1987—2000 年 12 月,湘雅病理学科被称为湖南医科大学病理学教研室和湖南医科大学附属湘雅医院病理科。

1996 年湖南医科大学校人字[1996]第 56 号文件中关于同意成立湘雅医院病理科的通知:"根据精简高效的原则,充分发挥教学、科研、医疗一体化的优势,湘雅医院病理科设在基础医学院病理学教研室,并与病理学研究室'一套人马''三块牌子',其管理体制、人员编制、职责及经济关系均不改变。"

2000 年至今,湘雅病理学科被称为中南大学基础医学院病理学系和中南大学湘雅医院病理科。

2013 年 4 月 16 日,中南大学第五次校务会议决定对湘雅病理学系(病理科)的管理模式进行调整。即病理学系的教学工作仍由基础医学院管理,临床病理诊断(病理科)纳入中南大学湘雅医院临床学科建制,由湘雅医院负责其人力资源、设备购置和临床事务等方面的管理,并承担相关的经费。

病理学于 1981 年获得硕士学位授予权,2000 年获得博士学位授予权,2001 年与病理生理学一起获得病理学与病理生理学国家重点学科,2007 年病理学与病理生理学以总分排名第一免答辩再次获批为国家重点学科。

病理学系现有在岗职工 58 人(含临聘人员),正式职工 38 人,其中有教授 8 人,副高 14 人,50 岁以下中青年教师 22 人,其中具有博士学位者 20 人(占中青年教师的 90%),且大部分为正副教授。

此外,湘雅病理学还是卫生部国家级临床重点建设专科、首届国家级精品课程(2013 年升级为"国家级精品资源共享课程")、国家级教学团队、国家级临床病理专业人才培训基地;也是全国病理医师协会副会长、全国基础医学教育分会副理事长、中国病理工作者委员会副主任委员、中华医学会全国病理学分会常务理事、中国病理科主任联会常务理事、湖南省病理专业委员会主任委员、湖南省病理质控中心主任等的挂靠单位;担任了全国 10 多种医学杂志的编委。

（二）教学

湘雅病理学的教学开始于 1916 年。从 1916—1970 年期间的艰难岁月，许多前辈为病理学的教学和学科创建付出了汗水和心血。

1916 年，第一届湘雅医学生进入本科学习阶段，病理学由学科创始人沈嗣仁教授执教。建校初期，条件十分艰苦，既缺病理教师，又缺教具和实验用品。当时病理学与微生物学是一个学科，且在一栋楼内。沈嗣仁教授热心教学，既教病理学，又教微生物学。民国八年(1919 年)他在实验室感染伤寒杆菌，不幸于四月二十八日病故。遵照沈教授"必须将遗体剖解，为病理研究之倡"的生前遗嘱，病理科老师为其作了尸体解剖。当时学校宣布，四月二十九日全校休业一日，开会追悼沈教授。沈嗣仁教授的尸体解剖标本至今一直保存在病理科。沈嗣仁教授为了病理学教学，在 90 多年前就立言献出遗体做解剖，这种献身医学教育的高尚品质和精神，给后人留下了宝贵的精神财富。

1920—1927 年，由朱恒璧教授主持病理科的教学。朱恒璧教授系江苏人，获上海哈佛医学校医学博士，曾在美国哈佛大学医学院深造，1920—1927 年间，他既教病理学，又教细菌学、生理化学、药理学，还兼任中华医学杂志医理学主任编辑。

1924 年湘雅病理学与微生物属同一学科，称为"病理学及微生物学科"。病理学教师有 3 人，即朱恒璧博士、吴博士(中国人)、罗森林博士(美籍医学博士，任湘雅医院内科医师，兼病理学教员)。

1926 年，广州革命军开始北伐，同年胡美回国。1927 年 1 月，美国政府命令所有美国侨民都返回美国，湘雅院、校长相继离去，由朱恒璧教授代理湘雅医科大学校长。

1932—1937 年，病理科教学由李佩琳教授负责。他十分重视实验教学，如果认为带教老师哪一点不合要求，就要求重做，否则那堂实验课就通不过。在学组织学课程时，老师要求学生用猪、羊组织制作切片，供显微镜下观察，直到老师满意为止。上病理课时，每有尸体解剖，学生总被叫去站在一旁观看，听老师讲解，与临床病理结合，案例教学，教师总是教诲学生对死者要尊敬，绝不容许有轻蔑或淡漠无情的态度。有一次给一个腹部患巨大脂肪瘤的女病人作尸解时，有位学生说："这个尸体比猪还大"，引起了一些学生的哄笑，带教老师当场将学生狠狠批评了一顿后说："死者给我们提供了学习的机会，我们应当极其严肃，并向她致敬！"老师给大家上了一堂生动的医学伦理课，这种精神一直传承到今天。

1937 年卢沟桥事变，1938 年战火逼近长沙，张孝骞院长率领全院师生，携带必要的仪器设备、图书，长途跋涉迁校到贵阳，1944 年又迁到重庆，1945 年 12 月才迁回长沙。在这段极端艰难的岁月里，徐荫棠教授从 1937—1945 年一直跟随学校坚持病理教学。

　　张孝骞院长极其重视病理教学。他曾强调，在基础医学科目中，病理学与临床最接近，是基础医学与临床医学之间的桥梁，要学好临床就要先学好病理学。他要求医学生下苦功学好病理学，并大力提倡做病理尸体解剖，开展临床病理讨论会，利用典型案例进行教学，取得了良好的效果。当时一年平均有 30 例尸解，为死亡病例的 17%。

　　当时病理人员略有增多，力量增强，教师有徐荫棠（教授）、潘世宬（讲师）、李蕴珍，技术人员有符英武等。

　　湘雅医学院第 17 届学生刘树焱回顾在贵阳学习病理课程时写道："当时就听说病理解剖的内容极其重要""如果医院有病理解剖，我们必须参加""病理解剖中会有许多典型病例、病变和新理念、新概念""这样的教学一切都新奇""参加解剖时要求严肃、安静、尊敬捐躯者""尸解后 1 个月还要开一次临床病理讨论会""这种结合临床的典型案例教学，教学效果好，终生难忘"。

　　1946—1954 年，湘雅病理学教学由潘世宬教授主持。抗战胜利后，徐荫棠离校去美国，1946 年由潘世宬教授主持病理科工作。

　　1950 年，病理科有 6 人，包括教授 1 人（潘世宬），助教 4 人（易涵碧、卢泳才、陈国桢、董来炜），技术人员 1 人（符英武）。病理学教学总学时为 320 学时，还承担了附属医院和其他医院的临床病理诊断、医疗事故和法院刑事案件的鉴定等任务。

　　1954 年起，潘世宬教授调任病理生理学教研室主任（为病理生理学科创始人，首任主任），1954—1970 年由易涵碧副教授任病理解剖学主任。

　　易涵碧在主持病理学工作期间，言传身教，诲人不倦。51 级学生彭隆祥和 55 级学生施启迈 2004 年在《中南大学校友通讯》（上）发表《湘雅教化刻骨铭心》一文，高度赞扬易涵碧教授样样工作带头干，每年利用寒暑假带领全科室职工翻找教学标本，不怕脏，不怕累，为以后病理教学打下了基础。她亲自修改青年教师讲稿，听他们预讲，要求严格。而她自己对教学精益求精，教学效果好，深受学生欢迎。

　　1954—1966 年，教学工作秩序比较稳定，湘雅"治学严谨"的精神得以发挥，师生教与学积极性高。

　　"文化大革命"中的 1966—1969 和 1971 年全国高校停止招生，教师队伍和教学、科研工作受到了严重的冲击，但湘雅病理教研室的工作仍然在运转，教师们冲破重重阻力，坚持教学和临床病理诊断工作。

　　在易涵碧教授去世以后的 1970—1984 年间，先后有彭隆祥、许建晃等教授担任了病理学科主任。

　　"文化大革命"结束后，教师们努力搞好教学，坚持"重教"传统。由于当时各条战线上大量缺乏和迫切需要高级医务人员，特别是农村缺医少药现象严重，学校要求每一个领导和教师都要有"教学为中心"的理念,重视教学,教学优先,重点保证教学,并将教学工作的好坏与评优、晋级(工资和职称)挂钩。并制订了"重教"的具体措施。①主任、教授挂帅。在每一届教学中,都必须安排正、副主任和教授上讲台,当特殊需要时,科研组和临床病理诊断组人员都要主动支援教学组。②制订详细教学计划,建立教学档案。对于教学计划、内容、任务、对师生的要求、提高教学质量的具体措施等,在每个学期结束后,教学秘书和实习总负责都必须将所有教学资料分门别类进行整理、装订、编号入袋。写出教学总结和分析,均交教研室资料员保管,需要时再按制度规定和手续借阅。③注重"三基"(基本理论、基本知识、基本技能)和"五性"(思想性、科学性、启发性、先进性、实用性)的培养宗旨,对不同对象、不同专业、不同层次,采取不同的教学法,"因材施教",灵活运用。④加强基本功的训练。教育学生观察和描述病理大标本、切片的方法和要点,在鉴别不同的病变时,要善于将正常与病变、病理与临床、理论与实践、肉眼与镜下、局部与整体联系起来,要把死的标本看活,把平面的看成立体的,把某一时期或瞬间的病变与整体发生发展过程串联起来;经常开展临床病理讨论会,人人学会讨论的方法和思维分析方法,发挥学生的主动性、积极性,而不是代替或"捆绑"他们去分析和解决问题。结合案例、尸解现场进行直观教学,还增加了幻灯、投影、电影教学,增开了综合性和动物实验,如家兔空气栓塞急死实验等。⑤克服困难,更换添置病理教学的典型标本和切片。病理教研室经常在寒暑假发动教职工从几十万病例中去寻找典型病变的蜡块切片,然后制作成高质量的病理教学切片;从数十年库存的病理尸体解剖标本缸内寻找教学标本。当时没有空调和通风设施,夏天大汗淋漓,福尔马林气味熏得眼泪、鼻涕直流,冬天手都冻僵。老师们顾不得对身体的危害,主任、群众都一样,没有劳务费,没有任何补助,大家依然任劳任怨,一心为了教学。

重视师资队伍建设。注重老、中、青搭配,以师傅带徒弟的形式组成师培队伍,大家逐章地学习新教材,分章预讲,预讲的内容比正式讲课更深、更广,预讲不合格的要多次预讲,直至满意;对实习课要求也一样。要求青年教师写好教案,送高年教师修改;青年教师必须旁听高年教师授课。每学期都要召开师生座谈会,听取学生对教师讲课的评价,了解学生的意见与要求。青年教师还要脱产到临床和基础相关学科轮流培训。

注重教材建设。湘雅病理学非常重视教材建设,每个专业、每个年级使用的教材都在不断地修改、优化,使湘雅病理教学质量不断提升。在"文化大革命"后期,先后编了两本教材:一本供1970级学生使用,内容过于简单。第二本是1972—1976级使用的教材。这本教材吸取多方意见和过去的经验,注意了形态学与机能学的统一,内容较丰富、精练,受到了兄弟院校师生们的好评和欢迎。此外,还编写了病理学实习指导和教案,吸引了不少兄弟单位前来索取。此后,也参加了全国多种统编教材(规划教材)的编写。

历届师生座谈会,学生总是赞扬"病理老师课上得好""大家都很满意"。先后有十多所兄弟院校教师来进修教学,也举办了多届"全国师资班"和大专、中专"教师提高班",得到了师资班学员和兄弟单位、同行专家们的好评。学校 1977级、1978级、1979级和1982级应届毕业学生参加全国统考,连续获全国排名第一的好成绩,其中也包括病理学的一份力量。

1984年以后病理教研室进一步加强课程建设,创造了教学上的佳绩。

1. 加强课程建设

(1)课程建设目标及其措施:①制订了课程建设的总目标和阶段目标。总体目标是:使病理学课程在教学规模、结构、教学内容、方法、教材、管理和效果、师资队伍建设等方面整体提升和优化,获得全国一流的教学质量和成果,培养高质量的创新型优秀人才。阶段目标是:第一阶段:1988—1992年成为院校级优秀重点课程或学科;第二阶段:1992—1997年成为省级优秀重点课程或学科;第三阶段:1998—2003年成为国家级精品课程;第四阶段:2003—2013年保持国家级精品课程持续建设与提升。②加强领导,增强教学质量意识。承传湘雅"尊师重教"优良传统,室领导坚持"以教学工作为中心,教学质量为生命"的理念不变。定期召开教学工作会议,研究、解决教学中的问题;将教学论文、成果和科研论文、成果同等对待,将教学工作,与晋升职称、评优、奖惩挂钩;没有担任实习总负责和教学秘书,或不担任本科教学任务的,不推荐晋升中、高级职称。③加强师资培养。制订了中青年教师培养计划,建立了完整的教师培训、考核和奖惩制度;作为硕、博士培养点和博士后流动站,鼓励、支持和督促中青年教师攻读在职硕、博士学位,规定没有硕、博士学位的教师不能晋升中级职称和正副教授;鼓励和资助教师到国内、外进修深造,没有一年出国经历的不能晋升正教授;大力引进国内外优秀人才。过去出国的基本上没回来,最近10年的出国人员大部分都回来了,还引进了2人;加强青年教师培养力度,经常开展讲课比赛、教学技能培训、预讲、读书或学术报告,坚持集体备课,预讲和预做制度,"老、中、青"三结合和"传、帮、带",提高青年教师的授课水平,丰富教学经验;坚持青年教师和在读研究生一起开展学术活动,经常参加国内外知名专家的学术报告会,扩大青年教师的知识面,提高学术水平,增加正能量;加强本学科教学团队建设,重点培养一批学历层次高和教学质量好、结构合理的教师作为团队骨干,在国家级名师的示范带领下,形成了重教学质量的良好氛围,促进了一批中青年教师迅速成长和师资结构的整体优化。④把握时代特点,更新教学内容。为了适应医学模式转变和全球化教育标准,根据我国广大人民生活的现状和需求,新增加临床病理学、分子病理学和免疫病理学的内容及实习课;同时将艾滋病、SARS、禽流感、细胞凋亡、细胞信息转导、免疫组化、显微切割、生物芯片、蛋白质组学等新内容适量加入教学中。教学内容的更新，使学生更加感受到专业学习与社会生活更贴近，学习兴趣更浓。多种教学法灵活应用，教学质量不断攀升。一是教学方法和手段多种多样，对不同层次、不同专业、不同水平、不同的人群采取不同的教学法，灵活应用；二是坚持课堂教学，采用启发式、提问式、讨论式、互动式等方式，教学气氛活跃，提高了学生课堂吸收率和学生参与激情；三是开展基于问题(PBL)、器官系统和案例学习的讨论课，建立了数码互动实验室，经常开展临床病理讨论会，配合学生的读书报告、文献综述和学生创新性课题研究，取得了良好的教学效果；四是积极开展多媒体、网络和双语教学，其中网络教学已成为本课程的一道独特风景线。加大改革力度，培养创新型实用人才。积极参与了医学教育国际标准本土化试点班的工作，参加了四届本科生教学改革班，打破过去传统课程教学模式，全部采用双语教学、器官系统主题、PBL、多媒体教学等教学方法和手段，加大了综合性实验和设计创新性实验内容，配合学校，开展大学生创新项目研究等，取得了良好的效果。学生反映好，后期临床教师反映这些学生思维活跃，解决实际问题的能力明显提高。改革教学手段和方法，加强第二课堂建设和教学，诱导学生个性化发展。一是开设网络教材阅读、网上答疑、自测试题、教学反馈、病理读片和临床病理讨论、执业医师在线、病理质量控制、形态学新技术、医疗法规讨论、文献翻译、病理图谱、题库等近30个功能模块，实现了师生之间、学生之间、网友之间进行在线互动交流，深受学生欢迎；二是建立了整套数字化教学切片，方便学生通过本系病理学网预习和复习病理学教学切片；三是建立了一个设备先进、功能较齐全的病理课程自学中心(学生称"病理俱乐部""病理沙龙")，学生可去上网自学，查找各种病理教学资料和国内外文献，学生可以自己动手制片、观察或实践感兴趣的内容；四是与人体解剖学、组织胚胎学共同建立了人体形态学科技馆，含400平方米、六个展区和一个多媒体演播室，集正常各系统、组织、器官和各种疾病病变标本万余件，年接待自学学生近万人次，并对社会公众免费开放，现在已成为国家青少年教育基地。自学条件的改善，使学生有了个性化发展的空间，他们利用课余时间查找资料，探讨科学问题，走访老师，到开放性实验室做实验等，极大地丰富了大学生活，培养了发现问题、提出问题和解决问题的能力，也培养了今后自学和接受继续教育的能力。⑧虚心听取校(院)教学督导的督学意见，坚持同行专家或领导听课和学生评课制度，坚持学生定期反馈和师生座谈会，形成教学质量监控体系。⑨主动参加院、校、省、部级各种教学评估，听取评估专家的意见，真正做到"以评促改""以评促建"。

(2)以学科建设为龙头，促进国家级精品课程持续建设和发展。①学科是国家重点学科，2010年又被评为卫生部国家级临床重点建设专科。通过获得国家211、985经费资助，卫生部国家重点建设专科投资(1000万元)，加强了精品课程更新与持续建设、实验室建设、师资队伍建设和教学平台建设。②科研和教学密切结合，提高了教师的学术修养和氛围，开阔了教学研究选题视野，丰富了教学内涵和底蕴，提升了整体病理教学水平，促进了国家级精品课程的建设与更新。

（3）"产、学、研"相结合，促进病理精品课程可持续建设

学科实施了教学、科研、临床病理诊断一体化（临床病理诊断有创收，以下又称"产"），"产、学、研"相结合，以科研促教、临床病理助教的精品课程建设模式，形成了自己的特色和优势。①临床病理实践培养了教师的教学能力。学科一直承担学校的教学、科研和湘雅医院病理诊断三大任务，每年接诊4~5万例，尸体解剖100余例，诊断量一直处于国内一流。临床病理工作培养了新教师病理实践教学的能力，也培养了不怕脏、不怕累和医德医风好及爱岗敬业的精神。②临床病理促进了实践教学，如：学生参观病理科外检工作流程：收标本、取材、制片、阅片、病理诊断报告，观摩病理尸体解剖，参加临床病理讨论会和大量疑难病例会诊分析；少数同学还亲自参加上述工作和免疫组化、分子生物技术、显微摄影，电镜观察。提高了学生实践工作和分析、解决问题的能力。③临床病理创收，支持了教学平台的建设。2005年、2007年、2010年共投资1500万元进行教学、科研平台的建设，先后建立了网络教学系统、病理自学中心、病理标本陈列馆、病理资料库、数字切片扫描系统、免疫组化实验室、分子生物学实验室、蛋白质组学实验室、细胞培养室、电子显微镜室（超微病理室）、图像扫描系统、文印室、显微摄像室等。④科研促进教学和精品课程建设。本室中青年教师基本上都是博士生毕业，掌握了现代科研的基本手段和方法。留校担任新教师后继续安排他们到病理学科研室全面学习、培训，掌握科研的新技术、新方法，加强了师资能力的培养。同时注重科研的新技术、新方法、新成果用于教学，开设了免疫组化、分子原位杂交、细胞培养等实验课；经常开展"肾穿刺病理""超微病理""分子病理""病理尸体解剖""干细胞的研究""肿瘤研究的新进展""肿瘤浸润与转移机制的研究""免疫组化检测的机制和应用"等专题学术讲座。注重培养学生科研素质和创新能力。开设高级病理选修课，安排科研专题讲座，组织课外科研兴趣小组、读书报告会、科研文献综述等，多途径培养学生科研意识、兴趣和能力。

2.教学大楼、教学设施建设与更新

（1）"三解楼"建设。20世纪80年代初期，学校非常重视"病解""人解""局解"的基础教学，决定在南院建立"三解"大楼。病理学科安排文继舫老师负责"病解"楼的功能设计草图，再由设计院制订出正规施工图。还要参与整个施工过程和监督。1984年终于建成了全国"首创"的"三解"大楼。

（2）创建全国一流的病理标本陈列室。"三解楼"建成并于1984年投入使用后，病理学科还需要建立一个"病理标本陈列室"。在学校经费支持下，最终制作了32个不锈钢、全玻璃透明的标本陈列柜，内装日光灯管，整齐划一，建立在病解楼顶楼，晚上"灯火辉煌，耀眼夺目"，有人称之为"东方明珠"，成为湘雅的一

道独特"风景线"。三校合并后,病理学科搬到了长沙河西桐梓坡湘雅新校区,科室又将一楼"杂房"改造成供学生用的"病理学自学中心",重新建立了"病理标本陈列馆",几千个典型病理大标本按系统、标有中英文对照名称陈列,四周墙壁上按病理学不同章节和系列刊登大标本照片和相应的病理组织学照片,供学生自学。湘雅病理标本陈列馆吸引了国内外众多兄弟院校领导和国外专家前来参观,教育部、卫生部和湖南省相关领导均先后前来参观,给予了高度评价,认为其堪称"全国一流""全国领先"的湘雅病理陈列馆。

(3)对病理教学实验桌、灯、凳子的改造。①学生实验桌的改造:1984年以前,病理实习桌是"一头大、一头小"的平板桌,无抽屉、无柜子,显微镜、实习切片、实习用品、书包无处存放,学生实习前、后要到显微镜室和供应室领取或归还,严重影响了教学,成为了老大难问题。文继舫亲自设计,利用暑假将26个旧实习桌全部改为新的有抽屉、柜子、两头宽度一致,能存放各种实习用品和显微镜等的实习桌,也为教研室节约了两间显微镜存放室和1个专管人员,受到师生们的好评。②实习用灯的改造:1984年前,学生实习的显微镜用灯是用绳子吊在屋顶天花板上不能移动的长灯管,绳子多,影响学生和老师的视线,也极不美观,市场上也无合适的购买。经文继舫设计,并请来电工协助,利用实验室现有灯管、整流器,利用设备科仓库存放不用的铝合金板,设计成一种适合学生观看显微镜的40W新式日光灯具,这种长座灯美观、适用、轻便、经久耐用不生锈,还节约了开支。老师们看上了这种灯,又制作了一批20W相同模样的灯,供临床病理诊断室、科研和教师办公室使用。③改造实习坐凳:以前学生显微镜用凳是不能升降的老四方凳或圆凳,影响学生观看显微镜。文继舫自己设计图纸,到浙江医疗器械厂定制成人造皮、能升降的铁架圆凳,美观适用,每把只花26元,一次进货300个。④建立新教学资料室:过去临床病理诊断、科研和教学资料用品混在一起,没有分开。1990年建立了整洁、漂亮的教学专用资料室。将教学资料按课程建设评估体系和标准分类、分盒、编号、标名存档;教学仪器、参考书、杂志、试卷、录像带、幻灯片、切片、挂图、文具用品等分柜标名存放,各类物品目录均打印成册,一目了然,有专人管理及借还制度。

3.应用现代教育技术和设备,提高教育质量

在传统的病理教育技术(如投影、幻灯、闭路电视、录像等)的基础上,采用现代教育技术手段,激发学生学习的积极性和主动性,提高教学质量。如:多媒体教学、网络教学、显微互动教学,开放式自学中心、多功能的生命科学展览馆(集电脑、摄像、多媒体、网络、声控、灯光等融为一体,有各种不同系统的正常人体、组胚和病理教学标本、模型等),面向学生和社会开放。

4.注重教材和扩充资料建设

病理学科积极参加教育部、卫生部各层次规划教材、协编教材和扩充性材料

的编写和使用。近30年来主编、参编、主审各类规划教材、教学参考书、专著等30多本。本学科病理学理论课教材历来均选用全国新版规划教材和英文原版教材及自编英文教材；实习教学选用自编的中、英文《病理学实习指导》。自编了《高级病理学专题讲座讲义》，供硕士生、博士生和七、八年制学生使用；自编了《实用诊断病理学讲义》，供硕士生、住院医师及病理诊断进修班学员学习、使用；病理网络教学课件、教案、病理图片库、试题库等均向学生开放，主编的《病理学名词解释》《病理学多选题》等均供学生学习、复习使用。

5. 制度建设

（1）建立和完善系列教学制度，确保教学活动有序进行。自1988年开展课程建设以来，先后制订和完善了一系列教学制度，如集体备课制度、预讲预做、教学管理制度、教学质量监控制度、分工负责制度等，并且不断修改、完善。教职工严格执行规范的教学制度，每学年对有关执行情况进行总结和详实记录。如坚持每周集体备课、预讲预做制度和"老中青"三结合、"传帮带"制度，已成为病理教学中的传统。

（2）青年教师培养制度化。病理系对青年教师进行全方位多层次培养，制订了培养计划、执行制度和激励机制等。如：博士生毕业后，要求两年过教学关、两年过临床病理诊断关、一年过管理（秘书）锻炼关，进行严格训练、培养和考核。

（三）科研

早在1923年3月，朱恒璧教授就在《中华医学杂志》上发表《乳腺癌的诊断》。在血吸虫病历史考证方面，1922年他在长沙发现犬的血吸虫病，从而确定日本血吸虫病在我国的存在。

1932—1937年李佩林教授在湘雅病理科工作期间，曾发表两篇论文：①有关腰骶乳头状瘤（见中华医学杂志，1936，50：131）；②有关神经纤维瘤（见中华医学杂志，1937，51：664）。

1944—1945年，徐荫棠教授曾发表2篇科研论文：①《急性出血性胰腺炎与胰组织坏死4例并发症病例报告》（中华医学杂志，1944，30：149）；②《伤寒患者血象研究》（中华医学杂志，1945，31：301）。

1946年开始，潘世宬教授主持病理科工作。9月她赴美国耶鲁大学进修学习，采用"异位移植法"成功地诱发了小白鼠子宫颈癌，在癌症学术会议上报告了实验研究成果，得到了国内外专家赞誉。当年，她为了湘雅病理事业，谢绝了一切友好挽留，于1948年秋天携带实验用的纯种小白鼠毅然回国，继续主持病理科的工作，晋升为教授。1950年潘世宬、易涵碧等发表《涂抹片检查法在癌肿早期诊断上之价值》一文（见湘雅医院刊，1950，（2）：1）；1954年潘世宬教授离开病理科后还整理出《战争时期（1937—1945年）211例病理解剖材料中肺结核的病理变化的研究》一文。

1953 年，长沙地区发生乙型脑炎流行，学科师生参加了相关防治工作，并对部分病例做了尸体解剖。1958 年对 20 例乙型脑炎患者的尸解材料进行了总结分析，与此同时还做了小白鼠实验性研究，其结果与有关文献报道相吻合，对当时疾病的诊断和防治起到了一定的作用。

1960—1961 年湖南地区麻疹流行，死于肺炎者较多，师生作了大量尸体解剖，并对 32 例麻疹患儿的肺炎进行了分析、研究，发现麻疹病毒性肺炎与继发性细菌性肺炎在病变、临床表现上的区别，提出了"麻疹肺炎"的诊断标准，为临床诊断、治疗、预后起到了十分重要的指导作用。

1964 年，易涵碧教授执笔撰写了《病理解剖学教研室科学研究工作综述》，全面总结了新中国建立 15 年来病理教研室的科研，其中提及完成论文 37 篇，译著 3 篇(见《湘雅 50 周年院庆纪念》)。

自 1958 年起，易涵碧、梁英锐等开展了对传染性肝炎的研究，在病毒分离，实验动物病理变化，临床活检和尸体解剖，轻、重型肝炎的病变、分类、诊断标准以及肝炎与肝硬化的关系等方面进行了一系列研究，对其临床病理诊断、治疗和预后估计等起到了十分重要的作用。1980 年以后，梁英锐教授等对慢性肝炎与肝硬化的关系进行了进一步的研究和探讨，并取得了一系列科研成果。

开展马王堆汉墓出土古尸疾病和死因研究。1972 年 4 月，在长沙马王堆出土了 2100 多年前的大型汉墓，墓中女主人的尸体保存完好。学校组建了以王鹏程为首的"西汉古尸研究组"，1972 年 12 月 14 日由湘雅病理科专家彭隆祥、王福熙等教师对古尸进行了全身系统解剖，经过对古尸大体形态、病理组织学、细胞学和超微病理学的观察和研究，最后确诊了古尸女主人生前患有冠心病、动脉粥样硬化、血吸虫病、胆石症、肺结核、慢性铅汞中毒等 11 种疾病，揭开了古尸疾病或死亡之谜。国家有关部门将古尸的出土、研究等拍成了电影，在国内外产生了巨大影响。1978 年西汉古尸研究组获得全国科学大会集体成果奖。

开展鼻咽癌研究。(1)关于鼻咽癌组织学发生的研究。许建晃、林丛、钱仲棐、冯本澄、黄其善等通过对大量病例的观察、研究，提出了以形态表现为主、结合分化的分类方案，在 1979 年全国鼻咽癌学术会议上获得通过，并向全国推广、试行。此研究先后发表相关科研论文 10 余篇，1982 年获湖南省科技成果三等奖。许建晃、林丛、冯本澄等教授分别参编了《鼻咽癌的病因学和发病学》及《鼻咽癌脱落细胞学图谱》。此后林丛教授获 CMB 资助项目，继续研究。(2)关于对鼻咽癌脱落细胞学的研究。冯本澄等通过对大量鼻咽癌病例的诊断、观察、研究，与组织胚胎学教研室和附属第一医院耳鼻喉科协作编写了《鼻咽癌细胞学图谱》，并提出巨大裸核癌细胞对鼻咽癌的确诊及分型具有重要价值，成为当时国内外第一部此类专著，对鼻咽癌的普查、早期诊断、治疗和复查、追观提供了简便易行的有效工具。此研究先后发表相关科研论文 3 篇，被全国鼻咽癌学术大会论文汇编录用；1984 年获湖南省医药卫生科技进步四等奖。

开展血吸虫病研究。为配合对湖南省洞庭湖区血吸虫病的防治工作，学科除对血吸虫病的尸解和活检病例进行分析总结外，还进行了家兔的实验性研究，以及参加了院血吸虫病研究组的工作。1979 年获得省级科研课题"血吸虫病人尸体解剖研究"，梁英锐等的"新的日本血吸虫病动物模型"获 1984 年湖南省医药卫生科技进步三等奖、1986 年省科技进步四等奖，先后发表相关科研论文 10 余篇。

开展皮下型肺吸虫病研究。通过对大量临床病例的观察、研究，发现本病病理学特点是：大量嗜酸性细胞浸润，肉芽肿及坏死、窦道形成，首次报道了湖南皮下型肺吸虫病的存在，为此后临床病理诊断提供了依据，发表相关科研论文约 50 篇。

开展铍中毒人体肝脏病变的研究。以梁英锐教授为首，对人体铍中毒肝脏活检和尸体解剖进行了研究，提出与传染性肝炎病变的相似性和区别，发表了相关科研论文。梁英锐等完成的项目"铍中毒患者肝脏的病理变化"曾获湖南省医药卫生科技进步三等奖。

其他科学研究还包括：对恶性网状细胞增生形态学的研究和分类的建议；对 38 例脑膜瘤提出了比较简便的分型及各型诊断标准，具有一定的临床意义；参加了全国胃癌病理研究协作组、肝癌与肝硬化和乙型肝炎的关系全国病理协作组，做了大量研究工作，发表了相关论文；林丛教授等研究了黄曲霉毒素 B 对长沙地区水鸭急性毒性作用及肝脏病变的影响等；在国内首次报道了对"嗜酸性淋巴肉芽肿"形态学观察和描述；发表"肺泡蛋白沉着症的尸体解剖一例报道"；报道了 6 例肺外炎性假瘤的临床病理研究；对 Reyes 综合征 2 例尸体解剖研究进行了报道；还报道了 1 例两腔心、1 例婴儿型肝肾多囊性疾病并心内膜弹力纤维增多症等。

1984—2014 年的近 30 年间，在老一辈病理学家许建晃、林丛、冯本澄、黄其善、梁英锐、钱仲棐、程瑞雪、文继舫等及中青年学术骨干曾庆富、周建华、刘保安、吴晓英、冯德云、殷刚、郑长黎、李景和、彭劲武、肖德胜、胡忠良、王宽松、胡永斌、何琼琼、罗庚球、吕辉等的不懈努力下，先后发表科研学术论文 300 余篇，获得各类科研课题 60 余项，获得各级科研成果奖 20 余项，形成了 4 个具有特色的稳定研究方向——肝脏分子病理学、肺脏分子病理学、胃肠肿瘤分子病理学和卵巢上皮性肿瘤分子病理学。

1. 肝脏分子病理学研究

由梁英锐和程瑞雪教授领衔，中青年学术骨干冯德云、何琼琼等参与的项目组，主要从事病毒性肝炎和肝细胞性肝癌分子病理学的研究。梁英锐教授先后 2 次获国家自然科学基金资助，首次在国内引进胶原间质免疫组化、免疫电镜和原位分子杂交等新技术应用于乙型病毒性肝炎的研究，并在慢性活动性肝炎超微结构方面首次发现毛细血管样胆小管，其细胞表达 V 型胶原及角蛋白，且 HBV-DNA 阳性，是 HBV 感染所致的慢性活动性肝炎的重要病变，能应用于对常规病理的鉴别诊断，为肝硬化机制研究提供了新的方向。其研究成果"新发现的慢性活动性肝炎病变的本质和意义"1989 年获湖南省医药卫生科技进步二等奖。

冯德云和程瑞雪教授及何琼琼副教授领导的项目组，先后获得 4 项国家自然科学基金、2 项卫生部科研基金、1 项教育部博士点基金和 2 项湖南省自然科学基金的资助，对 HCV 基因型的地区分布、HCV 致癌机制及丙型肝炎基因治疗等方面进行了深入研究。系列研究成果"丙型肝炎病毒致癌机制的研究"于 2008 年获湖南省医学科技一等奖和湖南省科学技术进步三等奖。冯德云教授和何琼琼副教授领衔的项目组在 2 项国家自然科学基金和 1 项教育部博士点基金资助下，开展了丙型肝炎的基因治疗研究。研究成果将为丙型肝炎的基因治疗的进一步研究奠定坚实的基础。

2. 肺脏分子病理学研究

由钱仲棐、曾庆富和周建华教授等领衔、中青年学术骨干胡永斌、彭劲武副教授等参与的项目组，主要从事肺纤维化和肺非小细胞癌的分子病理学研究。先后获国家自然科学基金 5 项、中华医学基金会(CMB)1 项、科技部 973 项目子课题 1 项和湖南省自然科学基金重点项目 1 项。

钱仲棐教授率先研究肥大细胞与肺纤维化的关系，研究结果显示肥大细胞可能参与(矽)肺纤维化病变的发生发展。这一观点已受到众多研究者的重视。课题还对 II 型上皮细胞进行了初步研究，国内首次成功分离大白鼠肺泡 II 型上皮细胞及原代培养，该技术方法已被许多研究者引用。

曾庆富教授在国家自然科学基金项目"矽肺纤维化 Egr-1 激活及其信号转导途径的研究(30170399)"的资助下，证实了 Egr-1、MAPKs 在矽肺病变的演进过程中起关键作用，在此过程中存在"SiO_2-MAPKs-Egr-1-效应分子"的信号转导途径。同时，他还通过高通量的蛋白质组学研究首次建立了关于矽肺组织二维凝胶电泳图像，并发现数种可能在矽肺发生发展过程中起关键作用的靶蛋白分子，为进一步研究矽肺纤维化的发生机制提供了新的线索。

胡永斌副教授在国家自然科学基金项目"矽肺纤维化中上皮-间质转型(EMT)信号转导调控机制的研究(30700661)"资助下，在矽肺纤维化大鼠模型中发现肺内支气管上皮细胞存在 EMT 现象，表达间质细胞标记 α-SMA，rho/ROCK/MAPKs/snail 信号通路参与调控二氧化硅诱导的肺支气管上皮细胞 EMT，为肺纤维化的靶向治疗提供重要的科学实验依据。

在周建华教授的带领下，其研究小组对肺非小细胞癌开展了广泛研究，从肺癌流行病学入手，深入研究了肺癌的分子病理机制，特别是肺癌转移的机制，取得了显著成绩。在湖南省自然科学基金重点项目的资助下，经系列研究发现肺腺癌发病率逐年上升，是肺癌的主要组织学类型之一；RASSF1A 基因在肺癌的发生发展中具有重要作用；FGF－2 表达上升可能是肺癌耐药的主要机制之一；AD-AM23 表达缺失参与了肺癌的浸润与转移，启动子甲基化是 ADAM23 表达缺失的主要原因，为肺癌的防治及进一步研究奠定了良好的基础。

3. 消化道肿瘤分子病理学研究

该方向由文继舫教授领衔，中青年学术骨干刘保安、郑长黎、李景和、肖德胜、胡忠良、王宽松、罗庚求等参与，围绕胃癌侵袭转移问题在多个国家自然科学基金、教育部博士点基金和湖南省自然科学基金资助下开展广泛深入的研究，发现 TGF－β_1 在胃癌等肿瘤中的作用是一把双刃剑。TGF－β_1 除抑制生长外，也能促进胃癌的侵袭与转移。TGF－β_1 可通过 ERK/JNK 信号通路诱导 Fascin1 的表达，进而促进胃癌的浸润和转移。建立了胃癌细胞 TGF－β_1 处理前后的蛋白质组学改变谱，并发现 GST－π、cofilin、HSP27 在 TGF－β_1 处理后表达水平明显升高，并在细胞系和胃癌临床组织标本中验证了这一科学发现。建立了胃癌细胞 TGF－β_1 处理前后 miRNA 表达谱改变。采用含 847 个 miRNA 的芯片，发现 TGF－β_1 处理后，miR－27a，miR－29b－1 和 miR－194 表达上调，miR－574－3p，miR－193b 和 miR－130b 表达下调，在验证基础上进一步发现 TGF－β_1 下调 miR－193b，促进胃癌的浸润和转移。同时也发现 EGFL7 通过 EGFR-AKT-Snail 通路诱导上皮间质转化促进胃癌的浸润和转移。这些研究成果为胃癌的防治及预后判断奠定了坚实的实验和理论基础。先后发表科研论文 26 篇，其中被 SCI 收录 15 篇。

4. 卵巢上皮性肿瘤分子病理学研究

在吴晓英和殷刚教授领导下，获得了 3 项国家自然科学基金和 2 项省级项目的资助。吴晓英教授开展了卵巢上皮性肿瘤的侵袭机制系列研究，证实了 miR－205 在 VEGF 促卵巢癌细胞侵袭中具有"开关"作用，阐明了 LamA/C 的不同调控途径，相关研究已发表于 Tumor Bilo。殷刚教授首次发现小分子 RNA－199a/214 基因座的调控机制，阐明了该小分子 RNA 基因簇对于卵巢癌干细胞的分化以及耐药性的抑制作用分了机制；首次建立、完善了卵巢癌干细胞转移扩散的体外模型，为该领域的研究作出了重要贡献；首次发现并阐明了卵巢上皮癌干细胞分化成高转移扩散能力的子细胞的转换过程和分子机制。其研究成果分别发表在 *On-cogene*(2010 和 2013) 和 *Cancer Biology & Therapy*(2012)；首次展示 miR－199a 能够抑制卵巢癌干细胞耐药性，为开展小分子 RNA 转化医学研究提供了理论依据。

(四)临床病理诊断工作

早在 1922—1923 年即有较为常规的病理诊断工作，当年仅内科一个病室就有出院病人 887 人，死亡 89 人，尸解 28 人，尸解率达 31.4%。

1924 年 5 月 12 日湘雅南丁格尔纪念大会后有宣布：院内设有"院内参观""病理展览""中国药品展览及""茶点"等，可见病理工作成绩斐然，有实物实例可供展览。

1936 年，徐荫棠教授建立了保存病理活体组织检验病例记录档案资料制度，活体组织检查从 1936 年 6 月 16 日开始，病理号为 937 号。尸体解剖档案从 1939 年 6 月 20 日开始记录登记，第一例尸体解剖是徐荫棠教授和潘世宬讲师两人所做。活检和尸检记录均逐年装订成册。此制度一直沿用到今天。徐教授曾对人说："你们想参观学科建设，就到我这里来。"

在 1984—2014 年的 30 年间，经过几代人的努力，湘雅医院临床病理诊断取得了长足发展，诊断水平和质量都得到了很大提高，综合实力不断提升。

1. 基本条件不断改善

（1）综合实力。湘雅医院病理科现为卫生部国家级临床病理专业技术人才培训基地、全国临床病理质量控制中心委员单位；2010 年获卫生部国家临床重点建设专科（获建设经费 1000 万元），是湖南省优秀基层单位，湖南省临床病理质控中心挂靠单位，2011 年和 2012 年度获复旦大学医院管理研究所最佳专科提名单位。学科带头人文继舫教授担任中国医师协会全国病理医师分会副会长、中华医学会病理学分会常务理事、中国病理科主任联会常务理事、中国临床病理质控中心委员、湖南省病理质控中心主任等。学科主任周建华教授为中华医学会病理学分会委员、湖南省抗癌协会淋巴瘤专业委员会副主任委员。

（2）人才队伍。目前，湘雅医院病理科人才结构合理，中青年骨干力量强。现有工作人员 58 人（含临聘人员），其中包括医师 29 人（总复验 3 人，复验 21 人），91% 的医师具有博士学历。培养出了 10 余个亚专科带头人，部分亚专科在省内外享有一定的知名度和影响力。在 13 名病理技术员中有 4 人为高级职称者。

（3）平台建设。现有专科业务用房建筑面积 2560 m^2，除常规的功能用房外，还建立了分子病理室、免疫组化室、超微病理室、肾脏病理诊断室、远程会诊室、尸体解剖室等；设备配置齐全，除常规仪器设备外，还配备有快速脱水机、HE 自动染色仪、免疫组化自动染色仪、激光显微切割仪、DNA 测序仪、二代测序仪、荧光定量 PCR、凝胶成像分析系统和荧光显微镜、远程会诊系统等先进设备，达到了国内一流水平。

（4）服务项目。病检服务项目逐渐增多，完成工作量逐年增加。能开展的服务项目有组织病理学诊断（每年 6 万余例）、冰冻快速（每年 1 万余例）、脱落细胞学检测（每年 5000 例）、免疫组化（每年 10 万项次）、分子病理检测如 DNA 测序、原位杂交、基因重排和 FISH 等（每年 1500 例）、尸体解剖（每年 70～120 例）、超微病理检验（每年 1000 例）、疑难病理会诊（每年 6000 例）等。

2. 亚专科不断发展

目前已建立了 10 个亚专科。

(1)淋巴造血系统病理。成立于 20 世记 80 年代,主要学术带头人为林丛、周建华和刘保安教授等。30 余年来在淋巴瘤与反应性增生的鉴别诊断、淋巴瘤的分型等方面作出了突出成绩,每年完成病理检验近 800 例,已将基因重排等分子生物学技术用在了对淋巴造血系统肿瘤的诊断。对淋巴瘤的诊断与分型完全与 WHO 新分类接轨。

(2)消化系统病理。其中消化道病理由文继舫教授、李景和副教授等人负责。肝脏病理亚专科于 1986 年成立,主要成员为梁英锐、程瑞雪和冯德云教授,主要从事乙型肝炎及肝病的病理诊断,每年完成病理检验约 200 例,并主编了《肝脏病理学》。

(3)肾脏病理。1988 年成立,先后由赵建新、郑长黎和吴晓英教授负责,由超微结构病理、肾脏内科和本亚专科成员组成诊断小组,每周例行对穿刺病例进行讨论分析,最终作出诊断,提高了诊断的准确率,更好地指导临床治疗。每年完成肾脏穿刺病理诊断近 300 例。

(4)神经病理。20 世纪 90 年代初就开始了对神经肌肉病理的活检诊断工作,2000 年开始建立中枢神经系统肿瘤诊断小组,由郑长黎、胡忠良等人负责,涵盖神经外科、放射科等相关科室。已将 FISH 等技术应用到中枢神经系统肿瘤的诊断工作中,每年完成神经病理诊断近 4000 例。

(5)骨关节与软组织病理。成立于 2004 年,由刘保安教授、郑长黎副教授等负责,并成立了骨关节疾病诊断小组,成员除本科人员外,还涵盖了湘雅医院骨科、放射科等相关科室,每年完成骨关节疾病病理诊断近 900 例。

(6)细胞病理。于 20 世纪 80 年代初成立,由李景和副教授等 4 人组成,每年完成胸水、腹水、妇科脱落细胞、淋巴结穿刺、尿液、脑脊液等脱落细胞病理检验 8000 ~ 10000 例。

(7)呼吸系统病理。成立于 20 世记 80 年代,主要由钱仲棐、曾庆富、周建华教授等人员组成,30 余年来在硅肺纤维化、肺癌的临床病理研究和诊断等方面成绩显著,每年完成 1600 余例肺部疾病的诊断。

(8)妇产科病理。成立于 20 世记 90 年代,主要学术带头人为杨元华教授、金鸥副教授,20 余年来在乳腺癌的鉴别诊断、分型和卵巢肿瘤的鉴别诊断等方面作出了突出成绩,每年完成病理检验 4000 余例。

(9)超微结构病理。成立于 1979 年,主要学术带头人为彭隆祥、吴晓英教授等,30 多年来在肾小球疾病、代谢性肝病及神经肌肉疾病的超微结构病理方面作出了突出成绩,每年完成超微病理诊断 1000 余例。除常规技术外,还建立了电镜原位杂交技术、细胞形态计量技术、医用纳米材料及 DNA 检测技术等。

(10)法医病理。由蔡继峰教授等8人组成。2006年"湖南省湘雅司法鉴定中心"及"湖南省法医类司法鉴定人员培训中心"挂牌成立。主要开展法医病理、法医临床、法医物证、法医毒物分析、微量物证等五个门类的司法鉴定,鉴定内容广泛涉及死亡原因及伤病关系、损伤程度、伤残等级、损伤与疾病的关系、亲子鉴定、同一认定、文件检验等方面。自1987年面向社会受理法医检案以来,每年接受法医尸体解剖约200例,法医物证检案500例,医疗纠纷司法医学鉴定800余例,法医损伤近2000余例。

3.新技术不断应用

(1)1990年将免疫组化技术广泛应用于临床病理诊断,使诊断水平上了新台阶。

(2)1991年将冰冻切片技术应用于术中快速诊断,大大缩短了快速报告时间。

(3)近几年使用快速脱水仪,缩短了制片和发报告时间,如小活检标本在24小时内能发报告。该技术属省内第一,在全国也排在前列。

(4)近年来开展了分子病理新技术,分子病理检测技术较齐全,能开展原位杂交、荧光原位杂交、荧光定量PCR、DNA测序及基因重排等检测,为肺癌、乳腺癌、胃肠间质瘤等肿瘤患者靶向药物的使用、疑难淋巴瘤的诊断和胶质瘤等肿瘤患者的预后判断,提供了理论依据。多年来开展了超微病理检测新技术,近年新购置的透射电镜(HT7700)拥有最新的操作环境,配置的CCD Camera拍摄方便,工作效率高,诊断报告时间缩短3天,并开展了半薄切片、电镜酶细胞化学等新项目。

4.质量控制与管理不断加强

病理科建立了"医院—科室"二级医疗质量与安全管理体系和医院质量与安全内审管理系统。学科是湖南省病理质控中心挂靠负责单位,制订了一系列管理制度,并定期检查、持续改进。

(1)成立了科内质量与安全管理小组,制订了病理科质量与安全指标。

(2)加强标本管理,严格标本交接,并做好记录。

(3)加强术中冰冻快速诊断质量管理,制订并实行了预约、双签名制度,冰冻结果出来后全部发传真报告。

(4)定期抽查病理报告时间。要求常规小标本3天内发报告,大标本5天内发报告,有特染、免疫组化、分子等检测则顺延1~2天。术中冰冻快速需30分钟内发报告。

(5)病理报告需按照有关规定及亚专科要求准确、规范,并定期抽查。

(6)加强病理技术的质量控制,每月抽查常规HE切片、免疫组化、特殊染色及细胞涂片质量,提出整改意见。

（7）加强病理诊断质量控制，定期对标本取材及描述、冰冻切片与石蜡切片的诊断符合率、病理诊断准确率等进行检查。

（8）加强病理资料的管理，由专人负责保管病理切片、蜡块及文字资料，落实查询借阅制度。

（9）成立生物安全管理小组，定期进行安全教育与培训，进行安全检查与演练，对工作环境进行安全检测，对职工进行健康普查。

5. 对周边辐射影响力不断增强

（1）会诊病例辐射到全国各地，如湖南、湖北、江西、广东、广西、河南等省。

（2）帮助扶持基层医院，科室选派中青年医生前往基层医院病理科执行湖南省"万名医师支援农村卫生工程"项目工作计划。

（3）进修医生的培养质量和人数稳步提升，辐射到全国。

（4）开展远程病理会诊，解决基层单位疑难病理诊断。

（5）每年主持和参加省市级学术讲座 20 余次，技术指导 200 余人次。

（6）2013 年，傅春燕副主任技师作为全省技术指导老师，带领病理技术员参加全国病理技术比赛，4 人次获全国病理技术比赛一等奖。

6. 加强学科经济建设和管理

随着改革开放和市场经济的冲击，也出现了一些新问题。如，①"孔雀东南飞"、国外飞，有少数医师、教师"下海"从商；②师资队伍不稳定；③学科建设、教学、科研经费短缺；④设备陈旧，亟待更新。在大家的呼吁下，病理科于 1982 年成立了经济管理小组，由文继舫任组长，此后 30 多年来科室创收工作取得了显著成效。

（1）调整病理诊断收费至合理标准。病理诊断工作艰辛，从事病理诊断工作要接触各种化学试剂、致癌物质，接触各种具有传染性的标本、尸体等。但长期以来，收费较低，导致很多毕业生不愿意到病理科工作，有的干几年就走了，因此导致病理人员不稳定，长期严重缺编。

经过无数次反复向学校、省卫生厅、省物价局反映，打报告，甚至还以湖南省病理学协会名义打报告，终于获准将收费标准调整至合理水平。

（2）广泛开展创收。如：开展病理新技术培训、办班、科技服务，申请各级各层面各类型基金等。

（3）争取学校优惠政策。病理学是基础医学院的"特殊学科"，属基础医学院主管，但"基础"无法支持临床病理平台建设、仪器设备配置与更新以及成本开支等。而病理收入归入校计财处，医院却无法资助。病理学科建设和各项开支需要经费。病理工作艰辛、严重缺编，工作量大，脏、累、风险大，经反复反映、报告，学校给予了病理科适当优惠和倾斜的政策。

（4）制定经济管理条例。文继舫在主持病理科创收工作的 30 多年中，千方百计、费尽心血地为科室创收,不断地为科室和全省病理界争取调整物价,争取学校的优惠、倾斜政策,还主持制订了一系列的经济管理条例(制度),做到在"制度面前人人平等"。经济管理制度(条例)的内容包括:①主任不直接管钱、管账,由一位副主任主管经济,设立总会计、总出纳和主管仪器、设备的秘书,科室设有教学、科研、临床病理三条线的分会计、出纳和不同类型的报账员。这些分管人员多年来尽职尽责,管理得非常好。②科室各种创收和经费均为收支两条线。③学科每年预先制订各种开支计划(如购置仪器、设备等),按计划使用经费。④对职工岗位津贴、奖金、奖励和各种补贴的发放,均有详细条例规定。

经济管理条例制订的程序包括:①由经济小组先制订条例草案;②经主任和室务会初步讨论后交群众讨论,然后由主任、室务会定下来;③每年都对经济管理条例进行修订和完善,但每次修改都要走同样的程序,民主决策,增加透明度。

(5)科室创收经费的使用。科室创收经费主要用于以下方面:①投资学科建设。近30年来先后投资1500多万元建立了全国一流的教学、科研和临床病理诊断公用平台。先后有来自全国几十所兄弟单位的领导、专家参观、取经,对于学科建设给予了一致好评,公认用自己创收的经费进行学科建设属全国第一。②支持学科运转、开展各项活动。③设立学科科研基金和奖励基金。④用于改善职工福利待遇。⑤资助博士生和硕士生培养,包括硕、博士生的答辩费用等开支,每位硕士生资助1万元,博士生2万元。⑥资助职工赴国内外学习。⑦设立主任基金。

附:湘雅电镜室

1979年,湖南医学院病理学教研室彭隆祥教授受命组建湖南医学院科研电子显微镜室(简称电镜室),并于1980年安装了湖南省内第一台生命科学用电子显微镜(H-600透射电镜),彭隆祥教授担任科研电镜室主任。这是我国最早成立的生物医学电镜室之一。随即开展了超微结构的观察与研究,逐步扩展到超微病理诊断与鉴别诊断。1985年由世界银行贷款,湖南医学院基础医学系购买了JSM-T300透射电镜和JEM-100SX扫描电镜,成立了"基础电镜室",由基础医学系主任刘裕民教授兼任"基础电镜室"主任。1998年学校进行机构调整,"科研电镜室"与"基础电镜室"合并,统称"电镜室",由基础医学院管理。1995年彭隆祥教授退休,由曾庆善任电镜室主任。1998年吴晓英任副主任,2000—2014年由吴晓英教授兼任电镜室主任。2001年,为适应医学发展及与相同专业接轨,电镜室更名为"医学超微结构学教研室"。2010年电镜室全面参与了湘雅医院病理科卫生部临床重点专科建设项目的申报并获得批准。根据此临床重点专科建设项目的规划,2012年新购置了透射电镜HT7700及其辅助设备,独立建成了超微病理学亚专科平台。为适应学科发展和资源优化，2011 年 4 月 17 日基础医学院下文同意"医学超微结构学教研室与病理学系合并"，实现人员、资产的实质融合，同时，保留"医学超微结构学教研室（湘雅电镜室）"的牌子。融入病理学系后，电镜室继承和发扬了原湘雅电镜室管理大型仪器的优良传统（H－600 超龄运行 34 年），又勇于借助现代新技术，发掘仪器新潜能。2013 年由校"985 公共平台"购置了透射电镜（Tecnai G2 Spirit TWIN）和扫描电镜各 1 台。这两台新电子显微镜适用于生物医学各个学科的超微形态研究，为观察组织、细胞、微生物及生物大分子（蛋白、核酸等）内部及表面正常结构、异常改变等提供了独特技术和先进设备。配置三维重构附件的新透射电镜在展现样品内部不同层面的细微结构的同时，还可展示生物大分子的空间构象，是探讨物体形态结构、进行定位分析的关键设备。

30 余年来，湘雅电镜室在电镜生物样品制备、细菌及病毒等病原微生物的检测与鉴定方面拥有了丰富的经验与雄厚的技术储备，在超微结构学研究和超微病理学诊断方面积累了丰富的经验。自 1980 年开始一直承担附属医院的临床超微病理诊断任务，目前是全省唯一有实力并开展了超微病理诊断的医疗单位，协助附属医院解决了大量疑难病例的诊断难题。在医用纳米载体系统检测方面也具有成熟的技术，如检测标记前后的纳米载体并追踪观察纳米载体及药物在体外培养细胞及体内的代谢状况，为纳米载体药物的研制与开发提供了技术保证。电镜室在电镜日常维护、检修及大型仪器有效管理等方面也积累了丰富的经验。如 H—600 型电镜自 1980 年投入使用，平均每年开机时数达 2000 小时以上，使用效率高，服务面广，在 2013 年 5 月报废时已正常运转 33 年，实属国内外罕见。

医学超微结构学教研室历来重视教学，在教材建设、教学内容设计和组织、教学方法和手段更新、教学条件改善、教学活动组织和安排、教学质量、青年教师培养、教学改革、教书育人等各个教学环节倾注了极大的热情和力量，取得了优良成绩。为充分发挥电镜在教学、科研和临床中的作用，普及电镜基本知识，从 1981 年起每年开办 1～2 期电镜技术基本知识培训班，至今已主办 14 期，参加人数达 500 余人。培训班使用自编教材，且理论课与实验操作并重。

在研究生培养方面，电镜室共负责培养指导研究生 20 余名。其中，彭隆祥研究员先后指导 5 名硕士研究生毕业，并参加导师组指导 6 名研究生。曾庆善作为导师组成员协助多位教授指导硕士研究生 9 名。吴晓英教授已培养 6 名硕士研究生，指导 4 名在读博士生。另外，还先后有本校、湖南农业大学、湖南中医药大学和湖北医学院等单位的 100 余名硕士或博士研究生在本室完成毕业课题。目前这些研究生中大多已成为各学校的科研骨干或在国外工作和深造。电镜室还先后为本校出国人员及湖北、湛江、青海、温州等省市医学院校和衡阳医学院、湖南师大、省防疫站等单位培训了电镜专业技术人员。

电镜室自成立起一直担任硕士生电镜技术、超微病理学的教学任务至今。2005年将原来只对五年制检验系本科生开设的电镜技术与超微结构更名为医学超微结构学，并对五年制、七年制及八年制临床医学、预防医学、麻醉学、精神卫生、口腔及检验专业全面开课。在退休、出国等导致师资严重匮乏的状况下，电镜室仍圆满完成了研究生、本科生的教学任务。并于2013年开始对本科生开设实验课。

长期以来，电镜室教师积极投身科研工作。2002年以来独立承担科研课题8项，其中有国家自然科学基金2项，参与协作、服务性科研课题每年50～100余项；申请国家专利3项，授权2项。近五年来共发表学术论文112篇，其中有第一作者SCI论文9篇，作为项目负责人或主要参加者获省部级科技成果奖18项。

病理生理学系

病理生理学系的前身是病理生理学教研室，于1954年9月创建，创始人为我国著名病理学家、病理生理学家、实验肿瘤学家潘世宬教授。病理生理学教研室成立时只有5名教师和2名技术员：教研室主任潘世宬教授，陈国桢、罗智质讲师和罗正曜、孙去病助教，技术员是孔桂英和李飞。随后有文尚武（1955）、姚开泰（1956）、孙捷（1956）、彭潜（1956）、金益强（1956）、胡友秋（1957）等老师和技术员黄季良（1959）先后调至病理生理学教研室，均参与了病理生理学教研室的早期建设。20世纪60年代初至"文化大革命"之前，陈秋波（1960）、罗慕强（1960）、周宝泰（1960）、尤家騄（1960）、罗涵（1961）、吴轰（1962）等老师和文冬生（1961）、杨映辉（1961）等技术员陆续进入病理生理学教研室。20世纪70年代，陈主初（1973）、曹亚（1977）、李桂源（1977）、朱丽华（1977）、肖惠青（1978）等教师和祝和成（1976）、肖家声（1978）等技术员进入病理生理教研室。1954年至今，先后共有89位教师和技术员在病理生理学教研室工作过（见附录）。

病理生理学教研室在"文化大革命"中受重创，1978年重新组建，2006年改称为病理生理学系。60年来，几代病理生理学教师前赴后继、开拓进取，经历了创业的艰辛、"文化大革命"中的挫折和"文化大革命"后的复苏，见证了改革开放30年来的蓬勃发展，在教学、科研、师资队伍建设、研究生培养、学科建设等方面取得了显著成绩。病理生理学系先后为五年制、七年制、八年制临床医学专业及检验、护理、精卫、药学、预防、口腔、麻醉等医学相关专业开设病理生理学、病理生理学实验或机能实验学（Ⅱ），为留学生开设全英文Pathophysiology，为研究生开设高级病理生理学等课程，主编五、七、八年制国家级规划教材，属国家精品课程和国家精品资源共享课程。多年来，在以鼻咽癌为主的恶性肿瘤病因发病学、感染性休克与多器官功能障碍综合征、心血管病理生理学等领域的研究达国际先进水平，是国内首批获得硕士学位和博士学位授权学科，是病理学与病理生理学国家重点学科的重要组成部分和基础医学一级学科湖南省重点学科的重要组成部分，在全国同行中具有较高知名度和重要影响力。1992 年，病理生理学教研室被评为湖南省优秀教研室，2009 年又被评为中南大学先进基层教学组织。目前，有教职工 18 人。其中，有教授及研究员 5 人、副教授 6 人、讲师 4 人、高级实验师 2 人、实验师 1 人。

（一）教学

（1）病理生理学教研室的建立。新中国建立后，各项工作百废待兴，卫生事业亟待发展。1954 年，中央卫生部确定将病理生理学列为我国医学教育的基础课程。根据卫生部的指示精神，全国各医学院校普遍建立了病理生理学教研室。

从 20 世纪 50 年代初起，在文化教育领域，中国开始全面向苏联学习。病理生理学作为一门独立的学科和课程，发源于苏联的喀山大学，后传至东欧各国，随着苏联的强大，其病理生理学的发展也十分强势。1954 年，受中央卫生部的邀请，苏联日沃夫医学院病理生理学教研室主任费奥德洛夫教授来华筹备"中国首届病理生理学师资进修班"，并于 1955 年 2 月正式开班。学校派遣罗智质讲师参加了此次师资进修班。进修班结束后，罗智质老师回到湖南医学院，成为病理生理学首批教学骨干。当时，以费奥德洛夫讲授的病理生理学内容为基础，并参考苏联阿里别林教授主编的病理生理学教科书，潘世宬、陈国桢、罗智质、罗正曜、孙去病等花了 3 个多月时间认真钻研病理生理学的新知识，努力了解病理生理学的主要教学内容，然后分别编写讲义，进行逐章预讲，并对病理生理学实验进行预做。每次预讲、预做之后都进行了认真总结并对下一步工作进行规划。为了尽快做好开课准备，老师们暑假都不休息。由于领导重视、教师们的刻苦努力，经过 10 个月紧张准备，终于在 1955 年下学期为 1953 级医学生进行了首次病理生理学教学，其教学效果受到了 1953 级学生的好评。在病理生理学课程创建的起始阶段，潘世宬教授深厚的科学根底和严谨的治学态度发挥了关键作用。在年轻教师中，罗智质发挥了重要作用。他将在北京所学的病理生理学知识竭尽全力地传达给每位老师，并且还努力将教学法、实验方法、问题解答技巧等全面传授给每位老师。他的敬业精神和工作能力在年轻教师中发挥了表率作用。

（2）建立与完善各项教学制度。新中国建立初期，湖南医学院的工作重点是教学和医疗，科研工作尚未大规模开展。1953 年和 1954 年，学院相继召开了第一届和第二届教学会议，强调遵循过渡时期的总路线，对政治思想、教育方针、教学内容、教学方法等进行全面改革，以适应社会主义建设的需要。在这样的大背景下，病理生理学教研室自创建之始即拥有强烈的教学意识，将教学工作置于各项工作之首。为保证教学工作的有序开展，教研室逐步制定和完善了各项教学制度。这些制度包括预讲预做制度、集体备课制度、听课与课评制度、以老带新制度等。例如，自病理生理学教研室建立之日起就规定，任何老师讲授新内容都必须预讲，即使是潘世宬教授也不例外；对于每一个实验，即使是很成熟的实验，在每年开课前，教师都要进行 2 ~ 3 次预做；对于一些新章节的讲授、教材研讨、教学重点和难点的把握、教改方案的确定、实验方案的变化等，常常需通过集体备课来进行研讨和确定；病理生理学教研室要求老师们开展互相听课和课评，并定期开展公开课教学活动。其中，罗智质、罗正曜、尤家骐等老师还多次面向全校教师做公开示范性讲课。孙去病、胡友秋、罗涵、文冬生、肖献忠、涂自智、邓恭华等老师的授课各具特色，受到学生欢迎。这都是得益于教研室规范化的师资培养。教研室规定，新教师进室后第一年全程听 1 ~ 2 轮老教师的授课；第二年在老教师的指导下，参与实验课的预讲预做，并承担少量实验课教学；第三年后，逐步安排少量章节进行理论课预讲。对于同一内容的理论课，常安排至少两个轮回的教学，由老教师上第一轮课，青年教师上第二轮课。青年老师备课完成后，需将教案和讲稿交给高年教师审阅修改，然后进行预讲。预讲通过后，要求青年教师再听一轮老教师对同一章节的教授，并对自身的教案进行再次修改，然后才正式走向讲台授课。由于长期坚持和不断完善上述教学制度，病理生理学的教学工作一直做得有声有色，深受学生欢迎，维持了较高的群体教学水平。

(3)师资队伍建设。1954 年，学校从校内各单位抽调了一批优秀师资来组建病理生理学教研室。此后在各个历史阶段，病理生理学培养和引进了大批优秀教师，建立了一支老中青结合、爱岗敬业、富有创造力的师资队伍。

学科创始人潘世宬教授系湖南醴陵人，1908 年出生，1933 年毕业于北京大学医学院，然后在上海自然科学研究所从事病理学的学习和研究工作。此时，日本侵占中国东北，上海自然科学研究所也被日本人所控制。于是，她于 1937 年离开上海，回到湖南醴陵。1938 年秋，她来到贵阳，在湘雅医学院西迁后最困难的时期来到了湘雅，担任病理学讲师。1945 年抗战胜利后，湘雅医学院迁回长沙，潘世宬教授升任病理学副教授并主持病理科全面工作。1946 年 9 月，她受美国雅礼协会资助赴美国耶鲁大学医学院进修学习，主要从事子宫颈癌的研究，并取得出色成果。1948 年，在新中国成立前夕，她携一篮纯种小白鼠回到湘雅，担任病理科的教授和主任。1954 年，学校委托潘世宬组建新的病理生理学教研室，并任命她为病理生理学教研室主任。潘教授医学知识渊博，病理学根底扎实，教学科研经验丰富，又有留学美国的经历，由她来领衔组建病理生理学教研室，决定了病理生理学教研室的高起点、浓厚的学术氛围、教学科研齐头并进等基本特征。她一丝不苟、艰苦拼搏的工作精神受到学校领导和同事们的高度评价，影响了几代病理生理学教师。1979 年被评为全国劳动模范。

罗智质，病理生理学教研室创建时的青年教师。他是湘雅第 23 班毕业校友，1949 年毕业于湘雅医学院，毕业后在湘雅医院心血管内科做医生。1954 年病理生理学教研室创建之时，他被调来病理生理学教研室任讲师，1955 年 2 月被派往北京参加由苏联专家费奥德洛夫教授主办的中国首届病理生理学师资进修班，并被选为该班学习委员。当时的师资进修班没有教材，只能一边听课一边记笔记。因为罗智质老师的笔记最为详细全面，故进修班将他的笔记编成讲义，再分发给学员带回各自学校。因此，罗智质在全国老一辈病理生理学教师中很有声望。进修班结束后，罗智质回到湖南医学院，在潘世成的领导下，开展病理生理学教研室的筹建和教学准备工作。由于他经过系统的学习，很快成为病理生理学的教学骨干。他教学十分认真，讲稿准备得非常详细，包括了重点难点怎么讲解，临床病例如何引入，何时板书，板书的位置等都进行周到的安排，充分体现了湘雅老一辈严谨治学、精益求精的优良传统。他教学效果很好，被推选在全校主讲示范公开课。1958 年他患上鼻咽癌，在经过放射治疗后唾液腺全部萎缩，需要不断喝水才能讲话，但他仍然坚持工作在教学第一线，教学成绩十分显著。20 世纪 60 年代初，他还担任湖南医学院科研科科长，1973 年因鼻咽癌转移而逝世。

罗正曜，1925 年出生于湖南湘潭，1946 年考入湘雅医学院，1952 年毕业后留本校药理学教研室担任助教，并于 1954 年赴北京参加药理学全国高师班，结业后返回湖南医学院，随即被调往新组建的病理生理学教研室工作，直至退休。病理生理学教研室创建初期，一穷二白，一切从零开始，罗老师与老前辈一道满怀热情地投入了学科创建工作。在长期的教学实践中，罗正曜练就了一身教学硬功夫。她的授课概念准确、层次清楚、逻辑严谨、生动有趣，受到同事和同学们的高度评价。从 20 世纪 60 年代初，罗正曜即担任病理生理学教研室的副主任，负责教学工作，先后长达 20 余年。在负责教学期间，她与其他同事一起进一步完善各项教学制度，将病理生理学教学搞得有声有色。她还积极进行教学改革，经常组织学生开展课外科研活动，多次获得学校和省部级教学成果奖。1989 年她被评为全国优秀教师，1993 年荣获首届"徐特立教育奖"，并先后两次被评为湖南医科大学"十佳教师"。

姚开泰 1931 年出生于江苏省昆山县，1949 年考入上海医学院医疗系学习，大学阶段的最后一年(1954)参加了中山医学院主办的全国病理师资班，大学毕业后被分配至山东大学医学院工作，1956 年调入湖南医学院病理生理学教研室任助教。他天资聪颖，学习刻苦，在学生时代就掌握了英、俄、德三门外语，参加工作后又自学了日文和法文。姚老师知识渊博，每次授课他都旁征博引，令人赞叹。他 1989 年被评为全国优秀教师和湖南省优秀教师，1992 年当选为中国科学院学部委员(院士)。

在 60 年的教学实践中，几代病理生理学教师前赴后继，优秀教师不断涌现。如：尤家騄教授 1993 年被评为湖南省优秀教师，1995 年被评为卫生部"三育人先进个人"，1997 年被评为湖南医科大学"十佳教师"。李桂源教授于 90 年代两次被评为湖南医科大学"十佳教师"；肖献忠教授 2007 年荣获中南大学第三届教学名师奖；进入 21 世纪后，病理生理学系还引进和培养了张华莉、王慷慨、蒋碧梅、刘瑛、谭斯品、王念等优秀青年教师和肖卫民、唐道林等旅居海外的优秀青年人才。

除了加强本校的师资队伍建设之外,病理生理学教研室还于 1964 年和 1979 年先后两次承担卫生部委托的病理生理学高级师资班培训任务。当时虽然条件简陋,但罗正曜、胡有秋等老师大胆探索新方法,采用了示范性讲课、文献查阅、讲课比赛、实习操作竞赛等多种方式,充分调动了学员的学习积极性,收到了良好的效果。通过主办上述两次全国高师班,湘雅病理生理学教研室为全国 20 多所高校培养了数十名病理生理学教师。这些教师回到各自学校后都成长为学术带头人和教学科研骨干。由此,也提升了病理生理学教研室在全国病理生理学同行中的影响和地位。

(4)课程建设。与传统的学科相比,病理生理学属于相对年轻的学科。自 1954 年创建至今 60 年,大致可分为以下几个阶段:①创建期(1954—1965);②停滞期(1966—1976);③稳定发展期(1977—1999);④开拓创新期(2000—2014)。在上述过程中,几代病理生理学教师脚踏实地,一步一个脚印,不断加强课程基本建设。

在病理生理学教研室创建期的 10 余年里,病理生理学的前辈们为课程建设作出了艰苦的努力。当时国内没有病理生理学教材,主要参考书是苏联阿里别林的《病理生理学》和按苏联日沃夫医学院费奥德洛夫教授讲课笔记所编写的讲义,其余全靠教师查找资料,补充、完善教学内容,编写教案和讲义,然后印制成油印的课本发给师生作为教材。教师主要通过板书和教学挂图教学。1962 年由人民卫生出版社出版了大连医学院魏文汉教授等编写的《病理生理学》教材,湘雅也使用了这本教材,直至"文化大革命"。经过 10 余年努力,至"文化大革命"前,病理生理学学科和教学体系已相当完备,并培养了一批骨干师资。由于师资队伍素质高,1964 年主办了全国病理生理学师资班,病理生理学教研室已具备相当的实力,并在全国同行中产生了良好影响。

"文化大革命"爆发后,病理生理学的教学和科研被迫中断。1970 年,病理生理学教研室与生理学教研室、生物化学教研室合并,共同完成生理、生化和病生的教学任务。1972—1976 年,病理生理学与生物学、组织胚胎学、病理学合并,老师们既教病理生理学又教病理学,共同完成多届工农兵学员的教学任务。在当时极其艰苦的条件下,病理生理学老师们仍坚持完成了上述教学工作。但病理生理学的课程建设基本上没有进展。

"文化大革命"结束后,病理生理学迎来了发展的春天。1978 年,病理生理学教研室重新组建。此时高考正式恢复,老师们满怀激情地投入到教书育人的工作中。他们除了认真讲好每一堂课,还经常编撰病理生理学墙报,并深入学生宿舍,了解学生学习和生活情况,为学生答疑解惑。在教材建设方面,1979 年由人民卫生出版社组织编写的我国第一版病理生理学统编教材《病理学——病理生理学分册》正式出版。罗正曜、孙去病老师分别编写了休克和弥散性血管内凝血两个章节。在人民卫生出版社组织编写的第 4 版和第 5 版病理生理学规划教材中，尤家骙教授编写休克、酸碱失衡等章节，在第 7 版和第 8 版病理生理学规划教材中，肖献忠教授分别编写了应激和休克两个章节。21 世纪初全国高校合并后，高等教育出版社组织编写全国普通高等教育医学规划教材，肖献忠教授担任《病理生理学》教材的主编。该教材已分别于 2004 年、2008 年和 2013 年出版第一版、第二版和第三版。陈主初、李桂源教授分别担任人民卫生出版社七年制、八年制病理生理学规划教材第一版和第二版的主编。2014 年，李桂源教授还担任人民军医出版社数字化教材电子书包《病理生理学》的主编。在教学参考书编写方面，本校病理生理学教师也作出了突出贡献。早在 1963 年和 1965 年，潘世成教授分别主编了《病理生理学进展（一）》和《病理生理学进展（二）》，由人民卫生出版社出版。1982 年由潘世成、罗正曜教授主编的病理生理学丛书《休克》和由潘世成教授主编的《肿瘤》分别于 1982 年和 1984 年由人民卫生出版社出版。1987 年由潘世成、罗正曜教授主编的《病理生理学进展（三）》由人民卫生出版社出版。2001 年罗正曜主编的专著《休克学》（180 万字）由天津科技出版社出版。同时，罗正曜、尤家骙、肖献忠、涂自智、工慷慨、张华莉等还参编了《中国医学百科全书病理生理学》《高级病理生理学》《人体病理生理学》《脓毒症防治学》《工程前沿脓毒症研究新进展》《急危重症病理生理学》等专著、教学参考书和国家级规划教材共计 50 多种。

在基础医学和病理生理学题库建设方面，尤家骙教授作出了重要贡献。1986 年，尤老师受卫生部聘请担任第一届基础学科命题委员会委员，主编国内第一本病理生理学多选题试题集。1985—1987 年，由国家教委高教司牵头组织编写基础医学 11 门课程的国家题库，尤家骙教授担任建库领导小组成员和建库技术小组组长，兼任《病理生理学》题库主编，该题库于 1988 年在全国发行。此外，尤老师还于 1999 年出版《基础医学多选题·病理生理学》，2002 年出版《病理生理学题库和题解》，2003 年出版《医学硕士研究生入学考试辅导丛书——病理生理学》。上述工作为帮助教师备课、学生复习以及推动考试的标准化起到了重要作用。

21 世纪之初，教育部启动了本科质量工程建设项目。以肖献忠教授为代表的新一代病理生理学教师积极开展课程建设，使病理生理学课程建设迈上新的台阶。2005 年，由肖献忠教授领衔，在涂自智、张华莉、邓恭华、王慷慨等老师的积极参与和在肿瘤研究所姚开泰、李桂源、曹亚、陈主初、贺智敏等老师的大力支持下，本校病理生理学系申报国家精品课程并获得批准。2013 年病理生理学国家精品课程又转型升级为国家精品资源共享课程。在上述以评促建的过程中，病理生理学课程建设得到大幅提升。主要成绩包括：①制作了适合不同学制的全套精美的病理生理学 PPT 课件;②编写了国内最详细的病理生理学授课电子讲义;③编写了规范、全面的电子题库;④编写了 200 多万字的教学参考资料;⑤摄制了病理生理学全程教学录像(共制作了 43 张光碟);⑥建立了教学病例库和编写了 PBL 课讲义等。上述教学资源已全部上网,供本校及全国师生免费下载使用。这些工作有力地推动了本校病理生理学的课程建设,促进了师资培养,提升了教学质量。同时,上述资源为全国许多医学院校的病理生理学教师和学生所用,在全国病理生理学教学和课程建设中发挥了示范作用,受到全国同行的高度评价。

2014 年,由张华莉教授领衔的"以学生为中心、以数字化教材为依托的病理生理学课程建设"获准为中南大学精品课堂。

(5)教学改革。病理生理学教研室自创建之日起即秉承创新教育理念,在长达 60 年的发展历史中,以培养学生的综合素质、自主学习能力和创新能力为己任,不断探索教学改革的新途径。

因材施教,长期组织学生开展课外科研活动。早在建室之初,病理生理学系就组织学生开展课外科研活动。1956 年,在 1954 级同学中组织了第一个学生课外兴趣小组,开展"与死亡作斗争"的课题研究。80 年代,罗正曜老师等还组织六年制英语医学班同学开展课外科研,并举行全校性的论文报告会,学生采用英文作报告,老师们采用英文提问,同学们用英文回答问题,气氛非常活跃,受到师生的广泛好评。90 年代初,病理生理学教研室继续组织本科学生开展课外科研活动,学生完成科研论文多篇,七年制学生代表李光灿、朱武分别出席国际危重病大会和湖南省青年科技大会并做报告。21 世纪初,病理生理学的学生课外科研有了进一步的发展,从动员发动、教师辅导、师生座谈、专家点评、指导老师配备、师生互动、科研设计竞赛、项目申报、课外科研课题遴选、经费支持、指导方法、论文发表等多方面进行了探索,形成了一整套行之有效的学生课外科研组织管理模式,每年都有数十位同学参加不同方式的课外研学活动,不少同学得到了各级课题支持,一部分同学还完成了科研论文,并将论文发表于国内外专业期刊。例如,七年制同学吕奔和唐怡庭先后在病理生理学系学习研究达 5 年之久,在 *ABBS*、*Shock*、*Int Immunopharmacol*、*Thromb Hemost* 等 SCI 期刊发表论文 4 篇。由于在学生时代培养了良好的综合素质和创新能力,许多同学毕业后成为各专业领域的学术骨干。

将科研引入教学,实现教学内容的不断更新。本校病理生理学科在肿瘤分子机制、感染性休克、应激、心血管病理生理等多个方向具有雄厚的科研实力,积累了丰富的学术资源。在理论教学中,要求教师及时反映最新的科技成果。早在建室初期,潘世宬教授就要求教师常进图书馆,及时收集科学发展的新信息,并将其反映在教学中。罗正曜、姚开泰、孙去病、胡有秋等老师继承了潘教授的好传统,在教学中每年都要修改教案,加进新内容,不"炒现饭"。进入 21 世纪后,生命科学加速发展，病理生理学教师在理论课教学过程中，适当地引入了组学与疾病、循证医学、疾病谱变化、转基因及基因敲除动物、代谢综合征、胃肠屏障功能障碍、阿尔茨海默病等新内容，并将这些医学热点问题及时写入了所主编的全国高等学校医学规划教材《病理生理学》，成为教师必须熟悉的授课新内容。

实验教学改革。20 世纪 50—70 年代，病理生理学实验教学主要采用记纹鼓做实验记录，80 年代采用了二道生理记录仪。1988 年，病生学、生理学、药理学 3 个教研室共同组建了机能学实验室，并从国外引进了四道生理记录仪，使病生实验教学手段获得了改进。2002 年三校合并后，机能学实验室在校、院两级管理模式下进一步增加了投入和加强了管理，于 2006 年获准为国家示范实验教学中心。在实验教学条件改善的同时，病理生理学教研室在实验教学改革方面进行了长期的探索，努力促进传统的"验证性实验"向"设计探索性实验"转变。从 20 世纪 90 年代早期起即开始了这方面的探索与改革。首先高年教师为学生开设"科研设计讲座"，组织学生开展实验设计竞赛，然后在老师的指导下，将原来的验证性实验改为设计探索型实验。如：将"肠缺血—再灌注损伤"改为"缺血预适应对家兔肠缺血—再灌注损伤的影响"；将"狗失血性休克"改为"NO 在狗失血性休克中的作用"；将家兔"急性肺损伤"改为"应激对家兔急性肺损伤的影响"等。这些实验充分利用了教研室在科研中已建立多年的疾病模型，学生实验成功率高，且实验内涵获得全面提升。上述探索型实验曾整理出英文摘要 3 篇，投寄并刊登于 1995 年第三届国际 Shock 大会的论文集。进入 21 世纪后，病理生理学系进一步扩大教学实验的探索空间，将"狗失血性休克"和"缺氧"实验改变为"狗失血性休克治疗措施探讨"和"影响缺氧耐受性的因素探讨"等设计探索性实验，在一定范围内让学生自主选题、自由探索，最后选择最佳方案予以实施，并要求按科研论文格式书写实验报告。上述实验教学改革调动了学生主动学习的积极性，培养了学生的创新精神和初步选题的能力。

学生参与教改，促进"师生互动，教学相长"。病理生理学在 21 世纪之初开展的教学改革过程中，动员学生主动参与教改，鼓励学生以多种形式对教改进行评价，指出教改中的优点和不足以供教师参考。部分学生设计调查问卷，写出了具有一定水平的调查报告；部分同学通过查阅文献，结合参与教改的体会，写出了教改论文。先后有 10 篇学生教改论文发表于《中国医学工程》《实用预防医学》《高等医学教育》等期刊。上述工作调动了学生参与教改的积极性，培养了学生的批判性思维，促进了教改方案的不断完善和"师生互动，教学相长"的学术氛围。

由于坚持长时间、多方位的教学改革，病理生理学系分别于 1993 年和 2006 年获得湖南省教学成果一等奖，1997 年获湖南省教学成果二等奖，并先后获校级教学成果一等奖 5 项。

（二）科研

湘雅病理生理学系的科学研究发展历程大致可分为下述四个阶段：一是起步阶段（1954—1966）；二是开创鼻咽癌研究阶段（1972—1978）；三是开创休克研究阶段（1978—1984）；四是肿瘤与休克研究蓬勃发展阶段（1984—2014）。

1）起步阶段（1954—1966）。起步阶段的主要学术带头人是潘世宬教授。病理生理学教研室在潘教授领导下，不仅启动了教学工作，而且开始了多个领域的科学研究。早期的科学研究主要包括以下几个方面：

（1）关于酒石酸锑钾中毒机制的研究。1956 年，全国开展了血吸虫病防治的重点研究。酒石酸锑钾具有抗血吸虫作用，但不良反应多，可导致心脏和肝脏的毒性反应，严重者可致死亡。探讨酒石酸锑钾的中毒机制，对治疗血吸虫病具有重要意义。以潘世宬教授为首，罗智质、陈国桢、罗正曜等参加了这一科研工作。研究发现，酒石酸锑钾中毒动物发生糖代谢障碍，血液和重要器官中谷胱甘肽及维生素 C 的含量显著下降。在上述研究中曾整理出 8 篇论文和摘要，其中 2 篇分别发表于《湖南医学院学报》1958 年的创刊号和 1959 年第 3 期。

（2）关于治疗血清的生物鉴定研究。1958 年湖南医学院开展治疗血清研究，病理生理学教研室担任其中一部分生物鉴定工作，主要包括血清的毒性、过敏性及抗休克疗效等，取得了一些有价值的资料。

（3）关于营养不良性水肿机制的研究。研究发现营养不良性水肿的发生除了与食物中蛋白质不足、血浆蛋白及白蛋白降低有关之外，还与肾上腺皮质功能的改变有关。潘世宬、陈国桢、姚开泰、胡友秋等参加了此项工作，曾整理了 3 篇论文。

（4）中医药研究。病理生理学教师与中医学专家合作，先后研究了针刺对创伤性休克及失血性休克狗血压及呼吸的影响以及中药五虎丹对小鼠皮肤癌的治疗作用。潘世宬、陈国桢、罗正曜等参加了此项工作，曾整理出 4 篇论文，分别收录在 1958 年的《湖南医学院论文集》和 1963 年的《中国病理生理学会论文摘要》。

（5）宫颈癌研究。宫颈癌的研究始于潘世宬 1946—1948 年在美国耶鲁大学医学院 Garder W. U. 教授实验室进修期间的工作。1961 年，根据国家十年规划，确定"恶性肿瘤的神经体液机制"为病理生理学教研室的科研方向。因子宫颈癌严重危害妇女健康，潘世宬过去又有很好的工作基础，故选择子宫颈癌作为重点，在研究策略方面，以探讨体液因素为先，神经因素为次。自 1961—1962 年上半年，潘世宬、姚开泰等老师认真查阅实验性子宫颈癌的文献，摸索了复制小鼠子宫颈癌模型的方法。与此同时，姚开泰、罗正曜等老师还观察了艾氏腹水癌癌细胞经小鼠尾静脉注射后在体内转移分布的特点以及神经系统功能状态对肿瘤转移的影响。1962 年 9 月，通过学习和讨论，决定集中力量将子宫颈癌的体液机制作为全室研究的主攻方向。当时缺乏致癌物甲基胆蒽，化学教研室以高度的协作精神和创造性的工作方法，在 3 个月内就合成了甲基胆蒽和二甲基苯蒽两种致癌物以供实验使用。1963 年 5 月，学校制定了《湖南医学院十年科研计划》，成立了 6 个专门研究室，下达了科研任务，改善了科研条件。实验肿瘤研究室即是其中之一，研究重点是子宫颈癌的发病机制。潘世宬兼任实验肿瘤研究室主任，并长期兼任湖南医学院学术委员会副主任委员职务。自此，子宫颈癌的研究步入正轨，主要工作涉及以下方面：①在诱发小鼠子宫颈癌模型方面，改进了 Murphy 宫颈挂线法，使动物手术死亡率明显降低，并以微量致癌物诱发宫颈癌获得成功。在自体异位诱发小鼠宫颈癌方面，改进了潘世宬在美国的工作，使宫颈鳞状上皮癌的发生率由原来的 49% 增加至 95%。②在小鼠实验性宫颈癌病理学研究方面，总结了微量致癌物引起小鼠宫颈癌的病变特点，根据细胞分化程度将病变分为四期。③在临床病人宫颈癌组织化学改变方面，对癌变过程中糖元及黏多糖类变化进行了连续观察，发现在上皮细胞增生及非典型性增生阶段，上皮细胞内糖元显著增加，从癌样变至浸润癌阶段，糖元又逐渐减少，甚至完全缺失，仅在分化好的癌细胞中可见少量糖元。同时还发现，在原位或异位诱发的宫颈癌细胞和间质中，β - 葡萄糖醛酸酶活性升高，低分化癌细胞升高更为明显，注射雌激素后，子宫阴道鳞状上皮中此酶活性升高。④发现雌激素与炎症均可使小鼠子宫、阴道的湿重干重明显增加，显示两者具有协同作用。⑤在子宫颈癌的发病学研究方面，观察了 17 例健康人和 31 例宫颈癌（21 例早期癌，10 例晚期癌）病人尿中 17 - 羟类固醇水平，发现晚期宫颈癌病人尿中 17 - 羟类固醇水平明显降低，说明子宫颈癌与肾上腺皮质功能存在某些联系。

上述研究共完成论文 16 篇，其中 7 篇发表于 1952 年《中南医学杂志》、1963 年《病理生理学进展（一）》和 1963 年《中国病生学会论文摘要》，达到了国内领先水平。

上述史实表明，在 20 世纪 50 年代至 60 年代早期的科研起步阶段，病理生理学教研室在科研上组织了人力，培养了人才，调动了工作积极性，科研选题紧密结合了人民健康需求，但科研选题比较分散，科研资源相对不足。至 1963 年实验肿瘤研究室成立后，科研方向便进一步集中和明确。

2）开创鼻咽癌研究阶段（1972 1978）。正当潘世宬领导的子宫颈癌研究全面深入开展，有望获得初步成果之时，1966 年爆发了"文化大革命"，潘教授被无辜扣上了"反动学术权威"的帽子，病生的肿瘤研究完全陷入停顿。1971 年，周恩来总理指示要开展基础理论研究，湖南医学院的科研工作才重新启动。1972 年，在老院长李亭植的支持下，潘教授重返肿瘤研究岗位，并在耳鼻喉科主任林筱周教授的帮助下选择了鼻咽癌研究方向。当时调至肿瘤研究室的还有彭祥鄂、尤家騄老师。鼻咽癌是我国南方的常见肿瘤，严重危害人民健康，但对其病因和发病机制尚不了解。要从事鼻咽癌的病因、发病学研究，关键是要在小动物身上诱发出与人类鼻咽癌类似的模型。当时国内从事鼻咽癌实验研究的单位不多，因此，鼻咽癌动物模型的制备是一项艰巨的探索性工作，从动物和致癌物的选择、诱癌的方案等都需要反复思考和摸索。就在这时，潘教授的丈夫和一个儿子不幸去世。她将全部精力投入到工作之中。由于研究工作中断已6年，潘教授一头扎进图书馆，在浩如烟海的文献中努力查阅缺失了6年的文献资料，通过广泛阅读和反复思考，整理出有关鼻咽癌研究的3篇综述，并确定采用亚硝胺类化学致癌物诱发大白鼠鼻咽癌模型。

1973年，大白鼠鼻咽癌模型制备取得了明显进展。采用一种或两种亚硝胺类致癌物都可导致50%～60%的大白鼠发生鼻咽癌。1973年8月，上述结果在卫生部组织召开的广州鼻咽癌会议上作了报告，引起了国内外的关注。此后，潘教授等对亚硝胺类致癌物的选择和诱癌方法继续进行反复探索。1976年，姚开泰回到了实验肿瘤研究室，协助潘世诚开展二亚硝基哌嗪的诱癌实验，经过反复研究，终于成功采用二亚硝基哌嗪诱发出大鼠鼻咽癌。1977年，他们进一步发现二亚硝基哌嗪皮下注射也可诱发大鼠鼻咽癌，证明二亚硝基哌嗪对大鼠鼻咽组织具有相对亲和性。这一方法简便可行而且发癌率高，所建立的大鼠鼻咽癌模型稳定可靠，为进一步研究其致癌机制打下了坚实基础。

1978年3月在北京召开的全国科学大会上，"亚硝胺类化合物诱发大白鼠实验性鼻咽癌模型"获全国科学大会奖。1978年，潘世诚还先后出席了全国医药卫生科学大会、湖南省科学大会，均被评为先进个人，1979年12月被评为全国劳动模范。

3）开创休克研究阶段（1978—1984）。"文化大革命"后期，一些教授逐步重返工作岗位。1972年，在湖南医学院院长李亭植的关心下，罗正曜回到湖南医学院工作（同批被解放的还有卢惠霖、曹萍子等老师）。首先，学校组织这些老师翻译国外医学新进展。根据国际上休克研究的进展，罗正曜等编译了一本参考书《休克》，该书于1975年由湖南医学院主编、中山医学院《新医学》出版。这本书系统地介绍了休克研究的进展，对70年代中后期的教学和科研产生了重要影响，对"文化大革命"后恢复的研究生培养也发挥了积极作用。罗正曜等通过编译此书，对国际上休克研究的进展也有了基本了解。

1978年，病理生理学教研室恢复组建。当时，高考已经恢复。罗正曜一方面负责教研室的教学工作，同时与尤家骙、孔桂英一起成立了休克研究小组，在当时简陋的条件下开始了休克研究。首先，他们采用大肠杆菌内毒素制备狗的内毒素休克模型，发现血液中以血小板为主的微聚物增多在内毒素休克的发病学中具有重要意义。1981年在广州召开的全国病理生理学代表大会上对该研究工作进行了报告，获得广泛好评。

"文化大革命"结束之时，国内各种书籍十分缺乏。为满足当时教学科研的需要，中国病理生理学会组织国内知名专家编写了一套病理生理学丛书。1982 年，由潘世宬、罗正曜主编的《休克》由人民卫生出版社出版，对全国相关领域的教学、科研和研究生培养发挥了重要作用。

由于休克在部队中较为常见，1983 年应福州军区卫生部邀请，在厦门 174 医院主办了全国主任医师学习班，以 1982 年出版的《休克》作为主要教材，由罗正曜、尤家骝担任主讲并演示休克肺模型制备和血气分析等技术。学习班办得很成功，受到学员的广泛好评。在学术影响力不断增加的同时，病理生理学教研室的休克研究也不断深入，罗正曜于 1983 年获得卫生部科研课题"中西医结合临床抢救急性心、肺、肾衰竭，中西医结合治疗实验性肺衰竭"；1984 年获得国家自然科学基金，课题为"从肺的非呼吸功能探讨 654-2 抗休克作用"。在研究工作中发现狗内毒素休克时肺的非呼吸功能受损，对血小板为主的微聚物的解聚功能下降，而中药单体山莨菪碱的人工合成品 654-2 可保护肺的非呼吸功能。1984 年罗正曜等完成的项目"败血症休克机制研究（肺非呼吸功能在其发生发展中的作用）"获湖南省科技成果三等奖和省医药卫生科技进步二等奖。与此同时，鼻咽癌研究也取得了快速进展。1980 年，潘世宬承担的课题"鼻咽癌上皮细胞与 EB 病毒、化学病因关系，鼻咽癌遗传学与细胞分化"和姚开泰承担的课题"人胚鼻咽上皮的培养及转化研究"获卫生部资助，1984 年姚开泰承担的课题"鼻咽癌病因发病学研究"获国家"六五"攻关项目资助；潘世宬等完成的项目"二亚硝基哌嗪诱癌机理的研究"获卫生部乙级成果奖、湖南省政府三等奖和省医药卫生科技进步二等奖。

4）肿瘤与休克研究蓬勃发展阶段（1984—2014）。随着改革开放的不断深化，国家科技体制改革也在不断深化。病理生理学教研室的肿瘤和休克两大方向的研究均进入蓬勃发展的新阶段。1984 年，肿瘤研究室从病理生理学教研室分离出来以便更集中精力从事肿瘤研究，由姚开泰教授接任肿瘤研究室主任，研究工作逐步从组织水平深入至细胞、染色体和分子水平。1989 年，肿瘤研究所成立，由姚开泰任所长，陶正德、李桂源任副所长。肿瘤研究所从 80 年代中后期起连续获得"六五""七五""八五""九五""十五"国家攻关项目、国家杰出青年基金、国家自然科学基金重点项目、国家 863 项目、973 项目、中华医学基金会（CMB）等资助，获得国家级、省部级科技成果奖 40 多项，形成了一支具有国际竞争力的学术队伍。1992 年，姚开泰当选为中国科学院学部委员（院士）。通过几代人的努力，肿瘤研究所在以鼻咽癌为主的恶性肿瘤病因发病学研究领域的工作达到了国际先进水平（详见"肿瘤研究所"）。

1984 年，肿瘤研究室从病理生理学教研室独立后，由罗正曜教授担任病理生理学教研室主任。在继续抓好本科生病理生理学教学的同时，教研室深入开展休克和心肌保护领域的科学研究。罗正曜于 1986 年、1990 年、1992 年，尤家骝教授于 1987 年分别获得国家自然科学基金项目资助,罗正曜还承担了国家"七五"攻关课题。1986 年,休克研究室正式成立。1989 年在张家界成立了中国病理生理学会休克专业委员会,罗正曜当选为首届主任委员(后连任第二届主任委员)。尢家骎接任副主任委员。罗正曜等完成的"654-2 保护肺非呼吸功能的研究"获 1986 年湖南省医药卫生科技进步四等奖,"肺损伤的细胞和分子机制"获 1991 年卫生部科技进步三等奖,"来自肺血管内皮细胞的氧自由基在实验性肺损伤中的作用"获 1990 年湖南省医药卫生科技进步二等奖,肖献忠等完成的"微量元素与心肌缺血再灌注损伤研究"获 1992 年湖南省医药卫生科技进步二等奖,王燕如等完成的"热休克反应对器官细胞损伤的保护作用"获 1995 年湖南省医药卫生科技进步二等奖。2001 年,罗正曜主编的专著《休克学》由天津科技出版社出版。

1984 年肿瘤研究室从病生教研室分开后,罗涵、尢家骎在教学、科研、研究生培养、行政管理等方面积极支持罗正曜的工作,发挥了承前启后的作用。1989 年,罗正曜卸下教研室主任职务,先后由罗涵教授(1989—1993)和尢家骎教授(1993—1999)接任病生教研室和休克研究室主任。罗涵、尢家骎领导病理生理学教研室继续从事休克、心肌保护方面的研究,保持了科研的有生力量。

1999 年 9 月,肖献忠教授接任病理生理学教研室主任,将生命科学前沿领域的新思路、新技术引入病理生理学研究,在感染性休克与多器官损伤、心血管病理生理两个方向进一步积极开拓创新,从整体水平逐步深入至细胞、分子水平。1999—2014 年的 15 年间,在"心肌保护相关基因的克隆与功能研究""核仁素与生物大分子相互作用网络及其心肌保护作用研究""热休克因子 1 与热休克蛋白对全身炎症反应综合征的影响及其机制""脓毒症的生物标志物及干预的系统生物学整合研究"等领域取得明显进展,先后获国家自然科学基金重点项目 1 项,973 重点项目课题 2 项,国家自然科学基金面上及青年项目 30 多项,在 SCI 期刊发表论文 80 多篇,其中包括在 *Crit Care Med*、*J Immunol*、*Free Rad Biol Med*、*Cadiovasc Res*、*J Leukocyt Biol* 等国际权威期刊发表论文 20 多篇,获省部级科技成果奖 3 项。在脓毒症多器官损伤机制与防治、心血管病理生理等方面的研究达到国际先进水平。2012 年获准建立中南大学脓毒症转化医学研究中心,2014 年获准建立湖南省脓毒症转化医学重点实验室。

(三)研究生培养与学科建设

病理生理学的研究生教育始于 1963 年,"文化大革命"前一共招收了 3 届,每届 1 名,指导老师为潘世成教授。1963 年,江西医学院的温淦昇考取病理生理学研究生,跟随潘世成从事宫颈癌研究。1964 年,福建医学院的魏一生考取病理生理学研究生,1965 年欧阳淑其从学校毕业后考取病理生理学研究生。因"文化大革命"爆发,魏一生和欧阳淑其只学习了研究生课程,没有开展研究工作。

1978 年,研究生教育重新恢复,病理生理学肿瘤研究方向由潘世成、姚开泰教授招收了"文化大革命"后的第一届研究生曹亚、乐俊逸、文冬生。1979年，潘世宬、姚开泰又招收了"文化大革命"后第二届研究生李桂源、陈主初。此后，研究生培养逐步走向规范和成熟。经国务院学位委员会批准，湖南医学院病理生理学科于1981年成为国内首批拥有硕士学位授予权和博士学位授予权的学科。1981年，潘世宬成为学校首批5位博士生导师之一。休克研究方向从1981年开始招收研究生，以后逐步走向规范。80年代末至90年代，病理生理学教研室罗正曜和尤家駼分别借助潘世宬、孙去病教授指导培养了肖献忠、王燕如、黄生宁、邓恭华、王殿华、钟林等博士研究生，为学科梯队建设和后续人才培养发挥了积极作用。此后，相继有肖献忠(2000)、蒋碧梅(2013)、张华莉(2014)等成为病理生理学系的博士生导师。迄今为止，已培养硕士研究生102人，博士研究生61人。

病理生理学系十分重视研究生指导教师队伍的建设，形成了一支业务过硬的导师队伍；同时，病理生理学系十分重视研究生创新能力的培养和学位论文水平的提高，长期坚持开展高水平的学术活动，努力培养研究生的创新能力。自2000年以来，已有1位博士生(唐道林，指导教师肖献忠)获全国优秀博士论文提名奖，2位博士生(唐道林、蒋碧梅，指导教师肖献忠)获湖南省优秀博士论文奖，1位硕士生(朱红林，指导教师工慷慨)获湖南省优秀硕士论文奖，有30多位研究生获国际、国内学术会议或学术组织颁发的优秀论文奖。研究生培养达国内先进水平。

由于在教学、科研、研究生培养、师资队伍建设等方面取得突出成绩，1989年病理生理学科被认定为湖南医学院以及全国病理生理学界最早的国家重点学科。2001年经学校申报、部门推荐和专家评审，病理学与病理生理学被批准为"十五"国家重点学科，同年病理生理学科还被确定为长江学者奖励计划特聘教授岗位设置学科。2006年病理学与病理生理学以总分排名第一的绝对优势、免答辩被再次确认为国家重点学科，并在2011年基础医学一级学科湖南省重点学科的申报、2009年和2013年的基础医学一级学科评估(分别排名全国第一和第五)中作出重要贡献。

肿瘤研究所

(一)历史沿革

中南大学肿瘤研究所的前身为1963年湖南医学院成立的实验肿瘤研究室，创始人为我国著名病理学家、病理生理学家、实验肿瘤学家潘世宬教授。1963—1984年，湖南医学院肿瘤研究室与湖南医学院病理生理学教研室是一套人马、两块牌子，共同承担本科生和研究生的病理生理教学及以肿瘤为主的科学研究工作，由潘世宬担任病理生理学教研室和肿瘤研究室的主任。1984年肿瘤研究室从病理生理教研室分开，成立了独立的肿瘤研究室，由姚开泰担任肿瘤研究室主任。1963—1972年肿瘤研究室主要从事宫颈癌的病因发病学研究,1972年起开展鼻咽癌为主的恶性肿瘤病因和癌变机制研究。1989年6月成立肿瘤研究所,首任所长为中国科学院院士姚开泰,副所长为陶正德和李桂源教授(1994年曹亚教授增补为副所长)。1989年建所后,成立了5个研究室,包括肿瘤分子生物研究室、肿瘤遗传研究室、肿瘤免疫研究室、肿瘤细胞生物室和临床肿瘤研究室,2012年增设肿瘤侵袭转移研究室。

在肿瘤研究所的平台建设和学科发展过程中,1978年和1981年分别获得硕士学位和博士学位授予权,1990年被批准为病理生理学国家重点学科,1991年建立基础医学博士后流动站,1994年被批准为中华人民共和国卫生部癌变原理重点实验室,2000年被批准为中华人民共和国教育部癌变与侵袭原理重点实验室、长江学者特聘教授岗位,2001年与2006年以总分排名第一优势再次被批准为"十五""十一五"病理学与病理生理学国家重点学科,2006年获国家外专局和教育部资助建立癌变与侵袭原理国家创新引智基地。现为国家"211""985"工程重点建设学科。2005—2014年6月所长为李桂源教授,现任所长为熊炜教授。

(二)科研

(1)稳定的研究方向。在我国著名病理生理学家潘世宬、姚开泰、孙去病等老一辈科学家以及李桂源、曹亚等为代表的中青年学术带头人带领下,经过20余年的创业和发展,肿瘤研究所以人类鼻咽癌为主的多基因恶性肿瘤的病因及发病机制为明确而稳定的研究目标,在此基础上形成了"以鼻咽癌为主的多基因肿瘤'组学'机制研究""EB病毒在鼻咽癌发生发展中的机制研究""肿瘤干细胞研究""非可控性炎症在恶性肿瘤发生发展中的机制研究""恶性肿瘤侵袭与转移的分子机制研究"和"基因工程抗体与肿瘤免疫治疗研究"6个既有特色又相互联系的主要研究方向,形成了明显的学科优势和学术特色,研究工作已处于国际前沿并在国内处于领先地位。

(2)高水平的学术梯队。通过长期的历练、人才培养和引进,形成了一支结构合理的高水平研究梯队。该梯队拥有固定编制人员46人,其中研究人员26人,包括教授11人、副教授8人;有国家人事部"有突出贡献的中青年专家"2人,卫生部"有突出贡献的科技专家"3人,国务院学位委员会和国家教委"突出贡献的中国博士及硕士"各1人,国家重大科学研究计划"首席科学家"1人、全国优秀科技工作者1人,新世纪优秀人才5人;在青年骨干教师中,有2人获得教育部霍英东青年教师奖,2人获得霍英东青年教师基金资助,1人入选了"湖南省学科学术带头人培养对象",3人入选湖南省"121"人才工程第一、第三层次人选,3人获得"湖南省杰出青年基金"资助,2人获得"湖南省青年科技奖",3位青年教师获得了"湖南省青年骨干教师培养对象"荣誉称号,2人获得中南大学升华学者计划特聘教授,4人获得中南大学育英计划,以此形成的学术团队获得2010

年度湖南省自然科学创新群体基金的资助。该研究队伍在国内外具有较高的学术知名度和影响力，目前主要学术带头人已成为我国肿瘤基础研究队伍的骨干，参与国家层面的重大科技活动，其科研方向与科学成就在国际上有较强的影响力。

（3）标志性的科研成果。肿瘤研究所自 1989 年建所以来，发表科研论文 600余篇，其中被 SCI 收录 400 余篇。其代表性研究论文发表在 *Cancer Res*、*PNAS*、*Oncogene*、*Carcinogenesis*、*J Virology*、*J Cell Sci*、*Stem Cells*、*Proteomics* 及 *Clin Cancer Res* 等国际权威期刊；出版教材和专著 12 种，参编 60 余种；申报国家发明专利30 项，其中 16 项已获专利授权；获国家科技进步二等奖、国家发明三等奖及其他省部级科研成果奖共 43 项；获得国家级科研项目 217 项，总经费 1.2 亿元，包括"六五""七五""八五""九五"国家科技攻关项目、国家重大科学研究计划首席项目，国家 973863 项目，国家自然科学基金重点项目、国家自然科学基金海外杰出青年基金、国家自然科学基金与香港合作课题及国际科研基金（CMB）等项目。

（4）与国际接轨的科研平台。在基础设施和平台建设中，该所通过不断改善实验室环境、购置大型仪器设备、促进资源共享等措施来完善实验室建设，使实验室的硬件与软件条件逐步与国际接轨。现已建成了基因组、转录组、蛋白质组、流式细胞分析/分选、活细胞激光共聚焦、显微切割、组织微阵列制作及功能基因组学研究等系列平台，拥有各型仪器设备近 7000 万元，为高质量科研成果的产出奠定了坚实的基础。

（三）研究生培养

在研究生培养中，肿瘤研究所通过浓厚的学术氛围和良好的培养条件，已形成良好的育人环境，培养了大批与国际接轨的医学博士、硕士等高级人才。建所以来，学科已培养博士生 181 人，硕士生 210 人，博士后 14 人，与相关学科联合培养博、硕士生 100 余人，以此带动相关学科的建设与发展。目前在站博士后 7人，在读博士生 46 人、硕士生 58 人。在已毕业的研究生中，有 2 人获得全国优秀博士论文奖，4 人获得全国优秀博士论文提名奖，16 人获得湖南省优秀博士论文奖，8 人获得湖南省优秀硕士论文奖，20 位研究生获得湖南省自然科学优秀论文奖，2 位博士生荣获中国科协第一、二届青年科技论坛奖，23 位研究生荣获"谈家桢生命科学奖学金"，4 位博士先后竞争性获得美国癌症研究协会 1991、1992、1994 届 AACR 会议年轻学者奖励资助，2 位博士竞争性获得美洲华人生物科学学会第 8、9 届的年轻学者奖励资助。

此外，肿瘤研究所面向学校临床医学七年制、八年制本科生、医学硕士研究生和博士研究生开设了肿瘤学基础、现代肿瘤学基础、肿瘤学进展和分子生物学实用技术等课程，由副高以上教师授课，有效地促进了基础肿瘤学人才的培养。

（四）学术交流与合作

肿瘤研究所围绕学科研究方向开展多层次的国际合作和交流，积极利用海外人才优势和长期定点的国际合作，举办或参与国际、国内学术会议，引进海外在肿瘤研究领域活跃的中青年学术带头人或优秀人才。近年来，共举办或承办国际、国内学术会议20余次，包括"中美肿瘤基础研究国际论坛"（2013年举办）、"新药创制与生物医药产业发展"第四届药源国际研讨会（2012年与美中药源联合承办）、"肿瘤基因组学与转录组学"全国研究生暑期学校（2012年承办）等；先后有13位青年学术骨干学成归国；聘请了21名海外知名专家担任客座教授，共同指导研究生培养和科研课题申报、参与学科发展方向等的重大决策和进行各种形式的学术交流，推动学科建设。

为了更好的促进肿瘤基础与临床的结合以及医学基础科研的转化，该所已与中南大学湘雅医学院附属肿瘤医院等进行了实质性合作，通过加强肿瘤标本库及临床资料数据库的建设、拓展转化医学研究平台、组建基础和临床紧密结合的研究团队，进一步丰富学科建设内涵，使实验室走内涵发展的道路，该所已成为我国医学科学研究、基础医学转化和高水平人才培养的重要基地和国际上具有重要影响力的科研单位。

四、病原生物学

病原生物学是基础医学的重要学科之一，是临床医学、预防医学的基础，由医学微生物学和医学寄生虫学组成。其主要任务是探索、阐明生物病原体及其媒介的生物学与分子生物学特征、与机体的相互作用、致病与诱生免疫应答的机制及开展特异性诊断、治疗和预防的基础性研究。

该学科1964年开始招收研究生，1981年获首批硕士学位授予权，1993年获博士学位授予权，1996年设立博士后流动站。2001年以来连续获得批准建立"病原生物学"湖南省"十五""十一五"重点学科，并于2008年被认定成立"血吸虫病免疫与传播控制"湖南省重点实验室。"十二五"期间又成为湖南省基础医学一级重点学科中"病原生物感染与免疫"方向的牵头学科。该学科现已成为湖南省重要病原生物、重大疫源性疾病、血吸虫病等流行性疾病科学研究、人才培养的重要基地和高级人才培养的摇篮。

学科现有教职员工19人。其中，教授5人、副教授11人、讲师1人、实验技师1人、工人1人。为本科生开设医学微生物学、医学寄生虫学两门课程，为研究生开设分子病毒学、临床病原生物学、高级病原生物学3门课程。"十五"以来6次获得包括"十二五"普通高等教育本科国家级规划教材、普通高等教育"十一五"国家级规划教材、全国高等学校医学规划教材、中国科学院规划教材等在内的全国规划教材的主编权。2009年寄生虫学跻身"国家精品课程"行列，2013年又成为首批"国家精品资源共享课"。

学科主要研究方向有血吸虫病疫苗免疫学研究、寄生虫病诊断与应用研究、病原生物学特性研究、分子病毒学研究。在血吸虫病疫苗等研究领域连续获得国家"十五"重大专项、国家高科技发展计划 863 重大专项、国家重点基础研究 973 项目、国家科技支撑计划、湖南省"十一五"首批重大科技专项等多项重大项目资助。有关"抗日本血吸虫病天然分子疫苗研究的进展"报道被列为 2004 年度湖南省十大科技新闻之一。

医学寄生虫学

(一)历史沿革

医学寄生虫学作为医学教育的一个组成部分,在湘雅医学院是由小到大逐渐发展起来的。

湘雅建院初期尚在辛亥革命后不久,当时没有以人体寄生虫学为研究对象的专门学科。除了临床医师在医疗诊治过程中可能接触到个别分散的寄生虫病患者外,人们对国内和省内有哪些重要的人体寄生虫病,它们的流行情况如何等情形均一无所知。

在湘雅早期,现今的"寄生虫学"以"寄生学"的名称最早出现在 1916 年《湘雅医学专门学校学则》,作为动物学的一个组成部分,被安排在医学本科学生第三学年的课程表中。在 1920—1921 年《湖南长沙湘雅医学专门学校第五次校订章程》中,寄生虫学的教学内容分散在系统内科学、实验室诊断和内科寄生学 3 门课程中。系统内科学(Systematic Medicine)涉及的是寄生虫病学;实验室诊断(Laboratory Diagnosis)中包含有寄生虫形态学与实验诊断学的内容,谓"用化学及显微镜试验痰,血,溺粪,胃液及渗出物等,于试验粪溺,尤致意于寄生物及媒介物,以为研究热带病之预备";而内科寄生学(Medical Parasitology)是专门以寄生虫作为研究对象的教学课程,"研究人体寄生虫之始末,使学者详知其利害",被单独安排在第三年级第一学期,每周 3 小时。由于没有专职讲授寄生虫学的教师,以上课程均由内科教员教授,包括内科主任胡美,教员韩永禄、奚百里、李清亮、盖海伦、华师特等。

正式以"寄生虫学"为名称开设的课程出现在 1923—1924 年《湖南长沙湘雅医学专门学校第八次校订章程》,在"各学科教授大意"中明确"因中国寄生虫病流行极广,故特设此科,讨论身体之组织及其病状之证明,用病人材料以显微镜查验证明之。由内科教员教授,当时的内科教员包括主任张孝骞、胡美、柏来克、陈安清、范美英、何彰恩、饶林士、汤兆丰、白良知、朱恒璧、柯乐福、李清亮、桑德思等。

1924 年学校更名为湘雅医科大学。按照 1930 年 6 月《私立湘雅医科大学组织大纲》中所记载的湘雅医科大学课程表,寄生虫学被安排在第三学年上学期,

"每周讲演三小时、实习六小时，三学分"。

有据可查的第一位专职从事寄生虫学教学的为刘南山先生。1931 年 12 月《私立湘雅医学院概况 附：湖南省卫生实验之计划》中记载：刘南山副教授，江西永新人，湘雅医学院医学博士，专任"寄生虫学实验诊断"学科教员。刘南山（1895—1981），1922 年毕业于湘雅医学院，并获美国耶鲁大学医学博士学位。1928 年赴英国伦敦大学医学院热带病学研究院进修，1930 年获英国公共卫生学博士学位，并当选为英国皇家热带病学会会员，1931 年进入湘雅医学院任教。抗战期间先后担任广西医学院代理校长，中正医学院教授、教务主任，兼任江西省立医院院长。1945 年赴美国檀香山医院进修结核病防治，为美国结核病学会会员、美国防痨学会会员。1948 年归国在庐山创办庐山医院，收治结核病人。新中国成立后，刘南山在解放军第二军医大学任教。1950 年赴武汉任中南军政委员会卫生部专门委员、同济医学院教授等职，在汉口创办武汉市第一家结核病防治所。1955 年参与兴建中南地区第一所结核病专科医院——武汉市结核病院。著有《肺结核的鉴别诊断》《肺结核的人工气腹疗法》《结核病答问》《结核病的化学药物治疗》等。

刘南山离开湘雅医学院后，寄生虫学继续由内科教授讲授。据 1939 年秋第十五次校订《私立湘雅医学院章程》，寄生虫学依然被安排在第三学年上学期，"每周讲授三小时、实习或临床二小时，三学分"。但在"湖南私立湘雅医学院教员一览表"中没有专任寄生虫学教师。

抗战期间，学校内迁贵阳。1942 年 8 月《国立湘雅医学院要览》中的"课程纲要"对于寄生虫学的课程介绍是"教授与人体有关之各种寄生虫，尤注重国内习见者，使学生熟习其形态学、生活史以及在人体所致之病变。第二学年第二学期每周讲授二小时，实习四小时"。当时学校聘请贵州省卫生处处长姚克方为寄生虫学兼职特约教授，该《要览》之"国立湘雅医学院教员名录"记载，姚克方系"浙江吴兴人，本学院医学博士、美国杜克大学进修；卫生署公共卫生人员训练所所长、医疗防疫队总队长、贵州省卫生处处长；寄生虫学特约教授，1941 年 9 月到校任教"。另外，还有 2 名寄生虫学专任教师。一位是生物学兼寄生虫学讲师龚建章，广东兴宁人，国立中央大学理学士，1941 年 8 月到校任教；另一位寄生虫学助教匡达人，湖南邵阳人，厦门大学理学士，1941 年 8 月到校任教。姚克方（1899—1973），1924 年毕业于湘雅医学院，以论文《血吸虫病临床观察》被吸收为世界寄生虫学会会员。1925—1929 年在北京协和医院寄生虫科进修 4 年。期间与美籍教授富士德共同编著出版《华枝睾吸虫病》一书，为中国最早对中华分枝睾吸虫自然形态、生活史与流行病学作全面研究的学术专著。1934 年 8 月，应邀赴美国北卡罗利纳州的杜克大学医学院任研究员 1 年。他自 1924 年起先后任中华医学会常务理事，兼代理事长，中国科学工作者协会常务理事，中国红十字会委员，中国教会医事委员会委员。1937年秋到贵州后，历任卫生署公共卫生人员训练所所长兼贵州省卫生委员会主任、药品经理委员会主任委员、医疗防疫总队队长等职。1941年任贵州省卫生处处长，兼任贵州高级医事职校校长、湘雅医学院寄生虫学科和贵阳医学院公共卫生学科教授。抗战胜利后，就任卫生署京沪办事处特派员，并接管南京中央医院任院长。南京解放后，姚克方留任中央医院院长。1950年调任中南军政委员会卫生部副部长，兼汉口协和医院院长、汉口博医技术专门学校（后改为中南卫生干部进修学校）校长。至1955年，共开办18个卫生技术专业及专业文化补习班，为中南地区培养了大批医疗技术人员和卫生管理干部。在抗美援朝战争中，他曾两次携领中南地区医疗手术队和专家赴朝鲜前线抢救伤病员和调查卫生工作。1956年调任湖北省卫生厅厅长，兼中国医学科学院湖北分院副院长、省血吸虫病防治委员会副主任。他经常深入血吸虫疫区进行调查研究，针对具体情况，提出消灭钉螺的措施，治疗和挽救大批重症病人，同时总结了大量的科学实践材料。他还曾担任中国国民党革命委员会候补中央委员、中华医学会副会长，中华医学会武汉分会的理事长。1973年病逝，终年74岁。他曾先后在《中华医学》杂志上发表《血凝固试验之新试法》《乾血清作血凝集试法》《中华肝蛆虫治疗研究》等论文，还在德国《寄生虫病》杂志、美国《细菌学》杂志分别发表了《中华瓜仁虫之治疗》《链球状真菌之鉴别》等论文，对国内外医学界有较大影响。

1943年，卢惠霖受聘为国立湘雅医学院寄生虫学科、生物学科主任、教授，讲授寄生虫学、生物学、细胞学、胚胎学等课程。

1944年，陈祐鑫从国立湘雅医学院毕业并留院从事医学教育。抗日战争胜利前夕，陈国杰受聘湘雅医学院教授，担任无脊椎动物学及寄生虫学的教学，寄生虫学科作为生物学科的一部分在湘雅正式建立。待1945年湘雅医学院迁回长沙时，陈国杰教授担任首任寄生虫学科主任，寄生虫学科才开始逐渐形成了在以后较长时间内较为固定的专职教学组织和教师，结束了以前长时间由内科学教师负责讲授寄生虫学的局面。

1949年9月，国立湘雅医学院由中国人民解放军军事管制委员会文化接管部接管。1949年寄生虫学科从生物学科分支出来，成为一个独立的教学科研实体。1950年11月《国立湘雅医学院教员分科统计表》所记载寄生虫学科的教师队伍情况，计有教授：陈国杰；讲师：陈祐鑫；助教：谢麟阁、谷宗藩。

1953年10月，学校更名为湖南医学院。1953年，刘多在南京中央卫生实验院全国寄生虫学高师班学习结业后，回校任教寄生虫学科。1954年9月，按照全国第一届高等医学教育工作会议精神，学校教学机构废"科"建"组"，将寄生虫学科改称为寄生虫教研室。此时，在册的寄生虫学教研室教职员工有主任、教授：陈国杰；副教授：陈祐鑫；讲师：余懋华；助教：廖祖荫、刘多、唐铁夫；技术人员：王绍冰、易新元。随后，陈国杰教授调离，冯棣朝、刘修宗、陈翠娥、任象琼、曾宪芳、谢长松、张悟澄等先后到教研室工作，教研室逐渐发展壮大。至1978年，在册的寄生虫学教研室教职员工有陈祜鑫、刘多、易新元、冯棣朝、刘修宗、陈翠娥、任象琼、曾宪芳、谢长松、张悟澄、陈金华、李本文等。

在湘雅寄生虫学学科的发展历程中，在不同的历史时期，学科曾经与其他学科多次整合、拆分。1943年以前，尚无独立的寄生虫学科，寄生虫学教学是内科学的一个组成部分。1943年开始有专职寄生虫学教师并设立寄生虫学科时，寄生虫学科仍是生物学科的一个分支。建国以后，寄生虫学教研室又先后全部或部分短时间地与生物学、微生物(免疫)学、流行病学、传染病学、卫生学等学科合并、拆分。1960年正式成立血吸虫病研究室并于1964年获得卫生部批文；1984年，寄生虫学教研室一分为二为寄生虫学教研室及寄生虫病研究室，1987年又合并，1989年又将寄生虫病研究室重新更名为血吸虫病研究室；2001年病原生物学省重点学科建立以后，寄生虫学教研室与微生物学教研室联合组建病原生物学系，2006年又分开，成立中南大学基础医学院医学寄生虫学系。

自1943年设立寄生虫学科以来，在医学寄生虫学系(病原生物学系、寄生虫学教研室、寄生虫学教研组、寄生虫学科)工作过的教职员工先后有：卢惠霖、陈国杰、陈祜鑫、谢麟阁、谷宗藩、余懋华、刘多、廖祖荫、唐铁夫、王绍冰、易新元、冯桂芬、杨启明、冯棣朝、刘修宗、陈翠娥、周玉林、何德云、任象琼、曾宪芳、张悟澄、谢长松、杨秀梅、肖桂英、陈金华、李本文、张爱云、向选东、张惠如、陈景仁、曾庆仁、曹爱莲、聂崇兴、赵双星、谈新宏、张顺科、范薇、舒衡平、肖桂初、吴纯、付冉定、周金春、陈代雄、言敢威、郭胜菊、伍斌、彭先楚、汪世平、李忠杰、方遒、侯雨潇、李汶、李斌、田明礼、张泳、张祖萍、蒋立平、冯浩、蔡春、章洁、沈杰、刘立鹏、徐绍锐、吴翔、蔡力汀等。

(二)教学

一直以来，医学寄生虫学的教学在湘雅基础医学教学中保持了优良传统，取得了良好的教学效果，许多老师的寄生虫学教学在学生中留下深刻记忆。无论是卢惠霖、陈国杰还是陈祜鑫，他们对教学的认真负责在全湘雅都是闻名的。抗战期间陈国杰教授曾在云南、缅甸、印度等地进行疟疾流行病学调查和防治研究，还在不少农村做过血吸虫病和其他寄生虫病的调查。由于他知识渊博，又有丰富的考察经验，因此他的讲授总是生动活泼，加上他的英文讲课通畅流利、诙谐幽默，深受学生们的欢迎。同时，他对学生要求十分严格，一丝不苟。如在昆虫学实验课时，他事先要求反复认真观察，绘图时不仅要比例准确、线条清晰，表示光线深浅的细点也绝不许带"尾巴"，如稍有马虎，立即被罚"重画"。陈祜鑫教授每次讲课之前总是认真备课、写讲稿。他学识渊博，而且擅长表达。他不仅有丰富的寄生虫病现场工作的经验，也有扎实的实验室研究功底，讲课时总是概念清楚、条理分明、生动有趣,他的教学深受同学们欢迎。陈祜鑫教授在湘雅首开先河,率先为研究生开设实验设计和统计课程。即使在生命的最后日子里,他仍不顾癌魔缠身,在住院做放疗、化疗时,还坚持在病房里为课程录音,拿到课堂上播放。他说:"我虽然没有力气上讲台讲授,但是我可以把讲课内容录在录音带上,为研究生增加知识贡献力量。"这门课程长久以来影响深远,后更名为"科研设计",是基础医学院研究生教学的名牌课程,现今已是湖南省研究生教育精品课程。

正如湘雅医学院第 27 班(1952 年毕业)校友毛会亭在怀念陈国杰、陈祜鑫教授的纪念文章中描述的那样:"陈国杰教授亲自教给我如何采制动物标本,他态度和蔼,对工作却要求严格。这些训练奠定了我后来从事医疗工作的基础。陈祜鑫教授教会找制作各种生物标本脱水和染色的技术,还利用业余时间教会我英文打字和整理资料,使我掌握了以后从事研究工作所需要的一些基本功。而两位陈教授共同的对工作的三严(严肃、严密、严格)作风,尤其对我产生了深刻的影响,成为我作为一个医学科学工作者一生遵循的道德标准。""为了让同学们做好实验,他们不嫌脏臭,亲自到屠宰场拣蛔虫,到菜地的粪坑旁捞大蛆。陈祜鑫教授卷起裤腿下到小吴门外的泥水塘里拣蛤蚌。为了找到适合实验用的生物活体,陈国杰教授在岳麓山下的泉水流过处几乎翻看了每一块石头。夏天捕捉蚊虫标本,辨认中华按蚊和库蚊时,陈国杰教授都亲自示教。至于怎样在浮萍草下发现水蜩,和在午夜十二点"搜捕"血丝虫,两位陈教授从来都是不辞劳苦,亲自动手示范,他们是真正言行一致的科学家。"

寄生虫学优良教学传统的延续得益于严格的师资培养和完善的教学制度。两位陈教授对医学教育事业的热爱为青年教师做出很好的表率,他们不仅严于律己,而且通过师资培养和建立教学制度使优良的教学传统得以传承。陈国杰教授很关心青年一代成长,经常找青年教师到办公室谈话,听取他们的意见,也指出他们的优点和缺点,使年轻人感到虽有压力,但很亲切。他大胆放手培养青年教师,1950 年初,他让当时还是讲师的陈祜鑫去岳阳负责岳阳实验所(为湖南省血吸虫病防治研究所、湖南省寄生虫病防治研究所的前身)的建立并推荐他任所长;1956 年冬至 1957 年底派助教刘多、冯棣朝分别带队去湘南的桂阳和宜章进行为期一年的疟疾和丝虫病调查研究,使他们在艰苦的环境下得到了锻炼,专业上也迅速提高。陈祜鑫教授组织教研室全体教师系统学习钻研教材,教中青年教师正确掌握寄生虫拉丁文学名的发音,为教学制订了备课、预讲及评议、实验预做、实验作业批改、正式讲课和集体听课以及课后评议等一整套规章制度,他自己则身体力行,虽已是知名教授,但对新章节的讲授,也进行预讲,请大家评议,虚心听取大家的意见。他对中青年教师要求严格,对教研室的每个教师都进行面试,了解他们的专业知识和外语水平,对他们的工作细致检查,同时他总是充分肯定各人的优点和长处，尊重年轻人的积极性。作为副主编，他积极参与了全国统编教材的组织工作和大型参考书《人体寄生虫学》的编写，在他的示范作用下，寄生虫学教研室在教材建设方面一直走在全国的前列。

教授传帮带是寄生虫学教研室师资培养的核心。每一位新进室青年教师根据所学专业与实际需要分配至相关课题组，由责任教授担任"导师"。责任教授全程在课程教学、科研基本功、教学竞赛、教学和科研论文写作、教学和科研课题标书写作及申报、外文等各方面指导培训青年教师。青年教师均要求在两年内跟班听课，快速提高专业水平。参加集体备课、预讲、实验出台、教评等，严把教学质量关，没有通过室内教评关的教师不能上讲台上课。两年内必须通过寄生虫标本采集、制作、保存实验技术等特殊技术的培训与学习，通过寄生虫病临床特检的培训与学习。寄生虫学实验是关于寄生虫形态辨认和本专业的实验技术操作训练不可或缺的部分，主要由青年教师进行辅导，但是大多数青年教师未经系统的培训，难免在教学中出现差错或感到被动。作为高年资教师，刘多、谢长松、曾宪芳等教授专门针对性地为青年教师们开设实验课，在课中提出比对学生要求更高的问题，使他们在担任实验教学时更有自信。除了日常教学中的培养外，刘多教授还专门录制了全套的寄生虫学专业英语词汇的音频和视频教材，让青年教师观摩、学习。谢长松教授在总结自己潜心研究医学教学法与基础医学教学改革的基础上，主编出版了《医学教学法讲义》，并连续多年为本校和兄弟医学院校教师举办医学教学法讲座，不仅教研室的青年教师深受影响，对整个基础医学院的青年教师培养也产生了积极的推动作用。

教评作为主要教学制度之一，对提高教师上课水平和能力发挥了重要的作用。教评包括听课后的教评和预讲后的教评。青年教师培养性讲授理论课前，一定要进行预讲，一次预讲不合格，还需进行第二次、第三次预讲，直至符合要求为止。所有教师包括高年资教师在讲授新的章节之前，都要求正式地全程预讲。教评从教学内容、条理、重点难点、板书、语言、仪表仪态、实验操作、科学性、形象教学与启发式教学的运用等多方面对授课教师进行评议。教评制度明确要求每位教师都必须抱着对教学的认真负责的态度，毫无保留地提出自己的看法。寄生虫学教研室教评的严格是有目共睹的，所有参加教评的人员包括研究生在内，按年龄或年资大小逐一发言评议，年龄小或年资低的先讲，年龄大或年资高的后讲。作为一种教学学术讨论，有问题可争论，但具体问题最后要有统一意见，以求科学真理得到公认。曾有一位青年教师预讲 4 次才得以过关；另一位已有 10 余年教龄并曾经在学校教师授课比赛中获过奖的老师调入寄生虫学教研室后，在他的第一次预讲教评后感慨地说，"为了备这 1 次课，花的时间精力比过去备 1 个学期的课还多，这 1 次的收获比过去 10 年都多"。中南大学教学质量考评专家组副组长祝继明教授曾评价说："寄生虫学教研室的教师在各次授课质量考评检测中结果全部为优秀，该室教师整体教学水平很高，授课质量在湘雅医学院属一流。"

教学改革和课程建设始终贯穿于医学寄生虫学的教学全程。寄生虫病在我国是一类常见病、多发病，有些甚至是危害人类健康和生命的重大传染性疾病。寄生虫学教研室建立近60年来，结合中国和湖南省寄生虫病防治的实际需要，长期不断进行人体寄生虫学教学改革和实践。在教学内容上根据中国和湖南省寄生虫病流行的实际情况不断进行调整。比如长期以来中国的五大寄生虫病（疟疾、血吸虫病、丝虫病、黑热病、钩虫病）流行猖獗、危害严重，寄生虫学的教学重点主要是放在疟原虫、血吸虫、丝虫、土源性蠕虫、阿米巴等这些重要的寄生虫以及相关的传播媒介上。随着社会经济的发展、人们饮食习惯、生活方式的改变以及某些重要寄生虫病防治工作的深入，寄生虫病的流行程度以及常见的寄生虫虫谱也随之发生了很大的变化。加之近20多年来艾滋病、肿瘤、器官移植患者等所致免疫功能低下者的增多，机会致病寄生虫病的发病率增加，以及由于社会经济活动增加致使食源性寄生虫病流行出现了新的变化。因此，为了使学生掌握新知识、新动向以适应将来临床医疗与寄生虫病现场防治工作的要求，根据寄生虫病流行与危害程度的实际情况调整教学内容。加大对机会致病寄生虫、食源性寄生虫等的课堂教学，相应减少因多年防治而大大降低流行与危害程度的传统重点内容如丝虫病和某些土源性寄生虫病的教学比重。同时，教学中合理使用病例与临床知识相联系进行寄生虫病的教学，加强与临床知识的联系，不仅提高了学生学习寄生虫学知识的兴趣，而且有利于培养学生的创新能力和分析问题、解决问题的能力。

根据人体寄生虫形态学教学的特点，寄生虫学教研室较早创建了本科生的寄生虫形态学的实验教学平台。为了弥补医学生后续临床课程中寄生虫病教学内容少，寄生虫生物学知识和临床寄生虫病知识不足的问题，寄生虫学实验教学通过不断改革，大幅度增加综合性、设计性、研究创新性"三性"实验教学内容，加大了活体实验和动手操作性实验教学内容。从两位陈教授时期起，寄生虫学实验教学中活体寄生虫实验教学和动手操作性实验教学就占有很高的比重，成为实验教学的亮点，也深受学生的欢迎。两位陈教授身体力行，带领全体老师和技术室老师采集活体标本用于教学，并将这一优良传统一代代传承下来。比如活体蛔虫和姜片虫就是老师们凌晨到肉联厂的屠宰场采集；活钩蚴是到养狗场采集狗粪然后在实验室孵化培养获得；肺吸虫的活体标本是到浏阳流行区采集螺蛳、溪蟹，实验室分离囊蚴后再建立狗动物模型获得；此外，还到郊区牛棚采集蚊虫成蚊；到稻田、竹林、污水沟采集孑孓；菜地的粪坑旁采集蝇蛆。至于采集剑水蚤、午夜采集血丝虫等等例子不一而足，数不胜数。在血吸虫实验课中，通过建立血吸虫病鼠或病兔模型，学生可以动手操作解剖动物，观察血吸虫的寄生部位和动物病理损害,虫卵孵化进行活毛蚴观察;在绦虫实验课中,学生通过解剖青蛙查找裂头蚴;在疟原虫实验课中,建立鼠疟模型,学生采集小鼠血液制作血涂片,染色后观察鼠疟原虫形态;在原虫实验课中,观察活体阴道毛滴虫运动特点,等等。针对检验专业学生的培养目标和专业特点,实验教学重点加强寄生虫病的临床诊断教学,开设粪便检查、血液检查、饱和盐水浮聚法等病原学诊断方法的实际动手操作;对于长学制学生,增设组织寄生虫临床病理诊断、免疫学诊断等创新性实验教学内容。这些实验教学内容的安排使寄生虫学实验教学摆脱了以往单纯"验证性"的形态学教学模式,极大地调动了学生的学习积极性和学习兴趣,学生动手能力明显增强,为今后的临床工作实践打下坚实的基础。

寄生虫学教研室历来重视教材建设,取得了丰硕的成果。在建国以前的寄生虫学教学过程中,选用的是 Craig and Faust 编著、国外出版的 *Clinical Parasitology* 教材,其中缺乏中国的相关资料。"文化大革命"结束以后,陈祐鑫教授入选在业界享有盛誉的大型参考书《人体寄生虫学》第一版任副主编,刘多教授入选第三版、第四版任副主编。1997 年曾宪芳教授首次主编《寄生虫学和寄生虫学检验》(卫生部规划教材)之后,教研室先后 11 次获得全国规划教材的主编权。其中,汪世平教授主编全国高等学校医学规划教材、普通高等教育"十一五"国家级规划教材《医学寄生虫学》、"十二五"普通高等教育本科国家级规划教材《医学寄生虫学》;中国科学院规划教材《医学寄生虫学》英文版; *Medical Microbiology and Parasitology*;全国高等医药院校规划教材《临床寄生虫学检验》。曾庆仁教授主编全国高等医药教材建设研究会规划教材《临床寄生虫学和寄生虫检验实验指导》;卫生部规划教材《病原生物学》和《寄生虫学和寄生虫学检验实验指导》;以及《免疫学和病原检测技术及基础与创新实验》等。曾庆仁主审全国高等医药院校配套教材《人体寄生虫学图谱》。副主编、参编各级各类国家级规划教材和教学参考书 50 余人次。同时,教研室组织力量制作了全套寄生虫学电子系列教材、医学教学法电子教材、专业英语领读电子教材、免疫与病原检测技术规范化操作电子教材;自制了一整套人体寄生虫学电子教材和病原检测技术规范化操作影像课件;全套更新和制作了电子版双语教学的实验挂图等应用于课堂教学和年青教师培养。这一系列的工作积极推动了教学改革,取得了良好的课程建设效果。所主编的教材先后 3 次获得湖南省教学成果(教材)奖,3 次获得中南大学教学成果(教材)奖。

课外教学活动的开展是寄生虫学教学最鲜明的教学特色。早在 1949 年春,两位陈教授就带领学生到寄生虫校外研究站——伍家岭实验站进行姜片虫防治研究。1950 年暑假,陈祐鑫冒着酷暑带领 1947—1948 年级 60 多名不同班级的同学走进了洞庭湖畔的血吸虫病重灾区进行调查,切身感受晚期血吸虫病患者"葫芦肚""老少年"、田园荒芜、家破人亡的情景。新中国成立以后,尤其是改革开放以来,根据预防医学、临床专业、检验医学和长学制(八、七年制)学生各自的培养目标，寄生虫学教研室积极开展现场教学、学生社会实践、课外兴趣活动、早期科研训练等丰富多彩的课外教学活动。例如，预防医学和临床医学专业同学多次在桐梓坡社区、望月湖小学、桐梓坡小学开展的"寄生虫病防治"科普宣传活动；湘雅医学院红十字会开展的"红十字高校行——寄生虫病防治宣传"活动；全国科普日"寄生虫病防治知识咨询"现场科普宣传教育活动；在血吸虫病疫区汨罗市进行的"血吸虫病防治知识咨询及义诊活动日"现场宣传教育活动；长学制和预防医学专业学生在岳阳青山进行血吸虫病流行病学现场教学、洞庭湖洲滩查螺现场教学；临床医学专业学生疫区血防医院现场教学；预防医学专业和临床医学专业同学在新发现血吸虫病疫区（株洲市荷叶乡、长沙市）查螺现场教学；预防医学专业学生在冷水江进行肺吸虫流行病学调查；预防医学专业学生在汨罗新塘乡亚洲带绦虫病流行调查；七年制学生科研实践——晚期血吸虫病人现状调查；国际医学教育标准本土化试点班学生科研兴趣活动；利用中南大学校外教学实践基地——湘雅寄生虫病现场防治与研究生实习基地条件，研究生和本科生完成的中南大学"百队千村入万户"大型医疗卫生服务社会实践活动，等等。这些活动的组织和实施不仅是对课堂教学知识的有益补充，还充分调动了学生主动学习的积极性和潜能，为学生自觉将所学到的理论知识与临床结合、与科学研究结合、与社会服务结合起来进行实际运用提供了良好的平台，有利于提高学生发现问题、分析问题和解决问题的能力，全面提升了教学质量。更重要的是，这些活动的开展开阔了学生的视野，培养了学生的创新能力和科学精神，达到全面促进学生素质教育，培养具有良好医德、医风以及扎实理论知识和实际应用能力的新一代医学生的目的。而且通过开展课外教学活动，不仅有利于青年教师的师资培养，对教研室的课程建设、科学研究和学科建设也有很大的促进作用。比如刘多教授所获得的 1978 年湖南省科学大会奖的获奖项目"中国小豆螺——斯氏并殖吸虫第一中间宿主的新发现"就是 1970 年代中期她带领卫生系学生在冷水江进行肺吸虫流行病学调查时，发现了长度仅 1.6 mm 的微型螺类（中华小豆螺），并在其体内查见有肺吸虫幼虫，解开了湖南省及华中、华南斯氏肺吸虫病流行区找不到螺类中间宿主之谜。

寄生虫学教研室的课程建设、教学改革在几代老师的共同努力下取得了一定的成绩。寄生虫学教研室 1987 年获得"湖南省先进实验室"称号。1996 年获得"湖南省优秀教研室"称号。2010 年获得"中南大学优秀教研室"称号。"人体寄生虫学"课程于 2009 年先后获得"湖南省精品课程"和"国家精品课程"称号，2013 年又获得首批"国家精品资源共享课程"。

（三）科研

医学寄生虫学学科的科学研究在湘雅建院初期就已经展开了。湘雅的首任校长，也是内科学及公共卫生专家的颜福庆博士，因为美国医生 Logan 于 1905 年在常德发现报道了国内首例血吸虫病病例而对公共卫生和预防医学给予了高度重视。1916 年他赴哈佛大学医学院进修公共卫生学,期间专门去拉丁美洲参加钩虫病的调查研究和防治工作。1917 年,他亲自带队赴当时中国最大、最为先进的江西安源萍乡煤矿进行钩虫病调查。颜福庆多次深入 150 m 下的竖井调查井下钩虫病的感染原因,同时调查地面的传染源。为了动员矿工们前来接受检查,颜福庆在矿上做了为期半个月的宣传,给矿工们做了 39 场关于钩虫病的通俗演讲,在矿工聚居地发放了 6611 张传单、821 张海报和 6606 本宣传小册子。为了让矿工们有直观的印象,颜福庆还在办公室放了一台显微镜,邀请矿工们前去观察钩虫的活动,展览钩虫标本。调查结果发现矿工的感染率高达惊人的 81.6%。随后在调查研究的基础上,颜福庆还组织了有效的药物治疗,使钩虫感染率降为 39.5%。颜福庆还说服煤矿专门建立了一个卫生部,负责一切与矿上卫生有关的事宜,改善煤矿卫生条件,以期达到最终控制、消灭钩虫的目标。

萍乡煤矿钩虫病的调查和防治,前后持续了 22 个月时间。颜福庆在此基础上写成了两篇英文论文《湖南萍乡煤矿钩虫病感染报告》(*Report on hookworm infection*, *Pinghsiang colliery*, *Hunan*)和《江西安源萍乡煤矿钩虫病的控制》(*The control of hookworm disease at the Pinghsiang colliery*, *Ngan Yuen*, *Kiangsi*),先后发表于 1918 年和 1920 年英文版的《中华医学杂志》(*The national medical journal of China*)上。两份报告是颜福庆在公共卫生领域的代表作,不仅是中国工业卫生史上开拓性的杰作,也是世界工业卫生史上不可多得的文献。

纵然如此,在当时的军阀混战和民国政府统治之下,卫生部门根本未把主要危害农村人民的寄生虫病放在议事日程中。建国以前,由于寄生虫学科没有完整的建制和专有人员,既没有一定的科研方向和长远的科研计划,又没有科研经费,遇到什么问题有空就抓,时而研究蛔虫病、旋毛虫病的免疫,时而研究姜片虫病的流行与治疗,因而谈不上正规的科学研究,只能搞点初步的调查或简单的实验。从 1943—1949 年新中国建立前为止,6 年之内只发表过 4 篇科研论文。那时相对影响较大的是长沙伍家岭姜片虫病的防治。1949 年 4 月,一位生长在长沙伍家岭的 8 岁男孩,被湘雅诊断为阿米巴痢疾与姜片虫病。此前湘雅有关姜片虫病的患者都来自外省,而这位病人为本土居民,从未离开过伍家岭。经实地调查,发现长沙伍家岭居民的大便中有姜片虫卵,当地居民感染率为 37.8%。在陈国杰、邓一韪两位教授主持下,参与工作的陈祜鑫、吴彭年、朱掌书、王绍冰等湘雅人在伍家岭成立了实验站,开展相关的防治研究工作。他们使用中药槟榔煎水让病人服用,使伍家岭全区 64 名姜片虫病患者的治愈率达 98.4%,大大鼓舞了湘雅人防治地方病的士气。

新中国建立后,党和人民政府十分重视对寄生虫病的研究和防治。解放战争中,大军南下,在渡江和进入洞庭湖区时,血吸虫病曾对广大战士的健康造成很大威胁。湖南地处长江中游，气候温暖、雨量充沛，全国五大寄生虫病（血吸虫病、疟疾、丝虫病、钩虫病、黑热病）中，除黑热病外，均有流行。1950 年初，陈国杰就在政府和学校的领导支持下，举荐陈祜鑫去岳阳建立岳阳实验所并任所长，负责洞庭湖区血吸虫病的调查研究和专业技术人员的培训；陈国杰本人于 1950 年 12 月去郴县许家洞乡建立疟疾防治实验站，从事湘南疟疾和丝虫病的调查研究和防治试验，并担负为全省培训专业技术干部的责任。

陈国杰在《国立湘雅医学院农村疾病防治研究委员会血吸虫病防治实验计划草案》中曾称，"血吸虫病在湖南蔓延之广，感染者之多，令人悚然""湖南全省每年可能有 700 万人患此病"。在前期调查工作的基础上，1950 年 3 月陈国杰、邓一韪等前往岳阳县对血吸虫病的流行作了初步调查。得知岳阳县血吸虫病居民感染率最高的在 50% 以上，居民鲜有老年男子，少有过二代的家庭，77% 的患者死于 50 岁以内。滨湖地带除血吸虫病流行外，80% 的居民患过钩虫病，几乎人人患过疟疾与眼病。根据这些调查，湘雅决定在岳阳郊外黄沙湾设立"血吸虫病实验所"，1950 年 6 月正式成立，所长为时任讲师的陈祜鑫。随后，"血吸虫病实验所"改称"岳阳实验所"，直属湘雅医学院与湖南省卫生处联合组成的"湖南地方病防治实验委员会"。

陈祜鑫在极其艰苦的条件下，带领广大血防医务人员，深入疫区调查研究，年复一年，他巡访了数以万计的病人，解剖了无以数计的钉螺，摸清了血吸虫病在洞庭湖区的流行情况和因素，并对疫区分型、疫区型变、病人归转、病人接替现象等问题，提出了创造性见解。随后，他带领学生开展血吸虫病中间宿主——钉螺的生态学研究。通过 20 多年现场和实验室的工作，陈祜鑫终于揭示了湖沼地带钉螺滋生及其分布的规律，于 1975 年写成了《洞庭湖的钉螺与灭螺》一书。陈祜鑫总结提出了著名的"两性五说"灭螺学说，即钉螺分布的单元性和相对高程性，由此而引申出单元灭螺说、密螺带灭螺说、钉螺滋生地主次灭螺说、人为调节水位灭螺说和抬洲降洲灭螺说等。他首次在我国提出和证明了"围垦灭螺"和"不围而垦灭螺"方法在灭螺中的作用，并进一步提出采用这种方法灭螺时巩固效果的条件及补充措施。为以后的土埋灭螺、水淹灭螺和围垦灭螺奠定了重要的理论基础，取得了湖区大面积灭螺的巨大成效。1964 年，陈祜鑫撰写了《血吸虫病的研究与预防》专著，详细阐述了洞庭湖区血吸虫病流行的特点与防治对策，并着重提出了与发展农业生产相结合控制血吸虫病流行的方法、步骤及实施方案。陈祜鑫所发现与倡导的环境改造灭螺，为确定洞庭湖区消灭钉螺提供了正确的方向与方法，有着十分深远的意义。陈祜鑫总结的"湖南省血吸虫病流行病学与防治的研究"项目荣获 1978 年全国科学大会奖，他本人被评选为全国科学大会先进个人。刘多、冯棣朝、张悟澄、曾宪芳、谢长松、易新元等都曾经参与和协助陈祜鑫教授的科研工作并且快速成长为寄生虫学教学、科研骨干。"血吸虫病防治实验所"还为湖南省培训了大批血防科技人员，后更名为湖南省血吸虫病防治研究所、湖南省寄生虫病防治研究所，为湖南省血吸虫病、寄生虫病防治研究作出了不可磨灭的贡献。

1950年7月，陈国杰、邓一韪等一行5人，前往郴县作疟疾的初步调查。给他们印象最深的是一首民谣"船到郴州止，马到郴州死，人到郴州打摆子"，说明郴州不仅山高路险，水浅滩多，而且是我省重要的疟疾流行区。他们通过对农村小学生作血液和脾脏调查，证明当时湘南人群的疟疾感染率很高，不仅有间日疟，还有恶性疟和三日疟，并存在同时受两种以上疟原虫感染者。这些调查报告为湖南省疟防工作积累了重要的历史资料，受到省卫生部门领导的高度重视。进一步调查发现，当地不仅有疟疾流行，同时还发现有丝虫病。据此，在中央卫生部的帮助及中南卫生部的领导下，湖南地方病防治实验委员会决定设立郴县实验所，其主要工作是研究防治疟疾及其他地方病(如丝虫病)的方法，同时担负起推进农村卫生工作的任务。同年12月25日，陈国杰通过实地勘察，最后把许家洞乡作为工作基地，"郴县疟疾防治实验所"正式诞生。

1951年该所实地调查统计的86个单位中，儿童疟疾患者总数为4682人。其中脾肿率最高的达84.8%，疟原虫感染率最高的为77.7%，最低的有18.9%。同年6月份开展全乡的疟疾调查，包括10个村庄、两个煤矿矿工及眷属，共计2549人，疟原虫感染率最高的为49.3%，最低的有31.5%。脾肿率最高的为47.8%，最低的有10.2%。在丝虫病防治方面，先后完成了10个村庄共1107人的调查，感染率最高的达76.9%，最低的也有35.1%。同时证实中华疟蚊是丝虫病的主要传播媒介；微小疟蚊有传播疟疾的嫌疑。郴县疟疾防治实验所全年门诊接诊3万多人。其中疟疾患者占19.29%，丝虫病症状显著者占1.16%，其余多见为眼科疾病和慢性溃疡患者。此外，实验所试办了灭蚊防治实验区，还协助护路解放军营房的灭蚊与防疟工作，使驻军疟疾的发病率较前一年大为下降。在预防宣教上，先后承担10家完全小学、5家初级小学、1家民众夜校的卫生常识课程。还采用家族访问、放幻灯片的方式与当地群众密切联系，推广卫生知识。完成防疫注射5169人，协助郴县第五区区政府培训了7名防疫人员。还先后深入湘南、马岭、三合、宜章的杨家山等煤矿，调查疟疾及钩虫的发病率。1951年12月25日，凌敏猷院长亲赴郴县实验所，祝贺实验所建所一周年，充分肯定实验所卓有成效的工作业绩。

除了从事湘南疟疾和丝虫病的调查研究和防治试验外，实验所还担负为全省培训专业技术干部的责任。在陈国杰的领导下，实验所先后举办了10余届疟疾防治专业干部培训班，为本省和全国部分省区的卫生防疫机构和院校培养了大批专业技术人才。陈国杰编写了数十万字的"疟疾学讲义"，不仅给学员们上理论课，还亲自指导学员看血片，做蚊种鉴定和蚊媒生态学调查。他以许家洞为实验区，主持和参加了抗疟措施研究，总结出以消灭传染源为主的综合灭疟措施并收到显著效果。由于当地晚期丝虫病人很多，他又组织调查郴州地区的丝虫病流行情况，证明了我省南部既有马来丝虫病，又有班氏丝虫病的存在，并组织了灭丝虫措施和临床治疗研究。他领导的主要传疟蚊种确定和中华按蚊的生态学特点等蚊类系统调查，为后人留下了可贵的本底资料，为疟疾防治提供了科学依据。1956 年冬至 1957 年底，刘多、冯棣朝又分别带队去湘南的桂阳和宜章，继续进行为期一年的疟疾和丝虫病调查研究，证明我省南方的主要传疟媒介是中华按蚊，疟疾的发病高峰在 7—8 月，但春季有一远期复发高峰是造成当年流行的重要根源。此一发现为其后我省抗疟策略的制订提供了依据。1962 年浏阳东乡疟疾爆发流行，刘多又带队前往，短短十余天查明了原因并首次在省内发现有以嗜人按蚊为主要媒介的疟区。根据以上科学研究资料总结的"湖南省疟疾流行病学研究"项目荣获 1978 年湖南省科学大会奖。

建国以后至 1956 年，学科的科学研究方向主要围绕血吸虫病和疟疾展开，1956 年以后科研方向进一步明确重点放在血吸虫病的灭螺及免疫研究上。建国后到 1964 年 8 月底为止，15 年内据不完全的统计撰写了科研论文 92 篇，68 篇是关于血吸虫病的，12 篇是关于疟疾的。

血吸虫病方面，主要在流行病学、预防、病理、药理、诊断、临床及治疗等方面开展工作。"流行病学"涉及血吸虫病的地理分布；病人的性别、年龄、职业分布、死亡年龄及劳动力受损情况等基线资料；病人的感染方式——接触湖水的方式；感染季节；粪便污染水源的方式；保虫宿主调查；流行区类型等。将湖南省的血吸虫病疫区据钉螺滋生地的地形归纳为"山丘""湖汊""洲滩""垸内""洲垸"及"输入"六型。"钉螺生态和灭螺方法"研究涉及钉螺形态，钉螺生态，灭螺方法（围垦灭螺法、不围垦灭螺法、铲草堆肥灭螺法、铲草皮烧火土灰灭螺法、火烧杂草芦苇灭螺法、药物灭螺法、人工捕捉钉螺灭螺法等）；钉螺扩散规律。"预防"主要涉及血吸虫病的药物个体防护和血吸虫病免疫的初步研究，血吸虫疫苗试验结果表明血吸虫幼虫与成虫都携带功能性抗原，能诱导部分保护性效果。"诊断"除了病原学诊断研究以外，着重进行了尾蚴膜反应免疫诊断血吸虫病的研究。自 1950 年起，陈祜鑫教授在国内率先开展了血吸虫免疫学研究，重点进行了血吸虫病的尾蚴膜反应研究。到 1959 年为止，对这一诊断方法进行了深入的研究探讨，确定了尾蚴膜反应条件、阳性标准、反应指标以及影响反应的因素，结果证明这种方法敏感性和特异性均较好，尤其对早期血吸虫病有诊断价值。他的研究还启动了其后多种类型的免疫学诊断的实验研究。

疟疾科研方面，在湘南地区（郴县、桂阳）先后共发现按蚊 12 种，赫坎按蚊种团（中华与雷氏）有重要传播作用，微小按蚊的传疟意义不大；湘东（浏阳）仅发现中华、雷氏与多斑按蚊 3 种。雷氏按蚊传播作用大，中华按蚊则未发现有自然感染者;开展湘南地区中华按蚊生态学研究;湘南地区疟疾主要种类为间日疟,恶性疟较少,三日疟仅有个别病例。还进行桂阳间日疟流行病学规律研究,郴县许家洞疟疾防治实验所防治、培训工作。

其他方面的科研工作主要有:在湖南省的宁远、新化、邵阳、洞口等地均已发现在当地生食溪蟹而感染肺吸虫的病例。新化肺吸虫经鉴定为斯氏肺吸虫;发现在长沙及临湘感染的长膜壳绦虫病例;发现在湖南永兴县感染的眼部裂头蚴病例;在长沙市发现美丽筒线虫病1例;湖南长沙及岳阳均发现有粪类圆线虫病例;湖南临湘(湘北)只发现班氏丝虫病例,郴县(湘南)为马来丝虫病流行区,其他邻县桂阳为纯班氏丝虫流行区,两县交界处为马来及班氏丝虫病混合流行区;在长沙市共采得蝇五科十七属55种。还进行的研究有:观察了6种主要蝇类的季节消长;湖南湘永煤矿两种钩虫病混合流行的调查与防治;郴县居民牛带绦虫病感染;沅江县新恙螨亚属恙螨的发现,等等。

1964年血吸虫病研究室正式成立。"文化大革命"期间血研室的科研工作基本停止,只有个别老师到湖区进行了一些水淹灭螺的现场观察。直到1978年才正式恢复为全院的科研室之一;同时,教研室还成立了原虫昆虫研究室及肺吸虫病研究室。科研工作仍以血吸虫病及疟疾科研为主,血吸虫病研究室在继续血吸虫病的流行病学(湖区地区血吸虫病的流行规律及疫区分型)、防治(钉螺生态、江湖洲滩围垦及不围垦灭螺)以及免疫诊断(尾蚴膜反应)等研究外,还开展了血吸虫病免疫预防(日本血吸虫尾蚴减毒活疫苗)、血吸虫病的免疫诊断(血吸虫病疗效考核抗原的纯化与鉴定,酶联免疫吸附试验考核血吸虫病疗效的研究,酶免疫组化方法诊断血吸虫病,血吸虫卵内微小沉淀试验诊断日本血吸虫病等)、细胞免疫(用特异抗原刺激探讨血吸虫病人的细胞免疫反应)、免疫病理(日本血吸虫虫卵肉芽肿超敏应答的人工诱发特异性免疫调节,未致敏小鼠实验性日本血吸虫虫卵肉芽肿中淋巴细胞的动态观察)、流行病学(湖沼地区血吸虫病易感地带的调查)及生物防治方面(养鱼灭螺)的研究。原昆室仍主要以疟疾的流行病学(疟疾流行规律和媒介按蚊的生态)研究为主,还包括中华按蚊唾腺多线染色体、同功酶等内容。此外,还开展了肺吸虫病流行病学、肺吸虫虫种鉴定及肝吸虫病流行病学等方面的研究。学科在1978年全国和湖南省科学大会上获奖的科研项目有:湖南省血吸虫病流行病学与防治的研究(1978年全国科学大会奖,陈祜鑫、刘多等)、湖南省疟疾流行病学研究(1978年省科学大会奖,刘多、冯棣朝等)、中国小豆螺——斯氏并殖吸虫第一中间宿主的新发现(1978年省科学大会奖,刘多等)、肺吸虫病疫区防治调查(1978年湖南省科学大会奖,陈翠娥等)。

进入19世纪80年代以后,寄生虫学学科的科学研究工作进一步跃上新台阶。2000年以前,血吸虫病研究室以易新元、曾宪芳、汪世平、曾庆仁等教授为龙头,在血吸虫病疫苗、诊断、免疫机制、生物学特性等方面开展卓有成效的工作。易新元、曾宪芳教授等共同研制成功诊断血吸虫病的快捷 ELISA 法，完成了日本血吸虫主要血清学抗原 31/32KD 成虫蛋白的纯化及特性化研究，并研制出快速 ELISA 试剂盒。率先在国内研究 KLH（钥孔喊血兰蛋白）与日本血吸虫的抗原交叉性及其早期诊断价值。DNA 杂交鉴定血吸虫种株的研究首次证明我国日本血吸虫大陆株不同隔离群间存在遗传差异，为血吸虫病的防治提供了科学依据。三联抗原免疫酶染色诊断血吸虫病的研究为国内外首次报道。此外，血吸虫抗卵免疫及采用他种寄生虫抗原进行抗血吸虫的交叉免疫研究，在实验动物体内获得减卵及减虫的明显效果，为研制新的抗病理疫苗和抗感染疫苗奠定了基础。除主要参与上述研究工作外，汪世平教授还在抗日本血吸虫生殖及卵胚发育免疫机理及免疫传感器诊断日本血吸虫病等方面开展研究。曾庆仁教授在血吸虫流行病学、药物防治血吸虫病及血吸虫生物学特性等方面开展研究。血吸虫病研究室先后获得国家自然科学基金、国家"九五"攻关课题、WHO/TDR 合作课题、总理基金、世行贷款血防项目、JRMC 项目、教育部、科技部、卫生部、水利部等部委科技攻关或血防项目、省厅级课题等 20 余项。"酶免疫组化法诊断日本血吸虫病的研究""日本血吸虫在长爪沙鼠体内的发育及病理变化""三联抗原酶免疫染色试验诊断日本血吸虫病的研究""血吸虫病快速诊断试剂盒""日本血吸虫成虫 31/32KD 抗原的分离及其诊断应用的研究""血吸虫病疗效考核方法的研究""抗日本血吸虫卵卵胚发育的研究"等科研项目获得省部级科技成果奖。陈翠娥、张悟澄教授在调离前完成的科研项目"鸮形科杯尾吸虫寄居人体首例发现及杯尾吸虫病的临床所见""日本血吸虫虫卵肉芽肿免疫病理研究""日本血吸虫 SEA 特异性调节虫卵肉芽肿病理学研究"等也分别获得省部级科技成果奖。

原昆室的刘多、谢长松教授与舒衡平副教授以及研究生李本文、罗树红等主要进行了疟疾的流行病学（包括蚊媒）、疟疾防治研究、疟疾免疫学和间日疟原虫红细胞外期生物学特性等方面的研究，对阿米巴痢疾及弓形虫等其他原虫也做了大量卓有成效的工作。中华按蚊唾腺多线染色体的研究纠正了前人关于该按蚊某条染色体的错误辨认。从自然界分离致病自由生活阿米巴的研究工作为国内首次从自然界分离到致病的多噬棘阿米巴。他们开展的疟原虫红细胞外期的生物学特性研究，在国内首次以鼠肝细胞为靶了，体外培养约氏疟原虫红外期成功。在此基础上又以人肝癌细胞为靶子在体外培养间日疟原虫红外期成功，填补了国内空白，受到国内专家高度评价。长沙地区人畜弓形体感染的血清学检测研究指出人、猪、黄牛及家兔皆受弓形体感染，为临床研究提供了宝贵的基础资料，并填补了湖南省弓形体感染调查的空白。此外，还开展了快速诊断弓形虫病方法等方面的研究。原昆室先后获得多项国家自然科学基金以及部、省、厅级课题项目资助。"中华按蚊幼虫唾液多线染色体研究""自然环境中分离出致病性自由生活阿米巴""中国人畜弓形体病调查研究""间日疟原虫红外期的生物学特性研究""住肉孢子虫病诊断技术研究"等科研项目获得省部级科技成果奖。

(四)研究生培养与学科建设

学科1964年首次由陈祜鑫教授招收寄生虫学研究生,1981年获首批硕士学位授予权。在十余年硕士培养点建设的基础上,1993年由易新元教授牵头,成功申报并获得寄生虫学博士学位授予权,首任博士生导师为易新元教授,先后又有汪世平教授、曾庆仁教授被评为博士生导师。1995年学科招收了第一位博士生,2006年招收了第一位博士后。到2014年共培养硕士研究生91名、博士研究生43名。

1996年,寄生虫学专业被学校列为省部级重点学科建设对象。在此基础上,学科于2001年在学术带头人汪世平、曾庆仁、舒衡平等教授的带领下,以我国重大传染病血吸虫病防治研究为龙头,以血吸虫病疫苗、临床诊断等新技术的研发为突破口,以寄生虫病3个研究方向为主要支撑,成功申报并成立了"十五"病原生物学省级重点学科。2006年顺利通过验收后继续"十一五"省级重点学科建设。重点学科建立以来以及在"十五""十一五"建设期间,学科在学科点负责人汪世平教授的带领下,取得了重要的标志性成果,目前已成为湖南省研究重要病原生物、疫源性疾病、血吸虫病等流行性疾病的基地和高级人才培养的摇篮。2008年经教育部权威评估机构对该学科专业的评估,病原生物学(寄生虫学专业)在全国41个同类二级学科评估中被评为A级,同年学科被获准为"血吸虫病免疫与传播控制"湖南省重点实验室。2011年,湖南省基础医学一级学科重点学科获得批准,该学科牵头的病原生物感染与免疫成为主要研究方向之一。

湖南省重点学科建设以来,学科发展方向得到进一步凝练。学科主攻方向之一为血吸虫病疫苗与免疫学研究,突破的重点为抗血吸虫病天然分子疫苗的产业化及现场应用;方向之二为寄生虫病诊断与应用研究,以血吸虫病快速诊断技术发展为重点,建立重大地方病及重要病原生物所致疾病的分子诊断和检测的技术平台;方向之三为病原生物特性与流行病学研究,主要以血吸虫细胞培养研究为突破口,结合免疫流行病学、分子流行病学研究,为传染病的现场防治服务。

学科的科学研究工作快速发展。学科继续以血防科研为重点,围绕血吸虫病疫苗、快速诊断技术等难题,通过筹建创新团队,开展实验室与现场、高校与血防部门机构的科研协作攻关。血吸虫疫苗研究项目属于原创性研究,天然分子疫苗在国内外血吸虫病疫苗研究领域具有唯一性并一直处于领先地位。重点突破了天然分子疫苗产业化的关键技术瓶颈;建立了国内规模最大的种质钉螺实验基地和建成疫苗原料基地等现场科研工作平台;应用蛋白组学技术成功筛选、鉴定了有效的血吸虫疫苗编码基因并构建成功核酸疫苗。在血吸虫病快速诊断技术研究方面,率先开展了血吸虫病诊断免疫传感仪的研制,为建立自动、仪器分析的新型诊断技术提供了技术平台。快速ELISA诊断血吸虫病的试剂盒已研制成功并进入产业化准备阶段。在日本血吸虫细胞生物学研究方面,建立了血吸虫成虫细胞疫苗的动物免疫模型,突破了血吸虫成虫细胞培养的技术难关,在国内外首次研究证明血吸虫活细胞具有诱导宿主产生显著的免疫保护性效果。成功突破了室内弓形虫病鼠模型传代的技术难关,采用分子生物学技术鉴定了弓形虫病免疫相关的新基因,对弓形虫病的诊断、预防、治疗也做了有益的探索。

2001 年以来,学科先后获得国家自然科学基金 11 项、国家"十五"科技重大专项 1 项、863 计划重大专项 2 项、国家 973 计划子课题 1 项、湖南省"十一五"重大科技专项 1 项、国家科技支撑计划重点项目 1 项、教育部博士点基金 2 项等项目支持,获得其他省、部、厅级科研项目 30 余项。"KLH 诊断血吸虫病的研究""日本血吸虫血清学抗原分析及其疗效考核价值的研究""血吸虫优势抗原的筛选和快速侦检体系的建立及其在南方战区血防工作中的应用""日本血吸虫成虫疫苗候选分子的克隆与鉴定""血吸虫病防治关键技术研究"等科研项目获得省部级科技成果奖。此外,有关"抗日本血吸虫病天然分子疫苗研究的进展"报道被列为2004 年度湖南省十大科技新闻之一。

综上所述,医学寄生虫学学科从无到有,由弱到强,伴随百年湘雅一起成长、发展、壮大。学科的建设、发展凝聚了本学科几代人艰辛的劳动、心血和汗水。

医学微生物学

(一)历史沿革

湘雅医学微生物学学科的起源可追溯到湘雅医学专门学校的湘雅医院细菌科。1916 年成立湘雅医学专门学校之初,学校因没有专门的微生物学学科或细菌学教学机构,教学任务由湘雅医院细菌科承担。直到 1943 年,由刘秉阳教授创建微生物学科并任主任。1954 年 9 月,按照全国第一届高等医学教育会议的精神,学校教学机构废"科"建"组",原有微生物学科,改称为微生物学教研组(室)。1955 年刘秉阳教授被调至中央流行病学研究所工作,由吴洁如教授主持微生物学教研室的工作。微生物学教研室于 1964 年经卫生部批准成立了病毒研究室。1978 年改"组"为"室",并成立了免疫研究室。由于免疫学的发展,1985 年微生物学教研室更名为微生物学与免疫学教研室,1988 年成立了佐剂研究室。1989年从微生物学与免疫学教研室抽调部分人员组建了临床微生物学与免疫学教研室。1998 年从微生物学与免疫学教研室抽调部分人员组建了免疫学教研室,免疫学研究室也随之划归为免疫学教研室,随后佐剂研究室的工作基本停止,微生物学与免疫学教研室更名为微生物学教研室,并与病毒研究室合并,实行一套人马、两块牌子的管理模式。2001 年,微生物学教研室与寄生虫学教研室合并为病原生物学系,微生物学与寄生虫学以病原生物学共同申报并获准为湖南省重点学科,2006 年成立微生物学系。

微生物学系现有教职员工 10 人,其中教授 2 人(包括 1 名特聘教授),副教授 6 人,讲师 1 人,工人 1 名。

(二)教学

1916 年成立湘雅医学专门学校之初,学校没有专门的微生物学学科或细菌学教学机构,微生物学教学任务由湘雅医院细菌科承担。随后由上海哈佛医学校医学博士、曾在美国哈佛大学医科专修的朱恒璧教员担任病理学、微生物学兼生理化学教习,主要讲述微生物的形状、种类、组织滋生及其生长需要,传染与免疫力的原理,空气及土壤中的微生物及其致病原因。据《湖南长沙湘雅医学专门学校第八次校订章程》记载:从 1923 年起卫生科兼微生物科教学由美国可劳拉度大学理科学士、美国哈佛大学医学博士、卫生科博士艾德华担任教员。1929 年湘雅复办后,细菌学的教学由美国明尼苏达大学医学博士蒋鹍教授担任。据第十五次校订《私立湘雅医学院章程》记载,从 1934 年起细菌学教学由白施恩教授担任。1941 年由白施恩教授主编了"细菌学讲义",该讲义不仅为湘雅学生使用,而且供多所医学院校师生参考。

19 世纪末至 20 世纪初是微生物学发展的黄金时代。这期间,湘雅培养了以汤飞凡教授等为杰出代表的一代微生物学大师。汤飞凡是当时湘雅医学专门学校第一班招收的学生,1921 年毕业。他后来相继到北京协和医学院细菌学系和哈佛大学医学院细菌学系学习进修,并于 1929 年春回到上海,就任中央大学医学院细菌学副教授。汤飞凡到任时中国还没有细菌学系,更没有实验室。1932 年医学院脱离中央大学而独立,更名为上海医学院,同时汤飞凡升为正教授。同年,他应聘兼任上海雷士德医学研究所细菌学系主任,自此中国开始了微生物学的研究。汤飞凡于 1954 年开始研究沙眼病原体,是最早研究衣原体的微生物学家之一,他首次应用鸡胚接种方法从沙眼病人的眼结膜刮屑物中分离培养沙眼病原体,并于 1955 年成功分离出沙眼衣原体,无可争辩地结束了半个多世纪关于沙眼病原体的争论。他所创建的分离培养方法被广泛采用,后来许多类似的病原体被分离出来。沙眼病原体的确认,使沙眼在全世界的发病率大幅度减少。1982 年国际沙眼防治组织为表彰他的卓越贡献,追授他沙眼金质奖章。汤飞凡卓越的学术成就不只是表现在沙眼病原体的发现,他在病毒学发展的早期就有过重要贡献。20 年代末到 30 年代,电子显微镜、超速离心机等现代化仪器设备尚未问世,病毒是有生命的还是无生命的这一问题尚在争论之中。汤飞凡教授和秦瑟教授利用砂棒滤器、普通离心机等简单设备,用物理方法证明了病毒是可过滤的、能离心沉淀的、能自我复制的、有生命的颗粒,是一种寄生于细胞内的微生物。他们还研制出第一代微孔滤膜(火棉胶膜),并利用它测定各种病毒的大小。汤飞凡也是最早研究支原体的科学家之一。1936 年,他和他的学生魏曦首次描述了支原体的 5 个不同形态的发育阶段:颗粒状、丝状、分枝、成链和崩解阶段,阐明了支原体的生活周期。汤飞凡是一位成就非凡的科学家，为了纪念他的卓越贡献，1992 年 11 月 22 日发行了汤飞凡教授纪念邮票。

1943 年，著名的微生物学家刘秉阳教授回到湘雅医学院创建微生物学科。1928 年，17 岁的刘秉阳，原为湖南大学本科化学系一年级学生，因有志于医学研究，于 1929 年进入湘雅医学院预科甲班，1935 年毕业，并于同年获美国耶鲁大学医学博士学位。1935—1939 年刘秉阳在北京协和医学院细菌免疫学系师资进修班学习，1939 年赴美国哈佛大学医学院学习和工作，1942 年被该学院聘为微生物学教授。1942 年，在抗日战争最艰难的时刻，刘秉阳教授放弃了在美国的优厚待遇与良好的工作条件，毅然决定回到祖国，决心为救祖国于危难之中贡献自己的力量。他搭乘随时都可能被敌军炸毁的运送军火的货轮，冒着生命危险，途经太平洋、大西洋、印度洋，最后从加尔各答辗转回国。从 1942 年 8 月起，刘秉阳先生从美国波士顿出发到 1943 年 1 月抵达西迁贵阳的湘雅医学院，历经整整 6 个月，其中的艰辛可想而知。回国后，刘秉阳全身心投入到战后的教学与医疗活动。自此开始了报效祖国的近 60 年的医学科研和教学生涯。他与张孝骞、汤飞凡、沈克非、吴执中等一大批爱国医学家共同撑起了旧中国医学事业的一片天。

1943—1955 年的 13 年间，湘雅医学院的微生物学科在刘秉阳领导下，编写教材、进行实习指导等，为每届学生讲授微生物学。新中国成立后，遵照教育部指令和湖南省卫生厅的委托，于 1951—1952 年，微生物学科参与了湘雅主办的两届医学高级师资班、一届中级师资班的教学工作。湘雅医学院当时的微生物学教学水平在世界范围内名列前茅。

1955 年刘秉阳教授调往中国医学科学院后，由吴洁如继任主任。在教学方面，担任过五年制医疗系本科生、卫生系本科生、四年制检验系以及三年制专科班的医学微生物学课程，还担任过技训班的医学微生物学教学。1978 年起，开设了硕士学位研究生的现代免疫学理论和实验技术课程，并多次为省内举办的免疫学学习班讲课和普及免疫学新技术。受卫生部门委托，办过三届医学微生物学高师班、三届中师班，并经常接受教师或技术人员来组进修，其中许多同志已成为各校的业务骨干。

在编写教材方面，除自编教材外，1964 年参加编写过武汉医学院主编的《医学微生物学》及即将出版的卫生系用医学微生物学统编教材。实验指导均系自编。此外，还组织组内同志翻译了美国耶鲁大学熊菊贞教授所著《诊断病毒学》一书，以及《第 4 届国际免疫学会议文摘选编》第一集的第一部分。

医学微生物学是现代医学教育的重要课程之一，也是理论性和实践性较强的一门课程。由于学科的发展，至 20 世纪 80 年代初期，医学微生物学实质上包含微生物学和免疫学两门课程，教材内容多，涉及面广，特别是从细菌学各论开始，同学们接触的微生物学名词多，疾病名词多，容易打混。为了提高教学质量，教研室采取了一系列措施以提高教学质量：一是抓好备课、预讲和课堂讲授。每届教学的前半年，结合师资培养，一般每堂课按教龄高低安排教师两名，并组织教学小组，任课老师写出教案、讲稿后，再在全室预讲，听取意见。力求搞好启发诱导，防止满堂灌，理论联系实际，方便理解；分析比较，前后呼应。另外，还要适当地辅以电化教具和图表模型，例如在免疫学教学阶段，除有电影和电视录像配合之外，还制有免疫球蛋白模型、玫瑰花结模型等配合课堂讲授。二是抓好实验课教学。首先是在实验总负责教师指导下备课，由于学员人数多，准备工作量大，他们经常早上班、晚下班，不辞辛苦。对于学生，要求做到三严，即严肃的科学态度，严谨的工作作风和严格的工作方法。除认真搞好实验操作外，还要求写好实验报告，以培养学生独立工作和独立思考的能力。三是抓好对教与学的考核。教师之间互相学习、互相观摩以及广泛征求对改进教学的意见。除经常性的听课外，还参加基础医学系组织的教评课，邀请兄弟教研室老师来听课和评议，并有教研室组织的教评课，由全室教师听课评议，全学期共 4 次，备有特定的表格，发动教师和学生参加教评，内容涉及多方面，教书教人等问题亦在其列。实验教学每期亦举办教评 1～2 次。对于学生，平时考核包括实验操作、实验报告写作、课堂答问、学习态度等多方面。此外，还有期中和期末考试检查教学效果。为及时反馈意见，除平时多接触外，还通过召开学习委员会议等多种形式增进教师和学生的相互了解。

1985 年至今，为了适应现代医学教育发展要求，微生物学教研室在教学上迅速转变教育思想和教学理念，积极进行教学研究，推动教师队伍建设和管理模式改革，加强教学条件建设，不断更新课程内容、改进教学方法与手段、建立了国内一流的医学微生物学理论教学体系与实验技术平台，教学质量大大提高，在教学管理、教学改革、教材建设及教学成果等方面成绩斐然。

该课程承担了临床医学（含英语医学班）、预防医学、医学检验、护理学、药学、口腔医学、精神卫生、麻醉学等多专业、多层次的医学微生物学的教学工作，培养了数以万计的医学专业人才。为高师班及各科进修生班开设医学微生物学专题讲座，还为研究生开设高级免疫学专题讲座（未成立免疫学教研室前）和分子病毒学等选修课程。

为了规范教学管理，建立了网页和网上学习论坛，将微生物学的教学文件、教学大纲、教学多媒体课件、电子教案等均挂在网上，做到了专业内容的知识共享，方便了学生，给学生增加了自主学习的机会，促进了师生间的互动。随时能收到学生对老师的反馈意见。教学档案全部微机化管理，制度化、规范化，专人落实，阶段总结。备课制度、预讲预做制度、听课制度健全。

由于生命科学技术的突飞猛进，医学微生物学也迅速发展，而过去以教师、课堂和书本为中心的教学模式远不能适应现代教育的要求，多年来为使学生在有限的时间内掌握更多的知识，微生物教研室坚持不断地进行课堂教学改革。近30年来新现和再现病原微生物发现了30多种，导致5年再版一次的教材从时间和容量上均难以及时反映学科进展。为此，教师上课除随时增加教材外的新内容外，还以讲座形式增加讲授医学微生物学学科前沿知识，拓宽医学微生物学教学范围。在教学手段上坚持采用灵活多样的教学方法，以问题和临床病例为中心组织学生课堂讨论、作读书报告，以及部分理论课程采用讲练结合方式进行教学。在教与学过程中使师生感到既是常规，又有新意，既不厌倦，又有压力，同时在这些教学方法执行中密切了师生关系。历届学生的反馈意见中对课程所采用的以上教学方式都很满意，而且十分配合。授课全部采用精制生动的多媒体课件，解决了过去授课深度、广度、难度不同的现象，老师讲课生动，学生听课认真，兴趣浓厚，大大地提高了教学质量。积极开展双语教学，在长学制学生的医学微生物学教学中，部分内容采用全英文授课。在多年教学经验的积累下，摘录编写了配合教学使用的《医学微生物学》英文教材。对于长学制学生理论课、实习课考试采用部分英文考题，鼓励学生全英文答题。针对长学制学生对理论课或实验课中遇到的有兴趣问题，开展第二课堂，在教师指导下查阅文献，并撰写综述。例如八年制或七年制学生对HCMV致畸机制很感兴趣，提出许多问题。老师没作简单的回答，而是引导他们到图书馆查阅文献，帮助他们对文献进行分析、思考和总结。学生们写出了"巨细胞病毒miRNA研究进展"（国际病毒学杂志，2009）；"HCMV增殖机制研究进展（发表于生命科学，2005；17：55-59）"；"人巨细胞病毒潜伏感染机制的研究进展（发表于国外医学微生物学分册，2005；28：7-9）等综述文章。不但满足了他们对HCMV知识的了解，还使他们初步学会了文献检索与利用方法，了解了科技写作的程序。课程组还积极开展了其他多种形式的课外活动，包括多种读书报告，如艾滋病、禽流感、结核病防治等有关知识宣传、培训及讲座等。近年来，申报卫生部视听教材4部，由人民卫生出版社出版发行。其中《球菌》获中南大学教学成果二等奖，《呼吸道传播的病原微生物》获卫生部教学课件一等奖。

通过实验教学内容、教学方法、考核措施等一系列改革，促使学生从记忆型、模仿型向思考型、创新型转变。对本科生的实验教学，可开出实验为29项，其中示教性（演示性）实验12项，操作性实验17项。开设目的是使学生对医学微生物学实验课程具有全面、系统的了解，掌握基本的操作技术，建立牢固的无菌概念，为今后课程的学习及临床实践和科学研究打下良好的基础。目前我们将部分操作性试验和示教性实验相结合，组成了综合性实验三个：细菌的培养与形态学鉴定；粪标本中肠道杆菌的鉴定；临床标本中病原性球菌的分离培养与鉴定。这一创新不仅增强了学生的动手能力，更燃起了他们对微生物学科浓厚的兴趣。尤其是综合性实验和设计性实验，改变了过去老师安排学生来做的模式，学生自己设计实验,向老师提出要求。实验完成以后,学生对微生物学知识有了更系统的理解。坚持理论联系实际,根据课程改革的需要,改变过去实验教学从属理论教学,实验课仅起验证作用的教学模式。把与实验内容密切相关的理论课放到小班,教师与学生边讲、边看、边做、边讨论,培养学生的自学能力和思考能力。理论、实验形成一体,提高学生的学习兴趣。几位教师同时上一节课,彼此征求意见,取长补短,集思广益,教学形式经常有新意,生动活泼。学生通过一系列实验操作,即能把本来抽象的知识,深刻理解而且印到自己的记忆中。教研室自制录像《细菌的接种技术》,在学生进行实验前观看,解决过去带教老师示教技术不统一,个别教师操作不标准的问题,使学生在短时间内就能很好地掌握接种的标准方法。"微生物学实验教学制备高效价抗血清、菌液毒种的实验方法"获中南大学实验技术成果三等奖。

鼓励教师发表教学论文,促进教学工作的开展。教学论文内容涉及多方面,如微生物学教研室多元化医学人才培养模式探讨;医学微生物学双语教学初探;开设医学微生物学探索性实验的设想;对提高医学微生物学理论课教学质量的几点看法;医学微生物学教学方法的探讨;医学微生物学多媒体教学课件设计和制作的体会;基础医学教育改革;对学校 2001 级七年制医学微生物学双语教学的实践研究与分析;医学双语教学的初探;1997 级医学微生物学课程体系改革评价;460 名医疗本科生医学微生物学考试成绩分析;结合因材施教提高医学教育质量;微生物学实验教学改革的初步尝试;免疫学课堂教学中如何激发学习兴趣;从病毒学的发展看其在医学教育中的地位;七年制医学微生物学实验教学改革;专科升本科微生物学教学的体会;关于在硕士生课程中增设分子病毒学的建议;学生理论考试作弊问题浅析;浅析本科生微生物学和免疫学成绩,加强与改进硕士生免疫学教学的若干做法等。

教材建设是学科建设的重要环节,也是教学改革的重要内容。该课程根据教学需要制订了教材建设计划,同时鼓励任课教师自编教材,通过教材编写更好的发挥自己的才能,把自己丰富的教学经验发扬光大,为课程建设作贡献。有多位教师参与五年制、长学制全国规划教材的编写,并编写出版微生物学专业书刊、专著多种。

该课程 1993 年被学校评为"优秀课程",还承担了卫生部教改课题,承担校级教改课题 20 项,发表教改论文 100 余篇,主编、参编出版教材及专著 50 余种,获卫生部教学奖励 2 次,校级教学奖励 4 次。此外,有多位教师荣获中南大学教学质量优秀奖或院讲课比赛优胜奖。

(三)科研

微生物学学科的科研工作始于 1934 年,湘雅医院细菌科在白施恩教授带领下,对白喉和回归热的诊断、治疗和预防工作以及细菌消毒与灭菌方法等进行了研究。当时，培养白喉棒状杆菌的培养基都采用吕氏（Loeffler）血清培养基。在制备过程中需要到屠宰场无菌采集牛的血液以分离血清，然后放在冰盒中令其凝固，再离心分离血清并加入某些试剂，用细菌过滤器过滤后分装，再经过蒸汽灭菌和两次间歇灭菌才能制成，手续相当繁杂。因为鸡蛋培养基材料容易得到，制作方法简便，白施恩教授决定用培养结核菌的鸡蛋培养基来试验培养白喉棒状杆菌，结果证明在鸡蛋培养基上生长的白喉棒状杆菌与在吕氏培养基上生长的完全相同。用简单的方法解决复杂的难题，尤其是在条件艰苦时创造条件开展科学研究工作，是优秀科学家能力的体现。在抗战时期贵阳市附近发生白喉流行，白施恩教授指导该地的中央医院细菌检验室的技师，在两三天内制备出一批鸡蛋培养基，并成功地分离培养出了白喉棒状杆菌。他的论文 *A simple egg medium for the cultivation of Bacillus diphtheriae*（简易鸡蛋培养基培养白喉杆菌）在英文版中华医学杂志上发表。1936 年美国当时研究白喉杆菌的权威细菌学家、约翰霍布金斯大学的 Frobisher 教授在 *Infectious Disease*（传染病）杂志上推荐这种鸡蛋培养基，将其称为"白氏培养基"（Pai's media），并在美国医学院校和传染病院的细菌实验室推广使用。1945 年驻德美军中曾爆发白喉，防疫人员在战后德国的废墟中，面临的是饥饿，很难找到牛血清，无法制备吕氏培养基。正在束手无策时，Frobisher 教授作为美国政府的代表被派往欧洲，他想到了白氏培养基，并利用该培养基成功地解决了细菌培养问题，使得白喉患者得到了正确诊断。也许正因为在紧要关头这种简单的培养基解决了大问题，所以在数十年后，白氏培养基仍被收进美国微生物学会出版的《临床微生物学手册》（1970、1974、1980 年版）、美国公共卫生学会出版的《细菌、真菌与寄生虫病诊断手册》，以及多种医学大辞典中。

另外，抗日战争期间（1938）湘雅医学院在贵阳市郊办学期间，由于野鼠猖獗，经常咬死试验动物，在缺少铁丝铁皮的乡间，白施恩教授从湘西吊脚楼建筑得到启发，用木材建成了防鼠的悬空笼，有效地解决了学校实验动物供应困难的问题，成功地繁殖了一批又一批的家兔、豚鼠和小白鼠。除保证教学需求外，还支援给其他院校和防疫部门使用。为此，美国罗氏基金会曾于 1941 年拨款 5000 美元，在湘雅医学院建立了一个大型的防鼠动物饲养室，为大后方提供制备疫苗和教学科研所需的实验动物。在 20 世纪 30 年代和 40 年代，白施恩教授在中外期刊上发表过《回归热病者血清的华氏及坎氏反应分析》《大蒜汁气杀菌试验》《简单真空干燥保菌法》等研究报告，体现了白施恩教授一贯不为陈规所限，勇于创新的精神。

1943—1955 年是微生物学科创建时期，在刘秉阳教授主持下，开展了细菌学和病毒学多个方面的研究工作。1944 年做过贵阳居民 OX19、OX2 和 OXK 抗体调查，并对该院 598 名学生做了 Rh 血型调查。1947—1948 年，进行过化学药物（如青霉素、氯霉素、氯化钴）和伤寒杆菌 Vi 噬菌体对伤寒杆菌的联合作用等方面的研究,实验证明噬菌体和药物对伤寒杆菌的联合作用比单独使用 Vi 噬菌体或化学药物要强。1949—1950 年曾就 868 份长沙市居民做过血清布鲁菌凝集素的调查。自 1951 年开始,长沙市发现有脑炎流行。虽然在多年前,在湘雅医院儿科有过类似脑炎的病例,但当时并未得到确诊。1952 年成立脑炎研究室,对脑炎的病原、传播媒介和储存宿主均进行了研究。同年建立了用鼠脑注射分离脑炎病毒和用鼠脑制备抗原做补体结合反应的方法。1953 年在临床诊断为脑炎病死者的脑组织中分离出两株病毒,并先后经动物感染范围、相互补体结合试验、相互中和试验和相互自动免疫试验证明所分离的两株病毒为流行性乙型脑炎病毒。同年用补体结合试验检测了 63 例临床诊断脑炎患者的血清,发现有 52% 的患者血清与流行性乙型脑炎病毒抗原呈阳性补体结合反应。1954 年和 1955 年又相继从多地临床诊断脑炎病死者脑组织中分离出 10 株病毒。

这期间微生物学科还继续对白喉的诊断、治疗和预防工作进行了研究。为了解从临床和典型的白喉患者分离的白喉棒状杆菌是否都能在兔及豚鼠显示毒力反应,以及同一菌株在动物和人体中所表现的毒力是否有量的关系,1952—1953 年曾对从临床和典型白喉患者分离出的白喉棒状杆菌进行了生物学性状以及对人体、兔和豚鼠的毒力研究,实验结果证明白喉棒状杆菌对人体的毒力不能完全依靠兔或豚鼠的皮肤毒性做判断。

为了配合痢疾的诊断和了解其流行情况,微生物学科在痢疾杆菌方面也做了一些工作。1955 年曾结合临床标本,用多价痢疾噬菌体配合凝集试验,可提早于30 小时以内完成痢疾杆菌的鉴定,借以协助痢疾的早期诊断。为了解痢疾杆菌对常用化学制剂的敏感性,将从 1954—1956 年所分离出的 339 株痢疾杆菌用试管法进行了对磺胺噻唑、氯霉素及黄连的敏感性试验;为了解长沙地区流行的痢疾杆菌的种类和型别,1954—1958 年在长沙分离出约 1296 株痢疾杆菌并经生化反应和血清学进行了分析鉴定。

1955—1984 年,在吴洁如教授主持工作期间,微生物学教研室承担了多项科研工作。1956 年夏秋季,长沙多地区出现流感流行,微生物学教研室应用鸡胚羊膜腔接种法,首次自患者咽喉洗漱液中分离出两株病毒,并经鸡胚感染能力、对鸡及豚鼠红细胞凝集能力、对小白鼠的致病性以及血凝抑制试验确定其为亚甲型流感病毒。1957 年,为了降低靛基质试验的费用,曾采用硝酸钠、氢氧化钠、醋酸等来测定细菌产生的靛基质。

1956—1957 年在脑炎流行期间,从三节吻库蚊中共分出 10 株病毒,1957 年在脑炎流行初期,自生猪血中分离出 4 株病毒,这些病毒经试验证明均为流行性乙型脑炎病毒。1956 年和 1957 年还进行了脑炎病毒的血凝反应研究,并用血凝抑制试验检查了猪、鸭、牛血清中有无特异性抗体。上述研究表明,在多地流行的脑炎,均属流行性乙型脑炎病毒,三节吻库蚊为乙型脑炎流行的传播媒介,生猪有隐性感染，且在流行早期生猪中有流行性乙型脑炎病毒血症存在，说明猪能作为脑炎流行的传染源之一。这些研究结果对流行性乙型脑炎病毒的诊断和防治具有重要意义。

1957 年我国发现传染性肝炎流行，微生物学教研室于 1958 年成立传染性肝炎专题研究组，致力于病原学和免疫学方面的研究工作。自 1958 年秋开始，应用鸡胚培养、动物接种及组织培养 3 种方法，进行了病毒分离培养，应用 3 个无黄疸型肝炎患者的混合血清经卵黄囊、尿囊及尿囊膜三种途径感染鸡胚后获得 1 份可疑培养物"384"，这份培养物在传代中可使部分鸡胚出现严重病变。1959 年应用人胚睾丸组织块培养法自急性肝炎患者血清中获得 1 份可疑的培养物"193"。此外还曾用猴、狗、小猪、猫、绵羊、山羊、兔、豚鼠、大白鼠、小白鼠等哺乳动物及鸡、鸭、金丝雀、山画眉、虎皮鹦鹉、相思鸟等禽类和鸟类，将肝炎患者血液或粪便或"384"的鸡胚培养物经腹腔、肝内、口服，少数用脑内、角膜等途径进行实验感染，结果除幼猴出现肝脾肿大现象外，其他动物无症状，亦无异常体征出现。1960 年曾用"384"及"193"两种可疑培养物分别制成皮肤抗原，分别对传染性肝炎患者、其他肝炎患者和正常人进行皮肤试验，结果发现其对传染性肝炎患者的阳性率比其他肝炎患者和正常人要高。为了解长沙地区肝炎患者的血清中有无与苏联 K3 株病毒相关的特异性抗体，以 K3 株病毒组织培养物与临床诊断为传染性肝炎的血清进行了中和试验。为了摸索慢性传染性肝炎的诊断，1963—1964 年微生物学教研室对肝炎患者进行了自身免疫的研究，检查患者血清中有无肝自身抗体。这些研究结果对传染性肝炎的诊断与防治作出了一定的贡献。

1962 年，微生物学教研室成立了组织培养室，进行人胚肾单层细胞培养技术摸索，并选择临床诊断为肝炎的血清试行用人胚肾分离病毒。1963 年微生物学教研室开始进行 KB、传代羊膜、Detroit－6、传代肝细胞、Hela 细胞等传代细胞培养。在咽结膜热流行时协助流传教研室，用患儿咽喉漱洗液接种人胚肾原代细胞分离出 1 株病毒，经中和试验证实为 3 型腺病毒。1964 年开始了人胚肺、人胚肝、人胚肠、人胚心和血管内皮等组织的单层细胞培养，对传代细胞的单层细胞培养技术也取得了一些经验，同时还对苏联 K3 株病毒对人胚肾、人胚肺、人胚肝等原代细胞及传代肝、Hela、Detroit—6 等传代细胞的致病情况进行了观察，对试管内组织培养物的剥离技术进行了探索。1964 年结合传代细胞的工作，对类胸膜肺炎微生物（PPLO）的生物学性状，如 PPLO 在固体培养基上的特殊集落生长形状，在人胚肺及人胚肝细胞上的细胞病变及对糖类的发酵反应等进行了观察。对 PPLO 的预防、检测及处理方面均取得了一些经验。1964 年夏秋季以来，还从 6 例急性传染性肝炎患者的粪中，在原代人胚肾细胞上分离出 4 株病毒。

在结核分枝杆菌方面，曾结合临床用活酵母菌混悬液培养基和苏通氏液体培养基进行了结核分枝杆菌玻片培养的比较研究，并对结核分枝杆菌的药物敏感试验与酶活性关系以及不同浓度的 Tween 80 对结核分枝杆菌生长的影响等方面进行了研究。

1971—1975 年微生物学教研室参加了全国慢性气管炎及感冒病原学的研究，其中主要是病毒病原学研究，从气管炎患者及感冒患者的标本中分离出鼻病毒、流感病毒及腺病毒等，同时进行了预防感冒对呼吸道常见病毒影响的观察。这些工作在当时均是国内先进水平，微生物学教研室多次被邀请参加全国慢性支气管炎防治会议。70 年代末期教研室与湘雅二医院协作，对长沙地区婴幼儿毛细支气管炎病毒病原学进行了研究，在本省首次分离出多株呼吸道合胞病毒。并经新的免疫酶标技术检测病毒抗体，证实了呼吸道合胞病毒为长沙该次疾病流行的主要病原，病原分离率居全国首位。

1972 年参与了西汉古尸研究，对棺液及古尸体腔抽出液做了细菌学检查，还对古尸肌肉、骨骼及头发做了血型检测，证明为 A 型，并说明血型抗原可长期保存，此项工作与其他项目一起获得 1978 年全国医药卫生科学大会奖。

1982 年用免疫电镜从肝炎患者粪便中观察到了甲型肝炎病毒颗粒的形态结构。这是学院利用电镜研究人类病毒形态学的开端。1982 年针对当时长沙流行的流行性出血性结膜炎的病原进行研究时，与眼科学教研室合作，分离出多株病毒，首先指出了肠道病毒 70 型与长沙地区流行的急性出血性结膜炎的病原关系。1983 年从婴儿急性胃肠炎患者大便中利用电镜检测到了轮状病毒颗粒，首次证实湖南地区婴儿急性胃肠炎患者的主要病原体是轮状病毒。

1985 年在湖南省首次成功地分离和确定了湖南省流行性出血热的病原，命名为"流行性出血热病毒湘 – 79 株"（在全国为第二次），该研究结果获得了湖南省科技进步二等奖和湖南医药卫生科技成果三等奖。施凯教授在从事流行性出血热病毒研究时，冒着风险亲自到流行疫区去抓捕黑线姬鼠，事后被传染上流行性出血热病，几经抢救才幸免于难。施凯的这种为医学事业贡献的精神一直激励着年轻一代微生物学工作者。

通过对人巨细胞病毒的感染、母婴传播方式及预防新生儿感染的方法等方面的研究，对我国防治巨细胞病毒传播，实行保健预防措施，提供了坚实可靠的理论依据，对实现人类优生优育具有重大的社会意义。1986 年，该研究成果获湖南省医药卫生科技成果三等奖。

对奶粉中金葡菌的检查及肠毒素检测，采用了与金葡肠毒素有极高符合率的耐热核酸酶检测，提高了肠毒素检测的敏感性和准确性，且该检测方法易于推广。1987 年，该研究成果获得了湖南省医药卫生科技成果三等奖。

在免疫学方面，20 世纪 70 年代初在国内率先建立起了玫瑰花环试验及 HLA 的配型工作，同时开展了 IgE 及 IgD 的检测及其与疾病关系的研究。建立的玫瑰花环试验，从 1973—1979 年为省内外培养技术人员 66 人。HLA 配型研究为后来开展器官移植和研究 HLA 与疾病的关系创造了条件。IgE 及 IgD 的检测填补了省内空白，且对分析病人 IgE 及 IgD 值提供了依据。1980 年在谢少文教授的发起和主持下，召开了三次全国性细胞免疫学座谈会，为推动国内的免疫学研究起了重要作用。

1988 年创建了佐剂研究室。佐剂研究室的工作由王慧教授主持，她与湘雅医院呼吸科谭礼智教授共同进行了热灭活死卡介菌防治慢性气管炎等疾病的研究，并在国家自然科学基金资助下，分离出了卡介菌的有效成分，对其提取工艺作了重大的改进，并对其作用机制进行了深入研究。通过对小鼠巨噬细胞的激活作用，对动物腹腔巨噬细胞移动抑制实验，以及对小鼠腹腔吞噬有毒人型结核分枝杆菌功能的影响等方面的研究，明确了卡介菌的有效成分为一种小分子多糖核酸，在体内能激活巨噬细胞，增强非特异性 T 细胞转化并诱发 r - 干扰素、白细胞介素 2 及 MIF 的产生，从而增强机体的免疫力。在药物安全工作方面进行了急性、亚急性和慢性毒性试验，结果证明本品是安全的。临床实验观察表明，对初治肺结核痰阳转阴、病变吸收、空洞闭合有显著疗效，同时对慢性耐药病例的治疗也有较好的效果。此外，对感冒、流感、哮喘、慢性支气管炎等均有疗效。该研究成果获 1990 年湖南省医药卫生科技成果二等奖，1991 年湖南省科技进步三等奖。自此卡介菌多糖核酸一直作为提高机体免疫力的药物在临床上广泛使用。

随着学科的发展，微生物学系科研工作也在不断取得进步。目前已获得多项国家自然科学基金和湖南省自然科学基金、湖南省卫生厅基金资助，发表论文的数量和档次得到进一步提升。以微生物学系为主组织的国家级、省级学术会议增多，参加国际及全国性学术会议的人数增多，并成功邀请了多名外籍学者进行学术交流。

在真菌致病机制和抗真菌药物研究方面，1995 年应用同位素掺入试验研究了山苍子油对白色念珠菌的抗菌机制；1999 年应用电镜及同位素掺入试验，研究了 α - 蒎烯的抗真菌作用及其机制；2007 年研究了耐药白念珠菌主动外排泵蛋白的功能与基因表达的相关性。国家自然科学基金课题"HD 抗菌机理研究"研究成果获湖南省科技进步二等奖。

在细菌耐药性机制方面，1998 年进行了耐甲氧西林葡萄球菌的检测与耐药性研究；2002 年检测研究了 80 株大肠埃希菌靶位基因突变对喹诺酮耐药的影响；2003 年检测研究了非靶位基因突变及外膜通透性的改变对大肠杆菌喹诺酮耐药和多重耐药的影响；2004 年探讨了淋球菌中国分离株对氟喹诺酮类药物耐药的分子机制，并建立了 PCR - SSCP 银染技术，利用该技术能简便、快速、准确地检测临床标本中淋球菌对氟喹诺酮类药物敏感性；2008 年进行了对 mtrF 基因在多重耐药淋球菌中的表达及其与高水平多重耐药淋球菌的关系、鲍曼不动杆菌 1 类整合酶基因在生物被膜内的表达及耐药分析以及鲍曼不动杆菌耐药程度与其主动外排泵蛋白的相关性等方面的研究;2009年探讨了耐环丙沙星鲍曼不动杆菌的主动外排机制。

在人巨细胞病毒(HCMV)方面,对HCMV致胎儿神经系统发育畸形的分子机制进行了重点探索。"HCMV致畸分子机制研究""HCMV先天性感染的受累基因及其功能性研究"及"HCMV致神经系统畸形的机制研究"三个课题获国家自然科学基金课题资助。2000—2003年研究了HCMV感染对人胚肺(HEL)细胞HOX基因的表达影响;2004—2007年完成了HCMV感染对小鼠脑组织Hox基因表达的影响;2008年研究了HCMV蛋白IE1及pp65在HEL细胞中表达的时空特性;2009—2013年进行了HCMV感染致人神经胶质瘤U251细胞miRNA表达改变的研究和Hsa－miR－27b调控人神经胶质瘤U251细胞Engrailed－2基因表达的研究。这些研究表明巨细胞病毒致胎儿神经系统发育畸形与其导致同源框基因或小RNA表达异常有关,为阐明HCMV致胎儿畸形提供了实验依据。

在呼吸道合胞病毒致气管高反应的机制研究方面,在国家自然科学基金的资助下通过建立单纯RSV感染及RSV＋免疫抑制剂两种气管高反应性动物模型,证实RSV感染免疫低下乳鼠后约70%的个体形成持续感染;RSV持续感染出现气管高反应疾病的典型病理特征;RSV持续感染可诱导感觉神经肽及其受体出现有规律的时空分布重塑,SP及其受体表达增加,而VIP表达下降,与气管高反应形成正相关;RSV的非结构蛋白可与组蛋白H2BD特异性结合,并进一步诱导H2BD单泛素化及下游HOXa5和HOXb6基因的表达,导致发育异常;RSV的非结构蛋白可导致淋巴细胞分化异常。上述研究充分解释了RSV感染致哮喘易感性增高这一临床事实,也为进一步的药物筛选奠定基础。

在丙型肝炎病毒研究方面,2002年进行了一种新型抗HCV药物筛选系统的研制和抗HCV中草药筛选研究;2009年进行了抗丙型肝炎病毒药物高通量筛选系统的研制;2012年进行了基于TMA技术的丙肝诊断试剂研发和带报告基因的丙型肝炎病毒细胞感染模型的建立。

目前,微生物学系的研究重点主要有真菌致病机制和抗真菌药物研究、细菌耐药性机制研究、人巨细胞病毒致病致畸机制研究、呼吸道合胞病毒致气道高反应的机制研究、丙型肝炎病毒表达调控机制研究等方面。

2011年,微生物学系引进了加拿大曼尼托巴大学微生物学系姚小剑教授,开创了HIV研究领域,其课题"关于RHE－12激活HIV－1潜伏感染及其分子机制研究"获得国家自然科学基金资助。

(四)研究生培养与学科建设

该学科于1979年开始招收研究生,1981年获得硕士学位授予权,2000年获得博士学位授予权。30多年来,在研究生培养方面取得了一系列可喜的成绩,为大中专院校、医院检验科、各级疾病控制和卫生防疫部门输送了一大批基础扎实、知识面广、创新能力强、能有效参与合作与竞争的高层次人才。

学科重视研究生创新意识和综合素质的培养,定期开展学术活动和各种学术交流,充分调动研究生积极性,定期举行文献报告和研究生工作进展汇报,报告完毕后认真讨论,各抒己见,使每位参与者都得到锻炼,开拓了思路。对于其他科室的学术交流,要求大家积极参与,了解学科之间的联系,使研究生在学术道路上获得更多的信息。并鼓励研究生积极申报研究生创新课题,获学校研究生创新项目 5 项。

自 1979 年开始招收研究生以来,多位教授如吴洁如、汪秀明、王慧、李沛涛、胡明杰、施凯、陈淑珍、舒明星、夏忠弟等为研究生的培养付出了努力。目前学科有博士研究生导师 1 名、硕士研究生导师 4 名,主要研究方向包括:"HIV 的分子生物学研究",指导导师姚小剑教授;"HCMV 致病致畸的分子机制研究",指导导师陈利玉教授;"HCV 基因结构与功能研究",指导导师刘水平副教授;"RSV 致气道高反应机制研究",指导导师王莉莉副教授、谭宇蓉副教授。迄今为止,学科已培养硕士研究生 70 名。近年来,按照中南大学"博士化工程"的要求,大部分教师获得了博士学位。青年教师谭宇蓉先后获得全国优博提名奖(2009)、省优秀博士学位论文奖(2009)及教育部新世纪优秀人才基金资助(2009—2012)。

自 2004 年起微生物学教研室为校硕士研究生开设了分子病毒学课程。多年来一直采用网络、多媒体课件、自制视听教材等形式进行教学,教学质量高,受到研究生的好评。

微生物学科自 1916 年从湘雅医院细菌科起源,经过 20 多年的发展,至 1942 年虽仍在细菌学科,但已形成微生物学科雏形。1943 年,由著名的微生物学家刘秉阳教授创建微生物学科。微生物学科成立之初,仅有 1 名教授、2 名助教及 1 名工人。1955 年刘秉阳教授调至中央流行病学研究所工作,微生物学教研组由吴洁如教授主持各项工作。

当时,微生物学教研室有教授 1 人、讲师 5 人、助教 1 人,实验技术人员 6 人。以后随着任务扩大,建制渐增。1964 年经卫生部批准成立了病毒研究室,1978 年组建了免疫研究室。发展至 1984 年,微生物学教研室有教授 2 人、副教授 2 人、讲师 11 人、助教 6 人、主管技师 2 人、技师 5 人、技术员 1 人。微生物学教研室此时的研究力量和技术水平,与成立之初相比有了很大进步。

学科于 2001 年与寄生虫学教研室一起成功申报并获准为"十五"病原生物学省级重点学科。在细菌和真菌的耐药机制、艾滋病等病原生物感染与致病机制、病原生物感染的快速诊断、病毒感染与优生优育的关系等方面进行了系列研究,特别在 HIV 复制所必需的病毒与细胞蛋白之间的相互作用,进而发展新的抗 HIV 感染的治疗策略研究方面更为突出,已发现一些小分子化合物,能够有效地抑制 HIV 复制或抑制潜伏的 HIV 感染,具有独特的支架结构,可能开发成为预防和治疗 HIV 的新药。2006 年"十一五"病原生物学省级重点学科顺利通过验收。2011年起，学科成为湖南省基础医学一级学科重点学科"病原生物感染与免疫"研究方向的组成部分。

学科注重引进人才、对外交流和国际合作。2011 年，从加拿大曼尼托巴大学微生物学系引进姚小剑教授，使师资力量逐渐雄厚，科研能力和教学水平大大提高，国际合作更加活跃，学科建设展示出良好的前景。

（五）其他工作

1952 年由刘秉阳倡导成立了中华医学会湖南省医学微生物学专业委员会，刘秉阳教授任主任委员，但当时由于时局的限制，参加者为数不多。1955 年刘秉阳因工作调动离开湖南后，学会工作由吴洁如接管。"文化大革命"期间，学会工作被迫中断，1984 年湖南省医学微生物学专业委员会重新恢复活动。在此同时还成立了湖南省微生物学会，吴洁如任学会第一届理事长。学会坚持以学术活动为中心，努力提高学术交流质量，为本省微生物学工作者搭建了良好的信息交流平台，加快了会员的交流及知识更新，促进了本省微生物学科的发展。

自 1989 起，微生物学系开展了微生物学临床检验，不仅直接服务于临床，还为实验教学提供了大量标本，从中获得了许多珍贵的教学资料，同时为教学提供了病例讨论的大量素材，丰富了教学内容，开阔了学生视野，做到了教学与临床实践的紧密结合。

五、生物化学与分子生物学

生物化学与分子生物学学科于 1920 年开设生理生化课程，1938 年开设生物化学课程，1946 年成立生物化学科，由我国著名的生物化学家、医学教育家任邦哲教授担任首届科主任。1954 年湖南医学院原生化科改制正式成立生物化学教研室。1960—1969 年曾与化学教研室合并为医用化学教研室；1970 年又与生理教研室合并；1977 年恢复单独建制的生物化学教研室。1978 年，生物化学教研室调整为生物化学教研室和生物化学研究室。1984 年，生物化学研究室更名为分子生物学研究室。1984 年以后，生物化学教研室、分子生物学研究室作为两个独立的三级教学科研机构运行。1995 年分子生物学研究室更名为分子生物学研究中心。2003 年 5 月，中南大学进行院系调整，生物化学教研室、分子生物学研究中心从基础医学院归属至新成立的生命科学学院，在生物化学教研室基础上成立生物化学系，分子生物学研究中心又称为分子生物学系。

组建中南大学前，生物化学教研室的历任主任有任邦哲、方暨岚、卢义钦、傅敏庄、宋惠萍，负责全室教学、科研工作；历任副主任包括方暨岚、朱定尔、卢义钦、傅敏庄、黄耀辉、周毅刚、唐建华、刘美莲等。组建中南大学（成立生物科学与技术学院)后,2004年陈汉春教授担任生物化学系主任,并兼任生物化学研究室主任,唐建华教授、曾卫民教授为生物化学系副主任(曾卫民教授主管教学,唐建华教授主管科研)。2013年生物科学与技术学院更名为生命科学学院,王军教授被任命为生物化学系主任(现任),何海伦教授为副主任(主管教学)。生物化学系现有教职工15人,包括教授6人,副教授4人,讲师5人。

学科于1963年首次招收研究生。1981年被国务院学术委员会批准为国内第一批生物化学与分子生物学硕士学位授权点。1990年被批准为生物化学与分子生物学博士学位授权点,1994年批准为生物化学与分子生物学博士后流动站,2000年获准为生物学一级学科博士学位授权点;2001年中南大学生物化学与分子生物学学科被评为湖南省"十五"重点学科,2006年被评为湖南省"十一五"重点学科,2011年生物学一级学科被评为湖南省"十二五"重点学科。到目前为止,共招收硕士研究生近200人,招收博士研究生近50人。学科涵盖生物化学、分子生物学2个三级学科,在下文中将分别进行介绍。

生物化学

(一)历史沿革

1914年湘雅医学专门学校创建,1920年开始开设生理化学课程,1938年正式开设生物化学课程,1946年成立生物化学科,任邦哲教授任首届科主任,1954年改为教研室建制。1960—1969年,生物化学教研室与化学教研室合并,改称为医学化学教研室。1970—1976年又与生理教研室合并,开设生理化学课。1977年恢复组建生物化学教研室。

1984年,生物化学教研室分出师资,建成分子生物学研究室,该研究室现改称为分子生物学系。

1988年,生物化学教研室又支援师资,成立检验系临床生物化学教研室。

2000年,学校合并组建成中南大学,2002年生物化学教研室从湘雅基础医学院脱离出来。2003年生物化学教研室隶属于中南大学生物科学与技术学院,并改名为生物化学系,2013年生物科学与技术学院更名为生命科学学院。

1960年生物化学教研室成立了生物化学研究室,任邦哲教授兼任主任,主持生物化学的科研工作,期间主要研究中国异型Hb,并获1978年全国医药卫生科学大会奖。1979年任邦哲教授调往广东后,生物化学研究室由卢义钦教授负责,其科研方向始终围绕"人红细胞及其膜与代谢"方面开展工作,并获卫生部科技成果甲等奖、卫生部医药卫生科技进步三等奖以及湖南省科技进步二等奖等。

1963年生物化学首次招收副博士研究生;1981年被国务院学术委员会批准为国内第一批生物化学与分子生物学硕士学位授权点,1990年被批准为博士学位授权点,1994年被批准为博士后流动站,2000年被批准为生物学一级学科博士学位授权点；2001 年被评为湖南省"十五"重点学科，2006 年被评为湖南省"十一五"重点学科。2011 年生物学一级学科被评为湖南省"十二五"重点学科。

（二）教学

1920 年湘雅开始开设生理化学课程，该课程全部以化学的原理、方法和技术来解释人体的生理现象，主要阐明食物、人体组织及液体的化学组成以及消化力、腺质动力及排泄物等生理过程，且非常重视学生的实习。1924 年湘雅医学专门学校更名为湘雅医科大学，1930 年更名为湘雅医学院。学校于 1938 年开设了生物化学课程，正式进行了生物化学的教学，由当时化学科的老师或指定的教授讲授生物化学课，时间安排在学完化学课程后再学习生物化学课程。当时的校长张孝骞教授及化学教授谢柞永等均教授过生物化学课程。如 1940 年，张孝骞院长主讲 18 班生物化学课。1941 年，谢祚永教授受聘教有机化学兼讲生物化学理论课，李昌甫（留学英国，新中国建立后任大连医学院生物化学系主任、教授），在化学科任助教，他指导学生上生物化学的实验课。

1946 年任邦哲教授受聘负责生物化学课的教学。当时，任邦哲离开上海医学院来到湘雅医学院，正式成立了生物化学科，并任生物化学科主任；与此同时，朱育惠与沈士弼由化学科转入生物化学科。1947—1948 年，朱育惠得到 ABMAC 奖学金，赴美留学一年，回国后升任生物化学副教授。1948 年，张孝骞的儿子张友尚到生物化学科担任助教，受任邦哲主任的影响，张友尚对生物化学这门学科产生了浓厚的兴趣。1950 年，张友尚去北京协和医院，后成为中国科学院院士。朱育惠则离职去武汉某军事医学研究所工作。同年 8 月，生物化学科招聘方暨岚、戴乐岁、严复、左大珏与黄迪 5 位新助教，加上原有生物化学助教萧惠涟、周衍权等人，生物化学力量得到了很大发展。1949—1953 年，朱育惠、沈士弼协助湘雅医院建立了临床生物化学检验室。沈士弼后赴沈阳医科大学，然后到了南京医科大学工作。最初，生物化学检验室附设于生物化学科内，有关临床科室的医师曾轮流来生物化学检验室见习，如内科主治医师朱无难、江泽芝等。生物化学科朱育惠老师为临床做生化检验，前后招聘过 7 位化验员（他们是左志剑，何××（女），俞莉明，王劲风，周衍权，胡惠廉，周清湘；他们大都于 1950 年考入大学），左志剑 1951 年去大连，何××曾读大学一年，后患癌症去世。只有周衍权、胡惠廉留任生物化学科做实验课技术员。

1953 年 9 月，卢义钦、朱定尔从中央卫生部在中南同济医学院主办的生物化学高级师资班毕业，统一分配来到湘雅生物化学科任助教。

1954 年生物化学科改为生物化学教研室建制，当时的教授是任邦哲，讲师有萧惠涟、方暨岚，助教有曹苹子、朱定尔、卢义钦等。

"文化大革命"前，生物化学教研室的主任是任邦哲教授，副主任为方暨岚讲师，讲师有曹苹子、卢义钦、朱定尔，助教有文震西、黄耀辉、刘俊凡、吴若术、傅敏庄、胡继蜀，见习助教为陈正炎、谢慎思，技术员是黎定疆、蒋四如等等。

1960—1969 年，生物化学教研室与化学教研室合并，改称医用化学教研室，开设医用化学课，其中包含了生物化学的内容。

1970—1976 年，生物化学教研室与生理教研室合并，开设生理生化课。生物化学内容由 144 学时删压至 30 学时。

1977 年恢复生物化学教研室。改革开放后，生物化学教研室的发展上了一个新台阶，教学课时数逐步增加，教职员工的人数曾一度超过 30 名。

1978 年生物化学研究室重建。1984 年，生物化学研究室与生物化学教研室分开，建成分子生物学研究室，后改建成湖南医科大学分子生物学研究中心，即现在的分子生物学系。

1988 年，生物化学教研室又支援师资，成立检验系临床生物化学教研室。

从 1978 年改革开放到 2001 年，生物化学教研室主要承担医学生生物化学与分子生物学的中英文教学。如，生物化学教研室除担负医疗系等 7 个系本科生、七年制及英语医学班(1983—1991 年共 9 届)的生物化学课外，1979 年起为全校研究生开设了高级生物化学理论课和生物化学基本技能训练。

2000 年 4 月 29 日，湖南医科大学、长沙铁道学院、中南工业大学合并共组中南大学。2002 年生物化学教研室从中南大学湘雅基础医学院脱离出来。2003 年生物化学教研室隶属于中南大学生物科学与技术学院，并改名为生物化学系。2013 年生物科学与技术学院更名为生命科学学院。在生命科学学院，生物化学系得到了进一步发展，教学任务包括五年制、八年制等医学生生物化学课程的教学，还包括该院生物学专业、基地班、留学生的生物化学课程的教学，以及硕士、博士研究生的高级生物化学课程的教学，并聘请了美籍教授张殿政给八年制和生物学专业的学生上课，等等。

近年来生物化学的教学成绩主要有：

(1)每年完成临床医学、麻醉学、药学、医学检验类各专业生物化学和生物技术概论、留学本科生中文班生物化学、生物科学专业以及临床医学八年制生物化学双语教学任务；为留学本科生英文班和留学研究生班开设全英文生物化学课程。向医学专业学生开设生命科学导论，面向医学专业研究生开设高级生物化学课程。

(2)成功开展生物化学双语教学公开课活动，此项活动获得学校本科生院、教学督导专家及听课师生的一致好评。

(3)指导本科生实践和科研训练成绩显著。在 2011—2013 年度大学生创新训练和自由探索项目申报中，以本系教师作为指导老师共获得国家级项目 3 项，省级项目 3 项，校级项目 14 项，指导本科生毕业设计 6 人。

(4)承担湖南省教学改革项目 1 项，校级教改课题 7 项；发表教学教改论文 4

篇；主编和参编全国高等医学院校规划教材各 1 部；获得校级高等教育教学成果奖二等奖 1 项；获得教学质量优秀奖 4 人次。

(5)在教学过程中，坚持了相互听课，新任教师预讲、预做等制度，积极开展教学活动；平时作业、实验报告本和试卷批改及时；教学档案齐全、整理规范。全体教师爱岗敬业，克服了教学地点分散等困难。

(三)科研

1960 年生物化学教研室成立了生物化学研究室，任邦哲教授为首届主任，主持生物化学的科研工作，主要从事血液生物化学的研究。任邦哲教授对湖南铅铸工人情况作过周密调查研究，提出对工人生活、工作环境加以改善，使铅中毒状况逐渐消失。1963 年，他从湖南 300 多种水稻中，筛选出 10 余种含蛋白质 11% ~13% 的良种，为提高人民群众的营养水平作出了贡献。1964 年，任邦哲教授组织成立了中国第一个异常血红蛋白(Hb)调研小组，不久，就发现了第一个异常 Hb 新品种——Hb 武鸣，成为中国异常 Hb 研究的创始人和奠基者。1978 年获全国医药卫生科学大会奖。1979 年任邦哲教授调往广东后，生物化学研究室由卢义钦教授负责。卢教授陆续参加了"铅中毒与维生素 C""我国人血液生化正常值测定""血浆代用品的研制"，主持了"湖南省异常血红蛋白的筛查及其一级结构分析和功能研究""人类及非人灵长类动物红细胞膜血型糖蛋白(GP)的多态性""我国青年人红细胞膜 GP 变种的基因分析""疟原虫入侵时人、鼠红细胞膜 GP 的改变"以及"再障红细胞的化学组成改变与代谢障碍机理研究"8 项专题研究。共发表科研论文 70 多篇。研究成果获全国医药卫生科学大会奖、卫生部医药卫生科技进步三等奖以及湖南省科技进步二等奖等。

1980—2001 年生物化学的科研方向主要为：卢义钦教授主持的"人红细胞及其膜与代谢"的研究，宋惠萍教授主持的糖尿病及其并发症的发病机制的研究，唐建华教授主持的糖基化磷脂酰肌醇特异性磷脂酶 D(GPI - PLD)基因的克隆，等等。

2002—2012 年主要有四个研究方向：一是糖尿病及其并发症的发病机制研究，学术带头人为宋惠萍教授。课题组成功地在国内首次采用体外三维培养将成年鼠胰岛细胞转化为导管样细胞，发现雌激素通过特定的靶分子，不仅可以增强机体对胰岛素的敏感性，而且可改善心血管系统的功能。该研究方向获国家自然科学基金 4 项、省自然科学基金 1 项，培养博士 4 名、硕士 6 人，发表 SCI 论文 5 篇、国内核心期刊论文 20 余篇。二是生物膜与相关疾病的研究，学术带头人唐建华教授，该研究方向首次从人骨髓基质细胞中克隆出完整的(2.6kb)、具有生物学功能的糖基化磷脂酰肌醇特异性磷脂酶 D(GPI - PLD) cDNA(GenBank 登录号 AY007546)，确定了该基因组的结构，并发现白血病、某些肝脏疾病和系统性红斑狼疮患者的该基因结构和表达均有改变，GPI - PLD 基因过度表达还促进免疫系统清除肿瘤细胞,这些成果为将该基因进一步引入临床奠定了基础。该研究方向获国家自然科学基金 2 项、国家自然科学基金国际合作课题 1 项、省卫生厅基金 1 项,培养硕士毕业生 8 人,发表 SCI 论文 2 篇、国内核心期刊论文 20 余篇。三是血液病的分子生物学研究,学术带头人为陈汉春教授,该研究方向开展了bcr-abl 反意义链寡核苷酸及干扰素体外转染 CML 细胞研究,深入探讨了白血病的干预治疗、诱导治疗及联合治疗的分子作用机制;研究发现,bcr-abl 反意义链寡核苷酸能有效封闭 bcr-abl 癌基因的表达,干扰素应答基因主要包括与细胞增殖及肿瘤转移相关的基因、与细胞凋亡相关的基因、离子通道及与物质代谢及其调节相关的基因。这些研究结果为白血病的干预治疗、诱导治疗及联合治疗及其机制探讨提供了新的思路、策略及分子水平实验依据。该方向获国家自然科学基金资助 2 项。培养硕士毕业生 9 人,发表 SCI 论文 2 篇、核心期刊论文 20 余篇,申请专利 3 项。四是生物能源研究,学术带头人宋元达教授,重点研究微乳化柴油、微生物柴油以及微生物合成 γ - 亚麻酸,这些项目已经作为长沙国家生物产业基地高科技项目,已在英美 SCI 期刊发表第一作者研究论文 4 篇,并有 3 项国家发明专利申请被授权。

2001—2011 年,生物化学系共获得国家自然科学基金资助课题 10 余项,省级资助课题多项,获科研经费 200 多万元;在国内外一流杂志发表科研论文 100 余篇,其中被 SCI 收录 10 余篇;获省级科技进步二等奖励 3 项;获专利申请多项。

2012 年以后,生物化学系进入了发展的快车道,随着高端人才引入生物化学学科,现在的学科发展方向主要有四个。研究方向一:基因组学技术开发在癌症发病机制及早期诊断中的应用,学术带头人王军教授;研究方向二:环境、基因与肿瘤,生物代谢酶等,学术带头人陈汉春教授;研究方向三:微生物酶学——蛋白结构和功能的相关研究,学术带头人何海伦教授;研究方向四:分子靶向抗癌药物,癌症早期诊断,肿瘤分子生物学,学术带头人朱曙东教授。王军为生物化学系现任主任,同时也是生物化学研究室主任。近 3 年来,生物化学系教师获国家自然科学基金项目 6 项,省部级项目 16 项,发表 SCI 期刊论文 25 篇,获优秀论文奖 8 篇。

(四)研究生培养与学科建设

生物化学研究生的培养可追溯到"文化大革命"前期,1963 年任邦哲教授开始招收副博士研究生,招收的第一位研究生是袁恬莹,之后还招收了王钟林等 3 位研究生。1967 年后研究生招收工作停止。1978 年生物化学教研室重新开始硕士研究生招生。同年,任邦哲教授招收了硕士刘德培。一年后,任邦哲去了暨南大学,刘德培由卢义钦和朱定尔共同培养毕业。1981 年生物化学与分子生物学被国务院学术委员会批准为国内第一批硕士学位授权学科点。合并到中南大学前,生物化学学科共培养硕士研究生 19 名,并与广州医学院联合培训硕士研究生 3 名,均如期毕业并获硕士学位(他们主要由卢义钦教授培养,付敏庄、刘俊凡等硕士生导师也参与培养)。此后,这些研究生均成长为生物化学领域的科研骨干。其中,刘德培当选为中国工程院院士,另 6 人获博士学位(4 人获美国高校 Ph. D.,2 人获我国医学博士学位)。

1990 年生物化学与分子生物学学科获得博士学位授权学科点。之后,朱定尔教授开始招收分子生物学博士生。1993 年宋惠萍成为博士生导师,开始招收生物化学博士生。宋惠萍先后培养博士生 6 名、硕士生 6 名。1994 年生物化学与分子生物学被批准为博士后流动站,2000 年被批准为生物学一级学科博士学位授权点;2001 年中南大学生物化学与分子生物学学科被评为湖南省"十五"重点学科,2006 年被评为湖南省"十一五"重点学科,2011 年生物学一级学科被评为湖南省"十二五"重点学科。

到目前为止,陈汉春共培养了博士生 2 名、硕士生 14 名。唐建华共培养了毕业硕士生 16 名。曾卫民教授共培养了毕业硕士生 4 名。

生物化学系现有博士生导师 4 名、硕士生导师 9 名。在读博士生 5 名,在读硕士生 20 名。学科培养的研究生刘斯奇成为北京华大基因研究中心副主任。

(五)学术交流

在 1984—1994 年的 10 年内,生物化学教研室共有 15 位教师赴美国访问进修,教研室先后接待了 8 人次来自美国、欧洲的生物化学、神经化学、肿瘤生物化学和代谢病专家访问;也先后有 5 人次访问美国亚利桑那大学、德州州立大学 Galveston 医学院分校、Emory 大学、香港大学与新加坡大学,参加讲座和学术交流。多位教师先后成为"全美血液学学会(ASH, 1989)"荣誉会员(Emeritus member),"美洲华人生物科学会(SCBA)"国际终生会员(1988),美国癌症研究学会(AACR)会员(2014),美国人类遗传学会(ASHG)会员等。

自 1995 年以来,生物化学系共有 16 位教师赴国外访问、交流、进修等,3 位教师获得国外博士学位。参加国内外学术会议 20 多次。

分子生物学

(一)历史沿革

学校分子生物学发源于生物化学。1946 年生物化学学科正式建立,由我国著名的生物化学家、医学教育家任邦哲教授担任首任主任。1954 年湖南医学院原生物化学科改制为生物化学教研室。1960—1969 年曾与化学教研室合并为医用化学教研室;1970 年又与生理教研室合并;1977 年恢复单独建制的生物化学教研室。1978 年,生物化学教研室调整为生物化学教研室和生物化学研究室。1984 年,生物化学研究室更名为分子生物学研究室。1995 年,分子生物学研究室更名为分子生物学研究中心。2000年4月湖南医科大学、中南工业大学、长沙铁道学院合并组建中南大学,原湖南医科大学基础医学院基本架构不变,分子生物学研究中心仍属于基础医学院下属单位;三校合并两年后(即2002年)学校调整了基础医学院的架构,分子生物学研究中心从基础医学院分离出来;2003年5月,中南大学进行院系调整,分子生物学研究中心归属新成立的生物科学与技术学院(2013年更名为生命科学学院)。此后,分子生物学研究中心又称为分子生物学系。分子生物学研究中心成立以来,在教学、科研、人才培养以及学科建设等方面取得了可喜的成绩。该中心第一任主任为朱定尔教授,第二任主任为谢慎思教授,第三任主任为胡维新教授,现任主任为刘静教授。

(二)教学

分子生物学研究中心1988年为研究生正式开设了医学分子生物学课程,是国内最早开设该课程的单位之一。随后该课程逐步成为临床医学五年制、七年制、八年制及生物科学四年制本科等专业必修课。自2000年以来,为适应分子生物学日新月异的发展趋势,分子生物学研究中心加大了教学改革的力度。为各类本科生开设的课程有分子生物学、分子生物学实验、现代分子生物学专题讲座、临床分子生物学、分子生物学技术原理与应用、基因组学等,每年为2000名左右本科生授课。为硕士、博士研究生开设的课程有高级分子生物学、分子生物学实验技术,每年为500余名研究生授课。始终把握分子生物学是一门前沿学科的特点,以研究生教学带动本科教学。在教学方法、教材建设、实践教学改革等方面,将研究生教学中取得的成果与本科生教学特点有机结合,极大地促进了本科教学改革和教学水平提高。为了提高教学质量,提高学生自主学习能力,2013年以来采取了大班授课与小班讨论课堂教学改革,根据不同的专业设计讨论题目,学生自己查找资料,制作PPT,学生以小班的形式讲解和讨论课题。开展了启发式教学、开放式教学、问题式教学以及“三性”(综合性、设计性和研究创新性)实验教学。在教材建设方面,1991年分子生物学研究中心朱定尔教授组织编写了《医学分子生物学讲义》,并多次修订再印。胡维新教授2001年主编了《医学分子生物学》(中南大学出版社);2003年主编了《分子生物学常用实验操作》(湖南科学技术出版社),2007年主编了《医学分子生物学》(科学出版社),2012年主编了《临床分子生物学》(人民卫生出版社),2014年主编了《医学分子生物学(第二版)》(科学出版社),并参编了多部卫生部规划教材。

由于该课程的教师队伍始终站在教学、科研第一线,医学分子生物学的教学内容紧扣学科前沿,基本理论讲授结合国内外最新研究进展,并联系自己的研究成果,使理论和实践紧密结合,教学水平和效果得到了进一步提高,深受学生欢迎。该学科教学和科研并重,科研促进了教学,主要表现在以下几个方面:一是以科学研究成果促进教学内容改革。教师在授课时能结合自己的科研实际,深入浅出地进行讲解。二是以科学研究带动教师队伍建设。在该学科青年教师队伍中,有教育部新世纪优秀人才支持计划人选 1 人,湖南省普通高校学科带头人培养对象 1 人,湖南省首批新世纪 121 人才工程人选 1 人,湖南省高校青年骨干教师培养对象 5 人,湖南省杰出青年基金获得者 1 人,中南大学"升华学者"特聘教授 1 人。三是以科学研究促进学生创新能力培养。通过国家级科研课题研究,为临床医学七年制、八年制、生物科学四年制本科生进行早期科研训练和创新教育提供了平台。

2005 年,高级分子生物学入选湖南省学位与研究生教育精品课程,2007 年,医学分子生物学(本科)入选湖南省精品课程;2008 年,医学分子生物学(本科)入选国家精品课程,上述课程的负责人均为胡维新教授。入选国家精品课程以后,在课程负责人的率领下,完成了医学分子生物学(本科)国家精品课程的建设工作。2013 年的医学分子生物学(本科)进行了升级改造,入选国家精品资源共享课程,课程负责人为刘静教授。在教学方法和教学手段方面,将师生为教学主体升级转型为以高校教师和学生为服务主体,同时面向社会学习。注重人才培养质量,服务学习型社会建设。经过转型试验,在教学研究与改革的基础上,形成了适合网络化的教学模式和服务社会学习型教学方法。完成了教学视频的录像和更新工作。该课程在申报国家精品课程前,曾录制了绪论、基因表达的调控、基因结构与表达分析的基本策略等章节内容。在后续的持续建设中,该课程根据五年制医学生课程安排进行了全课程的视频录像。同时该课程还补充了实验课的视频录像。在课程教学中,采用面向问题的启发式教学、课堂讨论等方法。在教学中还针对一些典型的问题,开展思考和讨论,鼓励学生提出自己的见解和解决方案,从而强化了学生的参与意识,提高了学习的积极性。在教材建设方面,完成了医学分子生物学系列教材的出版。胡维新教授主编的《医学分子生物学》(科学出版社)具有系统性、实用性、可读性等特点,被本校师生及全国相关院校广泛使用,深受广大学生、教师及相关专业读者的喜爱。同时,刘静、曾海涛组织编写出版了《分子生物学习题集》配套教材,初步形成了医学分子生物学系列教材。

2005 年以来,每年指导本科生申请创新课题,项目指导教师认真指导学生在分子生物学研究中心实施课题。为了培养本科生的创新能力和科学思维,2006 年和 2007 年为七年制口腔医学专业学生进行早期科研训练,2008 年开始为八年制临床医学专业学生进行早期科研训练,早期科研训练的形式是集中讲座和分组训练相结合,集中讲座的内容包括实验室安全、科研设计、信息检索、科研选题、实验室常规操作、科研论文写作等基本知识和方法。集中讲座以后,学生以科研小组的形式,在教师指导下利用课外时间开展科研基本技能的训练。科研小组成员在教师的指导下完成科研选题、实验设计、课题实施和实验总结。

该学科注重在国内推广分子生物学理论与技术,从 1991 年至今成功举办了

35 期"全国现代分子生物学理论与技术学习班",先后有来自除台湾、西藏以外全国各省、市、自治区、特别行政区的 100 多所高等院校、30 多所科研院所及 60 多家大中型医院的 2000 余名学员参加,该学习班的教学内容基础理论与前沿并重,广受业内和学员的一致好评,1996 年起被列为国家级医学继续教育项目。

由于教学工作成绩显著,2003 年以来,先后 4 次获得中南大学教学成果奖。

(三)科研

1964 年,受卫生部委托,组织全国生化常数研究和血红蛋白病的研究,朱定尔教授负责和主持了有关组织和技术研究等具体工作,担任了全国生化常数交流学习班班主任,为适应我国地广人多、民族复杂,参加单位多(共 18 所医学院校和研究所),工作量大,任务艰巨等国情和特点,设计了在全国主要医学院校所在地上海、四川、山东及湖南分设研究中心,分地区联合,并且分工进行方法学的摸索和研究,然后集中于长沙进行交流学习和讨论制定标准化方案。在交流学习班上开设了一系列有关生化常数研究的基础课程,并全面交流和编印出 15 种常用生化常数测定方法的综述、实验研究论文及标准化方案等资料,用统一的标准方法进行了我国首批生化常数测定研究。这一项目成功地进行,不仅为我国生化常数研究树立了良好开端,并为临床生化检验标准化奠定了一定基础,也为各参加单位培养了该项目研究的专业技术骨干数十人。1964 年在全国性大协作的血红蛋白病的调查研究中,朱定尔教授担任研究组副组长,负责实验室全部研究的组织和技术工作,首次在国内发现了 6 种不同血红蛋白类型,并调查了广西南宁地区 β - 地中海贫血的基因频率。这是我国最早和规模较大的一项血红蛋白病的调查研究,为我国在"文化大革命"后全面开展此项研究奠定了基础,并获得 1978 年全国科学大会奖。1972 年,朱定尔教授与多学科同事共同开展了针刺镇痛原理的研究,负责有关神经递质的生化研究,首次发现中脑和丘脑的 5 - 羟色胺与镇痛有关,同年在上海召开的全国针麻原理研究会议上报告,引起全国同行的兴趣和关注,随即被《中华医学杂志》约稿发表,又引起国际上一些学者的重视,纷纷来函索取论文,要求协作研究。1978—1984 年重新开展血红蛋白病的研究,并深入进行血红蛋白的结构与功能及其生物合成的研究,在国内首先应用微晶纤维素薄层指纹技术分析血红蛋白的一级结构,首先开展血红蛋白氧平衡功能的研究,并在湖南深入永顺、江华和通道三个少数民族集居地区随机抽样普查了 20 个县总计 4 万余人的异常血红蛋白的分布,发现国内首例融合的 Hb Lepore-Boston($\delta 87 - \delta 116$)和罕见的微量 HbA_2 Flatbush$[\delta_{22}(B4)Ala \rightarrow Glu]$,先后获湖南省医药卫生科技成果二等奖和三等奖,省科委科技进步三等奖及卫生部科技成果三等奖等。从 20 世纪 80 年代初又进一步从 DNA 水平研究地中海贫血的基因结构的变异,在中国人群中发现多种 RFLP 单倍体型,检测了中国人 δ/β 珠蛋白融合基因 Lepore-Boston 基因的融合位点区及其序列分析,并在中国人中发现首例非缺失型

δβ－地中海贫血，随后又进行了获得性地中海贫血的研究，发现各类白血病中均有不同特点和不同程度的 δ/β 珠蛋白合成失衡。

1984 年，在朱定尔和袁恬莹教授的努力下，生物化学研究室更名为分子生物学研究室，成为了三级教学科研机构。这是我国医学院校中最早建立的分子生物学研究室，其研究方向是"基因结构与功能"；1984—1997 年，主要从事珠蛋白基因、慢性白血病的 bcr-abl 基因、同源盒基因、SRY 基因的分子生物学研究。1988—1989 年，谢慎思教授在香港大学生化系进修期间，曾用聚合酶链式反应及直接基因组测序技术发现新的 β－地贫突变类型，1994 年谢慎思因组织研究室教师面向全国推广现代分子生物学技术，获国家教育委员会科学技术进步三等奖。

1998 年，彭兴华教授担任国家"九五"科技攻关课题——"东方田鼠、灰仓鼠、SCID 同源导入系及 IRM－2 近交系的培育"课题总负责人，中南大学湘雅医学院、中国医科院天津血液学研究所，中国医科院天津放射医学研究所，新疆维吾尔自治区地方病防治研究所，上海市实验动物中心等单位共同参与。同时负责湖南省协作组"东方田鼠实验动物化和抗血吸虫感染抗性机理的研究"工作。该课题经过 3 年攻关，于 2000 年 12 月通过专家评审验收，获得很高的评价。

胡维新的科研团队承担了国家"九五"科技攻关课题子项目——"东方田鼠分子遗传标志的建立和抗日本血吸虫感染抗性基因的克隆"。经过几年的研究，完成了东方田鼠封闭群的建立，取得了有价值的生物学特性资料。开展了染色体和生化遗传学特征研究，克隆并分析了东方田鼠基因组中作为分子遗传学标记的特异 DNA 序列；建立了东方田鼠骨髓 cDNA 文库和表达基因池，对东方田鼠抗性基因进行了初步筛选。"九五"以后，多次获得国家自然科学基金和湖南省科技计划资助，继续开展对东方田鼠实验动物化和东方田鼠抗日本血吸虫抗性相关基因的克隆及机制研究。同时进行了实验东方田鼠标准化研究，制定了湖南省地方标准"实验东方田鼠饲养与质量控制技术规范"，为东方田鼠开发应用奠定了坚实的基础。

1997 年以来，该学科已逐步形成了五个稳定的研究方向。

研究方向一：多发性骨髓瘤与白血病分子机制研究。从 1998 年开始，在胡维新的带领下开展该方向研究，目前学术带头人是胡维新、刘静教授。其主要工作包括：①首次发现水仙提取物和石蒜碱对白血病细胞 HL－60 周期阻滞和凋亡诱导作用，这种作用是通过激活线粒体通路和膜死亡受体通路实现的。②利用石蒜碱对 HL－60 异体移植 SCID 小鼠白血病动物模型进行治疗，发现其疗效优于 AraC，使白血病小鼠的存活率延长 30% 以上。③发现石蒜碱对多发性骨髓瘤细胞系 KM3 具有显著的增殖抑制效应，发现石蒜碱能够在转录水平明显改变一些关键基因的表达，从而导致肿瘤细胞增殖受阻，细胞发生凋亡。显示水仙提取物及石蒜碱均具有抗肿瘤前导药物的潜能。④首次发现 DAZAP2 在多发性骨髓瘤细胞中表达明显下调，确定 DAZAP2 为多发性骨髓瘤候选抑瘤基因。运用 RACE 方法从正常骨髓单个核细胞中成功克隆了 DAZAP2 全长 cDNA 序列。⑤在人多发性骨髓瘤细胞株中克隆了多个恶性转化相关基因，为阐明多发性骨髓瘤发病分子机制奠定了基础。该方向先后获得 12 项国家自然科学基金资助，发表科研论文 60 余篇，并于 2012 年获得第九届湖南医学科技奖一等奖和 2012 年湖南省自然科学奖二等奖。

研究方向二：东方田鼠抗日本血吸虫机制及实验东方田鼠标准化研究。该方向从 1999 年开始，学术带头人是胡维新教授。其主要工作有：①建立了东方田鼠生化与分子遗传学标志，并克隆了东方田鼠的分子遗传学标记 DNA 序列 30 多条，并且全部登录 GenBank。②筛选和克隆了多个东方田鼠抗日本血吸虫抗性相关基因与抗日本血吸虫抗性相关蛋白质，并对其抗日本血吸虫感染的机制进行了研究，为研发有独立知识产权的抗日本血吸虫感染的药物奠定了基础。③与中南大学实验动物学部的俞远京教授合作，实现了东方田鼠实验动物化，制定了湖南省首个实验动物地方标准，为东方田鼠开发应用奠定了坚实的基础。该方向先后获得 6 项国家自然科学基金和 2 个湖南省科技厅重点项目资助，发表科研论文 30 余篇。

研究方向二：对恶性肿瘤基因治疗及肿瘤基因遗传多态性研究。该方向从 1999 年开始，学术带头人是胡维新、陈汉春教授。其主要工作有：①建立了受强力霉素调节表达自杀基因 HSVtk 的乳腺癌细胞株。②用 MCF－7 细胞株建立乳腺癌 BALB/c 裸鼠模型，将 Rev/TRE/HSVtk 和 Rev/Tet-On 两株重组病毒直接注入肿瘤瘤体内，在强力霉素诱导和 GCV 作用下，HSVtk 对裸鼠乳腺癌移植瘤有十分明显的抑制作用。③构建携带 Tet-On 和 HSVtk 基因的重组腺相关病毒，感染 MCF－7 细胞，在强力霉素诱导下，介导 GCV 对体外培养的肿瘤细胞的杀伤。④用 MCF－7 细胞株建立乳腺癌裸鼠模型，将重组病毒直接注入肿瘤内有明显的抑瘤效应。⑤进行了生物代谢酶基因多态性与肺癌、白血病发生的关系研究，创立了评估癌症易患性的新方法，为肺癌和白血病等恶性肿瘤的预防及早期诊断与治疗积累分子流行病学资料和提供了实验依据。⑥进行恶性肿瘤的分子流行病学调查和与肿瘤易感性的关系研究。研究线粒体 DNA 遗传多态性参与肿瘤发生过程，赋予不同母系遗传背景的女性差异性乳腺癌风险。该方向获得 2 项 CMB 基金及 7 项国家自然科学基金资助，发表科研论文 30 余篇，并于 2010 年获湖南省自然科学奖三等奖。

研究方向四：药用植物资源高效利用与肿瘤治疗的基础与应用研究。该方向从 1999 年开始，学术带头人是罗志勇教授，其主要工作有：① 建立了药用植物次生代谢分子调控研究技术体系，克隆了 34 个人参皂苷生物合成候选新基因和 4 个人参皂苷转运蛋白功能新基因。②首次鉴定到人参皂苷广谱抗癌关键药靶蛋白,新发现并揭示该药靶激活的上游信号转导机制。③以原人参二醇皂苷与风车素等为先导结构,首次引入新基团,已获得 8 个高活性靶向抗肿瘤候选药物。④发现并阐明了 IKKi/NF－KB 介导炎症刺激反应与促发前列腺癌转移的新机制。该方向先后获得 6 项国家自然科学基金资助,发表科研论文 60 余篇,并于 2012 年获得第九届湖南医学科技奖一等奖和 2012 年湖南省自然科学奖二等奖。

研究方向五:生理和疾病状态下造血发育调控的分子生物学研究。该方向从2010 年开始,学术带头人是刘静教授,并与美国纽约血液中心开展合作,其主要工作有:①系统阐明了小鼠和人类红系发育过程中膜蛋白表达变化过程,发现了红系特异的分化标志物(CD44、Band3、α4—intergrin)。②建立了体内外系统研究正常红系发育及红系发育紊乱性疾病的新方法,利用此方法可对红系发生发展进行研究,为造血紊乱性疾病的诊断和预后检测提供了新策略。③系统检测了正常红系发育过程中 microRNA 表达谱的变化,并对有阶段显著差异变化的 miR－150展开深入功能研究。④研究 STIP 基因在白血病发生中的作用和机制。该方向先后获得 4 项国家自然科学基金资助、1 项教育部新世纪优秀人才计划资助、4 项省部级基金资助。代表性学术论文发表在 Blood 等国际著名期刊上。

自 1984 年建立以来,该学科在国内外学术期刊发表论文 200 余篇,其中被SCI 收录 50 余篇。获国家"九五"科技攻关、CMB、国家自然科学基金、863 子项目、教育部、湖南省科学基金 100 余项。申请国家发明专利 30 余项,获国家发明专利授权 13 项。主编教材 6 部,参编教材 5 部。教学、科研成果多次获国家、卫生部和省级奖励,1991 年获湖南省科学技术进步奖四等奖,1991 年获卫生部科技进步奖三等奖,1992 年获卫生部科学技术进步奖三等奖,1994 年获国家教育委员会科学技术进步奖三等奖,1994 年获湖南省医药卫生科学技术进步奖二等奖,2010 年获湖南省自然科学奖三等奖,2012 年获第九届湖南医学科技奖一等奖,2012 年获湖南省自然科学奖二等奖。

(四)研究生培养与学科建设

该学科 1963 年首次招收研究生,1966—1977 年期间停止招收研究生,1978年恢复研究生招生。1981 年被国务院学位委员会批准为国内第一批生物化学与分子生物学硕士学位授权学科点;1990 年被批准为生物化学与分子生物学博士学位授权点;1994 年被批准为生物化学与分子生物学博士后流动站;2000 年被批准为生物学一级学科博士学位授权点;2001 年中南大学生物化学与分子生物学学科被评为湖南省"十五"重点学科,2006 年被评为湖南省"十一五"重点学科,2011年生物学一级学科被评为湖南省"十二五"重点学科。目前,该学科共有职工 14人。其中,教授 4 人、副教授 5 人、讲师 2 人。到目前为止,该学科共招收硕士研究生 126 人、博士研究生 34 人。1 人获得湖南省优秀博士论文(刘静,2007),1人获得湖南省优秀硕士论文(陈迁,2006)。

六、医学生物学与医学遗传学

　　湘雅的生物学教学始于 1914 年湘雅医学专门学校建校之初的医学预科。此后，无论是湘雅建校之初的 7 年制、1929—1945 年间的 6 年制、1946—1949 年间重新恢复的 7 年制、还是 1950 年后的 5 年制、8 年制临床医学专业，生物学都是一门重要的医学前期课程。我国著名生物学家和遗传学家卢惠霖教授是该学科的创始人。他于 1925 年毕业于岳阳湖滨大学，获文学士学位；1926 年获美国海得堡大学理学士学位；1927 年入美国纽约哥伦比亚大学学习，成为现代基因创始人摩尔根的门生，并获动物学硕士学位，1928 年他获奖学金被保送到美国冷泉港海洋生物研究所开展独立的实验研究，并在低等植物蕨类孢子母细胞中首先发现了一个类似高尔基体的新细胞器——亲锇小体。1943 年，卢惠霖受聘为湘雅医学院寄生虫学科和生物学科主任、教授。在抗日战争的动荡年代，他精读并翻译了摩尔根的《基因论》，并于 1959 年正式出版。1960 年的"学术思想批判"过后，在中央文教调查组的支持下，卢惠霖重新恢复了生物学教研室主任职务，并在湖南省科委支持下，重新启动了对遗传学的研究。1961 年，卢惠霖教授专门为青年教师开设了遗传学、细胞学课程。从基本的实验技术入手，对青年教师进行系统培训，同时指导夏家辉等对米丘林学派提出的"获得性性状"是否遗传问题进行了连续 4 年的研究，从正反两方面证实了摩尔根基因学说的正确性。1963 年，卢惠霖教授筹建了医学遗传学研究室，并开始了对万余名中小学生的色盲普查，但研究工作因"文化大革命"而被中断。1972 年建立了湖南医学院医学遗传学研究室，在卢惠霖教授主持下，除了开展细胞遗传学研究外，还开展分子遗传学研究和群体遗传学的家系调查等。卢惠霖教授任该研究室主任。从 1972 年起，卢惠霖、夏家辉、张保先等首先开展了 60 年代的细胞遗传学技术研究，1974 年又建立了 70 年代的细胞染色体显带新技术，并在国内首先应用和推广，该研究于 1978 年获全国科学大会奖。1977 年 12 月，卢惠霖教授再次受命为生物学教研室主任和医学细胞遗传学研究室主任。1981 年 11 月，经国务院学位委员会批准，由卢惠霖领衔的湖南医学院医用生物学和医学遗传学学科获准为首批博士学位授权学科点，卢惠霖教授为首位博士生导师。在卢惠霖、夏家辉、李麓云等努力下，湖南医学院医学遗传学的研究不断深入扩展。1984 年，夏家辉教授领衔筹建了医学遗传学国家重点实验室，1987 年该室通过论证。此后，在夏家辉教授领导下，医学遗传学国家重点实验室在"中国人染色体异常核型数据库"和"中国人遗传病家系收集数据库"的建立、人类遗传性神经性高频性耳聋致病基因克隆、孤独症的全基因组关联研究、帕金森病分子机制等方面的研究达到国际先进水平。与此同时，1981 年卢惠霖教授与卢光琇教授一起建立了生殖工程研究小组，并于 1985 年建立了人类生殖工程研究室。经过 30 余年努力,该室在辅助生殖技术、生殖遗传学、干细胞与再生医学等领域的研究达到国际先进水平。2004 年获国家发改委批准组建了"人类干细胞国家工程中心";2005 年获准建立了卫生部"人类干细胞与生殖工程重点实验室"。2002 年,在中信深圳(集团)公司的支持下,建立了国内首家现代化的大型生殖与遗传专科医院。此外,由于三校合并,原生物学教研室于 2002 年更名为细胞生物学教研室,2003 年更名为细胞生物学系,2011 年细胞生物学系进一步扩大,含细胞生物学、植物与生态学、动物学 3 个教研室,成为中南大学生命科学学院的重要组成部分。

医学遗传学

1961 年起,在湖南医学院生物学教研室主任卢惠霖教授主持下,教研室为夏家辉等青年教师专门开设了遗传学和细胞学课程,进行了专门培训,进而开展了医学遗传学研究工作,"文化大革命"开始后被迫停止。1972 年恢复医学遗传学研究。1977 年 12 月校党委下文,任命卢惠霖为生物学教研室主任和医学细胞遗传学研究室主任,夏家辉为医学细胞遗传学研究室副主任。1984 年由夏家辉牵头筹建"医学遗传学国家重点实验室",由李麓云教授任重点实验室首任主任,夏家辉教授任学术委员会主任;1987 年通过论证,1989 年拨款、1991 年验收,向国内外开放。医学遗传学国家重点实验室围绕"人口与健康"的关键科学问题,开展医学遗传学基础研究与临床应用研究,同时承担遗传学国家重点学科、生物学一级学科博士点、国家生命科学与技术人才培养基地——基因科学与技术产业化点、卫生部"湖南——中国遗传医学中心"、卫生部"医学细胞遗传学国家培训中心"、国家外专局"神经变性机制创新引智基地"、中南大学生命科学学院遗传学系的工作。

40 余年来,医学遗传学国家重点实验室以"建立先进技术是基础、服务于临床是目的,通过特殊病例开展基础理论研究,由于在研究材料上独特,在技术上先进,其研究成果就可以达到世界先进水平,得到国内外公认,提高我国的医疗与教学水平"为宗旨,在创建先进技术、开展基础研究、实现临床应用方面作出了重要贡献,目前已成为与国际、国内有广泛合作,并有一定影响力的、按国际惯例运行管理的实验室。

国家重点实验室创始人、学术委员会名誉主任夏家辉教授是享誉国内外的人类与医学遗传学家,我国临床细胞遗传学的奠基者,中国工程院院士。实验室科研队伍目前有研究人员 50 人,含教授级高级职称 31 人,副教授级高级职称 7 人。包括中国工程院院士 1 人,千人计划 1 人,青年千人计划 1 人,长江学者特聘教授 2 人,长江讲座教授 2 人,国家自然科学基金杰出青年 2 人,国家自然科学基金海外青年基金(杰青 B 类)3 人,万人计划 2 人,百千万人才工程 2 人,国家创新人才推进计划——中青年科技创新领军人才 2 人，教育部新世纪优秀人才 10 人，美国中华医学基金会杰出教授 1 人，湖南省芙蓉学者 4 人，湖南省百人计划 3 人。实验室在读研究生近 120 人。

实验室夏家辉院士领导的团队在世界上最早将人类睾丸决定基因（TDF）精确定位到染色体 Yp11.32；创建了"中国人染色体异常核型数据库""中国人遗传病家系收集数据库"，最早在我国开展了遗传资源的收集、保藏和利用；克隆了人类遗传性神经性高频性耳聋疾病基因（GJB3），实现了在我国本土上克隆疾病基因零的突破，2004 年克隆了角膜环状皮样瘤致病基因 PITX2，2010 年在国内最早应用外显子组测序技术克隆了共济失调致病基因 TGM6、2013 年完成了中国人群孤独症第一个全基因组关联研究；在基因功能研究方面，实验室帕金森病分子致病机制和 GJB3 基因功能研究代表了国际领先水平，建立了从基础研究到具有自主知识产权的新药开发的系统研究平台；实验室引领了我国的临床遗传学研究与应用，培养了大批临床遗传学专门人才，为国家"人口与健康"政策制定提供了科学支撑。

自 1991 年实验室验收以来，共承担省、部、国家和国际合作课题 100 多项，其中包括国家自然科学基金重大项目 3 项，重点项目 4 项，863 重大项目 4 项，973 首席项目 2 项，美国 SmithKline Beecham（SB）项目 4 项。至今共发表研究论文 500 余篇，著作 30 余种。1978 年以来，共获研究成果奖 22 次，主要包括 1 次全国科学大会奖（1978），4 次卫生部科技成果甲（或一）等奖（1981、1986、1991、1994），5 次国家科学技术进步二等奖（1985、1987、1995、1999、2005），1 次国家教育部首届长江学者成就奖一等奖（1999），1 次国家科技部何梁何利科学与技术进步奖（1999），2 次国家自然科学奖二等奖（2001、2010），据国家科学技术奖励工作办公室的统计，该实验室是我国医学研究领域获得国家科技奖励二等奖最多的单位。

（一）历史沿革

在卢惠霖教授指导下，夏家辉在 1962 年参加了全国遗传病调查的工作，在 1966 年"文化大革命"开始后被迫停止，1972 年恢复"医学遗传学"研究。1976 年夏家辉编写了我国第一本《医学遗传学讲座》教材，率先在我国医学院校开出了"医学遗传学讲座"课程。1978 年后相继成立"医学遗传学研究室""医学遗传学教研室"。卢惠霖教授于 1978 年和 1984 年开始招收人类与医学遗传学硕士生和博士生。1984 年国家计委计划组建"医学遗传学国家重点实验室"，1984 年 12 月国家卫生部决定由夏家辉负责筹建，1987 年通过论证，1989 年拨款，1991 年验收向国内外开放。

按照国家计委［1990］1259 号文"国家重点实验室建设管理办法"总则所规定的"国家有重点、有步骤地建设和装备一批重点实验室，实行开放、流动、联合的运行机制，创造较好的科研环境和实验条件，使其逐步发展成为能代表国家学术水平、实验水平和管理水平的实验研究基地和学术活动中心"的要求，在 1991 年召开的医学遗传学国家重点实验室第一届学术委员会大会上，经夏家辉教授提议确定该学科的研究方向为：开展医学遗传学的应用研究及其基础研究，采用现代细胞和分子细胞遗传学及分子遗传学技术相结合的手段，研究某些致畸、致愚、致残、致癌疾病的遗传基础及其发病机制，达到诊断、预防和治疗某些发病率高的遗传病及某些肿瘤的目的，为提高人口素质的优生和计划生育工作服务。

2004 年 3 月 5 日至 8 日在实验室召开的第五届学术委员会第一次会议上，学术委员会根据学科和实验室近年来的发展，决定对实验室的"研究方向"进行修改，修改后的实验室研究方向为："开展医学遗传学的应用研究及其基础研究。采用现代细胞遗传学、分子细胞遗传学、分子遗传学、细胞生物学和生物信息学技术相结合的手段，研究某些致畸、致愚、致残、致癌疾病的遗传基础及其发病机制，达到诊断、预防和治疗某些发病率高的遗传病及某些肿瘤的目的，为提高人口健康素质和生存质量服务"。

2012 年 11 月 17 日，实验室召开了第七届学术委员会，修订实验室研究方向为："实验室的研究聚焦于鉴定神经变性疾病、精神疾病和智力障碍等人类多发、严重疾病的遗传学和表观遗传学基础，建立相应的细胞和动物模型、探索其病理机制、开发新的诊断和治疗方法"。

早在医学遗传学国家重点实验室建设之初，1986 年夏家辉就认识到实验室要在该学科领域代表国家在国际讲坛上占有一席之地，就必须培养分子遗传学研究领域的年轻的学术带头人，在最活跃的国际最前沿开展研究工作，在国际一流杂志上发表文章。

根据学科的发展，夏家辉院士一方面将邓汉湘等一批最有希望的年轻人推向国际舞台，让他们进入该学科国际最活跃的领域，在激烈的甚至是残酷的竞争中茁壮成长；另一方面在实验室坚持以"正直、责任、良心"为室训，以身作则，在加强思想教育的基础上，在争"世界第一"的科研实践中锻炼和选拔学术和技术接班人。

在学术带头人培养、选拔方面：实验室第一代学术带头人夏家辉于 1986 年（当时仅 49 岁）就向校长提出了选拔接班人的设想，并确定了邓汉湘等作为首选对象，提出了"冲出亚洲、走向世界"的要求。自 1991 年在全国创新性地、坚决地采取了"请进来、走出去""人员优选、待遇从优、管理自主、走出国门、择优回室"，可在国内外同时任职的"特区"政策。同时，以在国际一流杂志上以第一作者发表论文为客观标准，经过 10 多年的培养与选拔，不但为实验室成功培养了学术带头人邓汉湘教授，而且在"夏家辉—邓汉湘模式"的影响下，1996 年又将在美国哈佛大学工作的张灼华教授吸引回了实验室。由于邓汉湘、张灼华在国内、外都作出了世界一流的研究工作，邓汉湘于1993年开始享受国务院特殊津贴，1994年被评为国家级有突出贡献的中青年专家；邓汉湘于1998年(评审通过是1994年)，张灼华于2000年先后获得了国家自然科学基金"杰出青年基金"资助；张灼华教授1996年回室后，不但从美国带回了酵母双杂交(Yeast – Two Hybrid)、基因表达及亚细胞定位等一系列在细胞、亚细胞水平上开展基因功能研究的技术，指导20余位硕、博士生率先在国内开展了"基因功能组学"的研究，获得了创新性的成果，而且在美国应聘为加州大学终身教授后，在该校建立了一个由他担任主任的实验室，同时在国内被聘为教育部长江学者奖励计划特聘教授，并担任该室实验室副主任，真正实现了国内、外两个实验室的研究人员紧密合作的"夏家辉—张灼华模式"。

为了把实验室建设成为高水平的、有国际影响力的、对国家建设有重大贡献的科研基地，实验室依据自身特点，以及下阶段的研究重点与发展方向，结合国际前沿发展趋势，多渠道进行人才队伍建设：一方面从全球范围内择优招聘高水平的研究人员，2008年来，已从麻省理工学院、加州大学等国际知名大学或研究机构招聘8名海外优秀人才，其中7人全职回国；一方面在人才培养和引进中，突出神经和精神疾病等重大遗传性疾病研究的核心地位，不断选拔和培养新一代的领军人物，2014年，选拔扎根实验室多年的夏昆教授担任实验室主任。

在组建"基础与临床相结合的研究群体"方面：根据"开放必须首先对依托单位开放"的认识，1993年提出了以"医学遗传学国家重点实验室为龙头"，带动临床各学科在全校形成"以医学遗传学为龙头的学科群"，发挥临床医生和实验室研究人员的"团队精神"，在家系收集、基因定位、疾病基因克隆、基因功能和基因治疗等研究方面向国际前沿冲刺的构想。实验室先后聘任了神经内科、耳鼻喉科、妇产科、胸心外科、消化内科、精神科等科室的主任和副主任医师唐北沙、冯永、杨一峰、赵靖平、尹飞等临床学科骨干为实验室的客座研究人员，组成了"基础与临床相结合的研究群体"，共同克隆了"人类遗传性神经性高频性耳聋疾病基因(GJB3)"，实现了在我国本土上克隆遗传病疾病基因零的突破；而且在合作研究中特别加强了临床研究人员的遗传学基础理论和基本技术的培养，走出了一条"从学习→合作研究→申请课题→建立临床遗传学研究组，提高临床的遗传学基础理论水平，为病人的诊断和治疗服务"的"临床基础型学科带头人的培养模式"。与此同时，从长期与实验室开展合作的临床研究者中，将已具备独立研究组、研究工作与实验室密切相关的唐北沙、赵靖平、陈翔、冯永聘为实验室的PI。至今，该室已与湘雅医院神经内科、耳鼻喉科、皮肤科、妇产科、儿科和湘雅二医院精神科等建立了长期稳定的合作关系，其中多名临床医师加入该室研究团队，形成了一支由基础研究人员和临床研究人员共同组成的"基础与临床紧密结合的研究群体"。该群体先后获得了教育部创新研究团队和首届湖南省创新研究群体的支持。

（二）科研

（1）在我国最早开展了人类遗传资源的收集、保藏、利用和数据库管理，建立了国际上唯一一个包含种质资源的异常核型数据库，推动了我国遗传资源的共享。

遗传相关疾病对人类健康和社会发展构成严重威胁。我国有十三亿人口，约占世界总人口的22%，有56个民族，病种多，疾病谱最广泛、复杂，拥有世界上任何一个国家无法比拟的丰富的人类疾病生物资源。加强人类遗传相关疾病生物资源、尤其是独特资源的收集、保藏和共享是提高我国生物医药技术领域自主创新能力、产生原创性成果的源泉。

实验室在我国最早开展了遗传资源的收集、保藏与利用，为保护我国特有的遗传资源、开展相关的遗传学基础和应用基础研究作出了重要的贡献。1996年，受国家自然科学基金委员会、863计划、卫生部和美国SmithKline Beecham公司资助，在中国建立了第一个遗传资源数据库——"中国遗传病家系收集数据库"，建立了家系资源和样本的收集、保藏与利用的整套计算机管理体系。1996年4月举办了"全国神经系统遗传病家系收集研讨会"，建立了覆盖全国的遗传病家系收集网络。1998年5月25—29日，国家863办公室和卫生部联合在医学遗传学国家重点实验室举办了题为"中国人群遗传资源的调查与采集学习班与研讨会"，随后科技部与卫生部制定了我国第一部《人类遗传资源管理办法》，成立了"中国人类遗传资源管理办公室"。2003年建立了一个新的"中国人群遗传疾病资源收集、保藏及其共享体系"。2006年在教育部科技司的直接领导下和科技基础条件平台建设专家组的指导下，整合中南大学、复旦大学和西安交通大学的5个中心资源数据库和1个信息数据库，建立了一个全国统一的"中国人群遗传相关性疾病资源收集、保藏和利用"体系和"中国人类遗传资源网（http：//www.ocgr.org）"，实现了遗传资源的信息共享。2007年，教育部领导中南大学、西安交通大学和四川大学联合建设了"中华民族健康与疾病遗传资源共享平台"，2009年9月通过教育部和科技部科技基础条件建设平台中心的评估，纳入国家科技基础条件建设平台进行建设运行。

目前，"中国人群遗传疾病资源中心库"共收集了33个省市的家系10438个，共有217种疾病共计11544名患者，保存细胞株6491株，保存DNA样本25859个，皮肤组织122例，其他组织394例。"中国人类染色体异常核型收集数据库"共收集和鉴定了除西藏、中国台湾、中国香港和中国澳门地区外的中国人类世界罕见染色体异常核型3306种。

上述工作有力地推动了我国遗传资源的抢救、保藏、利用和共享，促进了平等互利的国际合作与交流。2005年"世界首报中国人类染色体异常核型遗传资源保藏及其 B/S 模式共享体系"获得了国家科学技术进步奖二等奖。

（2）在人类重要遗传病的致病基因定位与克隆研究方面始终处于国内领先水平，总计完成 27 个遗传病致病基因的定位，克隆了 12 个致病基因。

1990 年开始，实验室采用"人类高分辨染色体的显微切割、PCR、微克隆、探针池技术"开始进行遗传病致病基因的克隆。尽管该技术在复杂染色体异常的诊断与产前诊断中被成功应用，然而，在基因克隆的国际竞争中迎来的却是一次次的失败。在数次竞争失败的情况下，夏家辉开始考虑放弃以显微切割、PCR 的技术为主的策略，另辟蹊径。1995 年底在北京 863 课题进展汇报会上，夏家辉教授与有关科学家讨论国际人类基因组项目的进展中，基于他所学的生物学专业的根基及长期的思考，突然萌生了利用国际"人类基因组计划"研究所积累的信息资源，以进化的理论为基础，在计算机上进行同源分析，筛选新基因的想法。经过近半年的摸索，终于在 1996 年 7 月成功地建立了以计算机分析为基础的"基因家族——候选疾病基因克隆"新方法，确定了 GJB3 是决定人类遗传性神经性高频性耳聋的疾病基因。经过三次修稿，论文于 1998 年 12 月发表在 *Nature Genetics*，编辑部于 1998 年 11 月 30 日美国东部时间 17 时在网上发布了有关该研究的新闻，在新闻中编辑部称：夏家辉教授等的这些发现为细胞通讯的重要性以及这些介导细胞通讯过程的亚单位是如何在不同的细胞类型中发挥作用提供了依据。在同期杂志上，编辑部不但将该基因"Connexin connections"作为该期封面头条，还刊登了关于该基因研究的评论文章 *One connexin, two diseases*。这是在我国本土上克隆的第一个遗传病疾病基因，实现了我国克隆遗传病疾病基因零的突破。2004 年实验室夏昆又克隆了 1 个角膜环状皮样瘤致病基因 PITX2，沈岩院士 2005 年 6 月在《中国医学科学院院报》"院士评述"专栏撰写的文章《人类疾病基因的识别——机遇与挑战》专门收录了本室关于神经性耳聋和角膜环状皮样瘤致病基因克隆的研究。

2010 年，实验室创新性地将外显子组测序与经典的基因定位技术结合，从而使致病突变鉴定变得准确和迅速，采用该策略成功克隆了一个遗传性脊髓小脑性共济失调致病基因 TGM6。这是我国应用外显子捕获技术结合高通量测序克隆的第一个致病基因，同时也是国际上采用"基因芯片定位"结合"外显子组测序"克隆遗传性疾病致病基因的代表性研究之一。*Brain* 杂志对该研究作了专题评述 *Another locus, a new method*。采用上述策略结合生物信息学分析，2011 年克隆了一个发作性运动诱发性运动障碍致病基因 PRRT2；2012 年在国际上最早证明 FLG 基因是银屑病致病基因，参与克隆了播散性表浅光化性汗孔角化症致病基因 MVK；2014 年克隆了高度近视家系致病基因 SLC39A5。

在复杂疾病研究方面，建立了国内最大的孤独症样本库，并从染色体异常核型、CNVs、基于家系的传递不平衡分析（TDT）与全基因组关联分析（GWAS）等不同水平开展了独立或整合分析。发现 10 个孤独症相关的染色体异常、19 个孤独症相关的 CNVs。2013 年完成了中国人群第一个孤独症全基因组关联研究,在染色体 1p13.2 鉴定了 1 个新的孤独症易感基因位点和 4 个易感基因,研究论文发表在 Mol Psychiat,为实现相关疾病的分子诊断和认识疾病的病理机制奠定了重要基础。以此为基础,2012 年夏昆作为首席科学家获国家 973 项目"儿童孤独症的遗传基础及其致病的机制研究"。

1999 年,以"人类与医学遗传学和人类遗传性神经性高频性耳聋致病基因(GJB3)克隆"获教育部首届"长江学者成就奖一等奖",2000 年以"人类遗传病的家系收集与遗传病疾病基因的克隆"获"国家自然科学奖二等奖"。

(3)神经退行性疾病帕金森病和神经性耳聋致病基因 GJB3 的分子致病机制研究代表了国际领先水平,建立了从基础研究到具有自主知识产权的新药开发的系统研究平台。

在重要功能基因和致病基因的功能研究方面,医学遗传学国家重点实验室早在 1996 年就开始建立基因功能研究的技术平台,目前已建立了一套完整的分子、细胞水平的基因功能研究技术平台及小鼠、线虫、果蝇等模式生物研究平台。以帕金森病(Parkinson disease,PD)等神经退行性疾病基因为核心,在基因功能研究方面以及相关的疾病发病机制方面开展研究工作。

通过对一个特殊家系的研究,在国际上鉴定了第一个 PD 双基因遗传家族,为两个和多个 PD 相关基因共同作用引起疾病提供了人类遗传学证据(Hum Mol Genet,15:1816 - 25,2006)。建立了 PINK1 的果蝇模型,利用这一新模型发现 PD 相关基因 Parkin 和 PINK1 相互作用,共同阻止氧化应激作用对神经细胞的损伤(Proc Natl Acad Sci USA,103:13520 - 5,2006)。进一步的生物化学研究表明 Parkin、PINK1、DJ - 1 在细胞和人脑组织中都形成一个 PPD 复合体,这个复合体是一个新的蛋白质泛素化 E3 连接酶,在体外和 PINK1 敲除小鼠中均发挥调节异常折叠蛋白泛素化降解的作用(J Clin Invest,119:650 - 60,2009;Arch Neurol,68:684 - 5,2011)。这一研究在国际上率先证明多个帕金森病相关基因通过同一分子途径发挥作用,并提供了生物化学、细胞生物学和人类遗传学证据。

他们的研究进一步发现 Parkin 和 PINK1 可以被 Nedd8 类泛素化修饰,并增加 PPD 复合体的活性,这种修饰受 PD 相关神经毒素的影响(Hum Mol Genet,21:2514 - 23,2012)。他们还发现另一 PD 相关基因 ATP13A2 参与锰离子代谢,率先证明人类 ATP13A2 抑制锰离子对神经细胞毒性作用(J Biol Chem,34:29654 - 62,2011)。这些发现为环境因素和遗传因素相互作用参与 PD 发病提供了重要依据。

上述研究发现受到同行的高度关注,包括 Science Daily 在内的多个科学通讯进行了报道,J Clin Invest 杂志发表导读论文和新闻,2006 年国际最大的帕金森病研究基金会 Michael J. Fox Foundation 的匿名评审专家评审称"这项工作是帕森病研究的一项重要进展",国际权威杂志 Current Biology 在题为"Boom Time for Neuroscience in China"的专题报道中认为,中南大学是我国神经变性疾病研究中心之一(Curr Biol. 31：R441-4, 2011)。2011 年,以该项目研究结果为基础,张灼华作为项目首席科学家获国家 973 项目"神经变性分子病理机制"。2012 年,国家外专局和教育部共同建立了以张灼华为负责人的"神经变性创新引智基地"。由张灼华负责的中南大学"帕金森病功能基因组"研究团队获第四届中国侨界贡献奖(创新团队)。

系统研究了 GJB3 突变引起的人类疾病(耳聋和变异性红斑角化皮肤病)的分子病理机制,发现 GJB3 皮肤病突变体为温敏突变体,在一定条件下可恢复正常功能,在细胞和动物水平证明了 GJB3 皮肤病是通过突变蛋白折叠异常引起的细胞应激反应导致的。根据这一原理设计了一个可能用于治疗该类疾病的小分子药物,并完成了动物实验。

(4)遗传病的诊断与产前诊断研究与应用处于国际先进、国内领先水平,在出生缺陷防治领域起引领作用。

1973 年夏家辉冒着政治风险恢复"医学遗传学"研究,本着"建立先进技术是基础,服务于临床是目的,通过特殊病例开展基础理论研究,由于在材料上独特、在技术上先进,其研究成果就能够达到国际先进水平,得到国内外公认,提高我国的医疗与教学水平"的宗旨,以医学遗传学国家重点实验室为龙头,通过与湘雅各临床科室联合开设遗传咨询门诊,开展遗传病的诊断与产前诊断,组建了一支基础与临床相结合的临床遗传学学科群,为我国临床遗传学的建设起到了示范和引领作用,同时把我国的临床遗传学推向了国际前沿。1978 年"人体细胞遗传学的研究"成果获得了全国科学大会奖。1985 年"早期产前遗传性疾病诊断技术"获国家科学技术进步二等奖,这是我国至今在"遗传病产前诊断"方面国家颁发的唯一国家级奖。1986 年"人类染色体高分辨技术及其应用"获卫生部重大医药卫生科技成果甲等奖,1987 年获国家科学技术进步二等奖。

1990 年在国际上首创了显微切割、PCR、探针池、微克隆方法,并将其应用于致病基因克隆和遗传病诊断与产前诊断。1994 年"人类高分辨染色体显微切割、PCR、探针池,微克隆技术及其应用"获卫生部科学技术进步一等奖,1995 年获中华人民共和国科学技术进步二等奖。

2005 年"世界首报中国人类染色体异常核型遗传资源保藏及 B/S 模式共享体系"获国家科学技术进步奖二等奖。

1981 年以来,受卫生部妇幼司委托,长期为全国各省市级医院和妇幼保健院培养"染色体病诊断与产前诊断"的临床遗传学专门人才,至今共培养了 1000 余人,现在成为全国各省市产前诊断中心从事染色体病诊断与产前诊断的技术骨干。此项工作于 1991 年以"人体细胞遗传学技术的推广和应用"(推广类)获卫生部科技成果一等奖,1999 年获国家科学技术进步二等奖。

2007 年 2 月 1 日,针对广大遗传病患者不能得到科学诊治的现状,夏家辉院士呈信胡锦涛主席,建议设立"多发严重致愚、致残和致死性疑难遗传病诊断高技术平台、规范体系及国家网络"。为了落实胡锦涛主席的批示,2010 年创建了"湖南家辉遗传专科门诊部",2011 年扩建为"湖南家辉遗传专科医院"。以微阵列(SNP array)、生物信息学分析和无创胎儿"染色体非整倍体疾病"产前检测高新技术为核心,建立了疑难遗传病检测、诊断、产前诊断与遗传咨询的网络。并于 2013 年 3 月 22 日至 24 日在湖南长沙召开"严重致愚、致残、致死性遗传病诊断与产前诊断网络的建设全国研讨会",与会代表共计 365 人,来自除云南、青海、西藏、海南外的 26 个省市 152 个单位。全面推动了我国遗传病的防控工作。

总结 1974 年以来实验室在临床遗传学新技术建立与应用方面的经验成果,针对严重遗传病患者的诊断与产前诊断问题,进行了理论与技术上的集成创新,建立了服务于全国的高通量、集约型、标准化的从基础到临床的基因病、基因组疾病、染色体病的诊断与产前诊断高技术平台,通过临床服务于来自全国疑难遗传病的诊断与产前诊断。至今完成了 9078 例疑难遗传病的诊断和 840 例产前诊断,阻止了 137 例致愚、致残遗传病患儿的出生。

2010 年,该室在国内率先成功研发了采用新一代测序技术检测母体血浆中游离 DNA、进行胎儿非整倍体检测的技术,建立了"基于新一代测序技术检测胎儿染色体非整倍体无创产前诊断技术平台",通过抽取孕妇外周血即可检出 21 三体型、18 三体型、13 三体型、9 三体型综合征以及性染色体异常综合征,从而避免采取有创性产前诊断,降低了医疗检测风险。2011 年该技术通过湖南省卫生厅组织的专家鉴定,国内首家获准临床应用,现已在北京协和医院等全国 10 余家省级医院推广应用,使用该技术已成功为 52120 例高危孕妇提供了无创产前检测服务,阻止了 970 例染色体异常胎儿的出生。2012 年 11 月,美国妇产科协会(The American College of Obstetricians and Gynecologists Committee,ACOG)提出血浆游离胎儿 DNA 可作为胎儿非整倍体高风险首选的筛查方法,表明本室在该技术临床应用方面领先于国际水平。

(5)以"人源基因载体"为核心的自体化基因治疗研究体现了该室自主研发和技术创新能力,人核糖体基因区非病毒基因打靶技术体系处于国际领先水平。

夏家辉早在 1981 年就发现了 2 个携带额外双随体小染色体(BM)而表型正常的家系,该小染色体能稳定遗传,且对人体无任何危害。1991 年,夏家辉提出利用该小染色体作为基因治疗载体的设想,至今世界已发现 17 个类似的家系,但无人提出将小染色体改造为基因治疗载体的类似设想。该项目于 1994 年在医学遗传学国家重点实验室的"九五计划"和"十五发展规划"中正式提出,并在国家自然科学基金、美国 SmithKline Beecham 公司的资助下正式启动。夏家辉等原创性地提出 D、G 组染色体短臂是外源基因的理想靶位点，成功构建了一种新型非病毒性人源基因打靶载体——核糖体基因区打靶载体。已在多种细胞系中证实该载体的重要特点：能将外源治疗基因高效定点靶入到人核糖体基因区；打靶不影响细胞表型；治疗基因能长期、稳定、有效表达，从而具备比病毒载体更好的安全性和比其他非病毒载体更高的打靶效率和稳定表达能力。人源基因载体的构建成功，提供了一个全新的基因治疗载体。这是迄今为止国际上唯一的一个安全、有效、且可以实现定点整合的基因治疗新载体，可望解决基因治疗的根本性问题。2001 年科技部和国家自然科学基金委员会组织专家组对全国生命科学领域 33 个国家重点和 23 个部门开放实验室的评估，该室被评为六个优秀实验室之一。以吴祖泽院士为组长、李载平院士为副组长的专家小组在现场评估报告中书面评价称："取得了载体研究原创性的成果"。2011 年以来，在应用人源基因载体进行血友病 A 和 DMD 基因治疗的研究中，利用人源基因载体携带治疗基因打靶人胚胎干细胞获得成功，直接和间接打靶效率都显著高于国际报道的水平，这是迄今国际报道中最高的非病毒基因打靶效率，也是首次将治疗基因（hFVIII、hFIX）靶入人胚干细胞（Plos One，7：e37071，2012）。定点整合的人胚胎干细胞具有正常的多潜能性，经肝细胞、内皮细胞和造血系细胞定向分化后，能够稳定有效表达外源的 hFVIII、hFIX。同时利用人源基因载体还实现了对骨髓间充质干细胞的定点打靶，这也是国际上首次成功对人成体干细胞进行定点基因修饰。

　　该载体的相关研究处于国际领先水平，获 5 项国际专利和 4 项国内专利，是公认的具有我国自主知识产权的重大原创性成果。

生殖遗传学与干细胞医学

　　生殖遗传学起源于早期的细胞遗传学，创始人为我国著名生物学家、医学遗传学和人类生殖工程的奠基者卢惠霖教授。干细胞医学创建于 1996 年，创始人为我国著名生殖医学与遗传学家卢光琇教授。生殖遗传学与干细胞医学的建立与发展缘于卢惠霖教授对遗传优生方式的探索。卢惠霖教授一生致力于通过改善中华民族的人口遗传组成，提高中华民族人口素质的遗传优生途径。为此，1981 年他与卢光琇一起建立生殖工程研究小组，1985 年建立了人类生殖工程研究室，领导了人类生殖工程的研究，建立了精子库技术、人工授精技术和体外授精－胚胎移植技术。30 年来，人类生殖工程研究室已发展成为中南大学生殖与干细胞工程研究所、人类干细胞国家工程研究中心及中信湘雅生殖与遗传专科医院。

　　目前，生殖遗传学与干细胞医学学科共有员工 34 名。其中，高级职称者 27 名，博士生导师 7 名，硕士生导师 20 名，有医学遗传学、发育生物学、生殖医学、干细胞与再生医学、生命伦理学等 5 个二级博士学位授权学科点。近 30 年来，共发表论文595篇，主编、参编著作6部，获得专利20项，获科技成果奖13项，包括1988年及2009年两次获得国家科技进步二等奖，主办国际国内学术会议12次。

(一)研究生培养与学科建设

1978年，卢惠霖教授开始招收医学生物学与医学遗传学专业硕士研究生，先后培养了许发明、许嘉、何小轩、肖广惠、余穗、董燕湘、贺明伟、邓汉湘、范立青等硕士研究生。1981年，卢惠霖教授被国务院批准为医用生物学与医学遗传学的首批博士生导师，先后培养了李本文、张红恩、贺明伟、邓汉湘、范立青、李秀蓉等博士研究生。

1993年，卢光琇教授被国务院批准为医学遗传学博士生导师，至2002年，该学科已拥有5个二级学科博士学位授权点：即医学遗传学、发育生物学、生殖医学、干细胞与再生医学、生命伦理学，拥有博士生导师7名、硕士生导师20名。至今，已招收了研究生326人(其中，博士生115人，硕士生211人)，已毕业研究生229人(其中，博士76人，硕士153人)。

卢惠霖教授培养的邓汉湘、余穗、张红恩、肖广惠等活跃在国际遗传学领域，有相当高的学术声望。其中，邓汉湘在 Science、Nature 和 Nature Genetics 等杂志上发表论文70余篇，总引用超过7000次，第一作者单篇论文引用超过1000次；余穗在 Science、Nature Genetics、Cell 和 New England Journal of Medicine 发表论文30余篇。卢光琇教授培养的硕士研究生曾思聪，博士在读期间研究论文 Telomere recombination requires The MUS81 (MUS81蛋白在端粒重组机制中的重要作用)，以第一作者发表在权威杂志《自然——细胞生物学》(Nature Cell Biology)，卢光琇教授的博士生欧阳琦在读期间以并列第一作者在国际顶级期刊《细胞——干细胞》(Cell Stem Cell)上发表论文"HLA-Matching potential of an established human embryonic stem cell bank in China"，其博士学位论文被评为2012年湖南省优秀博士学位论文，2013年入选全国25人代表团，获得中德科学中心资助参加第61届德国林岛诺贝尔奖获得者大会，成为中南大学首次获准出席诺贝尔奖获得者大会的成员。

2002年开始，为全校医学类研究生开设生殖医学、干细胞与再生医学、临床遗传学、男性遗传学、发育生物学5门课程。

先后派送范立青、肖红梅、刘薇、李秀蓉、谭跃球、刘刚、杜娟、李汶、曾思聪、孙璇、周莤等教职员工前往国外学习研修，取得了丰硕成果。

20世纪60年代，卢惠霖教授顶住政治压力，开始遗传学研究，历经坎坷，于1972年建立了医学遗传学研究室，使医学遗传学在湖南医学院成为一个真正的学科。1980年，卢惠霖教授带领卢光琇开始人类生殖工程研究，1981年成立生殖工程研究小组，至1988年，人类精子库、冷冻精液人工授精、体外受精－胚胎移植

（试管婴儿）先后获得成功。1988 年，人类生殖工程研究室被卫生部选定为"湖南 –
中国遗传医学中心""人类精子库国家技术指导中心"，卢光琇教授担任遗传医学
中心副主任和精子库技术指导中心主任。1996 年，包括人类生殖工程室在内的遗
传学科在卫生部组织的专家委员会评审中，通过国家重点学科部门预审。2001
年，被批准建设人类干细胞湖南省工程研究中心；2002 年，在人类生殖工程研究
室基础上，成立了中南大学生殖与干细胞工程研究所，在中南大学支持下，与中
信深圳（集团）公司组建了中信湘雅生殖与遗传专科医院。2004 年，经国家发改
委批准，建立了人类干细胞国家工程研究中心。2005 年，被批准为卫生部人类干
细胞与生殖工程重点实验室。

2002 年，在湖南省基础医学一级学科重点学科申报中，生殖与干细胞研究作
为主要方向之一，获得湖南省一级学科重点学科。2009 年生殖与干细胞工程学作
为基础医学一级学科的主要方向之一，在教育部组织的基础医学一级学科评估中
获全国并列第一。

（二）科研

近 30 年来，在卢光琇教授领导下，学科走产、学、研发展道路，在科学研究
上取得一系列重大突破。在辅助生殖技术领域、医学遗传学、干细胞与再生医学
等等多个研究领域取得突破性进展，在包括《新英格兰医学杂志》（*New England
Journal of Medicine*）和《细胞——干细胞》（*Cell Stem Cell*）等国际顶级期刊在内的
国内外期刊上共发表论文 595 篇。获得专利 20 项，获得科技成果奖 13 项，包括
1988 年及 2009 年两次获得国家科技进步二等奖。

1. 医学遗传学

1962—1965 年，作为湖南医学院生物学教研室主任的卢惠霖教授组织青年教
师开展植物无性杂交试验，结论证明"后天获得性遗传不存在"。1963 年，卢惠霖
教授与易见龙副院长拟定了学院的"1963—1972 年 10 年科研规划"，确定了建立
细胞遗传学研究室和生化遗传学研究室计划。1972 年，在李亭植院长的支持下，
成立了医学遗传学研究室，卢惠霖主持湖南医学院医学细胞遗传学研究。

1973 年 4 月，卢惠霖教授与本校内分泌学专家伍汉文合作，首次开办了遗传
学专科门诊，帮助患者确诊男女性别畸形。1979 年 4 月，与湖南医学院附一医院
妇产科李麓芸等合作，首先在国内开设了定期的染色体病遗传咨询门诊，为妊娠
妇女提供产前诊断和遗传咨询。

1976 年，卢惠霖等对鼻咽癌淋巴母细胞株的染色体核型进行了研究，发现了
一条巨 A 染色体。1978 年，卢惠霖团队的研究成果"人体细胞遗传学研究"荣获
全国科学大会奖。1978 年，在全国优生优育法规统稿座谈会上，卢惠霖教授就优
生优育等问题提交提案。此次会议对后来的《中华人民共和国母婴保健法》和《人
工授精管理条例》的出台起了促进作用。1978 年，在全国性的染色体技术经验交

流会上肯定并推广了染色体显带技术，成立了以卢惠霖为首的显带染色体识别标准三人小组，进行研究工作。1979年，卢惠霖等在我国首次测定和发表了《中国人体染色体 G 式显带模式图》。1979年5月起，卢惠霖等用了3年时间，对长沙市北区三家医院连续出生的3415例新生活婴做了染色体 G 显带检查。这一工作，为我国制订优生优育政策及染色体病预防计划提供了珍贵的群体资料。1979年11月，全国第一次"人类与医学遗传学论文报告会"在长沙举行，卢惠霖以中国遗传学会副理事长的身份主持了会议，并当选为中国遗传学会人类与医学遗传学委员会主任委员。

1979—1981年，卢惠霖主持编写了《中国医学百科全书·医学遗传学分卷》。1980年，卢惠霖参与研究的《人类染色体病的诊断与预防》荣获湖南省人民政府重大科技成果二等奖。1981年，卢惠霖参与研究的《医学细胞遗传学研究及应用》荣获卫生部重大科技成果甲等奖。

1981年，卢光琇在开展辅助生殖技术研究的同时，开始了生殖遗传学的研究，拓展了原来的医学遗传学研究范围。1998年，原医学遗传学国家重点实验室首任主任、著名医学遗传学家李麓芸教授加入到卢光琇教授的团队中。

在卢光琇教授领导下，在医学遗传学多个领域开展了一系列的相关研究。在男性遗传学方面，克隆了32个人类和小鼠生精细胞特异性表达和凋亡相关的新基因；发现 DNAJB13 基因与精子运动相关；确认了 PICK1 基因的纯合突变是圆头精子症的病因。在女性遗传的基础领域，开展了卵子透明带发育异常遗传学研究，通过对一个不孕家系进行研究，获得研究突破，首次发现由于卵子透明带缺失导致家族性不孕的新疾病，筛查出符合常染色体隐性遗传模式的新致病基因 zp1(GenBank accession number KJ489454)；其研究成果"Mutant ZP1 in Familial Infertility"发表在 *The New England Journal of Medicine*(2014)(IF 54.42)。在临床遗传学领域，1992年开始不孕症及出生缺陷的染色体分析及产前诊断，1998年开始单基因病的基因诊断及产前基因诊断，2003年开始植入前诊断(PGD)，建立了荧光原位杂交(FISH)、比较基因组杂交(CGH)、亲子鉴定及多种基因突变分析技术平台。截至2014年7月，已完成145679例外周血染色体核型分析及2512例染色体病宫内(羊水/脐血)诊断，建立了125种单基因遗传病的基因诊断技术，完成15046例基因诊断和671例产前基因诊断，4267例流产胚胎绒毛的 CGH、1683例 FISH、1823例 PGD 及2117家亲子鉴定，成为国内最大的临床遗传学检测机构。

2. 生殖医学

1978年，卢惠霖教授在世界上第一例"试管婴儿"成功的启发下，认为试管婴儿结合遗传学手段来进行遗传优生是实现他理想的最佳途径，于是他着手进行准备和总体设计。他的设想得到了青年教师卢光琇的支持。1979年，卢光琇被派送到北京的中国医学科学院动物研究所进修胚胎学。1980年成立了以卢光琇为主的人类生殖工程研究小组。研究小组在极为简陋的条件下，克服重重困难和种种偏见，于1981年建立起国内第一个人类冷冻精子库。1982年，卢光琇与附一院妇产科合作开展人工授精技术研究，同时与中科院遗传所陈秀兰研究员合作进行卵母细胞的形态学研究。1983年1月，我国首例冷冻精液人工授精婴儿诞生。

人类精子库和人工授精技术的成功极大推动了我国生殖医学的发展。在卢光琇教授领导下，供精者筛选体系得到进一步规范，建立了大型的人类精子库的数据库。1991年，建立了畸形精子分离技术，报道了国际上第一例通过畸形精子分离后人工授精出生的婴儿。

1986年，人类生殖工程研究室正式成立。在人类生殖工程研究室这一平台下，生殖医学得到了快速发展。1986年，卢惠霖教授牵头与附一、附二医院妇产科组成联合攻关小组，研究人类体外受精、胚胎移植技术。1986年，卢光琇教授与北京医科大学附三院张丽珠教授等专家共同负责承担并完成国家"七五"科研攻关项目"早期胚胎的保护、保存和发育研究"课题。1988年7月两例"试管婴儿"相继问世，这是我国的第二例和第三例"试管婴儿"，其中包括国内首例"供胚移植试管婴儿"。该成果于1989年获国家科技进步二等奖。

在试管婴儿成功基础上，卢光琇教授领导的团队进一步发展了多种体外受精衍生技术。1989年人类生殖工程研究室建立了人类冷冻胚胎库，解决多余胚胎保存问题，提高了移植的概率。1993年，建立了单精子显微授精技术，并获得了国内首批显微授精小鼠，1997年该技术应用于临床。

1990年建立了我国第一个植入前鼠胚遗传学诊断（PGD）模型，使传统的产前诊断技术提前到孕前，优选了遗传正常的胚胎移植，确保有遗传病高风险的夫妇出生正常孩子，克服传统产前诊断技术仅能针对非自然流产人群、而且产前诊断发现胎儿异常后孕妇不得不进行选择性引产带来的身心痛苦，推动了湘雅的产前诊断技术进展。1998年，在国内首次报道了应用荧光原位杂交针对活检后单卵裂球胚胎进行性别诊断的技术，避免性连锁遗传病患儿的出生；2003年以来，建立了应用荧光原位杂交技术针对染色体平衡易位、罗氏易位、倒位的PGD技术，可以对各种染色体异常进行PGD。建立了26种单基因病的PGD，是国内能够开展单基因病最多的医疗机构之一，DMD、多囊肾等基因病的植入前诊断技术为国内首创。2011年建立了基于单细胞全基因组扩增的单核苷酸多态性—微阵列（SNP芯片）技术，同年与华大基因（BGI公司）合作，将大规模平行测序（MPS）技术应用于PGD中。SNP芯片和MPS均可用于染色体结构异常和全部染色体数目异常的筛查（即胚胎植入前遗传学筛查，PGS），称为全染色体筛查（comprehensive chromosome screening，CCS）技术，目前在染色体检测方面，CCS已基本取代FISH技术。截至2014年7月，共完成1823个PGD周期，包括1707例染色体异常的PGD/PGS及116例单基因病的PGD，是国际上最大的PGD中心之一，移植后临床妊娠率达60%，高于美国生殖医学会、欧洲人类生殖与胚胎学协会（ESHRE）报道的平均临床妊娠率水平，高于国内同行报道的水平。

在辅助生殖技术的临床方面，取得了多项突破：

（1）2000年改进了胚胎冻存方法，建立了超快速胚胎冷冻技术，出生了我国首例超快速冻胚移植试管婴儿。

（2）发明了个体化用药治疗方案：通过B超及能量血流图进行子宫内膜监测，术前处理内膜病变及选择最佳时机行胚胎移植；发明了促排卵超长降调节方案，用于不孕症的个体化用药治疗，临床妊娠率提高到62%，并降低25%诊疗费用，该方案在国内被广泛推广；改良的超长方案治疗PCOS不孕症患者，提高IVF/ICSI-ET的疗效；开展了卵巢穿刺打孔术—体外成熟培养-ICSI联合治疗多囊卵巢综合征的病人，避免了卵巢过度刺激综合征的发生，该技术不但程序简单、费用降低，而且治疗效果良好。建立B超引导下经阴道穿刺取卵术，减少病人创伤；对异位妊娠高风险患者，进行输卵管病变处理；对卵巢过度刺激综合征易发者采取个体化治疗；建立B超引导下经腹多胎妊娠减胎术，显著降低流产率，保证了治疗安全性。

（3）结合胚胎评级、原核评分以及囊胚培养选择优质胚胎。对胚胎质量不佳，胚胎发育偏慢的病人，较系统的进行囊胚培养，避免了无意义的胚胎移植，而且通过囊胚培养，可以更好地了解胚胎的发育潜能，加深对早期胚胎发育的理解，为更加准确的评估胚胎质量提供重要参考。

（4）建立胚胎和卵母细胞玻璃化冻存技术。胚胎玻璃化冷冻的移植妊娠率达45%以上；通过全封闭的玻璃化冷冻载体，避免液氮内的病原体污染，提高冷冻技术的安全性；开展卵母细胞玻璃化冷冻技术，复苏率达到85%以上，为将来建立卵母细胞库奠定基础。

（5）确立了辅助生殖技术安全性的一些新指标，发现了IVF-ET患者移植2枚优质胚胎与移植3枚优质胚胎的临床妊娠率相近，但多胎妊娠率降低，多胎妊娠率与年龄无关；发现少于6个卵裂球的胚胎时，妊娠率下降，流产率增加；发现体外受精不能改善女性乙肝大三阳患者的通过卵泡液及受精培养液传播HBV的风险，但可降低女性乙肝小三阳患者和男性HBV患者的传播风险；发现冻融过程对人类胚胎透明带结构未造成损伤；发现去原核技术在辅助生殖技术中存在着不安全性；发现囊胚培养删除染色体异常的胚胎有效的方法，但是对嵌合体和非整倍体来说不是可信的标准。这一系列新发现，确保了辅助生殖技术的安全应用。

在实施辅助生殖技术和遗传咨询及产前诊断中，探讨并坚持所必须遵循的伦理原则，为省内外生殖机构培养伦理管理人员。卢光琇教授等应邀多次在国家及湖南省举办的辅助生殖技术学习班进行伦理原则的专题讲座，并接受国内多家生殖中心的人员前来进修生殖伦理学。卢光琇教授、涂玲教授接受《中华百科全书》编辑委员会的邀请，负责伦理学分册——生殖伦理部分的编写工作。参与国际国内的多项伦理课题研究，是中欧生物学和生物医学研究的伦理管理合作课题（Ethical Governance of Biological and Biomedical Research. Chinese—European Cooperation）的中方主要合作者。2011 年 10 月，在西安召开的"庆祝中国医学伦理学暨生命伦理学研究 30 周年表彰大会"上，被授予"医学伦理学和生命伦理学学科建设奖"及"优秀论文奖"。

3. 干细胞与再生医学

（1）治疗性克隆研究

从 20 世纪 90 年代始，在卢光琇教授领导下开始治疗性克隆研究，探索为临床提供遗传背景相同的细胞、组织和器官的新途径。1996 年，成功制备了核移植小鼠，1999 年和 2001 年先后在国际上首次获得发育至桑椹胚和发育至囊胚的人类体细胞克隆胚。美国《华尔街日报》2002 年 3 月 6 日报道，该成果确定了中国在治疗性克隆领域的领先地位。英国《泰晤士报》两次报道了该成果。英国 Nature 杂志也介绍了课题组在干细胞领域的研究成就。主要包括下述方法：①发明了先注核再去核的新方法，在此基础上研究了影响核移植效率的因素，对人类体细胞核移植技术进行了优化，核移植囊胚发育率达 13.3%。②发现在去核过程中会伴随核有丝分裂器蛋白（NuMA）的丢失，但移植的体细胞核中的 NuMA 能有效弥补，并保证核移植胚发育过程中纺锤体的正常形态，提示核移植胚染色体组成异常的原因并不是由于去核过程 NuMA 的丢失所造成。③摸索了利用分裂中期 hESCs 胞质重编程体细胞的技术，证明了分裂中期胞质含有多能性相关因子，相对分裂间期胞质而言是更为合适的重编程胞质体，为进一步研发利用 hESCs 胞质体重编程的技术奠定了基础。

（2）胚胎干细胞研究

自主研发人类胚胎干细胞分离、培养和鉴定的完整技术平台，建立了世界上最大的人类胚胎干细胞库。①2001 年在国内率先建立具有自主知识产权的 hESCs 系：以昆明白小鼠胚胎成纤维细胞作为饲养层，将分离的内细胞团进行种植和培养，建立了 hESCs 系，并完成了国际上公认的所有相关 hESCs 建系的鉴定。以上成果标志着该项目组在国内率先成功建立 hESCs 的分离、培养和鉴定的技术体系。②2009 年建立了世界上最大的胚胎干细胞库，该库库存 300 多个系，为干细胞治疗提供了重要种子资源库，并建立了完整的人类胚胎干细胞技术操作规范和质量控制标准，此成果于 2009 年在世界著名杂志 Cell Stem Cell 发表，证实 180 个系可以满足湖南 7000 万人口的干细胞移植组织配型的需要。建立了 3 株孤雌生殖的胚胎干细胞系，其中 1 株为世界上首例基因型纯合的孤雌生殖胚胎干细胞系，此成果于 2007 年以封面文章发表在 Nature 出版集团的子期刊 Cell Research

上，国际干细胞权威专家评价这项工作是上海国际干细胞会议的闪光点之一，有助于避免胚胎干细胞临床应用时的免疫排斥反应，对研究人类早期发育具有重要意义；国际知名杂志 Cell、Nature 子期刊 Cell Stem Cell 和 Cell Research 杂志发表评论认为：卢光琇教授团队的建库工作对于解决干细胞免疫排斥具有实际意义，证实了临床废弃胚胎可作为干细胞系的一个新来源，其中孤雌胚胎干细胞更开创了干细胞研究的一个新领域。③至 2009 年，利用植入前遗传学诊断(PGD)异常胚胎和 IVF 废弃胚胎建立了 18 株不同类型疾病的 hESCs 系包括：单基因病(alpha—地贫、beta—地贫等)和不同染色体病(包括 16 三体、克氏征、罗氏易位等)，为研究这些疾病的机制和可能的药物筛选提供平台。

(3)胚胎干细胞临床应用研究

①建立了微量细胞的玻璃化冷冻技术，解冻复苏率超过 95%；改良了玻璃化冷冻液的配方(专利号：201010266751. x)，在保证冷冻复苏效率的同时，降低了原冷冻液中细胞毒性物质 DMSO 的浓度；设计了干细胞培养传代工具和大规模玻璃化冷冻装置(专利号：201020511891.4；201020511774.8；201020511791.1)，为临床应用规模化生产提供保证。②完成 hESCs 建系和培养体系的去动物源性研究：利用临床流产胎儿皮肤和成体包皮组织分离人类成纤维细胞作为 hESCs 的饲养层，采用替代血清的培养基在国内首批构建了 hESCs 的人源性培养体系(2002年)，有利于干细胞移植的临床应用。另外，建立了无饲养层的化学限定性培养体系，可有效进行 hESCs 的分离和培养。以上技术为下一步 hESCs 系的临床应用奠定了基础。③率先利用干细胞培养液喷雾剂(专利申请号：200810030632.7)治疗糖尿病足溃疡，获得了较好疗效：创造性地利用胚胎干细胞在生长过程中释放的细胞因子治疗糖尿病足溃疡，三例患者都获得较好的疗效，为细胞因子用于临床治疗提供了一种巨大开发潜力的生物制剂。

(4)人类胚胎干细胞的安全性基础研究

①2005 年，首次发现人类胚胎干细胞在亚优化的条件下长期培养会发生适应性的基因组变异，变异表现为一个类似肿瘤发生的从简单到复杂的渐变过程，并导致人类胚胎干细胞呈现向肿瘤干细胞转化的趋势。该研究于 2008 年发表在 Genes Chromosomes and Cancer 杂志上。Nature Biotechnology 文章引用项目组胚胎干细胞遗传稳定性的研究结果，认为安全性问题是胚胎干细胞应用面临的一个重要挑战。②参与国际人类胚胎干细胞遗传稳定性研究，该工作针对 125 株胚胎干细胞的基因组完整性进行了系统分析，结果表明在体外长期培养过程中胚胎干细胞会出现许多共有的遗传突变，其中 4 个特定染色体 1 号、12 号、17 号及 20 号最容易产生变异。进一步的研究还揭示了第 20 条染色体长臂上的一段 DNA 序列扩增频率最高，并锁定了该区域内的单个候选基因 BCL2L1，突变后过度表达 BCL2L1 的细胞在培养中逐渐拥有生长优势。③探讨碱性成纤维细胞因子(bFGF)

浓度对人类胚胎干细胞特性的影响，发现高剂量 bFGF 是人类胚胎干细胞化学限定性培养体系所必需的，可以维持其 DNA 完整性。并且无饲养细胞无外源因子条件下高克隆密度可以维持人类胚胎干细胞自身未分化状态（专利申请号：200910042531.6）。④在标准化饲养层细胞的制备中，发现成纤维细胞的来源和生长状态、有丝分裂抑制剂（包括辐射和丝裂霉素 C）的处理剂量以及时间、饲养层制备细胞密度等对人类胚胎干细胞的体外培养有重要影响，是人胚胎干细胞体外培养不可忽视的问题。

（5）胚胎干细胞不分化机制研究

发现 3 个未分化胚胎干细胞的新标记：N6A1、Borealin 和 Dppa2，研究证明其功能与维持干细胞增殖和全能性有关。①发现一个具有 DNA 甲基转移酶功能结构域（N6 - Mtase）和蛋白质甲基转移酶功能结构域（HemK - rel - arch）的甲基化酶 N6A1，该基因表达下调时，能够减慢细胞增殖，抑制蛋白质翻译，但对细胞凋亡无显著影响；而其表达上调时对细胞增殖和凋亡都无显著改变，但可增强蛋白质翻译。②发现一个细胞周期相关蛋白 Borealin，该蛋白在干细胞中特异性高表达，通过识别并结合特定的 DNA 序列 BBM 来实现其对细胞分裂的影响，其识别和介导纺锤体过客复合物的功能与调控胞质分离的作用是两个独立的过程。③发现一个在胚胎干细胞中特异表达的基因 Dppa2，将其干扰后细胞分化同时增殖能力减弱，研究表明该基因受 OCT4 和 SOX2 调控从而影响胚胎干细胞的功能。

这 3 个基因从不同的方面参与了 hESCs 的自我更新和维持不分化状态，为深入阐述维持 hESCs 自我更新的分子机制提供新线索。

（6）成体干细胞研究

建立 hESCs 向造血、胰岛、内皮和神经细胞诱导分化的技术平台，为血液病、糖尿病、缺血性疾病、神经退行性疾病治疗提供干细胞来源。①hESCs 在饲养细胞和化学限定性培养体系下表现出不同的诱导分化倾向，这种分化倾向与 hESCs 亚群所占的比例存在关联，并可发生可逆性转换，为 hESCs 的定向诱导分化提供了理论指导和实验证据。②建立 hESCs 向胰腺前体细胞和胰岛素分泌细胞诱导分化的平台，在世界上首次发现人源性饲养层支持胰腺分化，为糖尿病的干细胞治疗奠定了基础。③在国内首创基质细胞条件培养基联合细胞因子的诱导体系，模拟体内胎肝时期的造血微环境，诱导获得造血干细胞和内皮细胞，为缺血性疾病和血液病的治疗提供了干细胞来源。④建立 hESCs 向神经元诱导分化的技术平台，神经祖细胞纯度超过 95%，为神经退行性疾病提供了细胞来源。⑤设计了干细胞治疗动物模型评测仪（专利号：201020511852.4），用于对干细胞治疗后的动物行为进行评测，可以保证同时观测若干对比实验组，更好的满足实验需求。设计了利用定点定位来实施特定冲击的冲击损伤仪（专利号：201020511871.7）来制作脊髓损伤的动物模型，使用方便、安全性好，实验数据精确度高。设计了干细胞研究用缺氧动物模型装置(专利号：201020511835.0)，可以模拟各种不同外界环境下动物模型的呼吸状况。

(7)诱导性多能干细胞研究

建立诱导性多能干细胞(iPS)技术平台，以此为基础建立多种遗传病 iPS 细胞库，为发病机制研究和药物筛选提供了人类模型。①建立了利用重编程因子的慢病毒载体转染成纤维细胞，并将其诱导成为 iPSCs 的技术平台。②疾病成纤维细胞库和 iPS 细胞库的建立：建立了基因诊断的技术平台，收集单基因病、染色体病等遗传性疾病患者的成纤维细胞，建立疾病成纤维细胞库，并进一步将收集的患者成纤维细胞诱导获得 iPS 细胞系，建立疾病的 iPSCs 细胞库。③利用 iPS 技术成功建立了血小板无力症疾病模型。建立血小板诱导分化技术体系，成功将血小板无力症患者的成纤维细胞构建成 iPS 细胞，并诱导分化后具有疾病表型的血小板(CD41a 缺乏)。

在干细胞领域已发表学术论文 134 篇，包括被 SCI 收录 61 篇。其中 *HLA-Matching potential of an established human embryonic stem cell bank in China* 于 2009 年在影响因子高达 23.563 的 *Cell Stem Cell* 期刊上发表。该文通过将胚胎干细胞库与湖南人群进行 HLA 配型分析，发现 188 株细胞系能够为 56.3%(3375 万)的湖南人群提供良好 HLA 匹配的细胞来源。科研成果"人类胚胎干细胞建系、建库及诱导分化的系列研究及初步应用"于 2013 年获湖南省科技进步二等奖。本学科获发明专利 2 项，实用新型专利 14 项。

(三)社会服务

卢光琇团队在人工授精和试管婴儿成功后，及时将科研成果转化，于 20 世纪 80 年代成立了湖南医学院人类生殖工程研究室门诊部，后更名为中南大学湘雅医学院不孕与遗传专科医院。2002 年在中信深圳(集团)公司的大力支持下，成立了国内第一家以辅助生殖技术与遗传咨询、产前诊断服务为主的，由企业—高校—科技人员组建的现代化大型生殖与遗传专科医院。2007 年成为卫生部公布的第一批人类辅助生殖技术和人类精子库技术培训基地。医院历经 30 年的探索和实践，现已经发展成为经卫生部审查批准，具有行医执照的湖南省唯一具有合格精子库及可全面实施人类辅助生殖技术的专科医院。现汇集有国内外优秀医学遗传学和生殖医学专家在内的 300 余名专职技术人员，在医师队伍中具有副高以上职称或硕士以上学历者占该系列总数的 71%。医院拥有国内第一个大型人类冷冻精子库，是目前亚洲最大的人类精子库，也是首家国家精子库技术指导中心，现已建立了大型精子库数据库，精子库管理模式受到了卫生部的高度肯定。医院开设配备了一流设备的门诊部、辅助生殖技术中心、遗传病(细胞遗传和分子遗传)诊断室以及温馨家庭式治疗房。

建院以来，医院探索出一条体制创新、制度创新和科技创新的医院发展机制。医院成立伊始，便摒弃了传统事业单位体制的束缚，引进中信全新管理模式，组建了董事会并实行董事会领导下的院长负责制。卢光琇教授担任副董事长和院长。在这种管理体制下，董事会对于医院经营和业务有关的一切重大事项有绝对的领导权，医院每一项重大发展战略由股东共同商议决策，实行严谨的央企财务管理，充分保证了决策的科学性和公益性。体制创新与科技创新犹如驱动医院发展的两大车轮，促使医院走出了一条产学研结合的转换医学康庄大道，走在了国家医疗改革的前沿，不仅打造出备受证券投资业关注的"中信湘雅"模式，更为医疗改革特别是社会办医提供了一条全新的思路。

目前，医院年诊治病例超过了20余万人次。试管婴儿2013年总治疗周期数已经超过25000个周期，成功率达63.88%，仅用了11年时间，医院的总资产已从注册时的5143万元，发展到2013年年底的69493万元。国有资本人享有的权益从建院初期的3883万元到2013年末的18475万元，实现国有资产增值14592万元。

在医院发展中，卢光琇带领年轻的技术团队，坚持科学创新发展，不断改进和创新了多种临床技术方案。如，在2000年改进胚胎冻存方法，建立了超快速胚胎冷冻技术，使我国首例超快速冻胚移植试管婴儿成功出生。近些年来又发明了超长降调节促排卵方案，用了5930名经反复试管婴儿治疗失败的患者，临床妊娠率提高到了62%，并降低了25%的诊疗费用。该方案在国内得到了广泛推广，深得患者欢迎。此外，还发明了对多囊卵巢综合征穿刺打孔、卵母细胞体外成熟培养等技术，通过对不孕症的个体化用药治疗，使高龄、子宫内膜异位、多囊卵巢等难治性不孕症患者的临床妊娠率稳定在60%的水平。他们还创新研究了增加辅助生殖技术安全性的一系列新指标。

目前，医院年诊治病例达到20余万人次。截至2011年12月31日，出生的试管婴儿妊娠数已达28371例，供精人工授精妊娠数为8367例。目前，供精人工授精的临床妊娠率为23%；供精"试管婴儿"临床妊娠率由不到5%提高并稳定至64%左右，达到国际领先水平。人类精子库库存精子20余万管，供应国内27个省市、31家生殖中心70%的精子来源，是世界上最大的人类精子库。

截至2014年7月，已完成145679例外周血染色体核型分析及2512例染色体病宫内（羊水/脐血）诊断，建立了125种单基因遗传病的基因诊断技术，完成15046例基因诊断和671例产前基因诊断，4267例流产胚胎绒毛的CGH、1683例FISH、1823例PGD及2117家亲子鉴定，成为国内最大的临床遗传学检测机构。

细胞生物学

细胞生物学系是由生物学教研室更名而来。湘雅生物学教学开始于1914年。经历不断变更后，生物学科正式创建于1943年，卢惠霖教授为创始人并担任首任主任。20 世纪 60 年代后，韩凤霞、刘艳平等相继担任过生物学教研室主任，董森美、邹良秀、夏家辉等相继担任过副主任。2000 年 4 月，湖南医科大学、中南工业大学、长沙铁道学院合并组建中南大学，湖南医科大学基础医学院基本架构不变，生物学教研室仍属于基础医学院下属单位；2002 年，中南大学进行院系调整，生物学教研室、生物化学教研室从基础医学院分离出来，暂时作为学校的计划单列单位，生物学教研室同时改名为细胞生物学教研室，由湘雅医学院管理；2003 年 5 月，以医学遗传学国家重点实验室为依托组建成立生物科学与技术学院，细胞生物学教研室划归至该院并更名为细胞生物学系。2011 年细胞生物学系进一步扩大，包含有原来的细胞生物学、植物与生态学和动物学共 3 个教研室。细胞生物学系第一任主任为刘艳平教授（2003—2010），第二任主任为李家大教授（2011—　）。

　　"细胞生物学"学科现在为中南大学的重点学科，拥有国家千人计划 1 名、新世纪优秀人才 1 名、芙蓉学者 1 名，引进中南大学特聘研究员 1 名，共有专职教师 14 人。在国内外权威学术期刊发表论文约百篇，其中被 SCI 收录多篇；获国家自然科学基金、863 子项目、教育部、湖南省基金 20 多项，主编或参编著作和教材 20 余部。刘艳平等牵头申报的教学成果多次获中南大学教学成果一等奖、二等奖；指导的本科生论文也多次获学校优秀论文一等奖或二等奖。

　　（一）教学

　　1914 年生物学课开始讲授，教学都采用英语教授，教师有美国人文科硕士 J. W. 卫廉士。1930 年，学校设立了生物学系，教学内容包括植物学、进化论、遗传学、优嗣、动物学和比较解剖学。1938 年，卢惠霖受聘为湘雅医学院副教授，讲授比较解剖学。1943 年，生物系改为生物科，教学内容变更为普通生物学、无脊椎动物学及比较解剖学，教师有卢惠霖、张敦厚等。1954 年，成立生物学教研室，至 1979 年仍由卢惠霖教授任生物学教研室主任。在卢惠霖教授等各届主任的带领下，高质量地完成了各项教学任务，注重教材及教学资料建设，翻译出版了现代基因论创始人摩尔根的《基因论》、主编了《医用生态学》（第一、二版）、《医学细胞生物学》《细胞生物学》《生物学实验指导》《医学细胞生物学实验指导》；参编全国统编教材《生物学》《医学生物学》《医学细胞生物学》《细胞生物学》《医学遗传学》《医学分子生物学》等教材及《生物学多选题》《遗传学词典》《细胞生物学习题集》等参考书籍，共计 26 种。

　　细胞生物学系注重教学改革、锐意进取，创建了湖南医科大学第一个电化教学实验室。

　　目前承担了医学类五年制、七年制、八年制及生物科学四年制本科等专业的教学工作，开设的课程包括普通生物学、比较解剖学、胚胎学、医用生物学、细胞生物学、植物学、动物学、发育生物学、生物进化论、医学生态学、医学遗传学等。

为保证教学质量，各教研室制定了完善的教学管理制度，如教学工作管理条例、备课制度、预讲制度、听课制度、实验室管理制度、交接班制度、师培制度及各级人员的岗位职责等。教学的最大特点是：认真负责、教案讲稿齐全。根据生物科学发展快的特点，教师的教案每年进行修改，注重将该学科的新进展介绍给学生。教学方法上注重能力的培养，运用启发式教学，将生物学知识和临床医学知识有机结合，以调动学生的学习积极性，注重培养学生综合分析问题的能力；并注重现代教学手段的应用，自制实验教学用录像、挂图、投影片、各类标本、多媒体教学课件等应用于教学。实验教学方面，注重基本技能训练和加强动手能力，每年都对实验内容和手段进行更新。

2010 年以来，细胞生物系共获得省级教改项目和中南大学校级教改项目 10 多项；指导本科生获校级创新课题 24 项、省级创新训练项目 6 项、国家级创新训练项目 8 项。在国家级和省级的各种创新设计实验比赛中，指导学生获特等奖、一等奖等各类奖项 5 人次，并指导本科生毕业论文获中南大学优秀论文一等奖和二等奖各 1 次。

(二)科研

在中共湖南省委支持下，教研室于 1963 年就开展了医学遗传学研究工作。1974 年，引进并建立细胞染色体显带技术，开始了国内领先的遗传学研究。1984 年医学遗传学研究室与生物学教研室分开成立了医学遗传学国家重点实验室。

1985 年以前，开展的科研工作以细胞遗传学研究、蚊虫的分类调查、动物源性研究、环境诱变细胞遗传毒理学研究等为主；1985—2002 年开展了丁酸钠对 M 期同步和非同步 Hela 细胞 G1 期阻断的研究、钙调素对肿瘤细胞周期的调节作用、钙调素拮抗剂 TFP 对 Hela 细胞微丝及波形纤维蛋白分布的影响、细胞衰老与遗传物质变化的关系、细胞衰老的机制、斑秃和医学美容的基础和临床研究、人类毛乳头细胞培养及其细胞动力学等研究。

2002 年以后，研究有关中草药提取物对肿瘤细胞的增殖抑制和凋亡诱导作用，研究候鸟禽流感致病机制等。2005 年以来，细胞生物系研究中强调注重和临床医学密切相关，并展了以老年性心血管疾病以及神经系统疾病为主的退行性疾病的机制研究，也开展了许多交叉学科的研究，如医学组织工程人工皮肤等。而且研究领域不断扩大，涵盖到了植物学如濒危植物的保育研究，动物学的水生动物的发育研究以及生态学方面的水污染等，使得该学科已经逐渐发展为注重医学背景的综合性研究学科。

2008 年以来，细胞生物系获国家自然科学基金青年科学基金项目 5 项、面上项目 2 项、湖南省自然科学基金重点项目 1 项、湖南省自然科学基金项目 4 项、中央高校基本科研业务费重点项目 1 项、西北大学西部资源生物与现代生物技术教育部重点实验室开放基金项目 1 项、新疆大学新疆生物资源基因工程重点实验室开放课题 2 项。

细胞生物系重视研究生创新能力培养，严格按国家生物学一级博士学位授权学科点的培养标准，通过参与国家和省部级项目研究，培养了一支学术思想活跃、富有创新精神的研究生队伍。近十来年细胞生物学系共指导研究生 30 余名，已毕业 25 名，发表 SCI 论文 6 篇，核心期刊论文 30 多篇。

细胞生物系在支持、鼓励青年教师攻读博士学位的同时，亦加强国内外高层次人才引进。2001 年以来共有 3 位留学人员学成归国，引进博士 8 名。

七、法医学

(一)历史沿革

早在 1920 年湘雅医学院就开设了法医学课程。起初，法医学归属于病理学科。1954 年建立法医学教研室。1958 年，法医学教研室停办。1985 年 1 月，法医学教研室恢复重建。2000 年成立中南大学后，法医教研室于 2002 年 10 月改为中南大学基础医学院法医学系。2006 年经湖南省司法厅批准，依托法医学系成立了湖南省湘雅司法鉴定中心。2006 年法医学系获得了第一项国家自然基金，2008 年开始招收硕士研究生。2011 年经教育部正式批准招收法医学本科生，并于 2013 年 9 月招收了第一批法医学本科生。2014 年 6 月，湖南省湘雅司法鉴定中心通过 CNAS 国家认证认可。湘雅法医学起源很早，历史悠久，不但开创了我国法医学高等教育的先河，而且为我国法医学高等教育培养了奠基人。

(二)教学

新中国成立前，法医学教学主要针对医学本科生，据 1920—1921 年《湖南长沙湘雅医学专门学校第五次校订章程》记载：第四年级第一学期本科课程表中已经设立法医学课程(当时叫裁判医学)，每周一个半小时，担任该课程的教员为 G·哈登(医学博士，教授生理学、法医学)，主要讲解如何应用医学知识为法律审判提供证据，并且注重结合实践案例进行判断分析。据 1923—1924 年《湖南长沙湘雅医学专门学校第八次校订章程》记载：本科课程中法医学课程调整至三年级，且四年级或五年级第二学期再增加六次授课，此时的法医学课程讲解内容又有所丰富，不仅包含了为法律服务的内容，还涉及医学伦理道德相关内容。1926 年，受到大革命影响，1927 年 1 月 1 日，湘雅医科大学宣布停办，中美教授离湘。1929 年湘雅医科大学恢复招生办学，法医学课程亦恢复授课。1939 年《私立湘雅医学院章程》记载，法医学课程已经作为第五学期常规课程，一周内授课两小时，一学期两个学分。1940 年 8 月湘雅医学院由私立改为国立，法医学课程延续在五年级第二学期讲授，改为一周一课时。

1951 年，当时湘雅医学院 26 班即将毕业的黄其善、吴家骏、刘明俊三位同学被分配到南京大学医学院法医研究所参加全国第一届法医师资班培训。1954 年 9 月，全国第一届高等医学教育会议在北京召开。会议确定了各医学专业的培养目标，制定了统一的教学计划，规定了教学原则，废"科"建"组"。即废除原有的专业教学科，改称教研组（室）。在这种背景下，法医学教研室成立。此时，第一届法医师资班培训也已经结束，毕业后吴家骏、刘明俊分别前往华西医科大学和西安医科大学工作，成为了这两所院校法医系的创始人，而黄其善与同济医学院的叶廷光分来湖南医学院。1954 年 9 月由病理生理学主任潘世诚教授兼任法医学教研室主任，经过艰苦努力，从无到有，创建了法医学教研室，当时共有职工 5 人：黄其善、叶廷光、彭才万、马兰芳 4 位教师以及 1 名技术员肖家声。潘世诚兼任法医学教研室主任后，在短短的几年中，翻译出俄文法医学文献《法医学讲义》，1954—1955 年按计划完成了两次教学任务，学生平均成绩在 80 分以上，使用的教学大纲也是由俄文翻译而来。

1958 年，在国家困难的形势下，法医学教研室撤销停办，除黄其善转到病理科外，其余教师均离开了学校。1985 年 1 月，随着国家改革开放及法制建设的深入和加强，学校决定恢复建立法医学教研室，任命黄其善教授为室主任，教研室有 4 位教师及 2 位技术员（王建强、陈绍琼两位教师毕业于华西医科大学法医学专业；蒋乐善毕业于本校临床医学专业，后到西安医科大学法医系进修 1 年；喻向阳毕业于本校临床医学专业，后在中山医科大学法医系进修半年；技术员易曙光毕业于湖南省卫校技训班；技术员李菁毕业于本校附属卫校检验专业）。从 1987 年起，法医教研室开始承担医学专业本科五年制、七年制、医学英语班、成教学生的法医学教学工作，自编医学本科专业教材《法医学讲义》，全书 26 万字。1994 年制订的《法医学教研室章程》中明确规定教学计划、组织安排教学分工等内容。

2002 年 10 月改为中南大学基础医学院法医学系，喻向阳任法医学系副主任。2005 年通过校人才引进计划引进一名法医病理学博士毕业生蔡继峰，随后又引进多名具有博士学位的青年教师。根据法医学专业教学指导委员会的战略发展规划，由具有优质医学教育资源的高水平院校开办高等法医学本科教育是培养优质法医学本科人才的必由之路。在此形势下，经过多年的论证和研究，2011 年中南大学法医学系被教育部正式批准招收本科生，2013 年 9 月招收了第一批本科生（一个班 29 人），填补了湖南省法医学本科招生空白。目前，法医学系除了承担临床医学专业五年制、八年制，口腔医学五年制、七年制及预防医学五年制本科生的《法医学》教学工作外，还承担着本科生专业课的教学工作。除了医学基础课程和法学基础课程外，还开设了医事法学、刑事科学技术、法医学概论、法医病理学、法医物证学、临床法医学、法医毒物分析学、法医毒理学、法医精神病学、法医人类学等法医学专业课程。实习课程主要内容涵盖现场勘查、检材提取、尸体检验、活体诊察、物证检验、毒物分析、精神鉴定等。

（三）科研

1950—1954 年期间，黄其善对 57 例急性死亡的案例进行了分析研究，发现呼吸系统引发的死亡 34 例，神经系统 14 例。20 世纪 50 年代，在法医学教研室成立之初，潘世宬教授带领青年教师们开展了专业科学研究工作，1956 年建立法医学实验室。1958 年黄其善对《凝狱集》进行了分析研究，提出了其中精华部分，在《湖南医学院学报》发表了《〈凝狱集〉中的法医学问题》。80 年代开始，长期从事猝死病理学研究的黄其善教授带领法医教研室开展科研工作，1984 年在《法医学》杂志发表了《15 年病理解剖中法医尸解的分析》等相关文章，对法医病理学的实践和研究有指导意义。1989 年，王建强在导师黄其善教授指导下完成了硕士学位答辩，随后王建强在《法医学》杂志发表了多篇法医物证方面的文章，主要研究集中于亲子鉴定领域。1996 年张百帆副教授主持完成省科委科研项目"应用 MVR - PCR 和毛细管电泳分析 D1S80 位点的结构多态性"，在法医物证 DNA 分型领域进行了研究。

2000—2006 年期间，法医学系科研相对薄弱，没有国家级课题。2006 年蔡继峰教授获得了第一项法医昆虫学领域的国家自然科学基金，以该基金为基础成立了以蔡继峰教授为带头人的中青年科研团队。该研究团队以中南大学法医系教师和学生为主体，不断补充优秀的青年学者加入，同时吸纳公、检、法部门的一线工作人员，联合其他省市的研究人员，成为目前国内法医昆虫学知名研究团队。近年来在法医昆虫学研究方向已毕业博士 4 名、硕士 3 名，目前仍有 5 名硕士在从事该领域的相关研究，至今已发表 SCI 文章 22 篇，获国家自然科学基金面上项目 2 项，国家自然科学基金青年项目 2 项，国家博士后基金 3 项，省、部级自然科学基金 2 项，横向项目若干项。主编的《现代法医昆虫学》成为国内学者从事该领域研究的重点参考书。

从 2005 年起，法医系从中南大学临床医学五、七、八年制，口腔五、七年制，预防医学五年制医学生中先后遴选 100 余名学生，组建法医学科研兴趣小组。每名学生均具体指派导师，并由本系研究生担任组长。经专业培训后参与文献查阅、综述撰写、读书报告、实验设计、样本采集、预实验、正式实验、数据上传、统计分析、论文撰写、修改等全程科研及法医学尸体解剖、现场分析等教学工作。法医兴趣小组学生以第一作者及其他作者身份在 Genbank 登录有关法医昆虫基因 1170 余个。参与发表 SCI 论文 10 余篇，其中以第一作者发表 SCI 论文 5 篇，第一作者发表中文文章 20 余篇（Medline 6 篇、CSCD 4 篇）。2005 年至今法医兴趣小组共申请到大学生科研项目 10 项（其中 1 项为国家级项目）。2011 年挑选出优秀的兴趣小组同学作为骨干力量参与翻译法医学专著，另有少数特别优秀的同学参与了法医昆虫学专著的编写。

（四）研究生培养

1987 年，法医学教研室培养出第一名硕士研究生王建强，随后研究生招生一直处于空白。2008 年，蔡继峰被评为硕士研究生导师，法医学系开始连续招收法医学专业硕士研究生，至今已毕业硕士研究生 6 名，在读研究生 5 名。法医学系研究生培养具有自身特色，2008 年开始规定每位研究生必须发表 SCI 论文后才能毕业，这一传统一直持续到现在。法医学系研究生培养不仅注重科学研究，也重视法医学实践，这使得研究生毕业后均从事法医相关工作，一部分在省内知名鉴定中心工作，一部分在省外医学院校工作。在基础医学一级学科博士点覆盖下，法医学已具备博士授予权。2014 年之前，法医系没有博士研究生导师，但博士研究生的培养已于近年开始启动，在病理学系文继舫教授的支持和指导下，目前已经培养法医病理学方向博士生 5 人。

（五）社会服务

法医学教研室成立以前，法医病理工作的开展一直在病理科系内进行。病理科于 1916 年成立。在 1922—1923 年间，湘雅医院病理科曾施行病理解剖 28 例，尸检率为 31.4%，但直至 1939 年 6 月 20 日才有第一例系统尸解和完整的尸体解剖报告，报告人为 Drs. Pan 和 Hsu（即潘世宬和徐荫棠），病理科开展的解剖工作，为后来的法医学检案的开展奠定了基础，潘世宬教授也成为法医教研组的第一任主任，新中国建立以后，法医解剖的案例逐渐增多。

1954 年潘世宬担任法医学教研室主任后，建立了法医人体检查室，检案工作也全面开展，主要接受法院、公安机关及检察机关委托的案件，主要包括四个方面的工作：尸体解剖、活体检查、物证检查、文证审查，1954—1956 年共接收各类案件 130 件，其中尸体解剖 29 例、活体检查 13 例、物证检查 10 例、文证审查 15 例。

法医学教研室虽然于 1985 年才恢复，但法医学检案工作一直在进行，1971—1984 年间共进行法医病理解剖 129 例，截至 1994 年共进行亲子鉴定 40 余例。1990 年黄其善教授退休后，由病理学教研室转过来的沈安乡副教授继任法医学教研室主任，王建强任副主任，教研室建立了法医病理室、法医物证室、法医切片室。1993 年开设了法医门诊并与公安局合办法医病房，这在当时是一种全新的尝试，其宗旨是：救死扶伤、精心医治、秉公执法、科学鉴定；服务对象是：因刑事、民事、交通事故及行政行为引起的和保险公司负责经济赔偿的损伤人员。1996 年该病房取消。在 3 年多的时间内取得了良好的社会效果和经济效益。

为顺应国家司法鉴定体制改革的新形势，按照全国人大有关决定的要求，经湖南省司法厅批准，2006 年湖南省湘雅司法鉴定中心正式在该系成立。国家司法部计划先行建立几个国家级司法鉴定培训基地，达到若干省际范围内的辐射作用。校法医学科抓住这一契机，依托综合性大学办学优势，在先期快速发展的基础上，为湖南省司法鉴定机构在岗培训法医 4 期近千人，并每年承担湖南省司法鉴定人培训的相应授课任务。湖南省湘雅司法鉴定中心鉴定类别包括：法医临床、法医病理、法医物证(DNA)、法医毒物、微量物证。在法医检案方面，每年面向社会受理尸体解剖近 200 例，法医临床鉴定近 2000 例，亲子鉴定 600 例，近几年呈现逐年上升的趋势。

2009 年湘雅司法鉴定中心被司法厅评为湖南省司法鉴定先进集体。在 2010—2013 年度司法部司鉴所举办的法医临床、法医病理、法医物证能力验证中均取得"满意"的结果。2010 年以来，中心严格按照国家认可委、省司法厅对检查机构和实验室的规范和要求从事司法鉴定工作。曾多次派人参加国家及省内的各类师资、专业培训及学术交流活动，2013 年至目前为止共计参加 6 次，共计 20 余人。中心有 2 人承担湖南省人身损害程度培训授课任务，仅 2013 年，为中国法学会全国法医培训班授课 4 次。在 2013 年，依托中南大学三所三级甲等临床医院，经过严格的推荐、筛选、审核，建立了法医鉴定会诊专家库。此专家库包含湘雅三所医院的各临床科室的权威专家近 50 人，为中心客观准确的开展工作打下基础，提供技术保障。2014 年 6 月，湖南湘雅司法鉴定中心通过 CNAS 国家认证认可。2014 年 7 月 3 日，湖南省司法鉴定协会第二次代表大会在长沙召开，顺利完成协会换届工作，中南大学法医学系蔡继峰当选为湖南省司法鉴定协会副会长兼法医学专业委员会主任委员及法医病理组主任，常云峰当选为临床组副主任。

八、免疫学

免疫学作为医学教育的一个组成部分，在发展的初期阶段主要是开展抗感染免疫研究，因此在早期是微生物学学科的一个重要组成部分。20 世纪 60 年代免疫学研究内容超出微生物免疫范畴，逐渐发展成为一门独立学科。湖南医科大学免疫学学科作为一门独立学科成立于 1998 年。在老一代免疫学工作者奠定的基础上，免疫学学科先后开设了本科生医学免疫学、留学生 Medical Immunology、硕士研究生高级免疫学和实验免疫学以及博士研究生边缘免疫学等课程。免疫学成为中南大学重点学科、湖南省基础医学一级学科重点学科的组成部分。科研方向包括感染免疫、肿瘤免疫、免疫遗传和移植免疫。1998—2013 年底，学科先后获得国家自然科学基金 14 项，国家"十五"科技重大专项 1 项，科技部支撑项目 2 项，其他省、部、厅级科研项目 20 余项；获得省级科技成果奖 3 项；发表科研论文 200 余篇，其中被 SCI 收录 40 余篇。学科 1981 年获首批硕士学位授予权，2002 年获得免疫学博士学位授予权，到 2014 年，免疫学共培养硕士研究生 81 名、博士研究生 21 名、博士后 1 名。

（一）历史沿革

免疫学创始人为我国著名免疫学家易有年教授。易有年是我国最早建立淋巴细胞玫瑰花环实验的学者。20 世纪 70 年代易有年、王慧、胡明杰、汪秀明、郭实士和韦超凡教授等，就在校微生物学教研室内开展了免疫学研究工作。1978 年，卫生部正式批准在湖南医学院微生物学教研室内成立免疫学研究室。1998 年为顺应国内外免疫学发展新趋势，湖南医科大学决定由基础医学院的微生物学与免疫学教研室、医学检验系的临床微生物学和免疫学教研室的主要免疫学工作者共同组建基础医学院免疫学教研室，由查国章教授担任主任。次年免疫学研究室并入。这样最终完成了免疫学教研室的组建，以"医学免疫学"为名称开设的课程第一次正式出现在 1998 年湖南医科大学本科生教学计划中。免疫学教研室 2006 年改称为免疫学系。

（二）教学

在 20 世纪 70 年代免疫学还从属了微生物学科时，不仅为本科生开设微生物免疫学课程，还为硕士研究生开设了高级免疫学课程。1998 年免疫学教研室成立后，医学免疫学作为一门独立学科，给各个专业的医学本科生开设了医学免疫学，总学时为 56 学时。其中，理论教学 44 学时，实习为 12 学时，占 2.5 学分。从 2001 年开始为硕士研究生开设高级免疫学，54 学时，占 2.5 学分；从 2002 年开始开设博士研究生边缘免疫学，64 学时，学分占 3 分；从 2008 年开始开设的硕士研究生实验免疫学，理论教学 14 学时，实习为 50 学时，学分为 3 分。随着国际合作的发展，学校招收了留学生，从 2012 年开始，开设了 Basic Immunology，理论教学为 44 学时，实习教学为 12 学时，占 2.5 学分。

为了提高教学质量，科室成员付出了艰苦努力。2002 年，余平教授接任科室主任，扈凤平教授接任教学副主任，黎明教授接任科研副主任。当时科室有数人出国、数人在职攻读博士，在人手少、任务重的形式下，全体老师按照学校要求，建立了严格的教学制度，积极参加教学改革，编写了《教学大纲》《实验免疫学》教材以及《医学免疫学》教材；全教研室参加编写试题、建立题库；申报并主编卫生部视听教材《凝集反应》。经过艰苦努力，科室的本科教学通过了国家教学评估，获得校级本科教学"优秀课程"和研究生教学"精品课程"。科室在本科教学"医学免疫学"基础上，先后增设了硕士生高级免疫学和实验免疫学以及博士研究生的边缘免疫学课程，从而深化了学科内涵。科室成员的教学也硕果累累。多人获得第一届中南大学教学"教案十佳奖""讲课十佳奖"、校级本科和研究生教学质量优秀奖以及校级教学成果一等奖及"湖南省优秀教学能手"称号。指导本科生和研究生获得国家级、校级大学生创新课题多项。在科室 11 人的教学团队中，有 9 名女教师，她们以女人特有的忍耐、细腻和坚韧，克服一切困难，刻苦学习，积极工作，为科室的发展尽职尽责，于 2004 年获得湖南省教育工会女职工委员会颁布的"芙蓉标兵岗"。

（三）科研

医学免疫学学科发展早期的科研方向包括细胞免疫学、免疫遗传学和肿瘤免疫治疗研究等。首创淋巴细胞玫瑰花环实验,并结合使用其他几项免疫实验进行机体免疫功能检测。在调查湖南汉族人群 HLA 分布、亲子鉴定、移植配型及疾病易感性等方面的研究,也取得丰硕成果。开展了死卡介苗接种的特异性和非特异性免疫的机制研究,探讨卡介菌多糖核酸组分、作用机制并应用于临床治疗,取得了良好效果。科研方向还包括探讨 IgE 与疾病的关系和 IgD 受体与细胞凋亡关系的研究。

曾先后邀请美国、瑞士和荷兰等国专家来室讲学并举办全国性学习班,参加 5 次国际 HLA 协作研究,发表论文 110 余篇。1985—1998 年获国家自然科学基金 4 项,自然科学基金协作基金 2 项,卫生部课题 2 项,青年科学基金 1 项,省卫生厅课题 3 项,获湖南省科技进步奖三等奖 2 项,省医学科技奖一等奖 1 项,二等奖 2 项。

1998 年免疫学教研室成立后,科学研究方向有 4 个,即感染免疫、肿瘤免疫、免疫遗传和移植免疫。在感染免疫方面,从凋亡、信号转导通路及基因组学和蛋白质组学方面对衣原体的致病机制进行研究,并成功建立了沙眼衣原体体外持续感染模型,目前正在克隆衣原体在宿主细胞中表达并具有致病效应的特异性基因,并探讨该基因对衣原体致病的生物学意义,将为沙眼衣原体致病机制提供新的实验依据。在免疫遗传方面,在 HLA 的 DNA 群体遗传多态性及与疾病关联研究中,率先在国内建立 HLA 血清学方法和 DNA 分型法,研究鼻咽癌、白血病、强直性脊椎炎等与 HLA 基因和其他易感基因的相关性,在 HLA 基因中利用连锁不平衡图谱精细定位鼻咽癌遗传易感性基因,研究不同人种中 HLA 基因的多态性,为疾病与 HLA 相关性研究奠定基础,提供新的实验依据。在肿瘤免疫研究中,发现肿瘤细胞表达免疫球蛋白,进一步探讨这种异常表达的生物学效应;以蛋白相互作用为切入点,从信号转导途径阐明肿瘤发生的分子机制,为基于以信号转导途径为靶的肿瘤分子治疗提供一个创新性理论和重要实验依据。在移植免疫方面,首次在肾移植受者的血清中发现抗 MICA 抗体,提出多态性 MICA 分子可能作为一种新的移植抗原参与免疫排斥反应。首次发现 MICA 多态性与人类抵抗巨细胞病毒感染密切相关,用分子免疫学实验研究其作用机制。MICA 参与器官移植排斥反应已经被学术界广泛接受,该研究结果正在被应用于临床实践中。

1998 年免疫学教研室成立后,学科先后获得国家自然科学基金 14 项,国家"十五"科技重大专项 1 项,科技部支撑项目 2 项,其他省、部、厅级科研项目 20 余项。"HLA 的 DNA 群体遗传多态性及与疾病关联研究""沙眼衣原体致病机制及候选疫苗研究""上皮来源肿瘤细胞免疫球蛋白及生物学意义研究"等科研项目获得省级科技成果奖。1998—2013 年底为止,据不完全统计,发表科研论文 200 余篇,其中被 SCI 收录 40 余篇。

(四)研究生培养与学科建设

1978 年,免疫研究室成立当年即成为首批硕士研究生招生单位,1981 年获首批硕士学位授予权，在 20 余年硕士生培养的基础上，2002 年获得免疫学博士学位授予权。到 2014 共培养硕士研究生 81 名、博士研究生 21 名、博士后 1 名。多名研究生获得"湖南省优秀硕士论文"。2 名毕业博士研究生分别获得"教育部新世纪优秀人才支持计划""湖南省引进海外'百人计划'专家"等光荣称号。毕业的研究生正逐渐成为国内和国际各领域的学术骨干。

在学科建设方面，为了在新建的免疫学教研室建立合理的师资队伍结构，做好师资培养，老一代和新一代教师做出了很大努力。1998 年免疫学教研室成立伊始，师资结构不完善，教授年龄均近 60 岁，而年轻教师专业水平、医学知识面及外语水平等还需大力提高。为了保证教学质量，1999—2001 年教研室聘请退休教授到教研室指导青年教师教学和科研以及外语培训，送年轻教师出差参加免疫学培训班；在不影响教学的前提下，教研室还大力支持年轻副教授或讲师在职攻读博士学位，同时还将有条件的教师送到美国、加拿大、香港等国际一流实验室访问深造。总之，经过老主任查国章、郭实士、韦超凡等教授在退休前的艰苦工作和后续系主任余平教授的努力，加上全体教师的拼搏和奋斗，几年的师资培养和人才积累使科室教师队伍结构逐渐合理，教学和科研力量逐渐雄厚。目前科室所有年轻教师全部获得博士学位，10 名教师中 10 人次先后出国留学，11 人次先后获得国家自然科学基金项目资助，为科室接下来的快速发展奠定了坚实基础。

为了提高教学和科研质量，更新教师教学理念，使科室教学和科研与国际接轨，同时针对全英语教学要求，近几年该系注重引进人才，加强对外交流和国际合作。科室不仅派送教师出国留学，同时还积极引进国外优秀人才。2003 年开始先后聘请英国伦敦国王学院终身教授孙英、美国德克萨斯州健康科学中心微生物和免疫实验室主任钟光明教授以及美国罗格斯大学范辉宙教授为客座教授，3 位教授多次来该科室讲学、指导教学和科研。2011 年 7 月科室又聘请钟光明教授和范辉宙教授为校讲座教授，参与科室的教学、科研以及研究生培养，进一步搭建良好的国际合作交流平台。两位教授每年回国数次，对科室师资进行各个方面的教学培训，包括介绍国外相关研究领域的热点和前沿进展；指导教师修改医学免疫学、高级免疫学教案和课件；还给留学生英文班授课。同时两位教授还与科室教师、博士研究生和硕士研究生讨论科研课题，指导申请国家自然科学基金资助项目。两位教授的工作给科室传授了先进的国际教学理念，培训了师资，促进了科室教学和科研质量的大幅度提高。两位专家不仅来校参与本科室工作，还接受本科室人员的出国培训以及联合培养博士研究生，两位老师在钟光明教授实验室完成了博士生课题研究，博士生龚拯在范辉宙教授实验室接受访问学者培训。与两位教授实验室还共享科研资源，共同发表科研论文，这些举措提升了免疫学学科在全国同行中的地位。

为了充实教师队伍，进一步优化科室人才结构，2012 年免疫学系引进了两名海外人才，一名是美国德克萨斯州立大学西南医学中心的邹义洲博士，为中南大学海外优秀人才"特聘教授",邹教授为美国器官移植组织配型注册专家,回国后,开展移植配型研究,为临床提供医疗服务,为我国临床干细胞移植、器官移植作出积极贡献。引进的另一位人才是在美国获得医学博士学位的王勇博士。这为本系发展注入了新鲜血液,储备了发展机制。

为了提升在全国免疫学界的地位,加强国内同行的交流和合作,系主任余平教授率领全科室成员和湖南省相关领域人员积极筹办并成立了湖南省免疫学会,发展会员 500 多人。经过繁杂、艰苦的努力,终于在 2012 年 8 月 17 日至 8 月 19 日在湖南省长沙市召开了"湖南省免疫学会第一次会员代表大会暨第一届学术研讨会"。中国免疫学会理事长、中国工程院院士、中国医学科学院院长曹雪涛教授亲自到会为湖南省免疫学会的成立致贺,副理事长田志刚、金伯泉、龚非力也参会祝贺,这些知名专家还在会议上作了免疫学前沿进展专题报告。学会的成立为湖南省免疫学科发展起到了积极的推进作用。

总之,免疫学系的学科建设、师资培养、科学研究在几代教师奠定的坚实基础上,取得了一定成绩。免疫学学科独立后,经过短短 16 年,已成规模。在所有年轻教师全部获得博士学位的基础上,科室引进国外优秀人才,聘请专家教授,使师资力量逐渐雄厚,科研能力和教学水平大大提高,国际合作空前紧密,科室在国内先进同行中逐渐占有一席之地。据统计,中南大学的免疫学在 2003—2014 年保持着稳定上升的发展趋势,在全球该学科领域总体产出中所占比例也不断增大,从相对学科影响力维度来看,中南大学的免疫学曾经在 2005 年、2007 年和 2008 年超过了全球基线。从国际合作论文发表数量和合作率来看,免疫学在近年来取得了较好的国际合作成果,国际合作率维持在 25% 以上,在 2010—2012 年间,基本与"985"高校平均国际合作率保持一致。

九、医学前期学科

数理学科

数理学科包括数学和物理学。二者都是其他自然学科的基础。湘雅数理学科自湘雅医学专门学校成立以来,以物理教研室为主,先后分离出数学教研室、电子计算机中心、医学工程教研室和同位素室。根据医学前期教育的需要,数理学科主要开设的课程包括:物理教研室的医用物理学、医用电子学、麻醉设备学和生物物理;数学教研室的微积分、线性代数和数理统计;医学工程教研室的生物数学模型、生物力学和生物信息学。由胡纪湘教授主编的高等医学院校规划教材《医用物理学》(第四版)和《医用高等数学》(1991 年获卫生部优秀教材奖),在全国大部分医学院校沿用 10 多年。数学教研室教师张佃中、刘建华、邓松海在指导医学本科生参加数学建模竞赛中,有 3 个队获得美国数学建模竞赛二等奖,5 个队获国家一等奖，6 个队获二等奖，近 50 个队获湖南赛区一、二、三等奖。医学工程教研室教师任力锋指导的生物医学工程专业研究生在参加第三届全国研究生数学建模竞赛中，获得全国研究生数学建模竞赛一等奖。上述教学建模竞赛所获成绩，在全国医学院校中显得十分突出。

物理教研室

（一）教学

（1）奠基期（1920—1966）的"湘雅学派"。1920 年，湘雅医学专门学校开始开设物理学课程，第一位授课的竟是一位获得文学硕士的外籍教师 R. W. 鲍威尔。从创建湘雅医学教育之时，第一批科室名单中就有物理科。那时用的教材是《达夫物理学》（英文版），教师很少。1935 年开始任教的陈仁烈教授，1943 年时任主任，1947 年赴美国留学，1951 年回国后任天津大学物理系主任，1962 年任南开大学物理系副主任，并任中国物理学会常务理事。1945 年有胡纪湘、1946 年有吴幸生，随后还有刘普和、邝华俊等多位教授先后聚集在这里，形成了"湘雅物理学派"。解放初期，在吴幸生主任的领导下，开展了学苏联、学俄语、翻译俄语教材的热潮。湘雅物理学异军突起，在全国影响很大。卫生部认为湘雅物理学科人才济济，便动员湘雅支援全国：刘普和被抽调到祖国的南大门——中山医学院任教，邝华俊调到西大门——兰州医学院任教，姚忠传调到山西医学院任教，李书田调到新疆医学院任教。直到 80 年代末，中国医学物理学界仍以他们为核心，引领全国医用物理学的工作与发展。

（2）中兴期（1977—1990）的教材编写。"文化大革命"时期物理学教研室被解散，教研室的十几位教职工被分配到湘雅医学院 11 个单位"打杂"。有的去子弟中学代课，有的去战备办，有的去血浆研究组做动物实验。1977 年全国高校恢复考试招生，经过"文化大革命"的洗礼，百废待兴，所有的教职工被召回，物理学教研室重新组建。教材，设备都需要从头建设。时间紧、任务重，当时首要的任务是编写教材。1977 年 12 月教研室突击 1 个月，组织编写出了物理学教材，并出版。该教材原本是为了给本院 1977 级新生用，没想到全国十多所医学院校都缺教材，只好将其作为大家的应急教材。解决急需之后，教研室从长远着想，陆续组织全国有影响的兄弟院校编写了 8 种教材，其中主要有：①胡纪湘主编的《物理学》（医学专业），由湖南科技出版社 1982 年出版。②《高等数学》（医学专业），由湖南科技出版社 1983 年出版。③《医用物理学》第四版，由人民卫生出版社 1995 年出版，该教材是卫生部高等医学院校规划教材，全国大部分医学院校沿用 10 多年。1958 年以来物理学教研室正式出版了图书 14 部。

（3）发展期（80 年代末以来）的学科发展演变。20 世纪 80 年代，卫生部确定在全国医学院校普遍开设高等数学，教研室陆续引进数学、物理学人才。当时数理教学人员大增，最多时达 31 人之多。80 年代末，为了医学前期学科的进一步发展,胡纪湘教授做了大量的组建工作。此后从数理教研室陆续分发出多个教研室,他们分别是同位素室(程冠生任主任)、电子计算机中心(周劲青任主任)、数学教研室(张惠安任主任)和医学工程教研室(谢嘉平任主任)。1984 年,物理学教研室改名为数理教研室,由陈万绪教授任教研室主任,1989 年陈万绪出国,由副主任李戈山副教授任主任至 1997 年。1997—2000 年,元秀华教授任主任。2000 年元秀华教授调到华中科技大学,2000—2002 年由李晓春任主任。2002 年,物理学教研室划到中南大学物理科学与技术学院,李晓春教授任副院长。

(二)科研

随着近代物理学技术和理论的发展,物理学已经渗透到医学的各个方面。自 1958 年以来,物理学教研室在超声生物效应、电子技术应用、磁场生物学效应及其医疗应用和理论物理学等方面做了许多工作,也取得了一定的成绩:①超声生物效应研究。1958 年开始筹建超声实验室,用了数年时间先后建成了石英超声发生器、超声治疗仪等,初步建立了研究超声生物效应的技术条件;1964 年后开始转入超声生物学效应及其应用研究。②电子技术应用研究。1973 年开始转入电子器件的研究,如试制瘫痪患者人工排尿电子装置;学生生理学实验用刺激器的研制通过鉴定进入批量生产;白昼幻灯机样机的研制和方波测痛仪等。90 年代对心音信号的记录、电视制式转换进行了研究。③磁场生物学效应及其医疗应用的研究。从 1976 年底开始,以阳振刚副研究员为主的研究团队对国内外动态做了调研,并在 1977 年进行了多方面的预实验后,确定了以磁场生物学效应研究为重点,以医疗应用为目的的研究方案。1978 年与附二医院新医科开始了一系列的实验研究,主要包括:一是磁场对冻伤、烫伤及金葡菌感染三种动物模型的治疗作用;二是磁场对炎症渗出过程的影响及其作用机制;三是磁场条件的选择,磁场强度、作用时间与疗效的关系及磁场治疗的后效应维持时间等。从 1980 年开始,随后十余年间与湖南省卫生厅签订科研合同,取得了一系列的成果:在国内首次提出磁场对炎症的作用是一种非特异性和双相性的渗出效应概念,对物理、化学、生物因子所致的肿胀均有良好的效果。其治疗效果能达到临床应用的要求,并较好地解决了临床应用磁疗的技术条件及剂量因子的确定问题;根据所得的结果改进了本省生产的磁疗器械,供全国各地应用。磁场生物学效应及其医疗应用的研究获湖南省科委三等奖 1 项,湖南省医药卫生科技进步二等奖 1 项,四等奖 1 项,湖南省科学大会贡献奖 1 项。

数学教研室

(一)历史沿革

湖南医学院的数学教学活动始于 1978 年,即为"文化大革命"以后刚刚恢复招生的硕士研究生开设高等数学课程。1981 年起根据卫生部的要求给本科生开课,当时有数学教师两名,归属物理学教研室管理。之后经历了一个教师队伍发展壮大时期，同时在岗的专任教师及教辅人员最多达到 10 人，1984 年改物理学教研室为数理教研室，1988 年 5 月单独成立数学教研室，由张惠安、彭再昌任正、副主任。1992 年张惠安教授到美国做访问学者，增补李飞宇为副主任。1994 年张惠安回国任主任。三校合并后于 2002 年组建中南大学数学学院，李飞宇转任副院长（至 2005 年），数学教研室更名为生物数学与生物信息学部，增补张佃中为副主任。2004 年张惠安退休，张佃中接任主任。2013 年 7 月数学学院所属系、所调整，机构撤销，大部分人员并入高等数学教学研究中心，教学任务由该中心担任。

（二）教学

教学工作的成绩主要有以下三个方面：

（1）教材建设。20 世纪 70 年代末，我国才刚开始在医学院校讲授数学课。讲哪些内容？应具备什么特点和钊对性？达到怎样的教学目的？都没有成例可鉴。在有一些初步探索的基础上，1982 年，湖南医学院邀请四川医科大学、中山医科大学和同济医科大学的同行共同探讨这些问题，由胡纪湘教授编写了我国第一本《医用高等数学》教材，引起了较大反响，在香港书展中获得优秀图书奖。1991 年胡纪湘教授主编的这本卫生部规划教材获卫生部优秀教材奖。1998 年张惠安主编的《高等数学》教材获湖南省教委科技进步二等奖。2002 年，张惠安、邓松海主编了《高等数学》双语教材。2007 年，李飞宇、张佃中主编了"十一五"国家级规划教材。总体来看，湘雅人在教材建设上一直保持国内先进水平。

（2）数学建模竞赛。在教学中老师十分注重培养学生运用数学知识解决实际问题的能力。从 1995 年起，在张佃中、刘建华、邓松海的指导下，有 3 个队（每个队 3 名学生，下同）获得美国数学建模竞赛二等奖；在国内数学建模竞赛中，5 个队获国家一等奖，6 个队获二等奖，近 50 个队获湖南赛区一、二、三等奖。2011 年，张佃中被评为湖南省优秀指导教师。医学院校学生在数学建模竞赛中能取得这样的成绩是很难得的。

（3）教学法研究与教学改革。青义学教授长期从事教学法研究，著有《教学法概论》。1989 年易非易获校第二届讲课比赛第一名。完成了多个教改项目，其中由彭再昌、张佃中分别领衔的项目 1987 年和 2008 年获 2 项校级教学成果奖。张惠安、邓松海常年采用双语教学。

（二）科研

湖南医科大学数学教研室教学任务繁重，受到时间、资料、设备等条件的限制，科研不易开展，但教师们不畏艰难，长期坚持，在科研中仍有不少成绩。

青义学主要开展模糊数学及其医学应用的研究，著有《模糊数学入门》《模糊数学与医学数学化》《医学模糊决策》《生物医学数学模型》等专著。

张惠安等研制的"IBM—PC 生物信息处理系统"1987 年通过省级鉴定，先后获湖南省教委科技成果一等奖、卫生部优秀软件奖和湖南省科技进步三等奖。

李飞宇、刘建华承担的卫生部计财司横向课题"医学院校会计核算系统"1991

年交付各部属院校使用，获得用户普遍好评。

张惠安、张佃中等研制的"电话多功能扩充装置"及"液化气液体扩充装置"获国家专利。

邓松海的课题"报童问题的风险效用理论及高效算法研究"2014年获得省级立项。

全室先后共发表科研学术论文40余篇，其中被SCI收录4篇、EI收录5篇。

（四）其他

刘建华获得湖南省优秀教师、湖南省青年岗位能手等光荣称号。1991年接待了美国俄亥俄州立大学数学系主任来湘讲学。1992年张惠安赴美做访问学者，被聘为客座教授。2008年邓松海赴加州大学圣地亚哥分校访学。近年来培养了10多名本专业硕士研究生。

电子计算机中心

1985年，由湖南医学院数理教研室胡纪湘、张惠安、周劲青等人组织筹备建立了湖南医学院电子计算机室，后改名为电子计算机中心。

1987年成立了电子计算机中心，罗仲广被任命为主任，周劲青为副主任。中心主要工作是承担对全校师生的计算机普及知识教育与教学工作。同时开展结合医学的计算机应用研究工作，并建立了一个VAX11－750系统的计算机实验室。

1992年，学校任命何洪、杨长兴为中心副主任（主任空缺），主持中心工作。这一时期，电子计算机中心的主要工作是全校计算机基础课程的教学、校内外应用软件的开发、计算机应用技术研究。

1993年起，杨长兴任主任，田琪为副主任。中心专任教师发展到14人左右。当时，全国医学计算机教育有了加速发展的趋势。中心的教学条件也有了改善，除已有的VAX11－750系统外，还逐步建立了PC系列微型计算机实验室；1995年，杨长兴、周劲青主编了《计算机应用基础》（成都科技大学出版社），用作本校本科生及部分合作院校的医学计算机基础教育教材，同时，还有多人次参与国内医学类同行组织的计算机基础教育教材编写；开发了防病毒保护卡、设备管理系统、医学图像处理系统等软件系统。

1993—2002年，电子计算机中心逐步发展壮大。建立了完整的医学类计算机基础教学体系，同时培养了一支医学计算机基础教学的教师队伍。通过自身建设和与兄弟院校同行的合作，使医学计算机教育走在全国同行的前列。这一期间，杨长兴担任人民卫生出版社出版的全国医学类计算机基础教学统编教材《医学计算机应用基础》副主编。

2002年以后，中南大学院系调整，湖南医科大学电子计算机中心并入中南大学信息科学与工程学院，三校计算机基础教学单位合并组建中南大学计算机基础教学实验中心（隶属信息科学与工程学院）。原从事医学计算机教育的教师仍然工作在医学计算机教育领域，杨长兴担任教育部计算机教学指导委员会委员（2006—2012，2013—2017），负责组织医学类计算机基础课程的教材的基本要求的编写工作，并主编《医学计算机应用》《Visual BASIC 程序设计》等教材。

医学工程教研室

（一）历史沿革

医学工程教研室于 1985 年开始筹建，1987 年正式成立，并获得全国第一批生物医学工程硕士点授予权。胡纪湘、谢嘉平教授为此做了大量的工作。谢嘉平教授任教研室主任，先后培养了 13 名硕士研究生。1997 年谢嘉平退休后，由任力锋教授接任教研室副主任。1998 年学校进行学科调整，医学工程教研室与卫生部肝胆肠外科研究中心合并。2002 年中南大学生物医学工程研究院成立。2003 年获得生物医学工程专业博士学位授予权，2008 年 7 月被学校认定为校级重点学科。2011 年 12 月湖南省教育厅认定为省级重点学科。

（二）科研

医学工程教研室成立初期的研究方向为物理因子——振动对生物体的影响和生物力学方面的研究；随后把研究的重点放在生物力学、生物数学模型、生物信息学三个方面。与卫生部肝胆肠外科研究中心合并后，研究方向进一步拓展到纳米生物技术与生物材料等方面。

（1）物理因子——振动对生物体的影响研究。1987 年以湖南省 10 大矿区的风钻工人为对象，对振动病的发病规律进行了研究，共发表论文 10 篇。该项课题1989 年获湖南省医药卫生科技进步三等奖。1992 年展开了国家自然科学基金《振动对生物体内物质的耗散作用》的研究，系统地探讨了振动对动物体内脂肪的耗散作用、振动减肥中腹壁脂肪的超声检测与力学特征，以及振动的时间、频率和幅度对动物体内药物代谢动力学的影响，共发表论文 10 余篇。其中，在中国医学物理学杂志上发表的《振动对管道气栓的体外模拟实验》论文，1994 年获湖南省自然科学优秀学术论文二等奖。

（2）生物组织的生物力学研究。①1988—1990 年谢嘉平教授在美国加州大学圣地亚哥分校工作时，创造性地提出了一种计算生物组织静脉残余应力方法，该方法的测量精度达到 0.1 达因数量级；1993 年 2 月在 *Biomechanics Engineering* 杂志上发表论文 *The Zero Stress State of Rat Veins and Vena Cava*，受到美国生物力学创始人冯元桢教授和国内外同行的高度赞赏。②1992—1995 年谢嘉平自行研制生物力学微拉伸实验装置，和任力锋教授一起在对大鼠周围神经的力学性质研究的基础上，对大鼠异体神经移植再生神经的力学性质进行了研究，发表论文 3 篇。③1996—2000 年与湘雅口腔医学院合作，联合培养了口腔正畸专业研究生卢燕勤，高清平副教授开展用生物力学原理和有限元分析方法在口腔正畸专业中的应用的研究。建立了大鼠磨牙的三维有限元模型，探讨正畸力作用下大鼠磨牙牙周膜内破骨细胞出现与应力的关系,寻找最佳正畸力,发表论文3篇。

(3)生物数学建模与仿真的研究。①1994—1996年,任力锋教授用SPECT和计算机仿真技术对脑房室模型的参数进行寻优,实现了脑血流量的定量计算,为临床诊断提供了无创脑血流量的定量方法,发表论文3篇。其中,发表在生物医学工程学杂志上的《脑房室模型的建立与脑血流的定量分析》论文,2001年获湖南省自然科学优秀学术论文三等奖。②2006年任力锋教授指导生物医学工程专业研究生唐静波、张彦琼、胡智渊参加第三届全国研究生数学建模竞赛,获得全国研究生数学建模竞赛一等奖;发表的论文《确定Lotka-Volterra生态系统模型高精度参数的研究》2010年获湖南省自然科学优秀学术论文三等奖。

(三)研究生培养与学科建设

生物医学工程专业从1985年开始招收硕士研究生。生物医学工程专业的研究领域具有集生命科学、工程技术有机结合于一体的特殊性,跨学科研究的思维方式显得尤为重要。攻读生物医学工程专业的研究生各自有着医科、工科和其他不同学科的本科背景,所以在该专业研究生的培养过程中存在许多困难。坚持以人为本的原则,注重对不同本科生背景的研究生充分发挥各自的特点与优势进行培养。在没有教材、教学资料和教师都同样缺乏的困难情况下,自编讲义,在研究生中开设了生物数学模型、生物力学和生物信息学等课程。在教学中充分考虑医科和理工科学生的不同知识结构,重点介绍数学模型在生命科学中的应用和计算机编程的实现,而且增加了在教师指导下进行课外探索的学习环节。特别是生物信息学课程处于科学前沿,知识更新非常快,故在成绩考核中将课内学习与课外探索的比例设为1:1,这一举措极大地提高了同学们挑战科学前沿难题的积极性。2004年编著的《生物信息学》,2006年获得中南大学高等教育教学成果二等奖。

由于研究生们一般都在跨学科、跨专业研究思维方式上得到了多方位的训练和提高,非生物医学工程专业的同学通过上述课程的学习,也取得了很好的成绩,先后出现了很多优秀人才。如,留在校内不同部门担负重任的有:张佃中副教授任生物数学教研室主任;李旭光副教授任生物物理研究所所长;刘昭前作为湖南省"芙蓉学者计划"特聘教授、教育部"长江学者和创新团队发展计划"创新团队带头人,现任中南大学临床药理学研究所副所长、遗传药理学湖南省重点实验室主任等多项职务。毕业后去校外工作学习并取得了骄人成绩的有:陈记稷2007年毕业后在美国普度大学攻读生物工程博士学位,2011年获博士学位,毕业后在HHMI-JFRC(Howard Hughes Medical Institute)从事研究工作,目前已取得原创性的研究成果并发表在 Cell 杂志上,并用自行建立的新单分子荧光技术,发现了转录因子在活细胞里找到结合位点的机制;唐静波本科是数学专业,2006年就读中南大学生物医学工程专业硕士及博士学位,在校期间获得"全国研究生数学建模竞赛全国一等奖"和"中南大学十大研究生学术标兵"称号。现在深圳华大基因研究院任高级生物信息工程师,专攻基因测序技术研究,近年来参与开发了在国际上有一定影响力的生物信息学软件。陈田木本科是预防医学专业，2010 年秋季攻读流行病学与卫生统计学硕士学位时选修生物数学模型课程，随后展开了对流感、病毒性肝炎、急性出血性结膜炎等数学建模研究，毕业课题为《长沙市 H1N1 流感大流行防控措施的动力学模型研究》，近 5 年参与或主持多项传染病与数学建模相关的科研课题，发表科研论文 10 余篇，其中 1 篇发表于美国杂志 PLOS ONE，8 篇论文先后获得中国卫生统计 2012 年度优秀论文二等奖、湖南省预防医学会第四届预防医学科技论文三等奖、长沙市科学技术年会优秀论文一等奖、三等奖和优秀奖。

1998 年医学工程教研室与卫生部肝胆肠外科研究中心合并后，于 2002 年成立中南大学生物医学工程研究院，2003 年获生物医学工程专业博士学位授予权，2008 年 7 月被中南大学认定为校级重点学科，2011 年被认定为湖南省重点学科。

同位素室

同位素室（核医学教研室，放射免疫分析中心）成立于 1979 年，程冠生教授任主任。他 2001 年退休后，由陈检芳和石庆杰担任正副主任，成员有王树生、肖举银。后来又增加了苏涛、欧阳荣华、王克超、郑颂阳、蒋磊、余术宜等。该室自成立以来就承担了学校核医学的教学、辐射防护培训科研和管理工作，并提供试验场地、实验设备，负责安全及放射性废物的处置。

共承担国家科学基金课题 3 项，湖南省科委课题 3 项，在国内科学杂志发表论文 30 余篇。其中，程冠生教授的《大鼠感染性脑水肿时 NMDA 受体的变化》1997 年发表在 *Acta Neurochirurgica* 杂志上，并在美国圣地亚哥第十届脑水肿大会上报告。

承担湖南医学院本科生实验核医学和生物物理学的教学工作，所主编的《临床放射免疫分析手册》1997 年由原子能出版社出版，作为高等医学院校教材的《医用生物物理学》1998 年由人民卫生出版社出版。

化 学

（一）历史沿革

湘雅医学化学教育起源于 1916 年。1916—1926 年，湘雅医学专门学校聘请江苏上海人、美国耶鲁大学理学士、哥伦比亚大学哲学博士徐善祥教授为首任化学教师。1920 年起，同时聘请江苏镇江人、医学博士、美国哈佛大学医科专修的朱恒璧教授为生理化学教师。1925 年更名为私立湘雅医科大学，1927—1928 年学校停办，1929 年续办。1930 年，聘请广东新会人、美国加州大学理科学士、芝加哥大学理科硕士吴文利教授为化学教员，聘请美国俄亥俄大学哲学博士鲍威尔夫人为生理化学教员。1932—1938 年聘请浙江奉化人、美国密歇根大学哲学博士唐宁康教授为有机化学、生理化学教员。1939 年聘请刘泽永先生为化学实习讲师,同时兼任湘雅医院药剂科主任。1940年改为国立湘雅医学院后,化学科正式成立,并聘请了湖南新化人、长沙雅礼大学理学士、美国密歇根州立大学哲学博士谢祚永教授为首任主任,同时兼任生化科、物理科、生理化学科和药剂科共5科主任,一时成为湘雅史上佳话。

1953年10月湘雅医学院改称湖南医学院。1954年9月成立化学教研室,谢祚永任主任,刘友斌、戴乐岁先后任副主任。1956年隶属于新成立的基础课部。

1966年"文化大革命"开始。1968年,军宣队、工宣队相继进校,撤销院、系、室建制,改为军队建制,全校成立民兵师,基层单位编成连队。原基础课部改为基础连,下设排、班。1970年实行推荐招生,成立了基础大队。"文化大革命"期间,曾实行教研室的大合大并。此后,化学教研室的实际工作由戴乐岁、温洪杰主持。1973年,恢复基础课部和基础党总支。1975年10月,学校成立卫生系,调派江继文、胡曼玲组建卫生化学教研室。

改革开放后,1979年化学教研室重新恢复并任命刘友斌为主任,李元卓、王汨滨为副主任,戴乐岁任基础课部副主任兼化学教研室副主任,王汨滨兼任化学、物理、生物党支部书记。1984年初,基础课部更名为基础医学系,同年3月化学教研室领导换届,由戴乐岁任主任,黄干初、陈德重任副主任,王汨滨担任化学党支部书记。1986年,罗一鸣接任化学党支部书记。1987年学校更名为湖南医科大学。1989年化学教研室分为无机分析化学教研室和有机物理化学教研室,并先后任命王一凡(1989—1995年主持工作)、任岱、周明达、李劲、刘绍乾为无机分析化学负责人,范俊源(1992—1994年任主任)、尹鲁生(1994—1996年任主任)、罗一鸣(1989—1991年主持工作、1996年起任主任),王微宏任有机物理化学负责人。1993年,基础医学系更名为基础医学院。1998年,化学实验室通过省教委评估验收,室主任为罗一鸣,副主任为周明达。

2000年,三校合并组建中南大学。2002年4月,无机分析化学和有机物理化学教研室脱离基础医学院建制,并到中南大学化学化工学院,并成立医学化学教研中心,罗一鸣任副院长兼中心主任,周明达、王一凡、王微宏任副主任,王一凡兼任党支部书记。2005年,刘绍乾接替王一凡兼任的医学院化学课程责任教授。

2006年,医学化学教研中心与制药系合并,成立新的制药系,刘绍乾任系副主任兼党支部书记。2010年9月化学化工学院再次调整,原医学化学教研中心的教师和技术员被分散到化学系、分析科学系、化工系和冶金物理化学系及实验中心任职和工作。

(二)教学

湘雅最早在1916—1917年间确立化学各课程之开设门类和顺序。

湘雅在补习科第一、二年级上下学期每周"化体学"下设四学时的初步化学纲要和六学时的普通化学讲解及实习,在湘雅预科一年级的第一、二、三学期每周"化体学"下设八学时的定性分析讲解及实习,在本科第一年级上学期每周"化体学"下设定量分析、有机化学讲解及实习各三学时，下学期每周"化体学"下设有机化学讲解及实习 6 学时。

据《湖南长沙湘雅医学专门学校第八次校订章程》记载，1920—1924 年间，湘雅的化学教学实行课点平均法改革。

医学预科：由长沙雅礼大学主办，两年毕业，化学理论实习并重，均用英文教授。第一年级，普通化学，4 课点；第二年级，分析化学，5 课点。

医学本科：生理化学在本科二年级第一学期上课，每周 6 学时，总课时 96 学时，第二年级第二学期，每周 6 小时。

本科生须得课点平均 70 分为及格。每学期终，每学科之分数，以该学科所定之课点乘之，再将所乘各学科之分数相加，而以所定课点之总数除之，即得课点平均。除课点平均外，每科分数，须得 60 分为及格。每学期平分三小期，每期终汇集分数，详为审查。如有一学期不及格者，予以警戒，如次期仍无进步，即作留级听讲，如第三期再不及格，经教员会议议决后，即行退学。

据《私立湘雅医科大学组织大纲》记载，1930 年 6 月之后，湘雅医学本科化学课程讲演与实习实行学分制：即每学年分为两学期，每学期授课 16 周，每科每周讲演 1 小时或实习 3 小时，一学年之久记作 1 学分，若只一学期之久则记作 0.5 学分。

第一学年无机化学（上学期）定性分析（下学期），5 学分；第二学年定量分析（上学期），有机化学（下学期），5 学分；第三学年，生理化学，4 学分。

1939 年秋季，化学为医学本科 14 门必修科目之一，各门课程学分为：普通化学在本科一年级第一学期，5 学分；分析化学在本科一年级第二学期，4 学分；有机化学在本科二年级第一学期，5 学分；生物化学在本科二年级第二学期，6 学分。

1942 年 8 月《国立湘雅医学院要览》记载，化学课程如下：

普通化学，第一学年第一学期每周讲授 3 小时，实习 7 小时，共计 180 小时。

有机化学，第二学年第一学期每周讲授 2 小时，实习 6 小时，共计 144 小时。

分析化学：（甲）定性分析（乙）定量分析，第一学年第二学期每周讲授 2 小时，实习 6 小时，共计 144 小时。

生物化学，第二学年第二学期每周讲授 3 小时，实习 9 小时，共计 216 小时。

1949 年新中国建立后，湘雅医学院迎来新生。50 年代，湘雅化学教学主要向苏联学习。1954 年，刘友斌主编《无机化学，分析化学》教材，由公益印书馆出版。1956 年，刘友斌主编由湖南医学院、武汉医学院、湖北医学院、江西医学院四校合编的《无机化学》教材；1958 年，谢祚永任新中国医学类《有机化学》第一部统编教材主审，人民卫生出版社出版。

十年"文化大革命"期间，开展了"教育革命"，学制和教学计划曾反复调整，教学质量急剧下降。

打倒"四人帮"后，经过党中央拨乱反正，正常教学秩序得以恢复。1977 年，全国恢复高考，学校招收五年制临床医疗专业、预防医学专业本科生，开设的化学课程为基础化学理论与实验、有机化学理论与实验。1982—1989年开办英语医学班，化学教研室分别由戴乐岁、范俊源、黄干初、任岱、李劲、罗一鸣、李佳、雷柱、皮祖兰等老师先后承担基础化学理论与实验的双语教学，有机化学理论与实验的双语教学。1985年开办首届药学班和1987年开办检验专业，无机化学、分析化学、有机化学和物理化学4门基础课由化学教研室承担。1988年开办临床医学七年制，起初10年，由开设基础化学理论与实验、有机化学理论与实验。1997年药学系成立，药学专业的无机化学、分析化学、有机化学和物理化学4门基础课由化学两个教研室承担。2004年开办临床医学八年制，前期2年的教学计划，由化学化工学院与教务处制订，无机化学、分析化学、有机化学和物理化学课程全部开设过双语教学，分别由刘绍乾、梁逸曾(后为向娟)、陈国辉和李洁老师担任。

进入21世纪之后，鉴于医学类化学基础课程——基础化学和有机化学在符合新世纪要求的医学人才培养中具有毋庸置疑的重要性，其教学体系的整体优化与改革，是关系到医学生理科素质和创新能力培养的重要环节。在医学类化学基础课程平台的整合优化方面进一步展开了研究、探索与教学改革。

1.整合教学内容，优化教学体系

生物体内的化学反应，远比简单体系的反应复杂，但它们仍遵循化学的基本原理和无机、有机反应的基本规律。据此，以医科大学化学系列教材建设为平台，整合两课程的教学内容，如大π键的介绍，基础化学着重介绍无机酸根中的共轭π键，有机化学侧重从苯环的大π键入手解释各类大π键的特性。同理，对于化学热力学和动力学，基础化学着重介绍理论及其计算，有机化学侧重运用该理论去解释基本反应的机制、活性和区域选择性等。总之，一个理论性较强，一个应用面求广，避免简单重复。

从生命科学与医学发展的需要出发，通过教材内容的取舍或补充，适当提高起点。分别在"基础化学"和"有机化学"阶段加强溶液理论、化学反应热力学、动力学、物质结构基础、分析化学常用仪器与分离方法、无机生命元素与配位化合物、有机化学基础理论和基本反应规律以及有机波谱基础的教学。同时增加了一些体现医学特色的教学内容和实验项目。如在基础化学教学中，增加了生物体系热力学、CYP450药代酶、电泳法分离鉴定蛋白质、"人工肾"、脑电图等；在有机化学教学中，增加了"生物活性肽的研究"和"萜类和甾族化合物的生物合成"等，开设了维生素C的碘量法测定，紫外可见分光光度法对生物样品的测定，离子选择性电极测定微量氟，氨基酸的纸上电泳，APC片剂中阿司匹林等成分的提取和分离等实验。强化医学生头脑中化学的重要性。

建立了由以下4个子系统优化而成的医学类化学基础课程教学新体系：①"以物质结构、热力学基本定律、动力学、电化学、溶液理论等物理化学原理为核心，以生命元素及其配合物为主要对象，考虑前期衔接，反映医学特色"的基础化学课堂教学体系；②“以化学结构理论为核心，以化合物的命名、立体异构现象、基本反应类型和反应机制、波谱原理为主要内容，兼顾后续课程，体现医学特色”的有机化学课堂教学体系；③“以分光光度、电分析和滴定分析等方法为主线、以溶液性质、无机物性质和生物样品的分析为基本内容”的基础化学实验教学体系；④“以有机合成为主线，以合成、提纯、物性表征和生物有机小分子的分离鉴定为基本内容”的有机化学实验教学体系。

2. 改革教学方法，注重学生创新素质培养

以问题为中心的启发式教学，符合教学规律，有利于培养学生分析问题和解决问题的能力。对此，长期以来教师们进行了以下探索：①以多媒体为主，同时配以黑板、模型及演示实验等手段，从问题设计入手，开展以问题为中心的启发式课堂教学法。②采用类比教学法。如在有机化学结构和反应性质教学时，注重引导学生从比较中找规律，从比较中找特点，引导学生同一章节内横向比，章节之间纵向比，在比较中归纳提炼，在比较中加深理解，收到了事半功倍的教学效果。③鼓励探究性学习，注重个性培养。在教学中，弘扬“吾爱吾师，吾更爱真理”的科学精神，注重培养学生独立思考的个性和探究性学习的习惯。鼓励医学生申报大学生化学创新实验项目基金。④引入案例，启发思维。在每一章中，精心编制 1 ~2 个典型案例，给出问题的背景和解决问题的思路，力图使学生加深对基础化学、有机化学基本理论和基本知识的理解，培养学生发现问题、分析问题和解决问题的能力以及科学探索精神。⑤改革教学考评和学生考试方法，发挥其对教学质量的双向调控作用。以课程组为单位，每学期组织一次师生座谈会，学生填写评议表，课程责任教授对各位教师综合评价，并会同校院督导专家，提出评优推荐意见。完善考试制度，根据教学大纲，规定考试命题覆盖的知识点和分数分布及试题的标准化，实行考、教分离。其次，根据不同层次的要求以期末理论考试、实验成绩、平时作业按权重计总分，其中实验考核以平时实验、期末基本操作考核及实验技术知识笔试或口试相结合的方式进行。

3. 探讨课堂教学模式的转变，提高学生自主学习能力

2012 年，中南大学启动了由校长倡导的、以改为小班讲课为前提的“开放式精品示范课堂”计划项目——课堂教学深度改革。目前，化学化工学院实施该项目的课程已达 7 门，并已于 2014 年拓展到医学化学课程教学改革之中。其宗旨是通过项目实施，改变中国大学生的学习习惯，变被动学习为主动学习，让课堂气氛变得生动活泼，让学习过程变得积极愉快，让学术型的学生更愿意展开想象的翅膀，让讲究实际的学生觉得当下的学习在将来的工作中的确有用。

改革开放以来，在教材建设方面，1989 年，周凤贤主编检验专业全国协编教材《无机化学》，海洋出版社出版，1990 年，王汨滨主编检验专业全国协编教材《有机化学》，海洋出版社出版；1990 年，沙昆冈参编《医学基础化学实验》卫生部统编教材，人民卫生出版社出版；1994 年，王一凡（分别为副主编和第二主编）、

刘绍乾、廖喜漫参编全国协编教材《医学基础化学》和教学参考书《基础化学学习指导》，哈尔滨科技出版社出版；1994 年，李劲参编出版的《无机化学》(医学检验)全国协编教材；1995 年，范俊源参编《有机化学》(第四版)卫生部规划教材，人民卫生出版社出版(该教材获卫生部科技进步三等奖)；2000 年，周明达参编《医学基础化学》《医学基础化学实验》全国协编教材，高等教育出版社出版；2002 年，周明达参编《无机化学》(药学)全国协编教材，高等教育出版社出版。2002 年合并到化学化工学院之后，原湖南医科大学化学教研室的教师，主编或参编出版各类教材和实验教材以及学习指导书 15 种。

20 世纪 90 年代之后，罗一鸣、范俊源、王一凡、李劲、刘绍乾、戴乐岁、任岱、尹鲁生、王微宏、彭爱芝、游力书等，分别获排名第三的国家教学成果奖二等奖 1 项，获排名第三的省级教学成果一等奖 1 项，获排名第二的省级教学成果二等奖 1 项，获排名第三的省级教学成果二等奖 1 项，获校级教学成果一等奖 2 项，获校级教学成果二等奖 2 项，获排名第二的校级教学成果二等奖 1 项，获校级教学成果三等奖 1 项，获排名第四的校级教学成果三等奖 1 项。

目前，化学化工学院承担的医学化学课程为：临床医学五年制精神病学、麻醉学、预防医学、口腔医学、法医学、医学检验、生物信息、生物科学、56 学时的基础化学、48 学时的基础化学实验和 56 学时的有机化学、48 学时的有机化学实验(隶属于化学系管理)；临床医学八年制 80 学时的无机与分析化学、32 学时的无机化学实验、56 学时的有机化学、48 学时的有机化学实验(隶属于化学系管理)；临床医学八年制 32 学时的分析化学实验、32 学时的仪器分析基础、48 学时的仪器分析实验(隶属于分析科学系管理)；临床医学八年制 64 学时的物理化学、48 学时的物理化学实验(隶属于冶金物理化学系管理)；药学专业 64 学时的无机化学、64 学时的无机化学实验(隶属于化学系管理)；药学专业 32 学时的分析化学、32 学时的分析化学实验(隶属于分析科学系管理)；药学专业 80 学时的物理化学(隶属于冶金物理化学系管理)。上述课程大部分由原湖南医科大学化学教研室的教师主讲。

药学专业 96 学时的有机化学(一)、40 学时的有机化学(二)、72 学时的有机化学实验、48 学时的仪器分析、64 学时的仪器分析实验现由药学院管理。

湖南医科大学化学教研室曾是校级重点教学单位，全体教职工在课程建设方面曾付出辛勤的劳动，并做出了可喜的成绩。1992 年，无机化学(含基础化学、分析化学)在湖南医科大学第三批重点建设课程评估中获"校级优秀课程"称号，1993 年，有机化学(含物理化学)在湖南医科大学第四批重点建设课程评估中获"校级优秀课程"称号。

三校实质性合并组建新的化学化工系以来，中南大学医学化学课程建设通过资源组合与优势互补，取得了长足的进步。2007 年，涵盖临床医学八年制和药学专业的无机化学获"国家级精品课程"称号，王一凡为课程建设的主要组织者，曾小玲、刘绍乾为骨干教师。2008 年，生物医学类有机化学获"国家级精品课程"称号，课程负责人为罗一鸣，王微宏为主要骨干。2013 年，涵盖临床医学八年制和药学专业的无机化学获"国家级精品资源共享课"立项批准，王一凡（排名第二，为课程建设的主要组织者），刘绍乾、王曼娟、李战辉为骨干教师。2013 年，有机化学获"国家级精品资源共享课"立项批准，课程负责人罗一鸣，王微宏（排名第二），彭红健、梁文杰和王蔚玲为骨干教师。2006 年罗一鸣作为主要组织者申报的"国家级化学实验教学示范中心"教育部验收通过。

2002 年之后，该教研室的教师，在《大学化学》等有影响的刊物上发表教学论文数十篇。

值得一提的是，罗一鸣、周明达、王一凡、刘绍乾、王微宏以及该教研室的全体教职工，在合并到化学化工学院以后，继承和发扬湘雅教学严谨的百年优良传统，在新的教学管理和教师以及技术员岗位上，不求名利，埋头苦干，为化学化工学院的"国家工科大学化学教学基地"验收、"国家级化学实验教学示范中心"建成，"无机化学"、生物医学类"有机化学""工科大学化学"和"工科大学化学实验"4 门国家级精品课程以及"无机化学"、生物医学类"有机化学""工科大学化学"和"工科大学化学实验"4 门国家精品资源共享课的建设作出了非常重要的贡献。其中，罗一鸣老师在副院长和系一级管理岗位上，更是成绩突出，个人多次获得省级和校级奖励。

（三）科研

湖南医科大学化学科创建于 1940 年，在 60 多年的风风雨雨中，曾几度分合，科研方面，在实验条件极其简陋，仪器设备档次不高，经费十分困难和没有自己专业的学生的情况下，在承担繁重的教学任务之余，广大教师和技术员，尽可能挤出时间亲自动手进行科研工作，仍然取得了一定的成绩。20 世纪 40 年代，刘友斌等开展对鸦胆子等中药的毒性测定，并发表英文论文；50 年代后期，刘友斌、周凤贤、万讚如等主持尿铅的含量测定及其方法研究等，发表多篇论文。50 年代末，李元卓、戴乐岁等参与"代血浆的研究"；60 年代初，戴乐岁主持"肝炎药物硫辛酸合成"；70 年代初，戴乐岁、范俊源、王汩滨等参与研究的"大蒜素的合成"项目获 1978 年湖南省科学大会奖；70 年代中期，范俊源、戴乐岁主持"强致癌物亚硝基吗福林的合成"；范俊源作为骨干参与的"湘产薯芋植物中甾体皂甙元的分析"研究成果获 1978 年湖南省科学大会奖；70 年代末，戴乐岁、刘友斌、周凤贤等主持了"湘江水质中铅镉汞等有害金属含量的分析"，并发表系列论文；80 年代，戴乐岁、范俊源等主持"光敏剂血卟啉衍生物的合成"和"密度梯度法测脑组织比重"等项目研究；王汩滨、陈德重、沙昆冈等主持气相色谱法测定孕妇尿中孕二酮的含量；王汩滨、陈德重等主持"炎症过程中磁场对渗出液影响的研究"（1983 年获湖南省科技成果三等奖）；陈德重、王汩滨等主持"磷酸百里酚酞乙醇铵盐为基质快速测定血液碱性磷酸酶及合成生化试剂磷酸百里酚酞"

(1985年获湖南省科技成果四等奖)和"旋转磁场对渗出液碱性磷酸酶活性的影响"等研究。范俊源等主持"几种强致癌物的合成"(1986年获省医药卫生科技进步四等奖)。80年代末,戴乐岁、王一凡、沙昆冈、周凤贤、任岱、刘绍乾、文莉等为主要骨干与长沙市食品研究所合作的"保健蔬菜点心的研制"和"低糖食品的研制"通过省商业厅科技鉴定;八九十年代之交,范俊源在美国做访问教授,从事抗肿瘤药物的合成、脂蛋白氧化方法的研究及抗低密度脂蛋白氧化的药物 probu-col 效用的评价;90年代初,范俊源的《二硫二乙酸合成方法的改进》等数篇中英文论文在国内外杂志发表;90年代,任岱的《长沙地区新生儿 G6PD 酶活性的调查研究》和《从鲨鱼软骨提取血管生长抑制剂》等数篇科研论文发表;90年代至今,罗一鸣主要从事有机合成和新型功能配合物的设计与合成研究,发表了数篇 SCI 英文科研论文;90年代,周明达、文莉等主持分光光度法多组分同时测定的研究,发表系列论文;90年代,黄干初、王一凡、程新园、李春云等从事催化动力学分析方面的研究,并发表系列论文;90年代到21世纪以来,黄兰芳等主持生物体液和中药活性成分分析方面的研究,发表系列中英文论文;21世纪以来,刘绍乾等从事生物无机、膜片钳和药理学方面的研究,发表数篇 SCI 英文论文;21世纪以来,周明达主要从事污水处理技术及水处理剂的开发、天然(植)药物有效组分的提取,发表科研论文数10篇,主持的1项科研课题2007年通过湖南省科技厅成果鉴定,并已产业化。彭红建主要从事贵金属、合金等金属材料的合成和功能应用等研究,发表数10篇 SCI 英文论文;肖旭贤主要从事新型氨基化磁性纳米粒子的合成及其在医药学中的应用等研究,发表多篇 SCI 英文论文。

(四)师资培养

90年代中期以来,湖南医科大学化学教研室的青年教师在省级、校级教师讲课、教案和课件比赛中先后有9人次获奖。如钱频老师2005年以医学基础化学课件获湖南省青年教师"十佳"课件比赛第一名,王蔚玲老师2013年获湖南省青年教师有机化学讲课比赛一等奖。其中,罗一鸣教授领衔指导的有机化学青年教师占获奖者的绝大多数,为化学化工学院师培工作写下了浓重的一笔。

2000年4月,中南大学成立以来,该教研室的教职员工,顺应"博士化工程"的新形势的要求,先后有8人攻读博士学位。其中,黄兰芳、肖旭贤、彭红建、梁文杰获化学博士学位,刘绍乾获药理学博士学位;先后有8人攻读硕士学位。其中,王一凡、刘绍乾、程新园获药理学硕士学位,王微宏、王曼娟、钱频、李春云获化学硕士学位。

黄兰芳晋升教授,王微宏、彭红建、肖旭贤、梁文、王蔚玲晋升副教授,钱频晋升讲师,李春云晋升实验师。

罗一鸣、周明达、黄兰芳、王一凡、王微宏、彭红建、肖旭贤、梁文杰等先后指导多名硕士研究生至毕业。

外 语

湘雅医学教育经过百年历程，由最初的湘雅医学专门学校发展成为今天的中南大学，几经坎坷形成了具有悠久历史和强大学术实力的湘雅医学教育体系。在这个体系中，外语教育自始至终伴随着医学教育的发展。1914 年初就在补习科中开设英语课程，并在补习科和预科阶段作为主修课程，同时，英语作为医学专业课程的教学语言融入医学教育的本科和研究生科段的教育过程中，形成了湘雅特色的英语和医学教育融合的精英教育模式。在此后的发展历程中，外语教育作为湘雅医学教育的一个重要特色，始终传承着湘雅"求真求确，必邃必专"的优良校训，在湘雅医学人才培养和专业发展历程中担负着铺路石和混凝土的作用。

纵观湘雅百年医学教育的发展过程，几辈外语教师透过课程教学、文化和学术的氛围建设、教师教育和培训，并且通过积极参与学校的国际交流活动等途径为医学人才的培养和学校的发展做出了辛勤努力。外语的课程教学主要是指英语、德语、日语、俄语和拉丁语等语言课程的教学，作为学校外语教育的核心内容，承担医学预科的主要先导课程，为学生在外语氛围下利用英语学习专业课程和现在的开拓国际化视野打下了坚实的基础。外语教育的一个重要基础就是校园文化和学术氛围的建设，这要求由学校层面构建和协调，又包括外语教学力量和其他专业教师中热心并关注语言和文化活动的力量共同努力。通过活动、交流和比赛等方式，形成语言与专业内容融合的专业语言文化的交流构架和学习氛围，它作为语言(尤其是外语)学习和应用的必要基础条件，在湘雅医学教育中始终扮演着重要的角色。教师教育和语言培训在 1949 年以后的湘雅医学教育中，作为外语教育的重要环节，对于学校的专业教育发展和外语教育本身的提升产生了积极的影响。在 1979 年以后，湘雅外语教育作为学校对外交流的探索者始终参与和积极开拓对外交流和共同发展的路径。

(一)早期的湘雅外语教育(1914—1949)

1914 年 1 月 22 日，湘雅租浏阳门正街(今长沙浏正街)民房，开办医学预科，湘雅医学专门学校预科的 18 名同学从此开始了他们的大学课程学习。而英语作为当时主要的补习课程成为他们学习的主要内容，这也是湘雅医学教育中外语课程教学的初始。

按照学校的章程："本校一切办法遵照教育部令并采欧美学制办理。"既然是采用欧美学制办理，在学科程度上，湘雅鉴于国人没有经过大学教育就直接学医的实际情况，特别采用了美国甲种医科大学的办学标准，体现到学制上有如《湘雅医学专门学校第二次报告书》在总则中表述的"第二条 本校以补习科、预科、本科、研究科构成之"；同时对于补习科新生的招收，也提出有具体的英文水平要求"入学试验专重国文、英文两科。因各科教学俱用英文，入学时尤为注得"。"英文作文一篇，至少三百字，默书、口试读文、文法大意。投考预科者，须中学毕业或有同等之学力,并须曾习生物、物理、化学;至(于)英文,以能直接听讲为合格。除本校补习科第二年级升入预科外,凡欲投考预科者,须经本校试验生物、物理、化学、国文、英文、数学诸科"。

英语课程是当时补习科和预科的重点课程,"一、预科及补习科每学年分为两学期,每学期约四个半月。本校之办补习科,专重英文,以固基础,而补他校之所不及"。在本科阶段,"本校备有德文,计三年,惟以具有英文根蒂而能无妨碍于科学为限,本科生亦得选读德文。本校于英文一科,已于补习科及预科时期内特别注重,如学生于英文成绩不能深造,本校当令其退学,并转送用中文教授之其他医学校肄业"。

当时湘雅医学专门学校除伦理、国文、图画外,俱用英语教授。体育随时增加德文或改授英文。英语成为贯穿医学教育全过程的教学语言,也成为学生学习的主要途径。补习科中英语课程第一年每周 14 个课时,第二学年每周 6 个课时,预科阶段为每周 4 个课时,如无妨碍它科学系,经过校长批准从补习科第二学年起至本科各段可选修德文每周 4 小时,德文课程开设时间与英语课程同步。1920年开始取消预科补习课程"凡英文程度不及者,得选习雅礼大学中学部四年级英文,每周六小时"。1923—1924 年度学校章程中提出英文教学的目标在于"此科研究医海陆空名辞之字源,并练习成语,选读杂志报章并作文演讲。第一年级两学期每周三小时"。

当时的外语课程教学和医学课程教学模式相同,采用欧美方式的自由教学模式,以学生学习为主体,强调语言的实际掌握和应用。教师的课堂讲授以传统的语法讲授和注释性讲授为主体,学生在课堂上进行交流和语言操练。但是医学教学语言的压力和内在驱动作用促使学生更加主动地学习,他们的语言学习以课堂教学加上更多的自习和互相操练提高为主要方法,他们要求不仅能听懂英语课,同时必须强迫自己能应用英语理解和学习其他基础课程。在这种氛围下,学生的语言实际掌握能力在较短时间内能够得到极大提高,加之学校采用 honor system 无人监考考试模式和语言应用型的考试主观性试题内容,促使学生在应用语言学习和交际上狠下工夫,教学效果和淘汰率使得学生英语能力的迅速提升有了保障。

在同一报告书中我们注意到,学校"智育部之英文学会、辩论会、体育部之球团及童子军,皆已次第成立。成效斐然"。同时,在稍后的报告中提到课程教学的模式是英文和德文课程,均为"每周讲演四小时,共计四小时,四学分"。同时二年级开设的课程为"英文文学""英文信札及发音学"等内容。1920 年的报告中同样提到:学生通过课外活动提高学校文化氛围和学习效果的介绍。在胡美(Edwards Hume)先生的报告中,也提到学校早期"一些特别的活动如歌咏队,医学——社团俱乐部等可以促进校外彼此间的友谊,并能激发对原著论文的阅读和启发思想"。

　　当时湘雅学生的学习积极性从汤飞凡先生苦背词典，突击学习英语的故事中也可以管窥全豹。来自湖南醴陵的汤先生受到严福庆校长的感染，毅然从甲等工业专科学校转学来到湘雅医学专门学校。汤飞凡通过面试，但是考试中遇到困难，看不懂英文试卷，更不用说用英文答卷了。他鼓足勇气向校长提出，请求用中文答卷。学校见他学医心切，破例批准了。他考试成绩优秀，被录取为预科生。在湘雅医学院求学 7 年中，他肩上压着两副担子：一副担子是繁重的学习任务，特别是为了提高自己的英语水平，赶上别的同学，他总是随身揣着一本英文词典，晚上看到深夜，早晨一睁开眼睛又在翻阅，不到两年工夫，一本崭新的英文词典，被磨得破烂不堪。汤先生凭着自己的毅力成为湘雅医学教育首届 10 位博士之一，他作为病毒学家为人类作出的贡献使他成为世界闻名的医学大家，这更是流芳后世的医学佳话。

　　1929 年，湘雅医科大学重新开始招生，提出"拟用我国语文为主体，而以外国文为参考，尽量编译中文讲义，但同时得酌用原文，庶使学生易于领悟，以推进教学之速率"。国文教育在湘雅医学教育中的地位开始得以提升，但是英文和德文教育依然在课程设置中具有重要的地位。稍后的 1942—1943 年章程中提出"英文：注重（一）加强学生阅读英文原本书籍之能力，以为研究医学之工具；（二）写作与会话兼顾。第一学年及第二学年各全年每周二小时。德文：注重阅读以期学生能参考德文医学书籍。第一学年及第二学年各全年每周二小时"。

　　此后至 1949 年湘雅医学教育经历抗日时期的贵阳大迁移和战后的发展阶段，外语教育作为医学教育的重要部分不仅体现在外语课程的教学上，在专业课程教学中，教师对学生英语的语言能力的要求和规范也成为医学教育的一个重要特色。据第 12 班校友向进回忆："杨济时教授教我们的内科学，用的教材是《希氏内科学》。他讲课不完全按教材讲，而是根据他对每一个病的知识和经验讲的。……对我们写病历要求很严，必须全面、系统详细地写。……写得不合格的要重写，英文表达得不好他也要写评语批评。"

　　此间的课程教学，无论是贵阳迁校还是战后回归长沙期间都是秉承了前期湘雅教学的风格，贵阳时期李氏三角凳和当时相对比较严峻的学习环境促成了学生互助团结并张扬了他们积极主动的学习精神，学习风气和文化氛围作为课程教学的补齐，对医学和语言学习的效果尤为突出。此间教师的读书会活动对于学生和学校的学习风气形成有着重要的影响。

　　1943 年 3 月，受第 10 班学生谭士杰、李昌甫等"一人读书众人受益"的启示，学校的青年教师在学校的支持下组织了教师读书会，并根据院歌歌词"求真求确"之意起名为"求真读书会"。利用当时的文献资源组织教职员工每周五进行读书心得交流和知识分享等活动，该活动一直坚持到 1950 年，成为湘雅医学教育史上重要的学术特色。

　　伍汉文教授在纪念张孝骞校长的文章中回顾了在湘雅的求学生涯，提到：

"1944年夏，我在广东的中学毕业后，就是由于湘雅校誉高，故从广东经湘、桂、黔至贵阳考入湘雅。入湘雅后虽然觉得校舍和教室比较简陋，但老师教学认真、教学水平高，内容充实新颖，对学生要求严格。老师用英语讲课，黑板上粉笔写的是英文，绘画用英文注解；学生用英文答试卷，课外阅读是英文版参考书。教学重视实验课，学校虽是从长沙搬迁至贵阳，但实验设备应有尽有。"

"1947—1948年，我作为医学院六年制的四年级学生，有幸聆听张老师讲授内科学。当时所用的内科学教科书是塞西尔(Cecil)英文版内科学。讲课前他要我们预先阅读指定章节，页数颇多。授课时先利用数分钟小考阅读内容，黑板上用英文写出题目，学生用英文笔答。故学生必须认真预习、理解及强记。小考完毕后张老师用流利的英文讲课，结合他的临床经验，内容深入浅出，生动活泼，易于理解。其间亦写板书，英文秀丽整齐"。

吴振中教授在回忆张孝骞校长的文章中也提到："湘雅当时在贵阳的课堂是在另一个木楼的一楼，没看见一排书桌，只见几个大台子，前面挂着一块黑板，学生带着自己的三足木凳，围在木桌周围尽量面对老师；老师站着讲课却没有教科书，学生记笔记。老师都是用英语讲课，开始上课有些不适应，后来慢慢才适应。也学第二外语——德语，是由病理学徐荫堂老师兼教，数学是学微积分，物理化学生物都是一年级主修课。"

良好的学习氛围和学术气氛形造就了艰难环境下的湘雅文化特色，作为语言教育的一种要素，它对于语言的掌握和提高，思维的发展和学术气氛的形成，乃至于学校学风和学术地位的提升都有着积极的影响作用。

湘雅医学教育初期阶段的语言课程经历有强化补习和预科教学(1914—1920)、雅礼大学中学部补习和一、二年级开课(1920—1927)和后来仅在一、二年级开课(1929年复课以后)的不同阶段，其课时呈递减发展，但是英语作为医学专业的教学语言已经成为学生的基础性学习内容，"honor system"和以应用能力为主体的语言考试评价模式成为学校精英教育和教学质量优良的重要保障。伍汉文教授回忆中就提出学校"实行的是淘汰制，每学科有一定的学分，补考不及格就降级、退学，年年如此。我班入学时有40人，到毕业时完整地读完了6年的只有12人，其余4人是留级的或转学而来的。对成绩不好的还是给出路，开一转学证明，多数转入当时差一点的学校或改学口腔科"。对于低年级学生而言，英语课程考试是学生被淘汰的主要原因。

1949年以前湘雅医科大学开设的英文课程，除了服务于利用英语学习医学的相关内容之外，还包括有文学、历史等方面的教学内容。

当时从事外语教学的教师由外籍人士和留学归国人士担当(依据校档案馆材料整理出部分人员资料)。

年份	课程	教员	背景	资料来源
1923—1924	英文	汤曼士		1923—1924 年《湖南长沙湘雅医学专门学校第八次校订章程》
1931	英文	辜仁夫人	美国维士利之大学文学士	1931 年 12 月《私立湘雅医学院概况 附：湖南省卫生实验之计划》
1942	英文	万索之	美国波都大学理学士	1942 年 8 月《国立湘雅医学院要览》

前文中提到的兼职德文教员是病理学徐荫堂教授，他毕业于当时北京医科大学。

（一）1950—1966 年间外语教育的曲折发展

新中国成立后，湘雅医学教育的格局发生了根本性变化，在新的湖南医学院，英语作为医学专业教学语言角色的消失使之成为专门的一种语言知识课程的教学，同时语言种类和课程的教学内容也随着国家形势的变化而变化，外语教育的角色也有了重要的变化。1950 年到 1966 年，语言课程经历英语转为俄语，随后又逐渐转为英语的过程，并经历了拉丁文教学的提出和选修课的形成。为适应学校的发展变化，师资教育（包括语言教师的语言教学素质培训和专业课程教师的语言培训）就成为了湖南医学院外语教育的一个重要特色。

政治格局的变化导致高校外语教育在 20 世纪 50 年代出现大面积英语转为俄语的潮流，湖南医学院在高等学校改造调整后，于 1953 年开始大规模的学习俄语。学校依照形势发展，一方面需要面向学生开设俄语课程，同时在医学专业课程教学中大量引进当时苏联的教材。一些原来教授英语的外语教师需要到上海等地的大学短期突击进修俄语，并返校为学生开设俄语课程，同时引进俄语师资解决课程开设和教师培训的问题。另一方面，学校从 1953 年开始组织医学专业教师进行俄语培训，通过办班培训，送出进修甚至选派教师到苏联攻读专业学位和进修语言等方式改变教师的教育语言构成。1954 年组织了采用俄语学习模式的巴甫洛夫学说理论进修班，全校 85% 的教工参加脱产学习，并开展苏联医学教材的翻译运动，完成译作达 150 万字。

1957 年学校第二届教学工作会议认为继续沿用英美式处方有损民族尊严，但采用本国处方标准又不符合国际通用的处方体系，因此决定采用拉丁文处方，以求与国际药典命名原则的一致。故在学生中开设拉丁文选修课，并和药理学课程保持一致。学校选派俄语教师进修拉丁文课程，回校后一方面面向学生开设拉丁文课程，同时对在校教师、医院临床医师、药局人员和护士开设拉丁文短训班，形成了业余学习拉丁文的热潮。

在当时的教育改革过程中，俄语和拉丁语教师注意探索语言速成教学方法，同时注意课程教学效果，配合学校开展一系列的短训、讲座等活动，他们的课程教学的方法对于学校改革的迅速转型产生了良好的效果。学生的课时设置为俄语在五年的前两年开设每周 4 个课时；拉丁文第三学年开设，每周 2 课时。语言教学的内容符合专业教育的需求，期间编写了医用拉丁文讲义，受到国内医学界同行的好评。1958 年的教学改革在第一外国语教学中增加 54 个课时，并在高年级中开设选修课，以保证培养学生阅读外文书籍必需的实际学习时间。

1950 年，湘雅医学院语言文科外语教师有：朱铁蓉、游达钧(兼)、曾声涛(兼)等主要负责英语课程教学；1953 年改造为俄语和拉丁语教学组，1955 年度教学人员主要有：主任：朱铁蓉讲师；秘书：游达钧讲师；助教：宋清茂、余淑贞、刘果平、彭杏如、何河清、尹明常、李芳、钟道平等。

从 60 年代开始，中苏关系变化，英语教学在 60 年代中又开始兴起，本科生的英语课程和俄语课程经过 1962—1963 年的同步转化，1964 年全部改为英语教学。

此时，原来的俄语教师又面临转行改教英语课程的任务。50 年代后期调入的一部分俄语教师又通过外语教研室的内部培训，逐步提升英语水平以胜任英语课程的教学工作。期间外文教研室组成人员包括苏轩、田学廉、蔡宣培、陈慕竹、荣印林、余淑贞、周特生、王馨一、李芳、彭杏如、陈伟经、宋清茂、朱铁蓉、司徒彻、李珏、张庆镒、杨茂玉、张厚福等人。

（三）"文化大革命"期间的外语课程教学

在"文化大革命"的十年中，湘雅的外语教学和学校的医学教育体系都受到剧烈的冲击。外语教育的国际特色则成为政治攻击的主要对象。即便如此，外语教研室还是在 1973 年完成了《医学英语讲义》和《英语医学分类词汇》的编写。

对于工农兵学员的外语课程教学，由于学生来源的特殊条件，在课时上由于学制的缩短，教学时数也是明显下滑，教学内容政治化而且呈简单的口号式材料，医学英语也仅限于对于药名、疾病名等的认识。但是学生的学习热情依然高涨，学英语、读英语和背单词还是学校的重要文化特色。

（四）1977—1990 年的外语教育

1977 年后，湖南医学院的外语教育随着学校医学教育的振兴得以迅速发展。外语教育在医学院的专业教育模式中充当重要的基础性发展角色，主要体现为课程建设的发展和教学模式的变革。教师教育和国际合作模式的展开为学校的发展提供必要的支持。

湖南医学院从 1977 级开始恢复原有的课程设置方案，开设医学英语课程，采用自编的《英语》教材组织教学，对于不同来源学生通过考试编成快、慢班组织教学，教材内容突出医学特色。课时设置为前 5 个学期每周 4 节课。1985 年开始，学校在压缩本科生总体课时的同时，将外语课程由原来的 337 课时增加至 408 课时；1981 年开始实现口语、听力和阅读课程分开设课，利用世界银行贷款建设 3 个现代化语音实验室，组织口语和听力课程教学。

1981 级开始,设置英语医学专业,为第一学年通过高强度英语课程培训(第一学期每周 20 课时 + 第二学期每周 16 课时),第三到第五学期英语课程为每周 6 学时、4 学时和 4 学时。其医学课程有专业教师用英语或双语形式教授。第一年的英语课程教学类似于外语专业学生的课程,分口语、听力、阅读和写作等类型。1988 级开始设置七年制医学本硕连读专业,其英语课程设置为前两个学期每周 8 个课时,课程一直延续到第 7 学期,总课时为 538 课时。

湖南医学院(湖南医科大学)外语教研室,除承担医学本科学生的英语教学任务外,还担负研究生及成教学生英语课程教学工作。研究生英语课程的教学采用高起点的英语教材,注重培养学生利用英语学习和研究医学专业理论的能力;成教学生的英语课程教学时数和教学内容与医学本科学生相同,但是教学层次和侧重点则明显不同。本科生教学使用本校教师(陈慕竹、朱铁蓉、张庆镒等)主编的《英语》(1982 级以前)和卫生部统编教材《英语》(邵循道、陈慕竹等)教材及《新概念英语》(亚历山大主编,影印版)(1987 年以前);1987 年后并用卫生部统编教材和高教出版社和麦克米伦联合出版的《大学英语》,1989 年级开始使用上海外语教育出版社出版的《大学英语》(董亚芬)和后来由李荫华主编的修订本教材。除了开设英语(医学和公共英语方向)课程、拉丁语课程之外,还开设过面向研究生的德语和日本语课程。

湘雅学生在 1987 年参加全国大学英语统考之前,在湖南省高校公外协会组织的 1982—1984 级英语联考中均获得优异成绩,名列省内高校前茅。1987 年 9 月第一次全国大学英语统考中,湖南医科大学组织 1985 级和 1986 级英语医学专业和部分 1985 级本科学生共 120 人参加考试,取得了 115 人通过的优异成绩,随后从 1987 级开始整体年级参考,第四学期累计通过率为 59.4%,1988 级学生在 1990 年第四学期时累计通过率更是高达 79.6%,远远超过国内高校本科院校平均通过率(49.9%)。

教师教育和教师队伍建设是这个时期湖南医学院外语教育发展的一个重要标志。1982—1990 年间外语教研室调入教师和接受大专院校英语专业优秀毕业生 14 人,这极大地充实了大学外语教学队伍的实力。1983 年开始由湖南医学院和美国波特兰州立大学联合主办的高校英语教师暑期培训课程(研究生课程班)开始招收省内外高校教师参加学习,由国际知名教授主讲语言学、教学法和语言教育研究方法论课程,对教师的教学理念、教学方法等产生了极大的影响。该讲座课程于 1989 年以后得到世界卫生组织(WHO)的支持和资助,直到 2000 年。世界卫生组织期间派出 20 多位语言专家暑期来校办班教学,培训英语教师 300 余人。另一方面外语教研室配合学校主办医学专业教师语言培训班,和人事处联合主办英语培训班,培训教师 1000 多人次。在此基础上 1989 年成立卫生部湖南医科大学英语培训中心,负责培训中西部地区医学出国人员。

教学研究和学科建设在此期间也有了极大的发展。1983—1989 年,湖南医科大学是湖南省高校公共外语协会理事长单位,陈慕竹教授作为学术带头人在湖南省高校外语教学与研究方面具有相当的影响,同时作为卫生部统编教材副主编,组织中青年教师积极参加教学研究和教材辞书的编写工作,主编了卫生部医学院校《英语》统编教程第二级和第五级。宋清茂副教授主编的《医用拉丁文》教材和多本医学英语、拉丁语词典在国内的医学教育界有着重要的影响。学校主办了湖南省高校公共外语协会会刊《英语天地》(陈慕竹教授主编,郝振甫副教授为编辑部主任),在国内公开发行,产生了积极的影响。陈慕竹教授此间培养2名语言学专业硕士研究生。1987年陈慕竹教授获省级教学成果二等奖一次。

积极参加国际合作和交流是该时期湖南医学院外语教育发展的一个重要特色。1979年朱铁蓉、陈慕竹等积极参与并促成学校和美国雅礼协会恢复了中断30多年的学术联系,并且从1980年9月开始实现人员交往并引入雅礼协会外教参加本科生课程英语教学(主要负责英语医学班课程)。外语教研室通过多种途径派出多名教师到美国多所知名高校进修,同时引进外籍专家来校讲学等。雅礼协会先后派出20多位外教参加学校的英语课程教学和学术交流。朱铁蓉教授在湘雅外语教育和雅礼协会外教交流中好客、友善,热心于中外交流活动,深受雅礼协会外教的欢迎,被称为"朋友和引路人(friend and mentor)"。

构建校园的英语文化氛围也是外语教育发展的一个重要标志。随着雅礼协会外教参与湖南医学院外语教育,他们承担的一种重要任务就是帮助开展英语校园文化活动,他们和中国的青年英语教师一起组织医学生的英语角活动,每周三组织的英语文化讲座更是受到学生的欢迎,成为当时湖南高校文化中重要的文化品牌项目。学校也组织学生的英语文化活动或是参加相关的英语比赛,所有这些也都取得了良好的效果。

其间,教研室负责人为副主任苏轩,朱铁蓉和陈慕竹(1984年前);随后主任为陈慕竹,副主任为宁之寿,支部书记为周铁成。升为正教授的人员包括:朱铁蓉、陈慕竹、游达均(研究员)。

(五)20世纪90年代的外语教育特色

由于多种原因,90年代湖南医科大学的外语教育分成外语教研室和卫生部湖南医科大学英语培训中心两个相对独立的机构,前者依然归属于基础医学院,负责本科生、硕士研究生和成教学生的英语课程和拉丁文课程的教学工作;后者挂靠在成教学院,负责卫生部和学校人事处医学教师的语言培训和博士研究生的英语课程教学。其间外语教研室也承担过一些人事处和国际合作处开设的教师英语短训班教学工作。

课程教学(包括成教和本科学生、硕士研究生)是外语教研室的主要工作。进入90年代后,本科生和成教学生英语课程教学的目标主要集中在大学英语四级考试的通过率提升和医学英语课程教学方法的探索性研究方面。教材一直采用上海外语教育出版社出版的大学英语(修订本)(董亚芬主编)和后来的新版(李荫华主编)。而医学英语课程则采用周铁成副教授主编的《医学英语的特点剖析》和邵循道等主编的供医科学生使用的部颁统一《英语》教材。大学教育的课程改革使本科学生的英语课时数进一步增加,例如临床医学专业1998级英语课程时数为356课时而1988级则只有328课时。课时分配情况则大体同前。

大学英语课程教学质量在湖南医科大学发展比较平稳,其主要表现在大学英语统考四级通过率保持稳定发展,继1988级四级通过率超80%后,1991级学生四级通过率在第四学期高达88.17%,继而突破91%,而六级通过率也增长到25%左右,一直位于湖南省高校的前列。1992年5月,英语课程通过湖南省组织的教学评估检查,成为省级大学合格课程并获学校教学质量提高优秀奖。学校坚持英语教学"五年不断教,七年不断线",除公共英语外,还开设医学英语、专业英语,担任医学英语、药学英语(1999年开始)和拉丁文等课程的教师,也在提高课程教学质量和改进教学方法等方面进行积极的探索。

1999年在学校教务处和基础医学院的支持下,外语教研室开展了创办医学英语专业的探索和申报,通过调研相关院校的医学英语专业并完成相关申报材料和专业设置的准备工作。2000年后由于学校的合并该计划自动终止。

此间教研室主任为宁之寿(1997年前)、谭云杰(1997—2002),支部书记先后为周铁成、曾超梦。其间担任正教授者有:宁之寿、谭云杰。

卫生部湖南医科大学英语培训中心成立于1988年,是卫生部三个英语培训中心之一,主要任务是为老、少、边地区医务人员提高英语水平,为WHO奖学金出国人员进行出国前培训,同时负责学校医学专业教师的语言培训及博士研究生的英语、日语课程教学。培训中心具有一支强有力的教师队伍,主任为陈慕竹教授,副主任为孙晓玲副教授,1999年后孙晓玲副教授为主任。正教授包括陈慕竹和游达均(研究员)。

培训中心教师依照成年人语言学习特点,采用以培养英语语言运用能力为主的培训方法。除开设必修听力、口语和阅读课程外,增设了文化和语言技能类选修课;利用英语墙报,听力和阅读自习室,讲座,晚会等形式,为学员创造语言环境,提升他们的实际语言应用能力。自成立到2000年,英培中心为全国除西藏、中国台湾外的各省、市、自治区培训医务及其他专业人员2300余人,为本校培训500余人,并为卫生部所属相关单位开设各级英语强化班(公共英语)。卫生部机关及相关部门30余位领导同志先后在这里参加过英语强化培训。同时,中心还接受湖南省电力工业局委托,举办了三届英语强化班。1988年,美国MICHIGAN大学在此设立了MELAB(密执安英语水平考试)考点,英培中心教师作为卫生部考试中心专家每年都参与医学类博士研究生的统考命题和阅卷工作。在历年卫生部考试中心的LPT考试以及1994年卫生部科教司对所属8个外语培训中心工作评估时,湖南医科大学英语培训中心荣获第一名,并被评为先进集体。

英语培训中心持续承担国内医学和其他院校英语教师培训工作。1983—2000

年,每年暑期在 WHO 支持下与美国 PORTLAND 州立大学共同举办全国高等院校英语教师研究生课程培训班,由双方联合颁发结业证书,为国内 68 所院校培养英语师资 413 人次。这一"中外合作"的教学模式受到(WHO)世界卫生组织和国内外专家的赞誉,同时荣获 1997 年湖南省教学成果二等奖。

在教材建设方面,培训中心在陈慕竹组织下积极参加卫生部组织的英语培训系列教材编写工作,由陈慕竹等教授担任总主编,分别于 1991 年,1992 年,1995年负责编辑和出版其中的《卫生部英语培训系列教材,英语阅读,第一册》《英语阅读,第三册》等 4 种共 175 万字,有 4 位教师担任主编,7 人参编。

WHO 非常重视英语培训中心的建设与发展,除利用奖学金选送教师出国留学以外,还在提供现代化教学设备方面长期给予大力支持,为中心配备了计算机、电视机、录像机、录音棚、语音室、高速磁带转录机、复印机等先进教学设备。

(六)合并进入中南大学后的外语教育

2000 年 4 月底,湖南医科大学、中南工业大学和长沙铁道学院合并组建中南大学。同年 7 月外语教研室作为第一批搬迁单位由原来的北校区行政楼搬至河西桐梓坡新校区,并于当年 9 月组织正常教学。2002 年学校组建新的外国语学院,外语教研室(主任谭云杰)和英语培训中心(主任孙晓玲)一并加入,并作为外国语学院大学英语部负责湘雅校区医学生和研究生的大学英语及日语公共课程的教学。

谭云杰于 2002—2006 年任外国语学院副院长,徐育年于 2006—2010 年任副院长,湘雅(第三)分部主任先后为陈晓耘副教授、徐育年和孙晓玲副教授,支部书记先后为彭泽来、刘亚平和石海英。期间在职的正教授为谭云杰和徐育年。

合并进入外国语学院后,教师依然坚持湘雅外语教育特色,在参与医学教育培养方案的研究和制定、医学生外语课程的设置和教学模式的革新、校园文化环境和学术氛围的建设及其教师教育和国际合作方面进行了积极的探索,取得多项教学成果奖和其他重要的探索成果。

人文社会科学

人文社会科学作为医学的前期学科在湘雅有着源远流长的历史,它是伴随着湘雅医学专门学校的诞生而产生和发展的。

1914 年 7 月,由湖南育群学会美国雅礼协会合办的湘雅医学专门学校是湘雅医学院的前身。1916—1917 年《湘雅医学专门学校第二次报告书》载,该校设补习科两年,预科一年,本科四年,研究科一年。补习科第一学年上、下学期开设"伦理"各 32 学时,共计 64 学时。也就是说,1914 年湘雅医学专门学校的补习科就开设了"伦理"课程,由湖南明德学校师范毕业的熊毓湘老师担任国文兼伦理教习。这应该是湘雅人文社会科学学科开创的源头。

　　学校为适应临床实习需要，附设了男女护病讲习科。附设护病讲习科在第三学年开设了"护病道德"课程。1920 年《湖南长沙湘雅医学专门学校第五次校订章程》记载：医学预科第一学年还开设过"国文""欧洲历史""圣经历史"等人文社会科学课程。1923—1924 年《湖南长沙湘雅医学专门学校第八次校订章程》记载：各学科教授大意第十一条是"医学道德"，"讲演医者对于病人、社会、国家在法律上及伦理上之关系，第四年级或五年级第二学期讲解六次"。并明确规定："医士与社会有密切之关系，所聘教员，除教授学生医学上之智识外，尤须注意道德，并尊重个人信仰之自由。"

　　1925 年 4 月湘雅医学专门学校更名为私立湘雅医科大学。1930 年 6 月《私立湘雅医科大学组织大纲》记载：本大学以发扬三民主义、研究高深医术、养成医学人才为宗旨。各学系专业在第一学年上、下学期都必修"党义"，第一学年下学期还开设"心理学"，第六学年开设"治疗法及医科伦理学"。

　　1931 年私立湘雅医科大学更名为私立湘雅医学院。1939 年秋《私立湘雅医学院第十五次校订章程》记载，第六学年开设的"治疗法及医科伦理学"后改为第五学年开设"医学史"。

　　1940 年 8 月私立湘雅医学院由私立改称国立。1942 年 8 月《国立湘雅医学院要览》记载：学校开设了"三民主义"课程，"授以三民主义之精义、实现之步骤以及如何应用于解决国内各种实际问题"。

　　新中国成立后，为了培养社会主义新型医学人才，湘雅医学院在共产党和政府的领导下，实行了教学改革，将马克思主义理论课列为必修课，于 1950 年下半年开始筹备教学机构，1951 年成立社会科学科，由副教授杜迈之负责，并由彭泽芬、肖艾两位讲师一起组成教学组进行教学。后调来教师黄建平、李光吾、龙翰香、蒋济民等，当时湘雅医学院是湖南率先开出马列课的三所高等院校之一。主要向教师和学生分别讲授《毛泽东选集》中的《新民主主义论》等文及《社会发展史》。1952—1953 年，主要讲授"新民主主义论"和"马列主义基础"，以《苏联共产党(布)历史简要读本》为教材。

　　1954 年 9 月，全国第一届高等医学教育会议在北京召开，确定了各医学专业的培养目标，制定了教学计划，规定了教学原则，拟定了学习苏联的教学大纲。在教学机构上照搬苏联模式，废"科"建"组"。湖南医学院废除原湘雅医学院的教学科建制，改设和新成立了 34 个教研室。社会科学科遂改建为马克思列宁主义教研室(亦称教研组)。由副教授肖艾任主任，成员包括讲师黄建平，助教李光吾、凌春霆、蒋济民、徐承业、龙翰香、甘作庄、唐先魁、冯剑秋、朱明英、罗道凡、程哲宣、黄海上、丁国伦、李积禧、陈慕竹、辛景琳等。马克思列宁主义教研室按统一教学计划的规定，开设了政治经济学、中国革命史和马列主义基础 3 门政治理论课；1955 改为中共党史、马列主义基础、政治经济学、哲学等课程。其时，马列主义教研室的建设已初具规模，能较好地完成马列主义政治理论课的教学任务，并结合当时党和国家的中心工作，为全院教职员工和学生作专题讲座。

1957年反右派运动中及以后的社会主义教育运动中，马列主义教研室受党委委托，负责全院学生战线的思想教育和政治运动的具体领导，并相应成立了中共学生总支，马列主义教研室教师分别担任总支书记和支部书记。

60年代以后，为进一步加强政治理论课的教学，根据国家有关规定，马列主义教研室由院党委直接领导，但由于"文化大革命"，马克思主义理论课从1966年下半年开始中断教学，直到1971年底，才逐渐恢复教学，以讲授马克思主义、毛泽东思想原著为主。

"文化大革命"前马列主义教研组教学人员包括讲师唐先魁，助教封绵初、罗道凡，教员黎学玲、卢德怀、刘子泉、王琳、程哲宣、徐辉照、苏诚、程树田、张贵兵等。还有资料员甘作庄，见习助教陈学芝、谢国略、贾宏钧等。

70年代末开始，马列主义教研室由党委宣传部代管。根据中宣部文件精神，从80年代开始，马列主义教研室明确为处一级单位。为了加强对学生的思想政治教育和职业道德教育，1981年3月成立德育教研室（后更名为思想教育教研室），由党委学生工作部主管。

为适应医学从生物医学模式向生物、心理、社会医学模式转变的需要，由卢德怀倡导并起草、与杨伯勋共商，向院领导写申请报告，请徐有恒院长批示，经院党委行政研究决定并下达(85)院人字第019号通知，在原马列主义教研室和德育教研室的基础上成立社会科学部，属系一级机构，直属党委领导，由党委一名副书记主管。1985年9月湖南医科大学社会科学部成立，下设哲学、政治经济学、中国革命史、科学社会主义、自然辩证法、卫生经济学、思想教育7个教研室。

社会科学部（及其前身社会科学科、马列主义教研室）历任负责人有：杜迈之、肖艾、孟献国、黄建平、陶恒进、皮德源、徐辉熙、苏诚、杨伯勋、谭安犹、唐先魁、卢德怀、凡读文、胡凯、刘耀光、王谦等。

为加强马克思主义教师队伍的思想建设，发挥党支部的战斗堡垒作用，70年代后，马列主义教研室与党委宣传部成立中共党支部。1981年开始，马列主义教研室单独成立党支部，支部书记由杨伯勋兼任。马列主义教研室党支部于1985年评为学校先进党支部。根据校党组字(1990)第2号通知，为加强社科部的思想政治工作和党的建设，经学校党委研究决定，于1990年1月成立中共湖南医科大学直属社会科学部支部委员会，历任支部书记有王琳、刘耀光、胡凯（兼）。

为适应新的医学模式转变的需要，培养德、智、体、美全面发展的高级医学人才，社科部的教学内容和教学对象均有很大变化，为此，根据校人字(91)第16号通知，社科部按学科设置如下教研室：哲学教研室、政治经济学教研室、中国革命史教研室、科学社会主义教研室、自然辩证法教研室、卫生经济学教研室、思想教育教研室。另设有现代科技革命与马克思主义教学组。根据校人字(93)67号通知，经校务会议研究决定，卫生经济学教研室于1993年11月转入预防医学系(现公共卫生学院)管理。根据校人字(94)15号通知,自然辩证法教研室、科学社会主义教研室和现代科技革命与马克思主义教学组合并,成立科学技术与马克思主义教研室。这些教研室主要承担全校研究生、本科学、专科生、进修生、成教生、附设卫校学生等各层次学生的社会科学课程的教学。

到2001年,社科部下设办公室、资料室各一个,教研室5个,其中,党政管理人员3人,教师28人,资料室2人,工人1人。2001年4月,湖南医科大学社会科学部整体并入中南大学政治学与行政管理学院。其成员在中南大学人文社会科学学科建设,特别是在伦理学、公共管理、思想政治教育、心理健康教育等学科建设中继续发挥着作用。

社科部成立以来承担全校各层次学生的思想政治理论课和医学人文社会科学课程(详情见三级学科介绍)。获学校甲等优秀教学成果奖1项,乙等优秀教学成果奖1项,丙等优秀教学成果奖4项。1人被评为学校"十佳老师",2人被评为省级优秀教师。

社科部全体教师以科研促教学,承担国家自然科学基金课题1项(合作),省部级课题3项,校级课题多项,取得了一系列成果。1981—1995年,公开发表论文158篇,被全国和省级会议选用的论文以及内部刊物发表的论文共126篇。参加编著教材、专著共60余种,其中任主编16人次,副主编11人次,编委13人次。其中卢德怀教授任全国高等医学院校统编教材《医学辩证法》编委。1985—1995年8月,获社会科学研究优秀成果奖、优秀著作奖和优秀论文奖共48项。其中,省级社会科学研究优秀成果奖11项;全国性学术会议优秀论文奖7项。社科部各学科带头人在全国相关学科领域中的知名度不断提高,在全国性学会、研究会中任理事以上职务者17人次。

2001年三校合并之前,湘雅医学院人文社会科学学科包括马克思主义学科、医学人文社会科学学科两大部分,其中马克思主义学科中又包括哲学学科、政治经济学学科、中国革命史学科、思想道德修养与法律基础学科、自然辩证法学科以及科学社会主义学科。现分别介绍如下:

马克思主义

湘雅医学院马克思主义学科的发展是伴随着马克思主义理论课程的开设,通过教学科研相互促进而不断发展的。

按国家规定各高校应开设马克思主义基本原理、哲学、政治经济学、中国革命史、中国社会主义建设、社会主义市场经济学、自然辩证法概论、科学社会主义理论与实践、现代科技革命与马克思主义、大学生思想修养、人生哲理、法律基础、医学伦理学、形势与政策等课程。湘雅医学院(湖南医科大学)的马克思主义学科也相应设立教研室进行建设,以适应教学科研和育人的需要。

(1)哲学。哲学教研室创建于1985年9月,前身为原马列主义教研室的哲学教学组,1986年定名为马克思主义基本原理教研室,1991年易名为哲学教研室。历任负责人有黄建平、皮德源、唐先魁、凡读文、罗道凡、王谦、黄淑琴。学术带头人有唐先魁、黄淑琴、王谦。教师队伍有研究员1人,副教授2人,讲师1人、助教1人,即黄建平、皮德源、唐先魁、凡读文、罗道凡、王谦、黄淑琴、梁桦、杨维约。

开设的课程有马克思主义基本原理、马克思主义哲学、普通逻辑学、普通心理学等。

该室成立以来,在较好地完成各层次学生的教学任务的同时,主审、主编、统编、参编教材、著作11种;公开发表论文40余篇;参加省部级课题2项,校级课题1项;获省学会级以上科研成果奖10余项;1989年获学校优秀教学成果丙等奖。

(2)政治经济学。政治经济学教研室创建于1985年9月,其前身为马列主义教研室的政治经济学教学组,1986年定名为社会主义建设教研室,1991年易名为政治经济学教研室。历任负责人有黄建平、朱明英、徐辉熙、苏诚、尹卓然、封绵初、张友凯、陈兰生。教师队伍有黄建平、朱明英、徐辉熙、苏诚、尹卓然、封绵初、甘作庄、李光辑、张友凯、丁小平、孔争和、邹荣、全裕吉、徐良春。

开设的课程有中国社会主义建设、政治经济学、社会主义市场经济学、世界经济与国际政治、邓小平理论、当代西方经济学、市场营销学、责任保险、保险会计、保险营销、保险法、医药企业管理等。

该教研室在完成教学任务的同时,积极开展科研工作。自1985年以来,先后在省级报刊上发表论文7篇,地市级报刊上发表论文13篇,发表学术会议论文18篇,参编教材6种,主编教材2种,获省学会级以上奖2项。

(3)中国革命史。中国革命史教研室创建于1985年9月,其前身为马列主义教研室中共党史教学组,1986年定名为中国革命史教研室。历任负责人有程哲宣、黎学玲、王琳、刘子泉、胡凯,赵春芳。教师队伍有程哲宣、黎学玲、王琳、刘子泉、何诗赋、周辅文、赵春芳、胡凯、刘丽杭、唐白滔。

开设的课程有中国革命史、普通心理学、中国卫生国情概论等。

该室在圆满完成教学任务的同时,进行了较有成效的科研。共参编著作、教材19种,公开发表论文40余篇;参加省部级课题3项;获各级优秀论文奖14篇;1991年获湖南省中国革命史统考第2名;1993年"立足教书育人深化革命史改革"获学校教学成果甲等奖,1999年"在中国革命史教学中增设卫生国情教育的尝试"获学校教学成果二等奖。

该室胡凯同志由于忠诚党的教育事业,成绩突出,1995年被评为湖南省优秀教师,1998年被评为湖南省模范共产党员。

(4)思想道德修养与法律基础(思想教育教研室)。该教研室前身为德育教研室,创建于1981年3月。原由党委学生工作部主管,1985年8月与马列主义教研室合并,成立社会科学科学部,德育教研室为社科部下设7个教研室之一,1988年5月更名为思想教育教研室。历任负责人有梁绵祥、徐辉熙、黄展杰、凡读文、刘耀光、李润华。教师队伍有梁绵祥、徐辉熙、黄展杰、凡读文、刘耀光、李润华、洪兴文、陈芬、黄巧蓉、胡骄平。

开设的课程有大学生思想修养、人生哲理、法律基础、医学伦理学、医学社会学、医学美学、形势与政策等。

近10余年来，全室教师在较好地完成各层次学生思想教育课和选修课的教学任务的同时，积极开展科研工作。在国内刊物公开发表教学科研论文60余篇；主编、参编各类教材、专著17种。参加省级课题1项、校级课题1项，获省社会科学成果奖3项、省教委科技进步奖1项、获省级以上学会优秀成果奖10余项，获校级教学成果丙等奖1项。

该室凡读文同志1992年被评为学校"十佳教师"之一；1993年被评为湖南省优秀教师。凡读文、刘耀光从1993年起享受政府特殊津贴。

（5）自然辩证法。自然辩证法教研室创建于1978年4月。历任负责人王琳、贺达仁。教师队伍有王琳、卢德怀、陈漫红、贺达仁、李伦、周晓炜、欧阳建平。1990年7月组建现代科技革命与马克思主义教学组。历任负责人卢德怀、贺达仁。教师队伍：卢德怀、杨维约、贺达仁、李伦、韩万华。1994年2月，由自然辩证法教研室、科学社会主义教研室和现代科技革命与马克思主义教学组合并组建为科学技术与马克思主义教研室。负责人贺达仁、曾志丹。教师队伍：贺达仁、曾志丹、韩万华、李伦、曹骞、周筱炜、欧阳建平。

自然辩证法教研室主要担负硕士研究生的政治理论课教学，开设的课程有自然辩证法概论、医学辩证法等。参与教学人员先后有：王琳、卢德怀、陈漫红、贺达仁、李伦、韩万华、曹骞、周筱炜、欧阳建平。使用教材主要有：贺达仁等主编《自然辩证法概论》，湖南人民出版社出版，1995；冯显威主编，贺达仁副主编《医学科学技术哲学》，人民卫生出版社出版，2002；贺达仁编著《医学科技哲学导论》，高等教育出版社出版，2005。

现代科技革命与马克思主义教学组承担博士研究生的政治理论课教学，开设的课程有现代科技革命与马克思主义。1990—1996年，主要由卢德怀、杨维约主讲；1997—2009年，主要由贺达仁主讲，先后有李伦、韩万华、王谦、陈兰生、黄淑琴、胡凯、李润华、徐良春等参与了该门课程的教学工作。此外，还先后聘请了谢嘉平、任力锋、工吉伟等人开设了生物工程、纳米科技等专题讲座达10年。教材为自编讲义。

该教研室在完成研究生教学任务的同时，积极开展科研工作。获学校优秀教学成果乙等奖1项、丙等奖1项。在省级以上正式刊物发表论文70余篇，指导和推荐湘雅医学研究生（硕博士）在《医学与哲学》等杂志上发表论文300余篇。26人次参编省级以上出版社出版的著作、教材20部，其中主编9人次，副主编8人次，参编10人次，16人次共获省学会级以上科研成果奖10项。参加省级课题2项。

该室卢德怀同志，在主管社科部科研工作期间，成绩突出，1993年被评为

"学校科研管理先进工作者"。

(6)科学社会主义。科学社会主义教研室创建于 1989 年 11 月。1994 年 2 月,由自然辩证法教研室、科学社会主义教研室和现代科技革命与马克思主义教学组合并组建为科学技术与马克思主义教研室。历任负责人丁国伦、曾志丹、韩万华。教师队伍有丁国伦、曾志丹、韩万华、刘丽杭、唐白滔。

主要承担硕士研究生的政治理论课教学,开设的课程有科学社会主义理论与实践。辅修课有社会保障、医疗保障、保险学原理。选修课有医院公共关系、社会主义市场经济、卫生国情。

该室承担科研课题 4 项,编写教材著作 4 部,发表论文 13 篇,获奖 4 项(校级 2 项,省级 2 项)。

医学人文社会科学

为了适应医学模式的转变,1994 年社会科学部筹建了医学人文社会科学研究所,并与美国德州大学医学人文科学研究所进行了学术交流。1996 年 9 月创办了湖南医科大学医学人文社会科学辅修专业。设置了卫生事业管理、卫生法学、医药营销、医疗保险 4 个辅修专业。为了促进大学生心理素质健康发展,在时任副校长、全国著名精神卫生专家杨德森教授倡导和直接指导下,1986 年由社会科学部、精神卫生系抽调教师,组建了湖南医科大学心理咨询中心。历任中心主任有肖水源、胡凯。

1994 年医学人文社会科学研究所成立以来,为医学生开设了普通逻辑学、医学社会学、卫生国情、医学辩证法、现代管理学、管理心理学、企业管理学、近代经济史、经济法、世界经济与国际政治、国民经济管理、公共关系等 20 多门选修课程。

该心理咨询中心在为大学生做好日常咨询工作的同时,还为全校学生开设了普通心理学、大学生心理健康教育选修课。大学生心理健康教育课程 2007 年获湖南省精品课程、2009 年获国家精品课程。

湖南医科大学医学人文社会科学辅修专业设置了卫生事业管理、卫生法学、医药营销、医疗保险 4 个辅修专业。卫生事业管理专业开设了卫生事业管理学、卫生事业发展战略、医药卫生法学、领导科学、管理心理学、市场经济学、保险学原理、社会保障、公共关系学 9 门课程;卫生法学专业开设了法学基础理论、医事法学、药事法学、民法、刑法与刑事诉讼法、公共卫生法学、保险法学、经济法学、律师实务 9 门课程;医药营销专业开设了市场经济学、领导科学、公共关系学、企业管理、消费心理学、市场营销学、商务谈判、广告学、会计学、卫生法学 10 门课程;医疗保险专业开设了财产保险、人身保险、医疗保险、责任保险、保险会计、市场经济学、保险学原理、社会保障、保险实务、民法经济法 10 门课程。

2000 年临床医学课程改革中人文社会科学课程的改革与实践获学校教学成果二等奖。

第二部分　省部级以上教学、科研平台

一、医学遗传学国家重点实验室

"医学遗传学国家重点实验室"1984年由夏家辉教授牵头筹建，1987年通过论证，1989年拨款，1991年验收并向国内外开放。实验室围绕"人口与健康"的关键科学问题，开展医学遗传学基础研究与临床应用研究。

30余年来，实验室以"建立先进技术是基础、服务于临床是目的，通过特殊病例开展基础理论研究，由于在研究材料上独特，在技术上先进，其研究成果就可以达到世界先进水平，得到国内外公认，提高我国的医疗与教学水平"为宗旨，在创建先进技术、开展基础研究、实现临床应用方面作出了重要贡献。实验室现已成为与国际、国内有广泛合作，并有一定影响力的、按国际惯例运行管理的实验室。

实验室创始人、学术委员会名誉主任夏家辉教授是享誉国内外的"人类与医学遗传学家"，我国"临床细胞遗传学"的奠基者，中国工程院院士。实验室科研队伍目前有研究人员50人，含教授级高级职称31人，副教授高级职称7人。包括中国工程院院士1人，千人计划1人，青年千人计划1人，长江学者特聘教授2人，长江学者讲座教授2人，国家自然科学基金杰出青年2人，国家自然科学基金海外青年基金（杰青B类）3人，万人计划2人，百千万人才工程2人，国家创新人才推进计划——中青年科技创新领军人才2人，教育部新世纪优秀人才10人，美国中华医学基金会杰出教授1人，湖南省芙蓉学者4人，湖南省百人计划3人。实验室在读研究生近120人。

实验室夏家辉院士领导的团队在世界上最早将人类睾丸决定基因（TDF）精确定位到染色体Yp11.32；创建了"中国人染色体异常核型数据库""中国人遗传病家系收集数据库"，最早在我国开展了遗传资源的收集、保藏和利用；克隆了人类遗传性神经性高频性耳聋疾病基因（GJB3），实现了在我国本土上克隆疾病基因零的突破，2004年克隆了角膜环状皮样瘤致病基因PITX2，2010年在国内最早应用外显子组测序技术克隆了共济失调致病基因TGM6，2013年完成了中国人群孤独症第一个全基因组关联研究；在基因功能研究方面，实验室帕金森病分子致病机制和GJB3基因功能研究代表了国际领先水平，建立了从基础研究到具有自主知识产权的新药开发的系统研究平台;实验室引领了我国的临床遗传学研究与应用,培养了大批临床遗传学专门人才,为国家"人口与健康"政策制定提供了科学支撑。

自 1991 年实验室验收以来,共承担省、部、国家和国际合作课题 100 多项,其中包括国家自然科学基金重大项目 3 项,重点项目 4 项,863 重大项目 4 项,973 首席项目 2 项,美国 SmithKline Beecham(SB)项目 4 项。至今共发表研究论文 500 余篇,著作 30 余种。1978 年以来,研究成果共获奖 22 次,主要包括 1 次全国科学大会奖(1978),4 次卫生部科技成果甲(或一)等奖(1981、1986、1991、1994),5 次国家科学技术进步二等奖(1985、1987、1995、1999、2005),1 次国家教育部首届长江学者成就奖一等奖(1999),1 次国家科技部何梁何利科学与技术进步奖(1999),2 次国家自然科学奖二等奖(2001、2010),据国家科学技术奖励工作办公室的统计,该实验室是我国医学研究领域获得国家科技奖励二等奖最多的单位。

二、人类干细胞国家工程研究中心

2001 年 10 月,在湖南省委、湖南省政府的重视与支持下,成立了以干细胞的多功能性为主要研发方向、以干细胞相关产品的开发和产业化为长期目标的湖南省干细胞工程技术研究中心。2004 年获国家发改委批准建设人类干细胞国家工程研究中心。2008 年,人类干细胞国家工程研究中心建设了符合 GMP 标准要求的干细胞开发中心、组织工程中心、干细胞体、干细胞移植中心以及其他相关配套设施的中心新址,项目占地 70 亩,总建筑面积 2.1 万平方米,并为干细胞的临床治疗建立了相关医院。

人类干细胞国家工程研究中心在建设前后,取得了多项科研突破。1994 年开始进行了治疗性克隆胚研究,探索为临床提供遗传背景相同的细胞、组织和器官的新途径。1996 年 12 月成功诞生了第一批核移植小鼠。1999 年和 2001 年,先后在国际上首次获得发育至桑椹胚和发育至囊胚的人类体细胞克隆胚。美国《华尔街日报》2002 年 3 月 6 日在为此做报道时,认为这一成果确定了中国在治疗性克隆领域的领先地位,英国《泰晤士报》也两次报道了卢光琇教授团队的成果。专家们认为,胚胎干细胞建系一旦和人类体细胞克隆胚技术结合起来,就可进一步诱导分化成为可供患者移植用的细胞、组织或器官,那时老年性痴呆、帕金森症、糖尿病等许多难治性疾病将可被彻底根治,这将引起医学治疗的一次革命。在研究体细胞克隆中,卢光琇领导的课题组发现卵母细胞质可对细胞重编程、在启动胚胎发育上存在剂量效应,为体细胞重编程的机制研究指明了方向。英国 Nature 杂志也曾介绍了卢光琇团队在干细胞领域的成就。自 2000 年始,卢光琇教授带领的科研团队开始进行胚胎干细胞建系研究。卢光琇在国际上首次发现了人源性成纤维细胞可完全替代鼠源性细胞维持人胚胎干细胞的生长，并提出了在人源性培养条件下建立不同组织相容性抗原的人类胚胎干细胞库的新思路，以解决鼠源性污染问题，推进人类胚胎干细胞的临床应用。随后，卢光琇团队进一步建立了世界上最大的胚胎干细胞库，该库现已库存了 300 多个胚胎干细胞系，为干细胞治疗提供了重要的种子资源库，并建立了完整的人类胚胎干细胞技术操作规范和质量控制标准。这一成果于 2009 年在世界著名杂志 *Cell Stem Cell*（*IF* 值为23.563）上发表，并被证实只需 180 个胚胎干细胞系即可以满足湖南 7000 万人口的干细胞移植组织配型的需要。为此，牛津大学慕名邀请卢光琇参与编写干细胞建库专著，并提出干细胞建库的国际技术标准。卢光琇还领导建立了 3 株孤雌生殖的胚胎干细胞系，其中 1 株为世界上首例基因型纯合的孤雌生殖胚胎干细胞系，此成果于 2007 年以封面文章发表在 *Nature* 出版集团的子期刊 *Cell Research* 上。国际干细胞权威专家评价：这项工作是上海国际干细胞会议的闪光点之一，有助于避免胚胎干细胞临床应用时的免疫排斥反应，对研究人类早期发育具有重要意义。国际知名杂志 *Cell*、*Nature* 子期刊 *Cell Stem Cell* 和 *Cell Research* 杂志亦发表评论认为：卢光琇团队的建库工作对于解决干细胞免疫排斥具有实际意义，证实了临床废弃胚胎可作为干细胞系的一个新来源，其中孤雌胚胎干细胞更开创了干细胞研究的一个新领域。卢光琇课题组首次发现，干细胞在亚优化条件下长期体外培养时发生遗传变异、并向肿瘤干细胞转化的现象。该研究于 2008 年发表在 *Genes Chromosomes and Cancer* 杂志上。*Nature Biotechnology* 在发表文章引用卢光琇项目组胚胎干细胞遗传稳定性的研究结果时，认为安全性问题是胚胎干细胞应用面临的一个重要挑战。上述学术成就引起了国际干细胞领域同行的重视，2007 年以来应邀参与多项国际干细胞合作和交流。其中参与国际干细胞联盟（ISCI）的研究项目"长期培养过程中人胚胎干细胞系的遗传稳定性研究"的相关科研成果已发表在 *Nature Biotechnology* 杂志上。卢光琇带领的团队还建立了 iPS技术平台，并初步建立了胚胎干细胞向造血、胰岛、神经、内皮细胞等定向诱导分化的技术；建立了人类胎盘及附属组织干细胞库(含人类脐带血干细胞库)。卢光琇领导的项目组还采用干细胞生长因子治疗皮肤溃疡，该实验在北京宣武医院血管外科进行，已完成动物实验和 6 例糖尿病足病人溃疡的临床治疗实验，结果显示，干细胞生长因子可以加速糖尿病足溃疡的愈合。采用自体外周血树突状细胞开展免疫治疗乳腺癌研究，已经完成临床前动物实验，正在进行临床实验病人的筛选和准备；开展了胎盘及附属组织来源的干细胞治疗神经损伤(脊髓损伤、脑瘫)、下肢缺血性疾病的研究，均获得显著疗效，为进一步的临床试验奠定了基础。卢光琇等在干细胞的研究领域已获得了 8 项国内发明专利。

三、国家生命科学与技术人才培养基地

国家生命科学与技术人才培养基地——中南大学基因科学与技术产业化点（以下简称基地）是国家教育部、国家发展计划委员会 2002 年批准在全国 36 所高校首批建立的"国家生命科学与技术人才培养基地"之一。基地以医学遗传学国家重点实验室为龙头，以遗传学国家重点学科、湖南省基因工程药物中试基地、中南大学基因药物研究中心以及中南大学三个附属医院为核心，联合国内外相关学科与企业而成立。

我国著名的人类与医学遗传学家、中国工程院院士夏家辉教授任基地学术、学位委员会主任、首席科学家。现任基地主任为梁德生教授。

基地以"为国家培养掌握基因核心技术、富有创新活力、服务于人类健康、能参与国际竞争的高素质人才"为目标，现设有遗传病诊断与治疗（专供医学专业来源的学员选择）、基因治疗药物、基因工程药物、细胞治疗、生物信息、基因工程项目建设、基因技术开发管理等 7 个专业方向。基地拥有一流的师资，现有兼职教师 73 人，其中两院院士 1 人，高级职称教师 32 人，双师型教师 31 人，外聘教师 8 人，来自企业的教师 2 名。基地实行本、硕连读和弹性学制，并开展第二学士学位教育，学生主要从非生命科学专业和生命科学非医学专业已完成三年二期或四年二期学习的学生及医学专业已完成五年二期学习的学生中遴选。

四、医学机能学国家级实验教学示范中心

1914 年湘雅医学院建校之初即成立生理、药理教学实验室。20 世纪 80 年代，在国内率先应用示波器、二导记录仪等电子设备于机能实验教学。90 年代，将分属于生理学、病理生理学、药理学的教学实验室与当时独立建制的机能实验室合并，组建为机能学实验教学中心。2005 年中心成为湖南省示范实验室，2006 年被评为"国家级实验教学示范中心"，是目前全国唯一的机能学实验教学国家级示范中心，并担任国家级实验教学示范中心联席会医学学科组长。依托相关学科的重点学科群和国家精品课程群的支撑，构建了以研究型学习为核心、"四层次""三模块"的大机能实验教学体系。形成了与之相匹配的实验教学方法和手段，教学质量明显提高，在国内同行产生了重要影响。

中心为独立行政建制单位，实行校、院两级管理。目前中心配备 5 名专职工作人员承担日常运行管理；由生理学、药理学、病理生理学的学术带头人组成实验中心建设指导委员会指导中心的建设和规划；实验教学队伍由相关学科的教师组成，专兼职并行，以兼职为主。医学机能学实验教学中心承担全校医学类 10 个

专业不同年级的医学机能学实验教学任务。中心以"技能训练、科研思维训练、创新能力培养、沟通基础与临床"为主要特征。

中心总面积 1200 m^2。实验室内实现输氧管道化、输液轨道化、网络和多媒体教学一体化。除常规实验教学设备外，还为学生建立了膜片钳电生理实验平台、BUXCO 呼吸功能实验平台、POWERLAB 心血管实验平台、无创性人体实验平台等创新性研究平台；实现了与形态学、细胞与分子生物学、生物化学的技术对接。中心网站开展网络教学，采用教学视频监控，应用网络虚拟实验室，创新实验数据库等。教师通过中心网络服务器可全方位对实验操作过程视频监控和实验数据共享，并可实施实验过程的远程视频直播。

机能实验学教学团队为湖南省优秀教学团队。在骨干教师中，90%以上获得博士学位，约80%具有海外留学经历。90%以上教师主持过国家级研究课题。近五年，获国家级教学成果二等奖 2 项，省级教学成果奖 6 项；获校级实验技术成果奖 8 项；获各类教改课题 13 项；获省科技进步二等奖 1 项；获各类科研课题 75 项（其中国家自然科学基金资助项目 53 项）；发表 SCI 论文 203 篇；编写各类教材 49 种。

通过整合实验教学资源，构建开放性的学生创新平台和开展课外创新活动，研究型学习形成氛围，学生创新能力培养制度化、常态化，从而使更多的学生在创新能力、科研素质、综合分析与解决问题能力方面得到了提高，取得了丰硕的成果。近五年来，有 43 位学生获得国家和学校的大学生创新项目支持；获湖南省大学生"挑战杯"特等奖 1 项；全国大学生"挑战杯"二等奖 2 项；全国大学生基础医学创新论坛暨实验设计比赛一等奖 2 项、二等奖 1 项、三等奖 1 项、优秀奖 5 项；学生发表论文 14 篇；获国家专利 1 项。

为了更好的建设示范中心，在学校的大力支持下，中心采取"走出去，请进来"的方法，广泛地开展了与外单位的交流合作，取得了好的效果。自 2007 年以来中心共接待了来自 10 多个国外和地区专家学者 50 余人来中心参观访问；以及全国二十多个省、市的领导、专家学者 1500 余人来中心参观交流，起到了很好的示范辐射作用。

中心的目标是建成具有"教学理念先进、课程体系完备、运行机制流畅、教学队伍优秀、技术方法现代、管理手段科学、设备环境优良、教学成效显著"、适应研究型大学的办学定位和医学生培养目标、深度开放、在国际国内产生重要影响的国家级实验教学示范中心。中南大学医学机能学实验教学中心经过多年的建设，已进入了良性发展轨道。在培养医学创新人才过程中，发挥着越来越重要的作用。

五、国家卫计委癌变原理重点实验室

国家卫计委癌变原理重点实验室(原国家卫生部癌变原理重点实验室)成立于1994年,实验室已于1999年、2007年和2011年三次通过卫生部验收评估。首任实验室主任为姚开泰院士,现任实验室主任为李桂源教授,学术委员会主任为曹雪涛院士。实验室由中南大学肿瘤研究所和中南大学湘雅医学院附属肿瘤医院共同建设,属于国家病理生理学重点学科、硕士、博士和博士后授权单位、长江学者特聘教授岗位及"211""985"建设学科。

通过历年来的建设和凝练,实验室已形成了一支以姚开泰院士、李桂源、曹亚和周晓教授为学术带头人,由10位教授、8位副教授、12位博士研究生导师及20多位博士构成的优势明显和独具特色的学术梯队,其中有国家人事部"有突出贡献的中青年专家"2人,卫生部"有突出贡献的科技专家"3人,国务院学位委员会和国家教委"突出贡献的中国博士及硕士"各1人,全国优秀科技工作者1人。近五年先后有13位青年学术骨干学成回国,在青年学术骨干中,有5人获得新世纪优秀人才称号,有2人获得全国优秀博士论文奖,4人获得全国优秀博士论文提名奖,2人获得教育部霍英东青年教师奖,2人获得霍英东青年教师基金资助,1人入选了"湖南省学科学术带头人培养对象",3人入选湖南省"121"人才工程人选,3人获得"湖南省杰出青年基金"资助,2人获得"湖南省青年科技奖",3位青年教师获得了"湖南省青年骨干教师培养对象"荣誉称号。

经过长期的科学积累,实验室在鼻咽癌病因发病学研究领域,已形成了明显的学术优势和学术特色。已形成了"以鼻咽癌为主的多基因肿瘤'组学'机制研究""EB病毒在鼻咽癌中的治疗机制研究""肿瘤干细胞研究""非可控性炎症在恶性肿瘤发生发展机制研究""恶性肿瘤侵袭与转移的分子机制研究"和"基因工程抗体与肿瘤免疫治疗研究"等六个主要方向。通过探讨肿瘤的病因和发病学机制,为临床诊断和治疗提供科学的理论依据。

近五年实验室共获得科研项目93项,总经费4450万元,其中省部级以上科研课题88项,包括国家重大科学研究计划项目(首席)、国家973、863项目、国家自然科学基金重点项目、国家自然科学基金海外杰出青年基金、国家自然科学基金与香港合作课题及国际科研基金(CMB)等项目;发表科研论文260篇,其中SCI论文167篇,编写教材和专著6种,授权国家发明专利12项。

通过主办和参加国际学术会议、聘请海外客座教授与国外实验室合作等多种方式加强国际学术交流与合作,提升实验室的科学研究和学科建设。在基础设施和平台建设中,现已建成了蛋白质组、流式细胞分析/分选、活细胞激光共聚焦、显微切割、组织微阵列制作及功能基因组学研究等系列技术平台,拥有各型仪器设备近 7000 万元，为高质量科研成果的产出奠定了坚实的基础。此外，实验室开设了现代肿瘤学基础、肿瘤学研究进展、分子生物学实用指南 3 门本科生和研究生课程，近五年培养博士生 60 人，硕士生 88 人，博士后 4 人。

近年来，中南大学将重点实验室纳入国家 211 和 985 工程建设单位，已成为具有一定规模的开放性实验基地。同时，为了更好的促进肿瘤基础与临床的结合以及医学基础科研的转化，实验室已与中南大学湘雅医学院附属肿瘤医院进行实质性合作，通过加强肿瘤标本库及临床资料数据库的建设、拓展转化医学研究平台、组建基础和临床紧密结合的研究团队，从而进一步丰富学科建设内涵，使实验室走内涵发展的道路，实验室在科研、教学、人才培养、学科管理能力和水平等方面已进入可持续发展的良好势头。

六、癌变与侵袭原理教育部重点实验室

癌变与侵袭原理教育部重点实验室于 2000 年 8 月由中南大学肿瘤研究所和复旦大学肝癌研究所共同组建，所在学科为病理学与病理生理学及肿瘤学两个国家重点学科。2005 年和 2010 年分别通过教育部的两次评估验收。现任实验室主任为曹亚教授，学术委员会主任为工红阳院士。

实验室立足国际前沿，以肿瘤癌变与侵袭原理的研究为明确而稳定的主要科研方向，以中国人群高发、与病毒感染有关的鼻咽癌、肝癌为主要研究模型，重点探讨鼻咽癌发生发展及肝癌转移复发的分子机理，通过研究肿瘤发生发展规律，揭示细胞癌变、肿瘤易感性及侵袭转移的分子机理，为阐明鼻咽癌和肝癌的病因发病及演进机制，制定预防与治疗的策略，提供重要的理论依据，促进基础研究成果的临床转化。

实验室在科学研究、人才培养、队伍建设等方面均取得了显著成果。近年来实验室获得了国家科技重大专项、国家 973、863 计划等国家重大课题的持续资助，科研经费达到了 1.28 亿元；在国际期刊发表学术论文近 291 篇，总影响因子1351，代表性论文发表在 *Nature Reviews Cancer*，*Gastroenterology*，*Hepatology*，*Cancer Research*，*Oncogene*，*Clinical Cancer Research*，*J. B. C* 等国际知名期刊；编写教材和专著 4 部；获批国家发明专利 14 项；获国家自然科学奖 1 项、国家科技进步奖 1 项、省部级成果奖 4 项；同时，一批代表性成果已开始向临床转化，研究工作处于国际前沿并在国内处于领先地位，在鼻咽癌和肝癌研究领域做出了积极的学术贡献，在国内外产生了重要学术影响。

实验室坚持"以科学研究促人才培养，以人才培养促学科建设"，加强队伍建设和人才培养。目前拥有中国科学院院士 1 位，中国工程院院士 1 位，教授 26位，副教授 26 位，博士生导师 28 位。国家杰出青年科学基金获得者 2 人，教育

部"长江学者奖励计划"获得者 3 人,"全国优秀博士学位论文奖"3 人。

七、湖南省马王堆汉墓文物研究保护中心

1972 年我国马王堆汉墓的发掘震惊了世人,马王堆西汉女尸是世界上罕见的软体尸(马王堆型湿尸),出土时受到国家领导人、地方政府的高度重视。自出土始由中南大学基础医学院人体解剖学等系组成的专家组全程参与了对古尸的保护。2002 年,由中南大学湘雅医学院人体解剖学系罗学港教授领导的"西汉古尸保存评估组",对古尸 6 个项目进行出土后 30 年保存情况综合评估。2005 年中南大学基础医学院人体解剖学与神经生物学系与湖南省博物馆合作成立湖南省马王堆汉墓文物研究保护中心,由长期参与马王堆出土古尸保护研究的基础医学院人体解剖学与神经生物学系国家教学名师罗学港教授担任中心主任。自中心成立以来对马王堆出土古尸做了保护情况的全面评估,对保存液进行改良、对保存环境进行优化、建立了规范化的保护和跟踪观测综合措施,提出了"整体 – 细胞 – 分子"三级保护模式,为长期保存这一珍贵的生物类文物提供了必要的技术方法,在古尸保护研究中做出了突出贡献。获得省部级文物保护研究课题 4 项,总资助经费超过 500 万元,发表相关论文 15 篇,其工作先后获得 2006 年教育部国家科技推广一等奖和 2009 年国家文物局科技创新一等奖。以此为基础,为了拓展古尸类生物文物的保护和研究工作,中南大学基础医学院人体解剖学与神经生物学于 2013 年正式建立生物类文物保护专业学科。2014 年在中南大学一级学科"基础医学"下设立了"生物类文物保护学"硕士点与博士点,并正式启动了该学科的研究生培养。

八、卫生部人类干细胞与生殖工程重点实验室

2006 年,经卫生部批准成立卫生部人类干细胞与生殖工程重点实验室,经过 4 年的建设,2010 年,经卫生部组织的专家组评审通过,卫生部人类干细胞与生殖工程重点实验室正式挂牌。

自 2006 年获得批准建设卫生部人类干细胞与生殖工程重点实验室以来,建立了"人类胚胎干细胞和诱导性多能干细胞建系与建库及定向诱导分化""成体干细胞建系及定向诱导分化""人类辅助生殖技术和精子库技术"3 个实验平台,并围绕三个方向开展研究工作,取得一系列科研突破。其中两项代表性的成果为:(1)2009 年建立世界上最大规模的人胚胎干细胞库。通过将胚胎干细胞库与湖南人群进行 HLA 配型分析,发现 188 株细胞系能够为 56.3%(3375 万)的湖南人群提供良好 HLA 匹配的细胞来源,首次证明在一定地域内建立可行数目的人

胚胎干细胞系能够避免区域人群干细胞治疗的免疫排斥，相关结果发表在干细胞领域权威期刊 *Cell Stem Cell* 上；（2）2014 年，在国际上首次开展了对一个卵子透明带发育异常家系的研究，发现由于卵子透明带缺失导致家族性不孕的新疾病，筛查出符合常染色体隐性遗传模式的新致病基因 zp1（GenBank accession number KJ489454）；其研究成果发表在医学领域权威期刊 *The New England Journal of Medicine*。

获批准建设卫生部人类干细胞与生殖工程重点实验室至今，共获得国家级科技进步二等奖 1 项，获教育部科技进步一等奖 1 项，获湖南省科技进步一等奖 1 项，承担 973、863、国家自然科学基金、欧盟及省部级等国际国内科技项目 62 项，累计科研经费达 3800 余万元；发表 SCI 收录期刊论文 89 篇；培养了博士后、博士及硕士研究生 141 名；举办了国际学术会议 3 次，接受和派出访问学者 80 余名。

九、血吸虫病免疫与传播控制湖南省重点实验室

血吸虫病免疫与传播控制湖南省重点实验室由中南大学与省血防所联合共建，下达文号为湘财教指（2008）185 号，计划编号为 2008TP4046。重点实验室由李岳生任主任，汪世平、贺宏斌任副主任，喻鑫玲、徐绍锐、刘宗传任秘书，成员共 32 人。由汪世平教授任实验室学术委员会主任委员，李岳生、李雍龙教授任副主任委员。

省重点实验室建立以来，在省科技厅、卫生厅以及中南大学主管部门的具体领导下，在省科技厅重点实验室建设经费的支持下，血吸虫病重点实验室科研能力大幅提升，国际国内学术交流与合作活跃，参与重点实验室建设的血吸虫病防治科研一线的专家教授以及科研骨干，爱岗敬业，秉持"立足湖南、放眼全球、追求卓越、争创一流"的精神，齐心协力，把血吸虫病免疫与传播控制湖南省重点实验室建设成为湖南省在血吸虫病防治领域知识创新、技术创新以及行业技术进步的主要阵地，成为湖南省血吸虫病防治研究和高层次人才培养的重要基地。

血吸虫病重点实验室围绕血吸虫病防治研究主题，以血吸虫病应用基础和防治技术研究为中心，发挥在血吸虫病基础与现场研究方面的优势，以培养学科带头人和中、青年学术骨干为重点，组建一支既相对稳定又充满活力的创新团队，培养在国内外有重要影响的科技优秀人才，造就一支高素质、高层次的学术团队，形成具有学科优势与地方特色的研究方向。同时为湖南省血防工作提供技术指导，为控制湖南省血吸虫病的流行提供技术支撑。目前，重点实验室研究方向主要包括：血吸虫病分子生物学与传播控制研究、血吸虫病免疫学与抗病疫苗研究。湘雅医学院血吸虫病研究室主持完成了湖南省首批科技重大专项，通过了专

家组验收并获得高度评价,专家组认为该项研究达到国内领先和国际先进水平。近几年来,重点实验室获得科研项目20余项,在国内外期刊或国际学术会议上发表论文60余篇,其中SCI/EI/CSCD论文32篇,出版专著、统编教材10种,培养硕士、博士37人,获省科技进步奖3项,取得了国内领先并具一定国际影响的研究成果,形成了湖南省血吸虫病防治领域的人才培养基地、血吸虫病防治领域的科研技术平台。在血吸虫病防治领域具备了从本科到博士后的完整的人才培养体系。不仅为血防人才培养提供了更好的条件,也为湖南省乃至全国的血防技术人员提供了一个良好的学习交流平台,成为了湖南省在血吸虫病防治领域知识创新、技术创新以及行业技术进步的重要阵地,是我省血吸虫病防治研究对外交流与合作的重要窗口。

十、脓毒症转化医学湖南省重点实验室

脓毒症转化医学湖南省重点实验室依托中南大学基础医学院病理生理学系、湘雅一、二、三医院重症监护病房(ICU)于2014年组建,主任为肖献忠教授。

该研究室主要研究脓毒症的早期诊断和预测新技术,建立脓毒症多靶点综合性防治新方法,降低脓毒症的发病率和死亡率。近年来先后获得973重点项目子课题2项,国家自然科学基金重点项目1项,国家自然科学面上项目30多项,国家"七五"攻关项目1项,省部级项目20多项,发表科研论文200多篇,其中包括在 *Crit Care Med*,*J Immunol*,*J Leukoc Biol*,*Shock*,*Am J Respir Cell Mol Biol*,*J Clin Immunol*,*Free Radic Biol Med* 及 *Cardiovasc Res* 等国际知名SCI期刊发表论文80多篇,被国际SCI期刊引用1000多次,先后获省部级科技成果奖17项,获全国优秀博士学位论文提名奖1项。

实验室的前身为1986年建立的湖南医学院休克研究室,20世纪80—90年代,在罗正曜教授等领导下,开展休克与多器官损伤发生机制及防治研究,先后完成了"肺非呼吸功能在败血症休克发生发展中的作用""654-2与心缺血再灌注损伤""肺损伤的细胞和分子机制研究""来自肺血管内皮细胞的氧自由基在实验性肺损伤中的作用""热休克反应对器官细胞损伤的保护作用及机制研究"等研究项目。主要学术带头人先后担任中国病理生理学会休克专业委员会第一和第二届主任委员、第三届至第九届副主任委员。90年代末期以来,在肖献忠教授的带领下,采用组学和系统生物学研究思路和技术,深入探讨了热休克因子1和热休克蛋白对全身炎症反应综合征的保护作用及其机制、晚期炎症因子HMGB1的促炎机制、迷走神经与胆碱能抗炎通路、脓毒症生物标志物与干预策略的整合研究、心肌内源性保护的分子网络机制,研究成果为脓毒症多器官功能障碍的多靶点综合性干预策略奠定了基础。

自20世纪80年代以来，还主编了《休克》(人民卫生出版社，1982)、《病理生理学进展(三)》(人民卫生出版社，1987)、《休克学》(天津科技出版社，2001)等学术专著、参编了《医学前沿纵横谈》《自由基生物学的理论与应用》《病理生理学进展(五)》《脓毒症防治学》《工程前沿—脓毒症研究新进展》《人体病理生理学》《急危重症病理生理学》等学术专著，并主编"十一五""十二五"普通高等教育本科国家级规划教材《病理生理学》。

十一、湖南省高校重大呼吸疾病基础与临床研究重点实验室

"湖南省高校重大呼吸疾病基础与临床研究重点实验室"是2008年在中南大学基础医学院呼吸生理研究室、湘雅医院呼吸内科研究室、湘雅医院新生儿科研究室、湘雅二医院呼吸内科研究室基础上组建、由湖南省教育厅批准组建的重点实验室，于2011年通过建设验收。实验室实行开放、流动、联合的运行机制。实验室的管理方式为学术委员会指导下的主任负责制。实验室主任为中南大学基础医学院秦晓群教授。

实验室现有专兼职人员共128人，博士学位人员达到70%，硕士学位人员30%，实验技术人员硕士以上学历达到70%。实验室学术骨干全部由具有国外留学研究经验的中青年人员组成，已经适应国内的学术科研环境，并在国内外开始形成湖南特色的学派影响。

实验室瞄准呼吸系统重大疾病，在研究易感因素、发病机制的基础上，探索新的诊断与治疗手段，开发药物，为呼吸系统疾病的防治提供支撑体系和创新平台。研究方向包括：气道上皮结构和功能稳态研究；感觉神经肽在气道高反应中的作用；呼吸道病毒感染对气道高反应形成的影响；肺损伤的内源性保护因子和损伤因子的研究；肺内凝血与纤溶机制的失衡与肺损伤机制的研究；新生儿肺损伤的防治；肺损伤的生理性修复机制；慢性阻塞性肺部疾病的气道炎症与气道重构。实验室坚持基础和临床研究相结合，发挥重点学科的带头作用，形成跨学科的综合优势，充分进行资源整合和学科融合交叉，活跃学术思想，推动自主创新，促进学科发展。

实验室建设期间形成了呼吸系统疾病基础和临床研究的学科群，培养了一批学术创新能力强和发展潜力大的中青年学术骨干，学术梯队结构合理、富有竞争力。共获得国家级课题三十余项，纵向科研总经费近两千万元；发表SCI和ISTP收录的论文百余篇，单篇最高IF 30.758。实验室所取得的研究成果具有创新性和先进性，达到国内先进水平。

第三部分　学科人物*

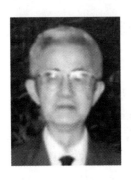

白施恩（1903—1983）　汉族，福建厦门人，微生物学家。1921年考入北京协和医学院，1929年毕业，留校任细菌及免疫学系助教。1934—1942年任湘雅医学院细菌学副教授、教授。1942年到成都中央大学医学院任教。1945年9月赴美深造，在约翰霍布金斯大学进修一年，回国后先后任南京的中央大学医学院、武汉大学医学院、广州岭南大学医学院教授。1952年全国高等院校调整后，任中山医学院二级教授兼微生物学教研室主任。1925年用鸡蛋培养基培养白喉杆菌成功，此培养基被命名为白氏培养基，为国内外所采用。20世纪30代和40年代，发表过《回归热病者血清的华氏及坎氏反应分析》《大蒜汁气杀菌试验》《简单真空干燥保菌法》等研究报告。新中国成立后，他还担任广州流行性乙型脑炎和恙虫病立克次体研究组组长，指导广东省的脑炎和恙虫病的防治研究。1976年起，他兼任中山医学院肿瘤研究所顾问，对广州地区鼻咽癌的发病因素提出了许多宝贵意见，并写出《广东茶楼与鼻咽癌发病因素的联系》等论文。曾兼任中国微生物学会理事会理事，广东省微生物学会理事长，中华医学会微生物学免疫学会理事和广东分会主任委员、九三学社广东省委委员，广东省政协委员。

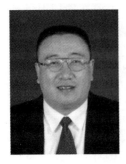

蔡继峰　1967年出生，中共党员，医学博士，心理学博士后，法医学教授，硕士生导师，主任法医师。2006年担任法医学系主任，2012年任中南大学基础医学院副院长兼法医学系及湘雅司法鉴定中心主任，法医学高等教育教学指导委员会委员。兼任湖南省司法鉴定人协会副会长，法医专业委员会主任委员，中华医学会及湖南省医学会医疗事故技术鉴定专家库成员，湖南省预防接种调查诊断专家，国家级实验室及检查机构资格认证审员。获得国家及省部级基金6项，发表SCI收录文章20余篇，主编《现代法医昆虫学》，主译法医学著作2部。为《法医学杂志》编委、第六版医学生本科教材《法医学》编委。

---

* 按姓氏拼音排序。

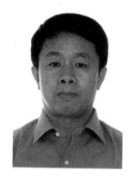

蔡维君 汉族，1959 年 2 月出生于湖南省益阳市，研究员，博士生导师，现任组织学与胚胎学系主任，兼任湖南省解剖学会副理事长，《解剖学杂志》编委和 *Neural Regeneration Research*（*NRR*）等期刊的审稿人。主要研究方向为侧支血管生长和血管重建，1999—2007 年先后 10 次被邀请去德国马普研究所实验心脏学研究室从事合作研究。主持国家自然科学基金面上项目 3 项、主任基金 1 项、高校博士点专项基金项目 1 项；发表科研论文 100 余篇，其中被 SCI 收录 30 余篇；参编英文专著 *Arteriogenesis*；获省、部级科技进步二等奖 2 项（其中排名第二 1 项，排名第七 1 项）。已培养硕士研究生 6 名，博士研究生 4 名。参编《中华医学百科全书》《人体解剖与组织胚胎学图解大辞典》及多部本科生、研究生教材；担任本科生人体解剖学、局部解剖学、组织胚胎学和发育生物学等课程的教学，是器官系统教学"生殖系统"模块的负责人。

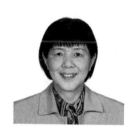

曹亚 女，出生于 1951 年，中南大学教授、博士生导师。现任中南大学肿瘤研究所副所长、教育部癌变与侵袭重点实验室主任、中南大学分子影像中心主任，是国家杰出青年基金获得者，国务院学位委员会基础医学学科组成员、国家自然科学基金委员会评审组专家、中国病理生理学会肿瘤专业委员会主任，国家科学奖评审专家、国家分子肿瘤学重点实验室学术委员会委员、中国生物物理学会分子影像专委会副主任委员、华南肿瘤学国家重点实验室学术委员。任 *Mol Carcinogenesis*、*Plos one*、*Cancer Prevention Res*、*J of Mol Medicine* 编委。获得多项国家自然科学基金委 973、863 及美国中华医学会，科技部重大新药创制等多项研究基金。培养博士研究生 36 名、硕士研究生 24 名，指导研究生获得"全国优秀博士学位"论文、"新世纪人才计划"。获国家科学技术委员会国家科学技术进步二等奖，国家教育委员会科学技术进步奖二等奖，教育部高等学校科学研究优秀成果奖自然科学二等奖，卫生部科学技术进步二等奖，湖南省自然科学奖一等奖，湖南省自然科学二等奖，湖南省国际合作奖等多项奖励，在 *Nature Reviews Cancer*、*Oncogene* 等杂志上发表论文 100 多篇。

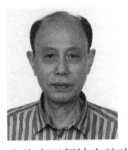

查国章 1940 年 1 月出生，2002 年退休。免疫学教授，硕士生导师。1965 年毕业于湖南医学院医疗系五年制本科。曾任中南大学检验系临床微生物学和免疫学教研室主任、基础医学院免疫学教研室主任，硕士生导师。兼任全国临床微生物学学科组长、湖南微生物学会秘书长和理事长、中国微生物学会医学微生物与免疫学副主任委员、湖南省科协第三届委员、《湖南医科大学学报》第四届编委等。自 1972 年，由临床医师转为基础医学教学后，一直工作在教学第一线：承担临床专业、检验专业本科生、研究生等各个层次的免疫学、微生物学教学。在检验专业教学实践中于 1989 年创建检测门诊，为专业教学走出一条新路子，明显提高了学生动手能力和教学质量，获学校优秀教学成果三等奖；承担过《临床微生物学》《临床免疫学》《实用免疫学》等高校教材及参考书等的编写。先后在全国核心期刊发表科研论文 20 余篇，其中《正常人血中可溶性 HLA—IgG 复合物的初步研究》被评定湖南省自然科学优秀学术论文。

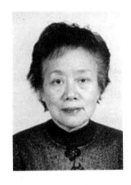

陈翠娥(1931—)，女，汉族，浙江人，1931 年 11 月生，硕士生导师，寄生虫学专家，政府特殊津贴专家。1956 年毕业于上海第一医学院医疗系。1957 年被派送中国医科院华东分院高级寄生虫病医师班进修后，在湖南医学院寄生虫学教研室、血吸虫病研究室任教及从事科研。1987 年调往浙江省医学科学院寄生虫病研究所。曾任浙江省政协委员、浙江省寄生虫学与寄生虫病学会委员与顾问、英国皇家热带医学与卫生学学会会员及美国贝类学会会员、国家自然科学奖复审主审专家。80 年代两次赴美国从事"淡水螺分类"及"螺类等位基因"合作研究。获国家自然科学基金课题 2 项，省基金课题 2 项。与美国费城自然科学院长期合作"医学贝类的分类演化及其分子遗传学的研究"课题，发现命名医学贝类 1 新属 5 新种，在国内营建医学贝类分子遗传实验室。获省级科技成果奖 5 项。主编《肺吸虫病的研究和防治》，参编《流行病学》《人体寄生虫学》《实用肺吸虫病学》《中国大百科全书》等专著、参考书、译著共 8 部，发表第 1 作者论文 30 余篇，培养硕士研究生 6 名。曾被评为湖南省"三八"红旗手、湖南省卫生系统先进女职工。

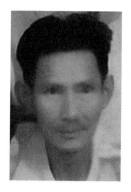

陈国杰（1909—1973）　汉族，福建人，著名寄生虫学家和医学教育家，是湖南省疟疾和丝虫病防治研究工作的创始人。1945—1959年任湘雅医学院寄生虫学科、寄生虫学教研室主任。毕业于燕京大学生物系，研究生学历。抗日战争时期，曾在滇缅边境和印度进行疟疾流行病学调查和防治研究，为保障修筑滇缅公路民工的健康作出了贡献。抗日战争胜利前夕受聘于湘雅医学院，担任无脊椎动物学及寄生虫学教学。新中国成立初期，他和邓一题教授一起深入湖南郴州，证明湘南人群的疟疾感染率很高。调查报告为本省疟防工作积累了重要历史资料。1950年12月，受省政府委派去郴县许家洞乡创建疟疾防治研究机构——疟疾防治实验站，从事湘南疟疾和丝虫病的调查研究和防治试验，并担负为全省培训专业技术干部的责任。1950年初，他让当时还是讲师的陈祐鑫去岳阳负责岳阳血吸虫病实验所建设并推荐他任所长；1956—1957年底派助教刘多、冯棣朝分别带队去湘南桂阳和宜章进行为期一年的疟疾和丝虫病调查研究，使他们在艰苦的环境下得到了锻炼、提高。陈国杰教授1959年4月调往重庆医学院任教。

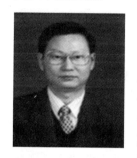

陈汉春（1957—）　博士，中南大学生物化学与分子生物学教授，博士生导师，校级精品课程负责人，校级双语教学示范课程负责人；国家精品课程主讲教师；国家双语教学示范课程评审人，国家及省、市科研项目和成果评审人。兼任教育部生物学教学指导委员会委员，湖南省生物化学与分子生物学学会副理事长，湖南省生理科学会常务理事，曾在英，美学习生物化学与分子生物学理论和技术6年；曾任中南大学生命科学学院副院长及生物化学系主任。负责国家自然科学基金资助项目2项、中华医学基金资助项目子课题1项、教育部资助课题1项，参与973项目1项，参与中国—加拿大合作研究课题1项，负责省级、校级教改科研课题10项；获省部级奖4项和校级奖26项；主编和参编教材18部；申请国家发明专利3项，授权专利1项；发表研究论文95篇，其中被SCI收录16篇。在GenBank注册完整cDNA序列55条；培养博士后4名、博士生6名、硕士生26名。研究方向有：①肿瘤发生与治疗的分子机制；②环境基因与肿瘤；③生物转化。

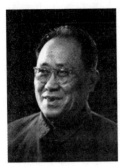

陈祜鑫(1918—1981) 汉族,湖南长沙人,中共党员,寄生虫学教授,湖南医学院血吸虫病研究室创始人。1944年毕业于国立湘雅医学院,1961—1981年任湖南医学院寄生虫学教研室主任,1964—1981年任湖南医学院血吸虫病研究室主任,湖南省寄生虫病防治研究所第一任所长。1947年9月,赴美国芝加哥大学进修寄生虫免疫学,于1948年12月初回国。1949年3月,在湘雅医学院院长凌敏猷的支持和长沙地下党的介绍下,参加了湘中游击支队攻打姜畬战役。1950年6月,他创建了岳阳血吸虫病实验所(后更名为湖南省血吸虫病防治研究所、湖南省寄生虫病防治研究所)并出任第一任所长。曾兼任湖南省血防委员会办公室副主任、湖南省寄生虫学会主任委员、湖南省血吸虫病研究委员会副主任委员、卫生部血吸虫病专家研究委员会委员。他长期坚持在血防第一线,完成了《洞庭湖的钉螺与灭螺》一书。总结提出了著名的"两性五说"灭螺学说,取得了湖区大面积灭螺的巨大成效。20世纪50年代,他在国内率先开展了血吸虫免疫学研究。60年代初,他发现了湖南省第1例牛土耳其斯坦东毕吸虫(Oriento-bilharzia turkestanica)。1964年,他撰写了《血吸虫病的研究与预防》专著。70年代,建立了一套评估血吸虫病防治效果的流行病学指标。1978年,他总结的"湖南省血吸虫病流行病学与防治的研究"荣获全国科学大会奖。他本人被评选为全国科学大会先进个人、全省"模范教师"、全国医药卫生科学大会先进个人、湖南省科学大会先进个人。1978年以后,他身染癌瘤,在生命的最后时刻,要求加入中国共产党。1981年3月14日,湖南医学院党委正式批准他成为中国共产党党员。1981年3月26日不幸去世。

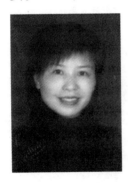

陈利玉 女,1964年12月生,湖南岳阳人,博士,教授。1985年中南大学湘雅医学院临床医学专业毕业,现为中南大学湘雅医学院医学微生物学系主任。兼任中国微生物学"医学微生物学与免疫学专业委员会"委员、湖南省医学会微生物学专业委员会主任委员、湖南省微生物学会副理事长、湖南省医学会微生态学专业委员会副主任委员、湖南省医学教育科技学会实验室生物安全专业委员会副主任委员、湖南省生物安全委员会委员、生物安全培训专家,湖南省质量技术监督局学术委员会委员。先后承担了医学各专业五年制、七年制、八年制的"医学免疫学""医学微生物学"及研究生的"分子病毒学"教学工作,曾获首届基础医学院教学比赛优胜奖,多次被评为优秀教师。主编医学微生物学教材2种,参编医学八年制、本科生医学微生物学国家统编教材和配套教材12种,主编及参编医学微生物学教学参考书8种,发表教学改革论文 8 篇。主要研究方向为抗感染免疫与分子病毒学,包括人类巨细胞病毒致病致畸机制研究,HIV 分子生物学研究等。2012—2013 年在加拿大曼尼托巴大学医学微生物系逆转录病毒实验室进行 HIV 分子生物学研究。目前重点研究 HIV 复制所必需的病毒与细胞蛋白之间的相互作用,进而发展新的抗 HIV 感染的治疗策略。曾获湖南省科技厅科技进步奖二等奖和湖南省医学科技成果奖一等奖各 1 项。承担国家自然科学基金课题 6 项,卫生部临床重点项目 1 项、湖南省高校创新平台开放基金重点项目 1 项。主持湖南省自然科学基金重点项目 1 项,发表科研论文 50 余篇,培养研究生 13 名。

陈慕竹 女,1928 年生于湖南长沙,英语教授,1999 年退休,历任外语组教师、外语教研室副主任、主任,卫生部湖南医科大学英语培训中心主任。曾任湖南省高校公共外语教学研究会主任、中华医学会医学教育分会外语组副主任。长期担任学校外语课程教学及其学科建设,参加主持卫生部高校统编英语系列教材和卫生部出国人员英语培训系列教材的编写工作,并主编其中的多部教材。1987 年和 1997 年两次获省级教学成果奖。

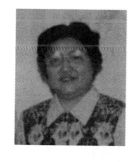

陈淑贞(1938—2009) 女,福建林森县人,中共党员,微生物学教授。1962 年 7 月毕业于湖南医学院医疗系,毕业后留校任学院团委副书记,附一院(现湘雅医院)的内科医生。1971 年调微生物学与免疫学教研室任教。1978 年赴中国医学科学院病毒研究所电镜室进修。1990—1991 年由学校派往美国明尼苏达大学医学院做访问学者。1987—1996 年任微生物学与免疫学教研室副主任,1997—2001 年任教研室主任。先后兼任湖南省微生物学会理事(1999—2003),中华医学会医学病毒学分会第五届委员会委员(2000—2004)。2001 年退休。长期从事医学微生物学教学,深受学生和老师的赞扬。1996 年 12 月被省教委聘为"湖南省高等教育自学考试委员会第二届专家咨询组"成员,1996 年被聘为"全国高校医学考题数据库"建库成员。1996 年被评为湖南医科大学优秀教师。先后对流行性出血热和轮状病毒进行了系统的探索和研究。其中,"湖南疫区病人血中分离出流行性出血热病毒"获 1985 年湖南省卫生厅三等奖,"长沙株洲婴幼儿秋冬季急性胃肠炎病原——轮状病毒研究"1987 年获湖南省科委三等奖。发表科研论文和综述 12 篇,招收研究生 1 名。

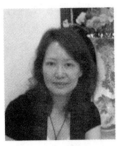

陈欲晓 女，1963 年 10 月生，临床医学学士，免疫学硕士，病原生物学博士，中南大学基础医学院免疫学系教授，硕士生导师。曾赴美国、澳洲和香港大学从事免疫学相关研究。承担医学本科生、研究生、博士生和留学生的中文和英文免疫学教学，曾获"基础医学院教师授课比赛优胜奖""湖南医科大学第二届教师授课比赛一等奖""湖南医科大学十佳授课教师荣誉称号"和"中南大学 2008—2009 学年教学质量优秀奖"等。参编湖南科技出版社高等医药院校规划教材《医学免疫学》和《实验免疫学》教材等。从事抗肝癌免疫治疗以及抗血吸虫和白色念珠菌感染免疫的研究，率先构建正常免疫小鼠肝内肝癌模型，发现 IL-10 缺陷鼠骨髓 DC 疫苗能有效治疗和预防小鼠原发性肝细胞肝癌的作用；发现调节性 T 细胞在 Cox-2 阳性的肝癌病人癌组织中表达增加；发现数个与抗血吸虫感染免疫相关的新基因及其 DNA 疫苗的作用等。获湖南省科技厅科技进步奖二等奖和湖南省医学科技成果奖一等奖各 1 项(2005)，获美国专利 1 项(2007)。先后在 *J Immunol*，*Eur J Immuno*，*Digestion* 等期刊发表文章数 10 篇。

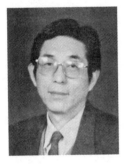

程冠生 1940 年 9 月出生，物理学教授，上海市人。1958—1962 年在上海复旦大学生命科学院生物物理专业学习，毕业后被分配到北京中国原子能科学研究所工作。1976 年调至湖南医学院附二院核医学科，1978 年调至湖南医学院物理学教研室工作。1979 年创建同位素室(核医学教研室，放射免疫分析中心)并任主任。参与国家自然科学基金项目 3 项，主持湖南省科委课题 3 项，在国内科学杂志发表论文 30 余篇。其中《大鼠感染性脑水肿时 NMDA 受体的变化》的论文 1997 年发表在 *Acta Neurochirurgica* 杂志上，并在美国圣地亚哥第十届脑水肿大会上报告。长期从事本科生"实验核医学"和"生物物理学"的教学工作，1997 年主编《临床放射免疫分析手册》，由原子能出版社出版；1998 年主编《医用生物物理学》高等医学院校教材，由人民卫生出版社出版。

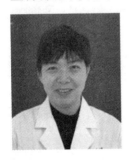

程腊梅 女，1964 年 2 月，中南大学生殖与干细胞工程研究所教授，博士生导师，人类干细胞国家工程研究中心常务副主任。在造血微环境研究中，发现微环境中的内皮祖细胞分泌多种刺激和抑制性细胞因子对造血干/祖细胞的生物学行为进行调节；细胞外基质 SPARC 对体内外红系和 B 淋巴造血具有重要的调节作用。相关研究成果相继发表在国内外血液学期刊上，其中 SPARC 缺失导致 B 细胞发育受阻作为封面发表在 *J Leukocyte Biology* 杂志。在干细胞临床应用研究方面，发现脐血中内皮祖细胞，能归巢到体内缺血组织，参与新血管的形成；间充质干细胞能促进新血管的形成和稳固，对缺血组织血液灌注的恢复和组织再生具有明显的促进作用。在卢光琇教授的领导下建立了脐血、脐带干细胞和内皮祖细胞库；建立了免疫细胞治疗习惯性流产和恶性肿瘤的技术平台，并成功应用于临床。在国内外期刊发表论文30余篇，获得教育部科技进步二等奖（排名第二），中华医学奖二等奖（排名第二），先后获国家自然基金、科技部973、863及省科技计划等资助。培养博士研究生5名、硕士研究生6名。

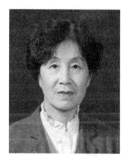

程瑞雪　女，1939年12月生，病理学教授，硕士生导师。1976—2006年历任湘雅医学院病理学教研室助教、讲师、副教授及教授；1992—1993年作为高级访问学者在加拿大达尔豪斯大学医学院从事科学研究。曾任湘雅医学院病理学教研室副主任、主任和党支部书记，兼任湖南省病理学专业委员会委员、常委。培养硕士生4名、博士生2名。获国务院总理奖金1项，2008年凭借"丙型肝炎病毒致癌机制的研究"获湖南省科技进步三等奖1项，同年凭"丙型肝炎病毒致癌机制的研究"获得湖南医学科技一等奖1项，参编专著2种，发表论文39篇。先后获国家自然科学基金3项、卫生部科研基金2项、湖南省自然科学基金1项，卫生厅课题1项。

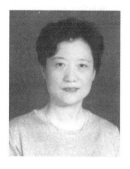

戴和平　女，1953年生，主任技师，曾任医学遗传学国家重点实验室副主任。1989年7月在Nagasaki University School of Medicine Department of Human Genetics进行合作研究，1994年5月—1995年6月在Department of Neurology Northwestern University Medical School进行合作研究，1995年6月—1996年3月在Louisiana State University Medical Center Department of Pediatrics访问。1995年以来主持国家自然科学基金课题3个，参与国家973、国家863、国家攻关、国家自然科学基金、教育部、卫生部、湖南省、国际合作等课题32个。发表和参与发表论文100余篇，作为副主编编写了《中国人类染色体异常核型数据库》。1980年以来，其研究成果参与获奖16次，其中1次国家自然科学奖二等奖（2001）；4次国家科学技术进步奖（1985、1987、1995、1999）；4次卫生部科学技术进步奖（1981、1986、1991、1994）；一次教育部首届长江学者成就奖一等奖（1999）。1992年10月由国务院评为"享受国家政府特殊津贴者"，1997年由中华人民共和国人事部批准为"中青年有突出贡献专家"。

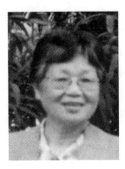

戴乐岁(1928—2011) 女,1928年生于江苏省镇江,化学教授,1946年进入南京金陵女子文理学院医学系,1947年转入南京金陵大学化学系,1950年7月本科毕业,同年被分配到湖南医学院生化科任助教,1954年编写湖南医学院第一本《胶体化学》教材。1958年加入中国共产党,1959年12月任有机物理胶体化学教研室副主任,在1967—1968年最混乱时期过后,实际主持教研室工作,1979年6月至1981年8月任基础课部副主任,同年7月兼任化学教研室副主任,1982年担任英文版《医用基础化学》主编,1982年至1989年担任湖南医学院英语医学班"基础化学"双语教学主讲。曾任教务处副处长,化学教研室主任、外事处处长。先后主持了"湘江水中有害金属含量的分析"等研究课题,参与了"肝炎药物硫辛酸制备"等项目研究。90年代,她仍然坚守在教学第一线,主要担任临床医学七年制基础化学教学,她特别重视把青年学生培养成又红又专的人才。在她的倡导下,教研室的老师还一起认真研究了一年级学生的特点,制订了教书育人的目标和计划。她采取多种方式,循循善诱,耐心细致,帮助学生树立正确的学习态度,建立科学的学习方法,赢得了学生的好评。戴乐岁在各种岗位上都兢兢业业,乐于奉献,深受大家的尊敬和爱戴。她曾多次获得学校奖励,1991年7月被评为"湖南省优秀教师"。1993年1月退休。2011年12月逝世。

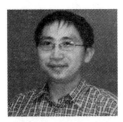

邓盘月 汉族,1972年出生,中南大学升华学者特聘教授,组织学与胚胎学系教授,博士生导师。美国神经科学学会(The Society for Neuroscience)会员,美国心脏协会(American Heart Association)会员。主要研究领域为神经生物学,主攻方向为智力发育迟缓/老年性痴呆。发表科研论文40篇,其中被SCI收录30篇。获Santa Cruz Investigator Award奖(该奖面向全球每半年一次仅1名获得者)、高校科学技术奖(自然科学二等奖)1项;获全国优秀博士学位论文提名和湖南省优秀博士学位论文奖。

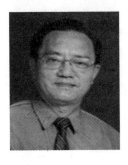

丁报春 1937年生,湖南医学院1955级毕业留校,从教40年,生理学教授,盟员。兼任中国生理学会终身会员、中国发明家协会会员、日本名古屋大学医学部客座研究员及汕头大学医学院客座教授。主要从事心乳头肌细胞电学与力学的研究,发表论文30余篇,其中英文论文3篇,两篇被美国BA摘载。从事大学本科和研究生教学,历届学生反应很好。主编、主审、参编专著与教材34种。《生理学对比名词词典》1994年曾被中国台湾中央图书出版社收购部分版权并获国家卫生部优秀教材奖。先后荣获国家发明专利1项,国家卫生部优秀教材奖 1 项，省科技进步二、三等奖各 1 项，省优秀教学成果二等奖 1 项，省教委科技进步二等奖 1 项。1989 年破格晋升为湖南医科大学教授，终身享受国务院特殊津贴，现为中南大学研究生院质量培养督导专家，湖南省纪检、长沙市书画家协会会员。作品每年在省、市各种书画展展出，并分别载于各级"书画作品集""湖南书画名家 365""Time Artist"（时代艺术家）和中国台湾"书画作品集"。

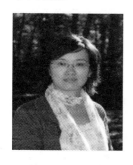

杜娟　女，1969 年 7 月出生，中南大学生殖与干细胞工程研究所研究员，硕士生导师。1991 年 6 月毕业于湖南师范大学生物系，获学士学位。1999 年 6 月获硕士学位。2001—2004 年在中南大学生殖与干细胞工程研究所攻读博士学位，毕业后留所工作。2009—2011 年赴美国华盛顿大学圣路易斯分校从事博士后研究。研究方向主要有单基因病的基因诊断、产前诊断和植入前遗传学诊断、单基因病新突变的致病机制研究和维持人类胚胎干细胞未分化状态的分子机制研究。先后主持和参与国家自然科学基金项目 2 项、省级科研项目 2 项、中南大学教师研究基金 1 项。作为主要成员参与了国家 863 项目、973 项目、湖南省自然科学基金等多项课题研究。2008 年"人类辅助生殖技术和人类精子库技术平台的建立及推广应用"获教育部科技进步奖（推广类）一等奖（排名第 14），2013 年"人类胚胎干细胞建系、建库及诱导分化的系列研究及初步应用"获得湖南省科技进步一等奖（排名第 7）。

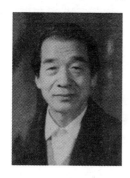

范俊源　化学教授，1934 年 5 月生于河南省南召县。1958 年 7 月武汉大学化学系毕业，1959—1960 年 10 月任湖南医学院化学教研室助教。1982 年独立编写英文版《医用有机化学》，全书约 60 万字。1982—1987 年担任湖南医学院英语医学班"有机化学"双语教学主讲。1989—1992 年 4 月任有机物理化学教研室副主任，1992 年 12 月晋升化学教授。1992 年 4 月至 1994 年 5 月任有机物理化学教研室主任。他的课堂讲授思维缜密，语言精到，知识渊博，启发耐心，特别令人印象深刻的是，许多与生命科学有关的有机大分子结构，他烂熟于心，可以在黑板上随手画出，获得了学生和同行的广泛好评。1995 年担任人民卫生出版社出版的《有机化学》（第四版）卫生部规划教材编者（该教材获卫生部科技进步三等奖），1996 年由他领衔的"积极改进实验方法，提高实验课教学质量"获校级教学成果甲等奖。作为科研骨干的研究成果"湘产薯芋植物中的甾体皂素的分析"和"大蒜素的合成"获 1978 年湖南省科学大会奖，八九十年代，《二硫二乙酸合成方法的改进》等数篇中英文论文在国内外杂志发表，其中他个人的"几种强致癌物的合成"获省医药卫生科技进步四等奖。曾多次获得"优秀教师"荣誉。1997 年享受政府特殊津贴,1999 年 5 月退休。

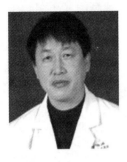

范立青 1961 年 10 月出生,中南大学研究员、博士生导师,生殖与干细胞工程研究所党支部书记,中信湘雅生殖与遗传专科医院副院长,卫生部人类干细胞与生殖工程重点实验室副主任。主管人类精子库临床工作和精子相关的分子基础研究。1983 年开始生殖医学和生殖生物学研究,参加建立了国内第一个人类精子库和第一个人类供胚移植试管婴儿研究,1990 年在国内最早建立了植入前胚胎遗传学诊断小鼠模型。1993 年 5—12 月赴美国堪萨斯大学医学中心研修生殖生物学。目前从事人类精子的分子生物学、人类精子生育能力及人类精原干细胞等方向的研究。2001 年获得国务院政府特殊津贴,2002 年进入湖南省普通高校学科带头人培养对象。目前兼任中华生殖医学专业委员会常委兼精子库管理学组副组长、湖南省医学会生殖医学分会副主任委员,《基础医学与临床》杂志编委、*Asian J. Andrology* 理事等学术职务。先后获得国家自然科学基金、卫生部课题及湖南省自然科学基金在内的多项课题资助。荣获包括国家科技进步二等奖在内的成果奖 6 项。发表论文 55 篇,其中被 SCI 收录 13 篇,主编及参编专著和教材 11 部,发明实用新型专利 1 项。

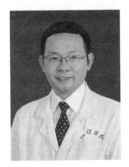

冯德云 1964 年生,博士生导师,现任病理学系副主任。兼任邵阳高等医学专科学校客座教授,中国病理工作者委员会常委、《中南大学学报(医学版)》《临床肝脏病杂志》《中国医师杂志》特约审稿人、国家自然科学基金项目一审专家。从研究生毕业后,一直工作在教学、科研和医疗第一线。主要研究方向为肝脏分子病理学。作为项目主持人先后承担卫生部课题 2 项、国家自然科学基金项目 3 项,教育部博士点基金 1 项。发表论著 43 篇,其中通讯作者 13 篇、第一作者 21 篇。2008 年获得湖南医学科技一等奖,湖南省科学技术进步三等奖。

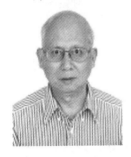

冯棣朝(1932—) 汉族,广东南海人,1932 年 2 月生,中共党员,寄生虫学教授,政府特贴专家。1955 年毕业于湖南医学院医学系公卫专业。1955—1956 年到寄生虫学教研室从事教学科研工作。1956 年 10 月—1962 年 8 月在湖南疟疾防治研究所、中共湖南省委除害灭病办公室工作,1962 年 9 月回寄生虫学教研室。"疟疾流行病学调查研究"的科学成果获 1978 年湖南省科学大会奖。60 年代起主要从事对日本血吸虫病的研究,尤其专长血吸虫病流行病学及防治对策的研究。参加大型参考书《人体寄生虫学》的编写。先后发表论文 18 篇,其中《沅江县宝塔洲血吸虫病易感地带三年纵向观察》被国际权威刊物摘录。曾任寄生虫学教研室、血吸虫病研究室副主任、党支部书记。1984 年担任基础医学系党总支副书记，1987 年担任湖南医学院工会主席，1989 年担任湖南医科大学党委组织部长，1991 年担任湖南医科大学纪律检查委员会书记、卫生部科学委员会专题委员会委员。多次被评为湖南医学院先进工作者和优秀教师，荣获卫生部授予"从事卫生防预工作三十年"荣誉证书、湖南省政府授予"从事学校教育工作三十年"和"从事血防工作二十五年"荣誉证书。

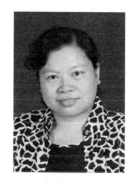

　　管茶香　女，1963 月 12 月生，医学博士。中南大学教学名师，湖南省新世纪 121 人才。现为中南大学湘雅医学院生理学教授、博士研究生导师。1980 年考入湖南医学院，1984 年留校任教。曾担任教育部国家精品优质资源共享课"生理学"（网络课程）负责人，国家精品视频公开课"人体生理功能探索"的主讲教师，湘雅医学院生理学系副主任、中南大学研究生院副处长，现任中南大学继续教育学院副院长，为本科生和研究生讲授"生理学""临床生理学"和"高级生理学"等课程。主持湖南省教学改革重点项目 5 项。主编和参编科研专著、教材 30 余种。获省优秀教学成果奖 2 项。指导本科生获得国家大学生创新计划 6 项以及全国大学生挑战杯二等奖 1 项。被评为中南大学首届研究生和大学生"同学最喜爱的老师"，《中南大学学报》曾以"负责是对生活最好的热爱"进行专题报道。1999—2000 年在美国南加州大学做高级访问学者。主要从事呼吸生理、病理与临床的研究。先后主持国家自然科学基金课题和教育部博士点基金 4 项，省自然科学基金和国家支撑计划子课题等课题 15 项；获省科技进步奖多项。

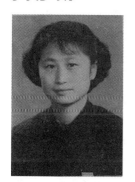

　　郭绢霞（1926—2011）　女，辽宁沈阳人，汉族，组织学与胚胎学教授，曾任组织学与胚胎学教研室主任。曾兼任湖南省解剖学会理事、常务理事及副理事长，《中国组织化学与细胞化学杂志》编委。1991 年退休。曾主编英文组织学教材，担任《组织学》编委、第四版组织学与胚胎学全国统编教材的编委。1972 年参与西汉女尸研究。1983 年主招硕士研究生，同年 10 月赴加拿大卡尔顿大学从事心肌细胞原代培养及成年心肌细胞免疫细胞化学等研究。1990 年与解剖学教研室刘裕民教授共同组建湖南医科大学心血管形态学研究室。多次获得国家自然科学基金、国家"七五"攻关等项目资助，发表科研论文 20 余篇。1987 年获湖南省医药卫生科技进步一等奖，"成年心肌细胞的原代培养及其在医学上的应用"被评为 1987 年湖南十大科技成果之一，1989 年获湖南省科学技术进步二等奖。1990 年 12 月获得国家教育委员会表彰。

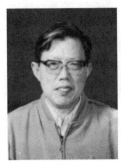

郭实士 1935 年 11 月出生，教授，中共党员，1960 年毕业于湖南医学院医疗系五年制本科。毕业后留校微生物学(含免疫学)教研室任教。曾任免疫研究室副主任、主任。兼任中国免疫学会第一、二、三届理事，中国微生物学会第七届理事，湖南省微生物协会第四届理事长，《中国免疫学杂志》编委等。1976 年开始细胞免疫学和肿瘤免疫治疗的研究。1979 年增加免疫遗传学研究(主要是 HLA 相关研究)。1981 年 8 月至 1983 年 10 月赴瑞士日内瓦大学 WHO 免疫研究中心进修细胞免疫学。先后获得国家自然科学基金 4 项、卫生部科研基金 2 项及省科委与省卫生厅基金各 1 项。发表 HLA 相关研究论文 32 篇，其中"迟发型 21 - 羟化酶缺乏家系 HLA 分型"一文(《中华医学遗传学杂志》，1992，9：15 - 18)为国内首次报道，"应用 PCR/SSOP 方法进行湖南籍汉族人 HLA - DR 亚型的 DNA 分型"(《中华微生物学免疫学杂志》，1993，13：47 - 52)一文是国内发表最早的国内独立完成的 HLA 的 DNA 分型研究，具当时国际先进水平，实验结果被国际相关机构认可。在细胞因子研究领域发表论文 41 篇，多次受邀参加国际学术会议。从事微生物学教学 20 余年，1984 年后从事研究生免疫学教学至退休。共培养研究生 10 名，协助培养临床博士生 4 名、临床硕士生若干名，参与编写教材及参考书 7 部，获省科技进步奖三等奖 2 项，省医药卫生科技进步奖一等奖 1 项、二等奖 1 项。

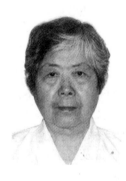

韩凤霞 女，汉族，大学学历，中共党员。1937 年 12 月 20 日出生于陕西省大荔县，1957 年入读陕西师范大学生物系，1961 年 6 月毕业，同年 9 月被分配到湖南医学院生物学教研室工作，2001 年 12 月退休。为七年制学生开设了细胞生物学课程。先后自编、参编、主编了 3 种细胞生物学教材、10 多种生物学实验指导。1980 年晋升讲师。1986 年晋升副教授。1988 年任教研室副主任。1992 年晋升教授。1993 年任教研室主任。教学工作中，勤勤恳恳，热心助人，积极开展多种教学模式，有力地推动了生物学的教学效果，多次荣获"优秀教师"光荣称号。2001 年荣获"模范共产党党员"的光荣称号。在科研方面，60 年代参加了湖南省啮齿类动物调查，并发表论文 1 篇。七八十年代参加了湖南省重金属环境污染对鱼类细胞学的影响调查，并发表论文 1 篇。还发表了关于《细胞增殖周期中早熟凝聚染色体的研究报告》。1985 年后主要从事人类毛发的研究，发表了《斑秃患者外周血淋巴细胞微核的研究》《人类毛囊细胞培养》等论文 10 余篇。

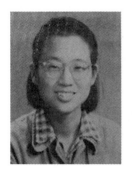

　　韩英士（1929—2009）女，汉族，中共党员，组织学与胚胎学教授，山东泰安人。1948 年 10 月考入白求恩医学院医疗本科，1952 年 9 月进入山东医学院组胚高师班学习，1953 年 9 月分配到湖南医学院组织学与胚胎学教研室，20 世纪 60 年代开始先后担任组织学与胚胎学教研室副主任、主任，并任湖南省解剖学会理事，1987 年以访问学者的身份出国进行学术交流和科研。1994 年离休，2009 年在美国纽约去世。多次被评为校优秀教师和先进个人，1982 年担任硕士生导师，编写了英语医学班英文组织学与胚胎学教材，在鼻咽癌细胞形态学与病理诊断学有较深造诣。主编《鼻咽癌细胞系图谱》（1981，人民卫生出版社），多次参编大型参考书及协作教材，对骨髓细胞和血细胞的形态学与酶学、重金属组织毒理学进行了广泛深入研究，在国内外刊物发表论文 30 余篇，获省厅级以上科技成果奖 3 项。是国内较早引入酶组织化学、细胞化学和免疫组化方法的学者之一，建立多项组织化学检测指标。1982 年，倡导和主持开设研究生组织化学课程。出国后主要致力于细胞超微结构病变和亚细胞成分的相互作用研究，1988—2004 年，在美国发表论文 29 篇。

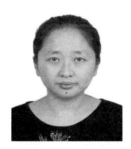

　　何海伦　女，汉族，1976 年 12 月出生，中南大学"升华学者计划"特聘教授，生物化学系博士生导师。中南大学生命科学学院教学办副主任。1999 年学士毕业于山东大学生命科学学院，2005 年毕业于山东大学微生物技术国家重点实验室，获博士学位，同年留校任教。2012 年受聘中南大学"升华学者计划"特聘教授，2013 年在奥克兰大学做访问学者。长期从事微生物酶结构和功能及生物资源酶解利用的相关研究，发表论文 30 余篇，其中在 *Bioresour Technol*，*PLoS ONE*，*Food Chem* 等国际权威 *SCI* 杂志上发表第 1 作者论文 10 篇，作为主要参与作者的部分论文发表在 *J. Biol. Chem*，*Appl Environ Microbio* 等著名杂志上；论文被广泛引用，总他引数 150 余次。申请国家发明专利 9 项，授权发明专利 6 项。2012 年获得省科技发明一等奖 1 项，排名 2。先后主持或参与国家自然基金、863 项目及省部课题 20 余项，其中包括主持国家自然基金 3 项，国家海洋公益项目 1 项，省级项目 2 项，教育部项目 1 项，中南大学"升华学者计划"人才基金 1 项。

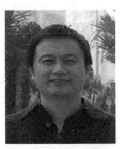

何群 汉族，1957年生，博士，血液生理学研究员，博士生导师。中共党员，中国农工民主党党员，中国农工民主党湘雅医学院主委暨湘雅工作委员会副主委。1977—1982年上海医科大学学士毕业，1982—1984年湖南制药厂药物研究所新药开发工程师（造影剂，抗生素研发），1984—1987年中国药科大学硕士毕业，1991—1994年中南大学湘雅医学院博士毕业。主要从事白血病基因治疗的研究。化学合成了一类新型氨基甾体化合物，获得了美国CA登录号，为国际上首次合成的全新化合物。该类化合物可以特异性地抑制白血病细胞内的癌基因表达，从而治疗白血病。目前已应用多种方法研究该类化合物抑制白血病基因，进行基因治疗的机制。已获得3项国家自然科学基金资助。获得湖南重大生命课题省科研基金的资助（分项目负责人）、湖南省卫生厅和湖南省教育厅研究基金资助。研究论文已在国外或国内核心学术杂志上发表，研究成果曾参与获得卫生部科技进步二等奖。获授权国家发明专利1项。

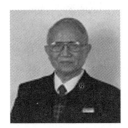

贺石林 1932年10月出生，湖南邵阳人，研究员，生理学教授，止血生理学家。1959年湖南医学院医疗系本科毕业，1967年血液生理学研究生毕业。1970—1978年从事血浆代用品研究，1981—1988年从事活血化瘀研究，1989年后从事止血与血栓研究。曾主持或指导国家自然科学基金课题6项，省部级课题5项。在《中华血液学杂志》与*Thrombosis and Haemostasis*等期刊发表论文160余篇。获部省级科技进步奖8项（6项第一名）。获Reach The World Travel Grant 3次。曾兼任湖南省生理科学会副理事长、中国中西医结合学会基础理论与急救医学两个专业委员会委员、国际血栓与止血学会（ISTH）DIC委员会与美国心脏学会ATVB委员会成员；中国危重病急救医学等5个杂志编委或副主编，及7个中文杂志与3个英文杂志特约审稿人。从1983年起，曾任卫生、教育、国家侨办与国家科技奖医药卫生组评委。主编《临床生理学》《血栓病学》《医学科研方法学》等专著和研究生教材9种，副主编《血液实验学》等2种，主审《医学科研设计教程》等。从1992年起享受国务院特殊津贴。1985年、1989年获湖南省优秀教师称号。2008年国际止血与血栓学会授予终身荣誉会员（Permanent Emeritus Member）。

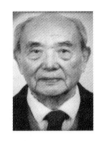

胡纪湘（1918—） 物理学教授，浙江省永康市人，1918 年 10 月 11 日生。1938 年在湖北建始联高加入中国共产党，1941 年考入中央大学理学院物理系，1945 年毕业，受聘于湘雅医学院物理科任教。1990 年 12 月离休，1992 年被国务院评为作出突出贡献的专家。曾兼任国家自然科学基金委员会生物物理和生物医学工程学科评审组第一、二、三、四届成员，卫生部教材评审委员会第二、三、四届委员，湖南省高等学校教师学衔委员会评审委员，湖南医学院学术委员会委员。作为我国和本校生物医学工程学科的创始人之一，曾任中国生物医学工程学会医学物理学会第二届(1985)和第三届(1989)理事长，是国际医学物理组织的中国代表，并曾兼任《中国医学物理学杂志》编委会主任委员、《中华血液流变学杂志》总编、《中国生物医学工程学报》常务编委、意大利《医学物理》(英文版)编委。作为国内知名的医学教育学家，先后负责创建湖南医学院数学教研室、原子医学教研室、计算机中心、医学工程教研室，主编由湖南科技出版社出版的《医学专业物理学》《医学专业高等数学》和由卫生部组织编写由人民卫生出版社出版的高等医学院校规划教材《医用物理学》(第四版)和《医用高等数学》(1991 年获卫生部优秀教材奖)，为我国和湘雅医学教育作出了突出贡献。

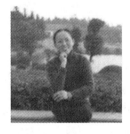

胡凯（1952—） 女，湖南长沙人，1952 年生。1982 年毕业于湘潭大学历史系中共党史专业，获历史学学士学位，教授、博士生导师。曾任湖南医科大学社会科学部主任、湖南医科大学党委宣传部副部长、中南大学政治学与行政管理学院党委书记、教授委员会主任。现任中南大学湘雅医学院大学生心理健康教育中心主任、湖南省大学生心理健康教育专家委员会常务委员、全国普通高等学校学生心理健康教育专家指导委员会委员。长期从事大学生心理咨询、心理健康教育与思想政治教育工作。主讲"中国革命史""毛泽东思想与中国特色社会主义理论概论""思想道德修养与法律基础""大学生心理健康教育"等 10 余门课程，曾被评为湖南医科大学首届最受学生欢迎的教师、湖南省优秀教师、中南大学教学名师。是教育部思想政治教育(辅导员)培训基地丛书《心理健康教育与心理调适的理论与方法》和湖南省高校《大学生心理健康教育》统编教材的主编。先后出版专著 8 部、教材 10 余部，发表论文 100 余篇。主要著作有《现代思想政治教育心理研究》《大学生心理素质健康发展》等。主持教育部课题 3 项、省社会科学基金重点课题 3 项、一般课题多项，并多次获省级教学科研成果奖。《大学生心理健康教育》获国家精品课程。

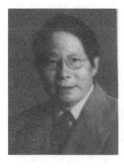

胡明杰 汉族，湖南长沙人，1928 年 3 月生，中共党员，微生物学教授。1956 年毕业于湖南医学院医疗系本科，并留校任教，1993 年退休。1981—1984 年任微生物学教研室副主任。1978—1983 年兼任湖南省医学会微生物学及免疫学委员会常委兼秘书；1984—1991 年年底兼任湖南省微生物学会第一届常务理事、第二届理事长，中国微生物学会第五届理事，湖南医科大学科协委员。1963 年 6—8 月赴长春参加卫生部办全国第一届免疫学学习班，1964—1965 年在白求恩医科大学进修免疫学一年。1991 年底—1993 年 4 月先后在瑞典卡洛林斯卡医学院和斯德哥尔摩大学免疫学系做访问学者。从事医学微生物学及免疫学教学 36 年，教学认真负责，教书育人。在担任 1982—1988 级共 7 届 6 年制英语医学班的免疫学教学中，自编英文教材，积极进行教学改革。1989 年被授予校优秀教学成果奖，1991 年被评为该校优秀教师。70 年代以来，开展过"卡介苗对小白鼠血清中和呼吸道分泌物中抗流感病毒抗体水平的影响"和"对鼻咽癌病人血清中抗 EB 病毒多种抗体水平的研究"等项目，均取得可喜成果。80 年代，曾与韦超凡教授合作开展"IgE 与疾病的关系研究"。共发表科研论文和文献综述 16 篇，参编专著 3 册，培养和协助培养研究生 6 名。

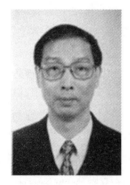

胡维新(1950—) 教授，博士生导师。担任湖南省生物化学与分子生物学学会理事长，中国生物化学与分子生物学会理事、中国医学生物化学与分子生物学会常务理事。曾任教育部基础医学教学指导委员会委员、国家自然科学基金学科评审组成员、湖南省政协委员。1997 年 7 月被任命为湖南医科大学分子生物学研究中心主任。2004 年 1 月至 2006 年 3 月担任中南大学生命科学学院常务副院长，2006 年 3 月至 2010 年 6 月担任该院院长，同时兼任分子生物学研究中心主任。先后承担了 6 项国家自然科学基金面上项目以及 10 多项其他国家和省部级科研项目。发表科研论文 130 多篇，其中被 SCI 收录 30 多篇。获得发明专利授权 4 项。先后获得卫生部科技进步二等奖、国家科技进步二等奖、湖南省自然科学二等奖、湖南省自然科学三等奖以及国家政府特殊津贴。带领本校生物化学与分子生物学学科成员申报成功湖南省"十五""十一五"重点学科。所负责的"医学分子生物学"课程分别被评为湖南省和国家精品课程(本科)，"高级分子生物学"被评为湖南省研究生教育精品课程。先后主编《医学分子生物学》等教材 5 部，参编 6 部。培养了一大批硕士生、博士生。

胡有秋(1928—) 女，云南人，1953 年参加工作，1985 年晋升教授，病理生理学学术带头人之一，广东省医学情报研究所编委。1994 年退休。1947 年考入湘雅医学院本科，1952 年毕业。1952—1953 年参加北京大学医学院内科高级师资班培训。1953 年任湘雅医院内科住院医生，1957 年转到病理生理学教研室与肿瘤研究所工作。1961 开始讲授病理生理学，1969—1970 年担任内科学教学，1978 年 3 月—1980 年 7 月担任全国病理生理学高级师资班的班主任。指导或协助指导研究生或青年骨干 5 人。在大鼠模型证实单用矮地茶有效，为临床推广应用以及现在用的矮地茶素加扑尔敏合成片剂打下实验基础。利用放射免疫学方法检测血管紧张素，发现中医诊断的阳亢型高血压病与血管紧张素升高有关。用 5－溴脱氧尿嘧啶（BrdU）研究姊妹染色单体互换，发现黄曲霉毒素 B1 经苍山子油处理后的致突变性降低，为利用苍山子油防大米发霉提供了科学根据。建立了乳腺癌组织冰冻切片检测雌激素受体的免疫组化法。根据休克的微循环新理论，总结出适用于升血压药失效的左心衰患者、高血压左心衰患者及肾性高血压尿毒症患者临床治疗的有效方案，并得到推广应用。发现基于 BrdU 单克隆抗体免疫组织化学法对癌组织中癌细胞和新生血管的检测效果同 H3 同位素法没有明显统计学差异，为 BrdU 在临床肿瘤中的检测应用提供了理论依据。与美国 W. Meyer 合作，研制出了高效价的 BrdU 单克隆抗体。

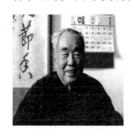

黄建平（1922—2014） 汉族，广东梅州人，中共党员，教授。南京国立政治学院经济专业研究生毕业，曾任湖南医学院马列主义教研室主任。他从地下党员、湖南和平解放的功臣、古开福寺的保护者，到被打成"右倾"发配到农村劳动改造，"文化大革命"时期三进"牛棚"数年、屡遭批斗；从经济学研究生到苦心自修中医学和西医学，写出了《祖国医学方法论》，受到著名科学家、中国航天专家、中国导弹之父钱学森的高度评价，几次被邀新加坡讲学，服务于上万名患者，被人誉为"一位具有传奇人生的人物"。1978 年《祖国医学方法论》，由湖南人民出版社出版，后一再修订、扩充内容，再版 5 次。中国科学院将该书译成英文版向海外发行，英国皇家学会著名学者李约瑟博士称此书"将成为东方科学史图书中很有用的书"。该书还用韩文出版。著名科学家、中国航天专家、中国导弹之父钱学森亲自为第三版作序，高度评价该书是"中医现代化科学论著"。由钱老倡导在北京成立的人体科学学会，曾特邀黄建平参加并负责临床医学哲学专业委员会的工作。1985 年，钱老在北京接见了黄建平。后来，黄建平还应钱老要求编著了 20 万字的《中西医学比较研究》，于1990 年出版。期间，黄建平被图书情报系返聘教学，并主编了 20 多万字的全国高等医学院校教材《中医文献学》。

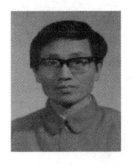

黄干初 1937 年 12 月出生于湖南邵阳，1961 年 7 月于中山大学化学系毕业，同年 9 月分配至锦州工学院化学教研室工作，1963 年 12 月调入湖南医学院化学教研室任教，直至 2001 年退休。1987 年晋升副教授、1997 年晋升为教授。1984—1987 年担任化学教研室常务副主任。1988 年主持湖南省化学高考评卷工作。曾先后担任无机化学、中文班和英文班的基础化学课堂教学和实验教学，也承担有机化学的实验教学。1984 年独立编写供医学英语班用的《Experimental Chemistry》，一直担任物理化学教学组长，1997 年主持药学专业物理化学课程建设和实验室建设，独立编写药学专业用的《物理化学实验》，主持编写了《物理化学习题解答及模拟试题》，率先系统承担该专业的物理化学课堂教学和实验教学，发表教学研究论文 5 篇，多次评为校优秀教师。先后参与"代血浆研究""造影药碘番酸的合成""大蒜油的药用开发""蔬菜饼干的研制"等多项课题的研究，主持创立了物理化学动力学研究室。

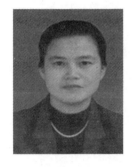

黄菊芳 1965 年生，理学博士，研究员。2009 年遴选为博士生导师，兼任北美神经科学学会会员、中国解剖学会会员、中国神经生物学学会会员、湖南省解剖学会理事长，湖南省马王堆古尸与文物研究保护中心副主任，中南大学眼科研究所副所长，中南大学基础医学院党委书记。研究方向包括：视网膜的损伤与保护研究，马王堆西汉古尸保护与研究，人体解剖学与组织胚胎学和资源微生物开发与利用。先后主持、参与国家级与省部级课题 30 余项。自 2005 年以来，已发表的论文被 SCI、EI、ISTP 三个国际知名数据库收录 22 篇，被 CSCD 与 CSSCI 收录 60 篇，申请国家发明专利 10 项，其中授权专利 5 项，获省部级科研成果奖 5 项，其中一等奖 1 项。

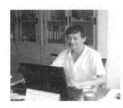

黄兰芳 1963 年 11 月生，湖南常德人，博士，化学教授。1982—1986 年获学士学位；1986—1989 年 中国科学院长春应用化学研究所学习，获硕士学位；2001—2004 年中南大学化学化工学院学习，获博士学位；2005—2006 年在 College of Science and Mathematics, California State University, Fresno（U. S. A）做博士后研究；2006—2009 年在湖南中烟工业有限责任公司做博士后研究。1989—1992 年湘潭大学化学系，从事分析化学和食品分析化学的教学和科研；1992—1994 年湖南医科大学分析测试中心工作，从事生物体液和环境分析研究；1994—2002 年湖南医科大学医学化学教研室任教，从事分析化学和医学基础化学的教学和科研。现从事基础化学和分析化学及仪器分析化学的教学。

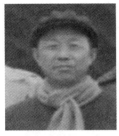

黄其善 教授，湘雅医学院毕业，1952 年全国第一届法医学师资培训班学员，解放后第一批法医学教员。1952 年留校任教，为法医教研室创始人之一。1958 年法医学教研室停办后任病理系教师。1985 年，法医系教研室恢复建立后，任法医教研室主任。1990 年退休。

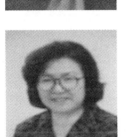

黄淑琴 女，黑龙江省绥化县人，1943 年 11 月出生。1969 年 7 月中山大学哲学系本科毕业。1978 年 3 月调任湖南医学院马列主义教研室哲学组担任马克思主义哲学教师。曾任原湖南医科大学社会科学部哲学教研室主任。1997 年 7 月晋升教授。一直从事马克思主义理论课教学与研究工作。主讲"马克思主义哲学""马克思主义基本原理概论""邓小平理论""普通心理学"等课程，并参与讲授"管理心理学""领导科学"等多门课程，深受大学生欢迎。科研成果主要有教材《马克思主义哲学基本原理》（主编之一），供医学院校使用。出版专著《大学生心理素质健康发展》。主持 2 项湖南省社会科学基金课题，其成果《大学生心理素质健康发展研究》获第六届湖南省社会科学研究优秀成果奖。发表主要论文有《简论新时期解放思想的三次大讨论的意义》（人大复印资料《思想政治教育》1993 年第 11 期全文转载）。曾多次被评为湖南医科大学优秀教师，并在 1998 年中华人民共和国卫生部医学院校德育工作检查评比中被评为先进个人。

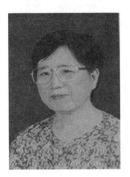

蒋德昭 女，1936 年 3 月 17 日生于湖南省邵阳市，生理学教授。1955 年考入湖南医学院医疗本科专业，1960 年毕业留本院生理教研室任教。2000 年退休。1992—2000 年担任血液生理研究室副主任、主任。先后参加了代血浆、蛇毒、白细胞调控和造血细胞调控等专项研究，发表科研论文 60 余篇。其中在国际杂志发表 7 篇；参加国际学术会议 2 次；参加全国实验血液学会及全国和湖南省生理学会学术会议交流 20 余篇；3 篇论文获省特级优秀论文奖。参与 3 项科研成果获卫生部科技乙等奖。参编全国高等医药院校五年制与七年制统编教材和 7 本专业参考书。培养了 6 名硕士研究生，并参与培养硕士及博士研究生 10 余名。曾兼任中国实验血液学会委员、中国生理学会教育分会委员、《中国实验血液学》杂志和《湖南医科大学学报》编委、国家自然科学基金一审专家。两次被评为本院先进工作者。享受国务院特殊津贴。

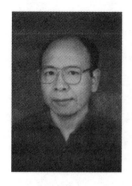

雷德亮 1960年10月出生，理学博士，人体解剖学与神经生物学教授，硕士生导师。兼任中国解剖学会会员、中国神经科学学会会员、北美神经科学学会会员、国际脑研究组织成员。先后赴美国霍普金斯大学医学院、NIH等进修访问。从事高校教学20余年，先后讲授系统解剖学、局部解剖学、断层解剖学、神经生物学等课程。指导大学生创新性课题研究3项，其中"雌激素对全脑缺血再灌小鼠海马CA1区P-CREB和BDNF表达的影响"获湖南省第六届"挑战杯"大学生课外学术科技作品竞赛特等奖，全国大学生挑战杯二等奖，获湖南省组织委员会颁发的"优秀指导老师"证书。主要研究方向为"脑的老化与神经退行性疾病的基础研究"，先后主持和参与国家自然科学基金等9项课题研究，先后在国内外专业期刊发表科研和教学论文50篇。其中，12篇被SCI收录。参编教材及专著9部，获省级科研成果奖2项，2008年被评为湖南省优秀硕士生导师。

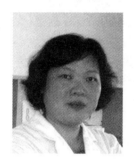

黎明 女，1967年10月出生，医学检验学学士，免疫学硕士，病理和病理生理学博士，中南大学基础医学院免疫学系教授、硕士生导师、免疫学系副主任。曾作为访问学者赴美国明尼苏达大学进行3年研究。兼任中国免疫学学会青年委员，湖南省微生物学会理事会理事、中国免疫学会基础免疫分会专业委员会委员。研究方向为肿瘤免疫，以蛋白相互作用为切入点，通过研究信号转导途径阐述肿瘤发生、发展、预防机制；发现上皮来源的肿瘤细胞表达免疫球蛋白样分子，具有抑制肿瘤增殖、抑制ADCC效应，从而干扰宿主的抗肿瘤免疫；探讨从天然食材中提取有效成分预防及治疗肿瘤的机制。以第一责任人主持国家自然科学基金项目2项、教育部回国留学人员科研启动基金1项、湖南省自然科学基金重点项目和面上项目各1项。获湖南省自然科学奖二等奖，以第一作者或通讯作者先后发表SCI收录论文10篇，CSCD收录论文以及Meadline收录论文14篇。一直工作在教学第一线，承担医学本科生、研究生、博士生和留学生的中文和英文免疫学教学，获"中南大学高等教育教学成果奖一等奖"、连续三年获得中南大学本科教学质量优秀奖"。主编教材1部，副主编或参编教材5部，发表教学论文5篇，指导研究生、本科生获得多项国家级或校级大学生创新课题。

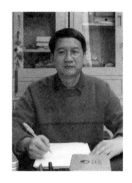

李昌琪　1969 年 9 月生，精神卫生与精神病学专业医学博士，人体解剖学与神经生物学系教授，博士生导师。主要承担临床五年制、八年制、硕士生、博士研究生的"系统解剖学""局部解剖学""麻醉解剖学""神经解剖学""神经生物学""脑与神经解剖学"等课程的理论与实习，为国家级精品资源共享课系统解剖学主讲教师之一，参编《系统解剖学》等教材 3 种，发表教学论文 3 篇，2013 年获中南大学蔡田碹珠优秀教师奖。主要研究方向为"精神行为异常的脑机制""疼痛的神经生物学机制"。主持国家自然科学基金面上项目 3 项、湖南省自然科学基金课题 2 项。被聘为《中国现代医学杂志》《现代生物医学进展》杂志的编委。以第一作者或通讯作者发表科研论文 40 多篇，其中被 SCI 收录 10 篇，获得国家发明专利 1 项。获湖南省科技进步二等奖 2 项。参编《人体解剖学》等教材、教学参考书和 8 部专著。

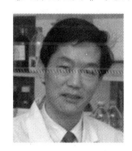

李官成　1961 年生，湖南慈利人。医学博士，研究员，博士生导师，中南大学肿瘤研究所副所长，肿瘤免疫生物学研究室主任。兼任湖南省病理生理学会副理事长兼秘书长、湖南省病埋生埋学会肿瘤专业委员会土任委员、湖南省免疫学会常务理事，《中南大学学报(医学版)》等多种杂志编委，国家自然科学基金、科技部国际科技合作项目、教育部博士点基金及成果奖等评审专家。1996 年赴美国旧金山州立大学留学 3 年，从事细胞信号传导相关蛋白分子的抗体研究。目前主要从事肿瘤抗体工程与免疫治疗、肿瘤抗原基因克隆与功能研究。先后承担 973、863 子课题、国家自然科学基金及省部级课题多项。在恶性肿瘤的单克隆抗体、基因工程抗体，特别是鼻咽癌抗独特型抗体疫苗的研制及主动免疫机制研究，消化道肿瘤人源 scFv、Fab 抗体及全长人源抗体的研制、导向治疗及肿瘤抗原基因克隆与功能研究等方面取得进展，在国内外学术期刊发表研究论文 100 余篇。主编《抗体理论与技术》，副主编《现代肿瘤学基础》《PCR 理论与技术》《基因克隆理论与技术》《实用分子生物学操作指南》，参编《肿瘤磁感应治疗》《临床肿瘤学概论》等专著。获湖南省科学技术进步二等奖 2 项、湖南省自然科学三等奖 1 项及发明专利 3 项。

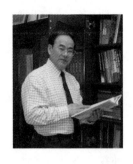

李桂源　出生于 1951 年 11 月，医学博士、教授，博士生导师。2005—2014 年 6 月任中南大学肿瘤研究所所长，现任中南大学疾病基因组研究中心主任，癌变与侵袭原理国家创新引智基地负责人，癌变原理卫计委重点实验室主任，癌变与侵袭原理教育部重点实验室学术委员会副主任，医学遗传学国家重点实验室第五、六届学术委员会副主任。1997 年 11 月—2000 年 4 月先后任湖南医科大学党委常委、副校长，2000 年 5 月—2012 年 6 月任中南大学副校长，党委常委。兼任中国抗癌协会常务理事、中国抗癌协会鼻咽癌专业委员会副主任委员，湖南省抗癌协会理事长，湖南省学位与研究生教育学会会长，湖南省健康管理学会会长，湖南省医学会副会长，全国高等医药教材建设指导委员会常务理事，《中南大学学报(医学版)》主编，《生物化学与生物物理进展》常务编委等职。是国家重大科学研究计划首席科学家、国家重点基础研究发展计划(973 计划)健康科学领域专家咨询组副组长、国家级有突出贡献的中青年专家，享受首批国家政府特殊津贴，荣获"作出突出贡献的中国博士学位获得者""国家高科技'863'计划十五周年具有重要贡献的先进个人""全国优秀科技工作者"等称号。自 1978 年以来，在鼻咽癌病因学、鼻咽癌遗传不稳定性和易感性机制、鼻咽癌多阶段发病过程转录调控规律、鼻咽癌基因网络调控理论体系探索和筛选与开发鼻咽癌分子靶点等领域开展了极富创造性工作。作为首席科学家组织和领导了国家重大科学研究计划"多基因遗传性肿瘤多阶段发病过程转录组学规律及其分子机制研究"；建立了"癌变与侵袭原理"国家创新引智基地；建立了生物样本采集规范和关键的技术体系，构建了具有 3 万例生物样本的数据库；建立了鼻咽癌、乳腺癌、结直肠癌、脑瘤的基因和蛋白差异表达谱，识别出一批具有重要生物学功能和潜在临床意义的分子标志物；绘制了抑瘤/易感基因作用的信号转导通路网络，提出了"鼻咽癌、乳腺癌、结直肠癌、脑瘤是信号转导和网络调控障碍性疾病"的思想和鼻咽癌易感基因群主导的"多阶段性顺序性互动效应"理论，丰富了鼻咽癌癌变机制理论体系。先后承担国家重大科学研究计划、国家 973、863、国家自然科学基金重点项目等课题 30 余项；发表学术论文 300 余篇，其中被 SCI 收录 150 余篇、EI 收录 12 篇；申报国家发明专利 29 项，13 项已获授权；主编国家医学专业规划性教材与专著 5 部；获国家发明奖和省部级科技与教学成果奖 21 项。培养博士后 12 人、毕业博士生 72 人，硕士生 28 人，其中 1 人获全国优秀博士学位文奖，3 人获全国优秀博士学位论文提名奖，11 人获湖南省优秀博士学位论文奖，4 人入选教育部"新世纪优秀人才支持计划"，3 人获湖南省杰出青年基金资助，3 人获湖南省青年科技奖，培育的团队入选湖南省创新群体，2013 年被海选为中南大学研究生最喜爱的导师。

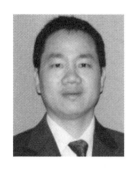

李家大（1971—）　男，教授，博士生导师。1989 年进入兰州大学生物系生物化学专业学习，于 1993 年毕业，获得理学学士学位。1993—1996 年在南华大学医学院生物化学教研室任助教，承担医学大专和本科生的生物化学理论和实验课的教学。1996 年进入中国科学院上海生物化学与细胞生物学研究所攻读博士学位，于 2001 年获得理学博士学位。2001 年底，留学美国加州大学 Irvine 分校，首先进行博士后研究，然后于 2004 年提升为 Assistant Specialist。在此期间，主要从事基因功能的研究，从生物化学、细胞生物学以及转基因小鼠的水平来研究基因的功能。在 *Science*，*PNAS*，*J Neurosci* 等学术期刊发表论文多篇。2009 年 7 月全职回国，聘为中南大学中国医学遗传学国家重点实验室教授。2010 年被聘为湖南省"芙蓉学者"特聘教授。2011 年获得教育部"新世纪优秀人才计划"资助。2011 年起任中南大学生命科学院细胞生物学系主任。研究方向主要是在细胞和小鼠模型的水平研究人类重大遗传疾病的病理机制，研究开发新型的治疗手段。回国以后分别于 2009 年，2010 年和 2013 年获得 3 项国家自然科学基金资助，于 2011 年获得高等学校博士学科点专项科研基金（博导类）资助，2012 年成为国家重点基础研究发展计划项目 973 项目课题四负责人。

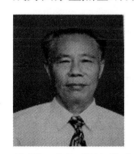

李俊成（1937—）　1937 年 1 月生于江西吉安县，生理学教授，硕士生导师。1960 年湖南医学院医疗系本科毕业并留校任教，先后从事生物化学、国防医学、生理学教学与研究，至 2001 年退休。先后主编《麻醉生理学》《临床生理学》《生理学 5000 题解》，主审三本《生理学》，参编《生理生物化学》《生理学》等 6 部 10 余版教材与参考书，其中《生理学》获国家科技进步特等奖，《麻醉生理学》《临床生理学》获部、省级科技进步二等奖。培养 4 名硕士生；协培 4 名硕士生、3 名博士生。成立细胞生理研究室，探索细胞内钙离子的作用机制。组建细胞与止血生理研究室，与贺石林共同主持国家自然科学基金课题 4 项、部省级课题 2 项，在《中华血液学》，*Thrombosis and Hemostasis* 等国内外杂志发表论文 50 余篇；获卫生部科技进步奖 1 项、省科技进步奖 3 项。1984—1990 年兼任湖南医科大学教务处副处长、培训处长，1992—1993 代理生理学教研室主任。期间，倡导、实施教学改革，将生理学、药理学、病理生理学实验课合为机能实验课；将解剖学实验与组胚实验合为形态实验课，并将其写成教学论文发表于《中国高等医学教育杂志》；倡导并得到校领导同意撤销年级办公室，实行学生自己管理自己；创办"夜大"，设立财会、检验、图书情报、医学英语、医疗班。解决了近 400 名子弟的就学、就业难的问题，为推动教学改革、建立新科系提供了经验。1992—1998 任湖南省生理学会副、正理事长，教育部、卫生部考试中心命题委员，中国民主同盟省委教育委员会主任委员。享受国务院特殊津贴。

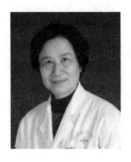

李麓芸(1937—)，女，汉族，我国临床细胞遗传学创建者。中南大学教授、主任医师、医学遗传学博士生导师，我国著名医学遗传学家。现任中信湘雅生殖与遗传专科医院遗传中心主任。兼任全国妇幼卫生专家委员会委员、全国产前诊断技术专家组成员、《国际人类染色体异常核型登记库》顾问委员会委员、国家科技奖励委员会专业评审委员会特邀评审员、《中华医学杂志英文版》和《中华医学遗传学杂志》编委等30多项学术兼职。曾担任医学遗传学国家重点实验室首届主任、湖南省政协第七届和第八届委员、湖南省科协第五届常委等行政职务，享受国务院政府特殊津贴。在医学遗传学领域取得突出贡献。20世纪70年代在国内率先建立染色体病的遗传咨询门诊，到1998年已为10808人做了染色体检查，发现了75种世界上未曾报道的染色体异常核型，均被载入《国际人类染色体异常核型登记库》。在国内最早建立了羊水细胞密闭培养和染色体高分辨技术，1979年最先以绒毛为材料进行染色体病的产前诊断。提出"家族性染色体断裂易位热点""9号染色体次缢痕与语言发育延迟的智力障碍有关""就诊者家系中有过一次原因不明的自然流产史者应作为检出携带者的重要临床指征""在女性中单纯的部分重复或缺失的X染色体将恒定地迟复制并形成X小体，而不是随机的"等新概念。受卫生部委托，曾主持培训数百名医学遗传学专业人才，从而在全国范围内建立起临床细胞遗传学这一崭新学科。完成了国家自然科学基金及国家"七五""八五"科技攻关等课题，在国际国内期刊上发表论文242篇，先后获国家和省部级科技成果奖25次，5次分别于1985年、1987年、1995年、1999年及2005年获国家科学技术进步二等奖。先后被人事部批准为"国家级有突出贡献的中青年专家""湖南省优秀科技工作者"。

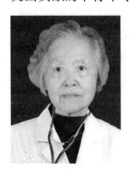

李沛涛(1927—1998) 女，汉族，湖南长沙人。1952年毕业于湘雅医学院。1951—1953年赴上海第二军医大学进修微生物学，结业后被分配到沈阳中国医大任教。1962年调入辽宁省流行病学研究所工作到1969年。1976年调湖南岳阳造纸厂任厂医；1978年回母校重新执教。曾任湖南医科大学微生物学教研室主任(1985—1989)，兼任中华医学会微生物与免疫学会委员会委员、湖南省医学会微生物学会委员会副主任委员、高等医学院校卫生专业教材编审委员会委员等职。1993年起享受国家特殊津贴。她曾担任1届全国高师班班主任，主持并担任5届英语医学班的教学，获得学校三等教学成果奖。曾参编全国教材《卫生微生物学》和协编教材《临床微生物学》，主审了《诊断病毒学》的中译本。从1987年起，先后主招4届硕士生。积极进行科研活动，获得过一项国家自然科学基金、2项省卫生厅科研课题。主持过"奶粉中金黄色葡萄球菌的检查及金葡肠毒素试验"（1982）、"兔瘟病毒的研究（1985）""山苍子油抗菌作用的机理"（1989—1992）等科研项目，发表论文13篇。先后获1988年湖南省医药卫生科技进步奖和省级重大科技进步三等奖。

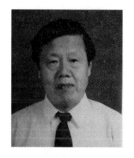

李叔庚（1937—） 组织学与胚胎学教授，湖南人。1963年毕业于湖南学院，曾任组织学与胚胎学教研室副主任、党支部书记，美国Temple大学访问学者，客座教授。兼任《中国组织化学和细胞化学杂志》编委，《止血与血栓杂志》编委，中国优生优育协会胎教中心理事，中国解剖学会会员，美国心脏学会血栓形成组会员，国际动脉粥样硬化学会会员，美国纽约科学院学会会员。退休后担任中南大学研究生院研究生培养专家督导工作委员会副主任，督导专家。长期担任各专业（包括英语医学班）《组织学与胚胎学》主讲，从事血栓形成机制形态学和组织化学研究。先后在国内外学术杂志发表科研论文40余篇，其中国外杂志与会议发表9篇。主编国内大型专业学术专著《组织化学》《实用酶组织化学》《组织化学与实验技术》；合编《实验血液学》《小儿临床肾脏病学》《止血生理与临床》《血栓形成与临床》《组织学与胚胎学多选题》等书籍9部。参与国家自然科学基金1项，主持省自然科学基金1项，获省科技成果三等奖1项、省医药卫生科研成果二等奖1项。主持国家卫生部成人继续教育培训项目1项，培训结业学员20余人，指导硕士研究生及协助指导博士研究生多人。

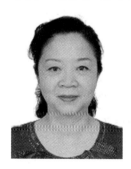

李小玲 女，1961年出生，研究员，医学博士，博士生导师。现任中南大学肿瘤研究所副所长、湖南省抗癌协会副秘书长、湖南省病理生理学会副秘书长，美国癌症研究会（American Association for Cancer Research，AACR）活跃会员。1996—1999年在美国Memorial Sloan – Kettering Cancer Center做高级访问学者。先后从事肿瘤（鼻咽癌、大肠癌）免疫基础研究和鼻咽癌为主的肿瘤病因发病学研究；主要研究方向为鼻咽癌相关基因的功能研究和分子遗传学研究。参与了国家"七五""八五"科技攻关项目和国家973、863、国家重大科学研究计划等重大课题的研究工作，主持国家自然科学基金及省级课题11项，研究成果获得卫生部科技成果二等奖及湖南省科技进步一、二等奖。在国内外知名刊物上发表论文50余篇，其中被SCI收录30篇。作为副主编参编专著1部，另参编专著2部，参与申请国家发明专利11项，获得国家发明专利3项。

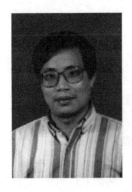

李晓春（1964—） 1964年2月出生，湖南耒阳人。物理学教授，硕士研究生导师。2010年至今任新疆大学兼职教授。2009—2010年，Pennsylvania State University 做访问学者。1997—2002年任原湖南医大学物理教研室副主任、主任；2002—2014年任中南大学物理与电子学院副院长；2010—2012年任新疆大学物理科学与技术学院副院长。兼任教育部基础物理教指委医学物理教学分委会委员、中国医学物理学会理事、湖南省物理学会理事、担任卫生部规划教材《医学物理学》第五、六、七、八版编委，第七、八版副主编。主持湖南省及国家自然科学基金3项、参与国家自然科学基金5项、973重大项目1项。在 JAP 等国际知名刊物上发表论文50余篇，其中被SCI/EI收录30余篇。长期从事凝聚态物理的研究和"大学物理""医学物理"课程教学工作。主持国家新世纪医学类课程改革课题3项；主持国家工科物理基地建设、国家工科物理实验教学示范中心建设、大学物理实验国家精品课程、中南大学"物质结构与物性检测虚拟仿真实验教学中心"建设项目共4项。主、参编医学国家统编教材及其辅助教材7部，主编《凝聚态物理前沿》专著1部。

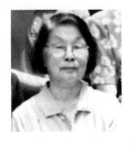

李云霞（1927—） 女，1927年5月生，湖南衡阳人，中共党员，生理学教授，心血管生理学家。曾兼任中国生理学常务理事、第一届全国科学技术名词审定委员会生理学名词审定委员会委员、湖南省生理科学会理事长、国家自然科学基金二审专家。1947—1952年湘雅医学院毕业，1952—1953年在上海第一医学院生理高师班学习，1983年晋升教授，1990年批准为博士生导师，专业特长是心脏生理学和心脏病理生理学，1980年开始从事心肌收缩能力的评定和有关正常及病理（肥厚和肥厚逆转）心肌的细胞调控的研究。1983—1985年赴美国哈佛大学医学院 W. Grossman 教授实验室进修，回国后集中于高血压心肌肥大和心力衰竭的研究。1980年组建心血管研究组，1986年创建湖南医学院心血管生理研究室，任主任。研究工作分为3个阶段：①在整体、器官、组织以及细胞和亚细胞水平，对心肌肥大和肥大逆转的病理模型、心肌功能、生化酶学特性、药物防治和发生的细胞、亚细胞机制，进行比较系统研究；②扩展到研究心肌纤维化及其发生机制；③将研究目标由肥大延伸到心力衰竭阶段，重点探讨发生的分子机制。先后获得8项国家自然科学基金资助和2项卫生部课题基金资助，发表学术论文52篇，指导研究生获得3项中国生理学张锡均优秀青年论文奖，先后获部委级和省科技成果奖8项。参与编写生理学全国统编教材，领衔主导的"以实验技术手段现代化为中心的生理学教学实验改革"的教学改革推动了全国生理学、病理生理学和药理学的教学改革，获全国普通高等学校优秀教学成果奖（1989）。享受国务院特殊津贴。

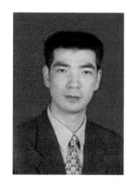

李志远（1965—）　日本德岛大学博士，中南大学教授、博士生导师。1988 年毕业于中南大学临床医学专业留校任教。分别获得中南大学药理学和日本德岛大学内科营养学博士学位。2000 年赴 Vanderbilt 大学和圣路易斯大学学习，曾任圣路易斯大学药理系助理教授。主要从事 P2X 离子通道的结构与功能研究及参与新型药物的研发等研究，在 P2X 离子通道结构及新型抗流感病毒 M2 离子通道药物方面的研究取得突出成就。最早证明了 P2X2 离子通道第一跨膜区为螺旋结构，而第二跨膜区不是，完善了 P2X 蛋白空间结构；率先建立了 M2 离子通道细胞模型（已申请专利），并通过膜片钳技术筛选新型化合物对 M2 离子通道的阻断能力，已成功筛选出既对野生型流感病毒有抑制能力又对流感病毒变异株有抑制作用的几个化合物，并初步描绘了流感病毒 M2 离子通道的结构特征。现对干细胞诱导分化为运动神经元的离子特征进行研究。先后参与和主持美国 NIH 基金、国家科研基金、国际合作研究及人才基金项目 9 项，曾获湖南省科技进步二等奖 1 项、湖南省医学科技一等奖 1 项。近年来在国内外核心期刊发表论文 40 余篇，其中被 SCI 收录 20 篇，参编专著 5 部。

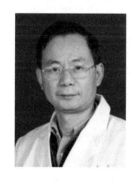

梁德生（1962—）　医学遗传学博士，二级教授，博士生导师，国务院政府特殊津贴专家。现任中南大学医学遗传学国家重点实验室副主任、国家生命科学与技术人才培养基地主任、湘雅医院产前诊断中心副主任。兼任东亚人类遗传学会联盟常务理事，中华预防医学会出生缺陷预防与控制专业委员会副主任委员、遗传病学组组长、中国医药生物技术协会基因治疗分会常务理事、湖南省遗传学会副会长、*Journal of Human Genetics* 和 *Genomic Variation* 编委。2005 年至 2008 年任职日本国立长崎大学医学院邀请教授。主持 973、863、国家支撑计划课题和自然科学基金项目 10 项；获国家科学技术进步奖二等奖 1 项、省部级科学技术进步奖 4 项；在 *Am J Med Genet*、*Nat Genet* 等杂志发表论文 100 余篇，其中被 SCI 收录 50 余篇。2005 年率先将微芯片技术用于遗传病诊断，至今发现 6 个新的染色体综合征；2007 年参加克隆耳垢基因 ABCC11，首次发现单个 SNP 决定人类可见性状；2010 年研发并完成经母血胎儿全染色体组无创产前检测临床验证，已在 27 个省市推广应用；2012 年利用核糖体打靶载体在国际上首次将治疗基因高效靶入人胚干细胞，同时突破人成体干细胞非病毒基因打靶；2014 年率先研发高通量测序 CNV 检测技术用于遗传病诊断、循环单分子扩增与再测序技术用于单基因病无创产前诊断。

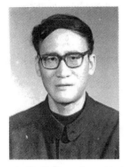

梁英锐（1930—2014） 致公党党员，病理学教授，硕士生导师，曾任湖南医科大学病理学教研室副主任、代理主任，兼任湖南省病理学专业委员会主委，中华医学会病理学分会委员、国际肝病研究协作交流中心学术委员等。梁英锐教授承担了不同专业、不同层次医学生的病理教学任务，还培养了大批优秀青年教师；他曾参编全国第一版《病理解剖学》统编教材编写，1991 年主编全国统编教材《脱落细胞学检验》，1990 年主编全国大专教材《病理学》。曾赴美国耶鲁大学进修一年，并引进了胶原间质免疫组化新技术，在慢性活动性肝炎超微结构方面有独特发现，在国内首次发表了"原位杂交和凋亡"病理学论文；提出了癌症的"坏死"大多属于"凋亡"的看法。曾获省级科技进步奖 4 项，获国家自然科学基金 3 项，参编《免疫组织化学》和主编《现代肝脏病理学》专著。先后培养硕士生 9 名，协助培养博士生 1 名。坚持临床病理诊断工作，紧跟新的病理诊断标准、新技术和方法，会诊作出了许多疑难病例诊断，学术造诣深，深受同行专家好评。

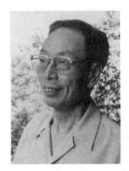

林丛（1927—2003） 汉族，病理学教授，硕士生导师。曾任《湖南医学》杂志编委，《国外医学生理、病理科学分册》常务编委。1963 年主译了 18 世纪国际著名病理学家魏尔哨的经典著作《细胞病理学》，成为历届病理学教学的重要文献；在改革开放早期，为提供湖南医科大学七年制医学生使用的英文病理学教材，主编了英文《病理解剖学纲要》、英文实习指导，为基础医学多选题选集《病理解剖学分册》的主编之一。先后在国内外学术刊物上发表论文 30 余篇，获科研资助多项，多次获国家级、省部级科研成果以及主编、参编病理学教材和译著；对原发性肝癌进行了临床和病理形态学上的分析，其结论 1960 年被全国通用病理学教材引用；曾主持"鼻咽黏膜增生、早期癌变的表型及光镜和电镜的研究"，获中华医学基金会 5 万美元资助；论文《鼻咽癌 315 例临床病理分析》1964 年被全国通用病理学教材引用；《鼻咽癌组织病理学分型的研究，558 例随访结果的分析》一文是当时国内外随访病例最多的论著，该研究获湖南省医药卫生科技成果二等奖，省政府重大科研成果三等奖。主持对黄曲霉毒素 B1 的急性鸭雏中毒性实验研究和山苍子芳香油解毒作用的形态研究，其成果获农业部科技成果二等奖。

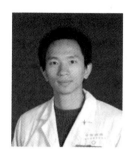

林戈(1974—)　汉族，中南大学生殖与干细胞工程研究所研究员，博士生导师，中信湘雅生殖与遗传专科医院副院长，人类胚胎干细胞国家工程研究中心副主任。1992—1999 年就读于湖南医科大学七年制临床医学，获临床医学学士和遗传学硕士学位。2003 年获中南大学遗传学博士学位。作为主要成员建立了我国第一个人胚胎干细胞库，在世界上首次证明了干细胞建库的临床应用价值并提出新的干细胞安全性标准。目前主要研究胚胎干细胞的诱导分化和产业化应用，2012 年获"湖南省科技进步奖一等奖"。同时积极参与辅助生殖技术的研究，主要研究方向是人类植入前胚胎的发育。先后主持和参与 863、973 和国家自然科学基金项目 8 项，在相关领域发表 SCI 论文 31 篇。

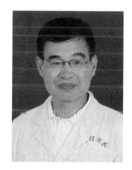

刘保安(1952—)　教授，硕士生导师。1978—2003 年在湖南省肿瘤医院病理科工作，任主任医生，1996 年开始任该科主任。2003 年调任中南大学基础医学院病理学系副主任。兼任湖南省病理学会副主任委员、湖南省病理质控中心副主任、中国病理工作者委员会常务理事、中国抗癌协会癌转移专业委员会委员、中国抗癌协会胃癌专业委员会委员、湖南省中西医结合委员会委员。从事病理工作 30 年多，有坚实的理论基础，对临床病理诊断有较高造诣，有很强的解决疑难病例诊断能力，尤其擅长骨软组织肿瘤、淋巴瘤等的临床病理诊断。多年来指导研究生 17 人，为本省临床病理事业的发展作出了积极贡献。先后在专业刊物上发表论文 60 余篇，参编专著 3 部。获省厅级成果奖 3 项，获医学会湖南分会优秀论文一等奖 1 项。获得湖南省发改委、长沙市科技局和省科技厅社会发展基金 10 余万元资助。

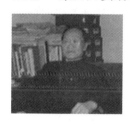

刘秉阳(1911—2002)　汉族，湖南湘潭人。1935 年湘雅医学院毕业，获医学博士学位。在湘雅医院内科工作短时间后，1935—1939 年间在北平协和医学院细菌免疫学系师资进修班任研究员；1939 年赴美国哈佛医学院细菌免疫学系进修并应聘为研究员，1943 年 1 月回国，在国立湘雅医学院细菌学科主持教学及医学院检验科工作。1955 年调任北京中央流行病学研究所研究员。早年在谢少文教授指导下对肠道细菌和白喉杆菌的培养基做了改进，20 世纪 40 年代在我国首次分离出斑疹伤寒立克次体，证明肠炎沙门菌也可以经皮肤感染人，这对此菌致败血症的发病机制的阐明具有价值。1950 年分离出长沙及江西龙南地区流行性脑炎的病原，建立了长沙区流行性乙脑中心研究室。1955—1993 年期间，他在流研所研究各种人兽共患病（布鲁菌、炭疽、鼠疫、腹泻病)中，带领青年科技人员到疫区现场开展系列调查研究，逐渐摸清了我国布鲁菌的传染源、传播途径及菌种分布情况，并开展防治。刘秉阳培养了包括徐建国院士在内的硕士、博士生 20 余人。曾兼任中国微生物学会、中国免疫学会、中华医学会、中华预防医学会、微生态学会的理事、副秘书长、主任、顾问等职。任《中国流行病学杂志》《微生物学报》《通报》《中国人畜共患病》《微生态学杂志》的编审工作。他主编和编写《医学细菌学、过去、现在、未来》《实用流行病学》《布鲁氏菌病》《热带医学》等著作，发表学术论文 30 余篇。1954 年曾任湖南省第一届人民代表。曾被中国预防科学院评为先进工作者。1986 年被卫生部直属机关党委评为优秀党员。1987 年获布鲁菌病防治全国科技成果奖。

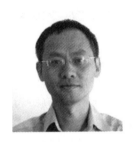

刘春宇(1969—) 中南大学医学遗传学国家重点实验室特聘教授。1998 年博士毕业于湖南医科大学。在导师夏家辉教授指导下首次在中国克隆遗传病致病基因，博士论文入选中国首批优秀博士论文。主要从事双向情感障碍、精神分裂症的遗传、表观遗传和脑功能基因组的研究。通过连锁和关联分析发现了多个与双向情感障碍相关的新基因位点，在国际上首个报道 DNA 拷贝数与早发型双向情感障碍的关系，第一个研究报道基因共表达网络在精神分裂症和双向情感障碍患者脑中的差异表达。在以脑中的分子数量性状(包括基因表达和 DNA 甲基化)的遗传定位来分析 SNP 的生物学功能方面的研究处于国际最前沿。首创了甲基化数量性状位点的概念，并证明表观遗传有遗传学的基础。历年来获得 NIH 等超过 8 百万美金研究基金资助。发表论文近 80 篇，其中第一作者 7 篇，通讯作者 26 篇；影响因子大于 10 以上的文章 20 篇。累计影响因子 346.252。累计引用 2522 次。任 *PLoS One* 和 *Genetics and Epigenetics* 两个杂志的学术编辑。受邀参加美国、英国、加拿大、中国、荷兰多个基金会的基金评审。多次主持国际学术会议，或受邀作报告。现任国际精神遗传学会全球多样化工作组组长，致力于推动神经精神遗传学的发展。

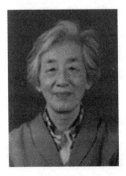

刘多(1927—) 女，汉族，江苏常州人，1927 年 12 月生，中共党员，硕士生导师，寄生虫学专家，政府特殊津贴专家。1947 年她就读于国立湘雅医学院，1952 毕业，由学校派至南京中央卫生实验院全国寄生虫学高师班学习，1953 年结业，回校在寄生虫学教研室任教。1983 年 5 月至 1984 年 6 月赴英国国家医学研究所进修疟疾免疫学。1985 年晋升为教授。曾任教研室副主任、主任，湖南医科大学科研处处长。兼任湖南省预防医学会寄生虫病专业委员会主任委员，中华预防医学会医学寄生虫学分会第一届委员、第二届名誉委员兼医学原虫学组副组长、中华医学会湖南分会常务理事、中华预防医学会湖南省分会常委、湖南省昆虫学会常务理事。所主持的"疟疾流行病学调查"和"中华小豆螺——肺吸虫中间宿主的新发现"获 1979 年湖南省科学大会奖；1984 年和 1990 年获省科技进步奖 2 项，1992 年"间日疟原虫红外期生物学特性研究"获卫生部三等奖和省卫生厅一等奖。培养硕士生 5 名；作为第二及第三导师培养博士生各 1 名。先后发表论文 26 篇，副主编、参编大型参考书《人体寄生虫学》《寄生虫学与寄生虫学检验》第一、二、三版全国统编教材和《寄生虫的体外培养》《寄生虫病免疫与免疫诊断》等专著、参考书 8 部。并应邀参加《湖南省动物志》的编写，任其中《寄生虫分册》主编。曾任《中国寄生虫学与寄生虫病杂志》编委、《湖南医科大学学报》常务编委。多次评为湖南医学院先进工作者和优秀教师。

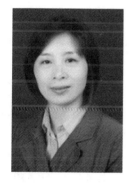

刘静（1971— ）　女，汉族，博士，教授，博士生导师。教育部新世纪优秀人才，中南大学"升华学者"特聘教授，医学遗传学国家重点实验室固定 PI。2011 年 4 月至今任分子生物学研究中心/系主任。任中南大学生命科学学院院长助理、副院长。兼任中国医学生化与分子生物学学会青年委员、中国病理生理学会肿瘤专业委员会青年委员、湖南省中西医结合学会营养与健康专业委员会副主任委员、湖南省生化与分子生物学学会理事、国际红细胞学会会员。长期从事恶性肿瘤发生和治疗的分子机制研究和造血发育调控研究。主持国家自然科学基金 4 项及其他课题多项；发表科研论文 40 余篇。其中，以第一或通讯作者身份在 *Blood* 等国际学术期刊上发表 SCI 论文 20 篇；申请美国、中国发明专利共 7 项；获 2012 年湖南省自然科学二等奖（排第 2）、2012 年第九届湖南医学科技一等奖（排第 2）、湖南省优秀博士论文、湖南省第十一届自然科学一等优秀学术论文（排第 1）、湖南省优秀毕业研究生、湖南省芙蓉百岗明星、中南大学优秀共产党员等奖励。注重教学与教改，主持或参与多项国家级、省级教改课题研究，为国家级资源共享课"医学分子生物学"（本科）的课程负责人；为国家级、省级精品课程主讲教师；主编教学用书 1 种，参编教材 6 种；领衔和参与发表教改论文多篇；获中南大学教学成果二等奖（排第 1）、中南大学首届青年"三十佳教师"、中南大学优秀毕业论文（设计）二等奖指导教师等教学奖励。培养已毕业和在读博士、硕士研究生近 30 人。

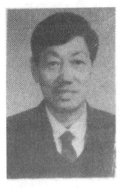

刘里侯(1935—2007)　教授，湖南宁乡人，曾任湖南医科大学人体解剖学教研室和心血管形态研究室主任，2000年退休，2007年去世。长期坚持在教学科研第一线，除了从事解剖学教学，还兼职班主任多年。1972年秋季，他担任长沙马王堆西汉古尸全国科研会议的筹备和组织工作，担任《考古的新发现》(中央新闻电影制片厂)和《西汉古尸研究》(北京科教电影制片厂)的业务技术指导和业务演员；参加国家文物出版社出版的汉墓女尸科研专著的编写，参加制定女尸长期保存的方案与实施。1977年10月，他负责重建局部解剖学与外科手术学教研室。他连续20多年担任教研室、研究室的副主任、代主任、主任，先后发表《主动脉弓分支类型及其变异》《桡管综合征的解剖学研究》《人参皂甙对心肌缺血再灌的保护作用》《心脏手术病人心肌的电镜观察》等30余篇学术论文，参加《长沙马王堆一号汉墓女尸的研究》《实用局部解剖学》《外科解剖学》《医用局部解剖学》等7种专著和教材的编写，并担任《局解手术学杂志》的编委。先后指导硕士研究生7名。

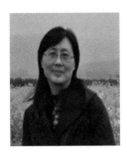

刘丽杭(1963—)　女，湖南长沙人。1984年毕业于湘潭大学获历史学学士学位，1989年考入华东师范大学政教系学习，获法学硕士学位；1991年进入湖南医科大学社会科学部革命史教研室担任讲师、副教授。2002年后进入中南大学政治学与行政管理学院任教授，2005年获得管理学博士学位。现任中南大学公共管理学院行政管理系主任，教授，博士生导师。主讲"中国革命史""科学社会主义理论与实践"；"组织行为学""公共事业管理概论""公共部门人力资源管理"。指导行政管理专业研究生40余人；指导MPA专业学位研究生30余人，指导博士生2人。主要研究方向为公共管理与卫生政策。重点主要运用政策学、管理学、经济学、社会调查统计分析方法对医疗卫生改革的一系列问题进行理论与实证性研究。主持国家社科基金课题《我国城市社区卫生服务购买模式及效果研究》等国家级课题3项，主持湖南省财政厅《基于卫生支出绩效评价的省级绩效预算改革研究》等省部级课题7项。先后编写著作3部、教材15部；在《经济体制改革》《经济管理》《中国卫生经济》等期刊发表论文90余篇。

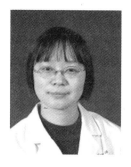

刘薇(1967—) 女，主任医师。曾任中南大学生殖与干细胞研究所所长助理，卫生部生殖与干细胞工程重点实验室副主任，九三学社湖南省委常委暨医卫委员会主任、省直工委副主任。1990 年，建立我国首个转基因小鼠模型，填补了湖南省人类疾病转基因动物模型的空白，相关研究处于国际先进水平，在国际生命科学研讨会上获高度评价；2001 年成功建立我国第一个阿尔茨海默病转基因小鼠模型，首次对转基因在不同染色体上定位产生的表型差异进行了研究。建立人类卵母细胞单精子显微注射技术平台，为计划生育政策的推广作出突出贡献。2002 年 10 月，赴美国路易斯安那州立大学基因治疗研究室进行博士后研究，回国后建立了肿瘤免疫实验室，建立了乳腺癌免疫治疗的技术平台，参与建立了国家干细胞工程研究中心和卫生部生殖与干细胞工程重点实验室，获湖南省科技进步三等奖和教育部高等学校科学技术进步奖（推广类）一等奖。坚持临床一线工作，于 2005 年 6 月，作为唯一的中国代表第一次在生殖医学国际权威会议——欧洲生殖年会主会场发言；2012 年再次在欧洲生殖年会上发言。

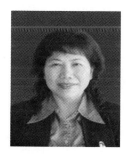

刘艳平(1955—) 女，汉族，教授，湖南长沙市人，中共党员。曾任湖南医科大学生物学教研室副主任、中南大学细胞生物学教研室主任、兼任中南大学细胞与分子生物学实验中心副主任、中南大学生物科学与技术学院细胞生物学系主任，中南大学生物科学与技术学院副院长，并兼管中南大学生物科学与技术学院党总支的工作。2010 年 5 月获中南大学第六届教学名师。兼任中南大学生命科学学院教授委员会委员、中南大学教学督导委员会委员、湖南省病媒生物防制专家委员会副会长、中华医学教育学会生物学组委员。1978 年 8 月从湖南师范学院毕业后来湖南医学院生物学教研室担任教学与科研工作，从事高等教育教学 36 年。发表科研及教学论文 60 多篇。担任精品课程"细胞生物学"负责人，全国高等学校八年制临床医学专业国家级规划教材《细胞生物学》及《细胞生物学》教材配套光盘主编；五年制医学专业国家级规划教材《细胞生物学》及《细胞生物学》教材配套光盘的副主编。主编教材及教学参考书 11 种，副主编教材及教学参考书 5 种，参编教材及参考书 11 种。获湖南省高校科研成果四等奖 1 项。先后获师德标兵、师德先进个人、教书育人先进个人、优秀共产党员、优秀教师奖、教学质量优秀奖等奖项 28 次。获校级教学成果一等奖 3 项、二等奖 5 项。

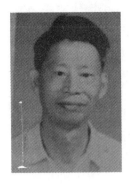

刘友斌(1915—1995) 湖南华容县人,1934 年 8 月至 1937 年 7 月私立湘雅医学院技术班毕业。1947 年 8 月至 1949 年 7 月受聘化学科助教,1949 年 8 月受聘化学科讲师。自学读完大学课程,1946 年通过国民政府教育部化学工程科高等考试,是新中国前湘雅医学院刻苦努力、自学成才、家喻户晓的典型人物。1954 年任无机化学、分析化学教研室副主任,主要从事"无机化学""分析化学"教学,1954 年主编《无机化学,分析化学》教材,由公益印书馆出版,该书曾参加全国教材巡回展览。1956 年主编《无机化学》教材。1963 年晋升化学副教授,60 年代初任合并后的化学教研室第一副主任。1979 年 7 月至 1984 年 3 月担任化学教研室主任。为恢复正常的教学秩序,为教研室的建设和发展,为每年一度的全省高考化学评卷工作,呕心沥血,作出了重要贡献。科研方面,在中药鸦胆子的毒性和尿铅的含量测定及其方法研究等,发表过多篇中英文论文。曾多次被评为"优秀教师"和"先进工作者",并曾任湖南省化学化工学会理事。1985 年 5 月退休。1995 年 12 月去世。

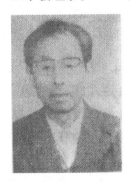

刘裕民(1931—2013) 汉族,山东烟台市人,中共党员,人体解剖学教授,中国解剖学会会员,湖南解剖学会委员。70 年代起担任教研室主任,80 年代起任基础部副主任、主任,兼任校学术委员会委员、教师管理委员会委员、学报编委等职。多次被评为先进教师、优秀党务工作者及先进外事工作者等。1982 年 5 月—1983 年 6 月赴美国加利福尼亚大学洛杉矶医学院及圣地亚哥医学院学习心血管形态学,重点从事心肌缺血及心肌肥大的实验形态学研究,回国后建立了心血管形态研究室。他先后发表论文 20 余篇,如《家兔缺血时心肌超微结构的改变》《硝酸铜作为示踪剂对心肌肥大的胞膜通透性改变的研究》等,主持的"心肌肥大的发生发展机制的实验形态学研究"获省医药卫生科技进步二等奖、省科技进步四等奖。曾讲授系统解剖学、局部解剖学、神经解剖学等课程,并担任英语医学班人体解剖学的教学。他长期从事心血管形态学研究,60 年代初即研究过兔肝内小动脉的形态与分布及狗、猪、人等心脏冠状动脉的分布,以及结扎冠状动脉后侧支循环建立的研究。80 年代后在国内较早开展心肌肥大发生发展的机制研究。先后培养研究生 9 名。担任《医学局部解剖学》二、三版副主编(人民卫生出版社,1990)并担任 *Regional anatomy* 多院校协编英文局部解剖学教材副主编(吉林出版社,1991)。

刘正清（1950—2004） 教授，曾任人体解剖学教研室党支部书记、系副主任、兼任中国解剖学会会员、中国神经科学学会会员、湖南省解剖科学学会常务理事兼科普委员会主任委员、《中国现代医学杂志》和《中国临床工程》等杂志编委，2004年被批准为博士生导师。从事高等医学教育工作30多年，为本科生、硕士生、博士生主讲"系统解剖学""局部解剖学""断层影像解剖学"等8门课程，多次荣获湖南医科大学和中南大学优秀教师称号。主编、副主编教材及教学参考书8种，参编七年制、八年制全国统编教材7种。作为高级访问学者在美国纽约医学院解剖与细胞生物学系深造。发表教学、科研论文50多篇，获湖南省科技进步二等奖、湖南省医药卫生科技进步一等奖以及发明专利1项。积极从事医学教育改革，致力于医学基础课程考试国家题库建设、传统临床医学专业人体解剖学课程体系的改单，在人体解剖学教学多媒体软件的制作、断层影像解剖学新课开设以及国家教育部首批精品课程建设等工作中取得突出成绩。

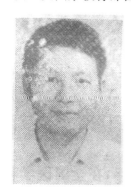

刘忠浩（1931—2012） 汉族，湖南常德人，中共党员，人体解剖学教授。曾任省解剖学会理事，人体解剖学教研室副主任。长期担任医学各专业人体解剖学教学任务，工作认真，教学严谨，编写中、英文《人体解剖学》教材的部分章节，先后指导硕士研究生5名。长期从事视觉神经系统基础和应用方面的研究，1988年获国家自然科学基金项目资助，发表《金黄地鼠外侧膝体背侧核细胞形态学及其投射神经元的确定》《正常大鼠和新生单眼摘除大鼠视网膜移位节细胞的研究》等中、英文科研论文及摘要7篇，于1980年、1993年获省医药卫生科技进步奖。

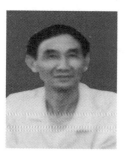

卢德怀（1933—） 汉族，中共党员，湖南临湘市人。1956年于武昌华中师范学院教育系毕业。1962年5月调到湖南医学院马列主义教研室任教员至1997年退休。任社会科学部副主任，现代科技革命与马克思主义教研室负责人。曾兼任全国高等医学院校研究生政治理论课研究会常务理事、全国高等医学院校自然辩证法教学协作会常务理事兼秘书长、湖南省毛泽东思想研究会理事、湖南省医学辩证法专业委员会副主任等职。1992年晋升为教授。曾担任马克思主义哲学、自然辩证法概论、现代科技革命与马克思主义、医学辩证法、现代医学管理等5门课程的教学。出版《现代科技革命与马克思主义》《医学辩证法》《卫生政工学》等著作教材11部，发表论文20余篇。担任卫生部、湖南省、湖南医大三级3项科研课题的负责人，任卫生部软科学重点课题"探索发现教学规律的方法论"的副主编。获省、校级各级学会科研成果奖10余项，其中有《现代科技革命与马克思主义》1991 年获黑龙江教委二等奖、《临床思维研究》1989 年获湖南省教委"六五"期间科研成果四等奖。

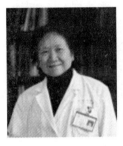

卢光琇（1939—） 女，汉族，湖北天门人。现任中南大学教授，主任医师，博士生导师，著名的生殖医学与医学遗传学家，享受国务院政府特殊津贴，首届"湘雅名医"获得者。担任中信湘雅生殖与遗传专科医院院长、人类干细胞国家工程研究中心主任。兼任湖南省医学会副会长及湖南省科协副主席、卫生部生殖健康专家组成员、全国产前诊断技术专家组成员、中国优生优育协会专家委员会委员；历任全国政协常委、"九三学社"湖南省主委、湖南省政协副主席等职。卢光琇是我国人类生殖工程领域开创者之一，在辅助生殖技术领域获得 10 余项国内国际领先的成果，包括建立了国内第一个人类冷冻精子库（1981）；诞生了国内第一例供胚移植试管婴儿（1988）等。在干细胞再生医学领域取得较突出的贡献，诞生了国际上第一个人类核移植囊胚（1999），建立了世界最大的人类胚胎干细胞库（2009）。领导和成立了中信湘雅生殖与遗传专科医院、人类干细胞国家工程研究中心。先后获得了国家自然科学基金重点项目、国家 973 项目、国家科技攻关项目等多项课题；在包括 *Cell Stem Cell* 等在内的国际权威期刊发表论文 520 篇，出版专著 6 部，获得发明专利 14 项；获科研成果奖 13 项，其中 1989 年、2009 年两次获得国家科技进步二等奖。先后获得了"国家有突出贡献的科技专家""全国优秀教师""中华人口奖""国家优秀留学回国人员""新世纪巾帼发明家""中国十大女杰""中国生殖医学突出贡献奖"等 30 多项荣誉。

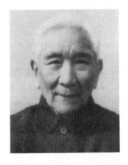

卢惠霖（1900—1997） 又名润生、高荣，汉族，湖北省天门县人，中共党员，我国著名遗传学家、人类优生学家、生殖医学专家。1900 年 9 月 3 日出生，1925 年毕业于岳阳湖滨大学，获文学士学位；1926 年获美国海德堡大学理学士学位，1927 年获美国哥伦比亚大学动物学硕士学位。1938 年兼任湘雅医学院副教授，讲授"比较解剖学"。1943 年应聘为国立湘雅医学院寄生虫学科和生物学科主任、教授。在湘雅从事教育工作整整 50 多个春秋，长期主持、指导生物学教研室、医学细胞遗传学研究室及生殖工程研究室的工作，从事生物学、寄生虫学、胚胎学、细胞学、遗传学的教学工作。1981 年获准为首批博士生导师，先后培养了 24 名硕士生和 6 名博士生，培育和造就了一批在国际国内享有盛誉的科技人才，是医学遗传学和人类生殖医学的学术带头人。1978 年参与发起组建中国遗传学会并当选为副理事长暨中国遗传学会人类和医学遗传学委员会主任。曾兼任湖南省政协副主席，民盟湖南省委副主委、主委，全国人大代表等职务。先后主编和撰写了《生物学讲义》《生物学》《普通生物学》《人体胚胎学讲义》《遗传与进化》《医用生物学》等高校教材。1959 年，卢惠霖翻译的摩尔根的《基因论》由中国科学出版社出版，为经典遗传学理论在中国的传播作出了巨大贡献；1962 年，他筹建遗传学研究室，为年轻教师开设了"细胞学"和"遗传学"。1963 年，他确定了建立细胞遗传学和生化遗传学研究室的计划，1972 年主持湖南医学院的医学细胞遗传学研究。在 70 年代领导和参与建立了高分辨显带染色体等一系列细胞遗传学技术，在国内首次鉴定和发表了《中国人体染色体 G 式显带模式图》，首次指导开设了遗传病咨询门诊等，1977 年 12 月依然出任生物学教研室主任和医学细胞遗传学研究室主任，该室的医学细胞遗传学研究荣获 1978 年全国科学大会奖。1985 年 1 月，上海科技出版社出版了他主编的《中国医学百科全书·医学遗传学分卷》；1985 年 7 月，湖南教育出版社出版了他主编的国内第一本人类辅助生殖技术的专著——《人类生殖与生殖工程》。80 年代开始，他带领卢光琇等年轻教师一起开始生殖医学研究，1981 年建立了我国第一个人类冷冻精子库，1983 年 1 月诞生了我国首例冷冻精子人工授精婴儿；1988 年 6 月又分别诞生了我国第二例试管婴儿和第一例供胚移植试管婴儿，标志着我国生殖工程研究跨入了世界先进行列，荣获国家科学技术进步二等奖。

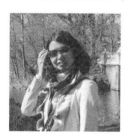

　　卢建红（1968—）　女，博士，研究员。现任职于肿瘤研究所主要从事分子病毒学及肿瘤病毒致病机制研究，从事过 EB 病毒、埃博拉出血热病毒和禽流感病毒等研究。曾在美国宾夕法尼亚大学留学 2 年。主持过国家自然科学基金 2 项、湖南省自然科学基金面上和重点项目 2 项、湖南省科技厅项目 2 项、中国博士后基金一等资助 1 项。参与过国家重大科学研究计划、973、863、国家攻关项目及省部级多个项目研究。主持或参与的项目获得过省科技进步一、二、三等奖及部级科技进步奖。近年来作为第一作者或通讯作者在 *J Virol*、*Lab Invest*、*J Virol Method*、《微生物学报》和《病毒学报》等国内外刊物上发表专业论文约 60 篇；参编教材和专著 2 部，参译专著 1 部；参编过《10000 个科学难题·医学卷》。申请专利 1 项。是中国病理生理学会会员、国际 EB 病毒与相关疾病研究学会会员、国家自然科学基金委员会及多个省（市）自然科学基金委员会项目评审专家。担任过 *Lab Invest*、*Int J Infect Dis*、*In Vitro Cell Dev – An*、*Int J Trop Dis Health*、《中南大学学报（医学版）》等多种国内外期刊的同行审稿专家。

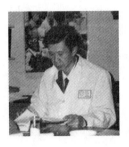

卢义钦(1928—)　生物化学教授,学术带头人。1952年他毕业于上海第一医学院六年制医本科,后由临床工作转入武汉中南同济医学院生化高级师资班进修学习,1953年9月毕业。随即来湘雅医学院生化教研室,其间曾任教研室主任达6年。1984—1989年两次赴美国纽约叶西瓦大学爱因斯坦医学院生化系与内科血液学研究室访问和参加血液生化课题研究,受聘为Belfer研究员、"客座科学家"。他在医学生化的教学第一线工作43年,担任医学英语班共七届、医学本科(五、七年制)和研究生的生化课讲授。参与编写卫生部规划教材及大型参考书等15种。1953年以来,陆续开展了"铅中毒与维生素C""我国人血液生化正常值测定""血浆代用品的研制""湖南省异常血红蛋白的筛查及其一级结构分析和功能研究""人类及非人灵长类动物红细胞膜血型糖蛋白(GP)的多态性""我国青年人红细胞膜GP变种的基因分析""疟原虫入侵时人、鼠红细胞膜GP的改变"以及"再障红细胞的化学组成改变与代谢障碍机理研究"等8项专题研究。1978年后,其科研方向始终围绕"人红细胞及其膜与代谢"开展工作,发现了世界首例的Hb江华。承担国家自然科学基金、CMB基金等课题共7项,共发表科研论文70多篇。研究成果获全国医药卫生科学大会甲等奖,卫生部医药卫生科技进步三等奖以及湖南省科技进步二等奖等。曾兼任中国生化学会第五届理事,湖南省生化与分子生物学学会副理事长,湖南省生理科学会常务理事。

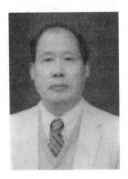

罗涵(1933—)　汉族,湖南望城人,中共党员,病理生理学教授。曾任病理生理学教研室/休克研究室主任、病理生理学党支部书记等职。1959年毕业于湖南医学院医疗系,毕业后分配至北京协和医院任神经内科医生,1961年调入湖南医学院病理生理教研室任教师。罗涵教授的病理生理教学紧密结合临床,充分发挥多年临床实践所积累的案例和经验体会,配合教学内容适当插入各种临床案例和救治体会,营造活跃的课堂氛围,深受学生欢迎。多次被评为校、院优秀共产党员和优秀教师。主要从事感染性休克、急性肺损伤发生机制、心肌缺血—再灌注损伤等方面研究,并对肺心病、ARDS等的血气变化和酸碱失衡开展了多年临床研究。参与多项国家级科研课题,并主持3项省级科研课题研究,发表科研论文20多篇,获省、部级科技成果奖5项。参加了大型病理生理学丛书《休克》《肿瘤》的编写和整理工作。

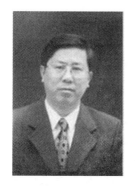

罗学港（1950—）　湖南衡阳人，中共党员，研究生毕业，获硕士学位。现任中南大学基础医学院人体解剖学与神经生物学系教授，博士生导师，国家精品课程"人体解剖学"负责人，国家重点学科"精神病与精神卫生学"学科带头人之一，湖南省解剖学会名誉理事长，中国解剖学会理事，《中南大学学报（医学版）》常务编委，《解剖学报》《神经解剖学杂志》编委。先后赴美国威斯康星医学院、澳大利亚弗林顿大学和香港大学进修访问。现为湖南省马王堆古尸和文物研究保护中心主任，北美神经科学学会会员、国际脑研究组织成员。从事教学 38 年，先后讲授系统解剖学、局部解剖学、断层解剖学、神经生物学和医学科研设计等医学基础课程；主持 12 项教学改革项目，其中人体形态学科技馆已成为医学形态学开放性实验室和国家级科普教育基地；主编、副主编教材及专著 5 部，参编教材 16 部，发表教学论文 19 篇，获中南大学"同学最喜爱的老师""师德先进个人""国家教学名师奖"等荣誉，获教学成果奖 5 项。其中，《优化课程结构，提高解剖学教学质量》和《基础医学课程建设与实践》获国家级教学成果二等奖。主要科研方向为神经元溃变与再生和马王堆古尸保护与研究，获 973 了课题和国家自然科学基金等各类科研项目 16 项，马工堆研究哲学社会科学创新基地获国家"985"项目资助。发表科研论文 200 多篇，其中被 SCI 收录 52 篇，获省部级科研成果奖 5 项。其中《马王堆型湿尸类文物保存技术及应用》获 2008 年教育部科技进步一等奖，《马王堆古尸"整体—细胞—分子"三级保护模式的建立与运用》获得 2009 年度国家文物局文物保护科学和技术创新二等奖。1992 年获林宗扬国际医学教育奖。1998 年享受政府特殊津贴。

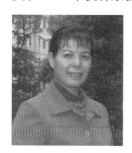

罗一鸣（1956—）　女，湖南浏阳人，化学教授，中南大学教学名师，湖南省首届普通高等学校教学奉献奖获得者。1981 年 12 月毕业于湖南师范大学化学专业。先后兼任化学教研室副主任、主任，支部书记和实验室主任。1998—2001 年被聘任基础医学院课程建设评委。1997 年获得湖南医科大学教学成果一等奖（排名第 2）。2002 年 4 月至今在中南大学化学化工学院工作，主要从事各层次的本科生的有机化学与实验及研究生的高等有机课程的教学，并指导硕士研究生。2002—2010 年 9 月兼任中南大学化学化工学院副院长，主管实验室建设和国家级实验教学示范中心建设。现任制药工程和有机科学系党支部书记和化学系副主任，"有机化学"国家级精品课程负责人、"有机化学"国家级精品资源共享课负责人、"化学基础课"国家级教学团队主要成员，"工科大学化学"和"工科大学化学实验"两门国家级精品课程主要责任人和主讲教师。先后主持省级以上教学改革研究课题 4 项，获得国家级教学成果二等奖1项,省级一、二等奖各1项。主编和副主编教材5种,参编教材3种,发表教改论文18篇。主要从事有机合成方法和功能有机分子的合成与性能研究,主持和主要参与省级和国家级科研项目3项,发表科研论文近20篇,其中被SCI收录5篇、EI 4篇。先后获得校最佳授课教师、长沙市文明市民标兵、宝钢优秀教师奖、学校优秀党员、学校教学名师、学校芙蓉百岗明星、比亚迪优秀教师和湖南省首届普通高等学校教学奉献奖等荣誉奖项。

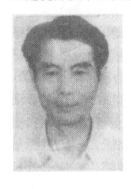

罗远才(1935—2009) 汉族,人体解剖学教授,广西平南人,1961年兰州大学生物系动物学专业本科毕业后分配至湖南医学院人体解剖学教研室工作,曾任本校人体解剖学教研室副主任、口腔解剖生理学教研室主任,中国解剖学会会员,中国人类学学会会员,湖南省解剖科学学会第四届和第五届理事会理事、组织工作委员会主任委员、学术工作委员会委员,《口腔医学纵横》杂志第三届编委会编委。从1959级开始,为本科生、研究生讲授"系统解剖学""局部解剖学""神经解剖学""运动解剖学""肛肠解剖学""口腔解剖生理学""应用解剖学"等多门课程,担任过实习总负责、教学秘书和科研秘书、分管教学的副主任、主任。参编了《基础医学多选题选集》《湖南省医务人员三基训练必读》《医学临床"三基"训练》,参与审定全国自然科学名词审定委员会解剖学分委员会下达的《解剖学中、英、拉名词》。从事过8年中医临床工作,讲授6个年级的中医学。开展体质人类学研究,在体质人类学、法医人类学和法医骨学方面发表研究论文数10篇,是国内最早采用判别分析方法进行骨骼性别鉴定的研究者之一。由于坚持不懈地努力,他成为了湖南人类学方面的学术带头人。1991年赴美国亚利桑那大学人类学系进修,撰写《耻骨性别的判别分析》一文,录入第13届国际人类学和民族学大会专题论文集。

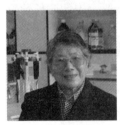

罗正曜(1925—) 女,汉族。湖南湘潭人,中共党员,病理生理学教授。1946年考入湘雅医学院,1952年毕业留校,1954年参加全国药理师资培训班,随后调至病理生理学教研室工作,是病理生理学科的创建者之一。曾任病理生理学教研室/休克研究室主任、中国病理生理学会常务理事、中国病生学会休克专业委员会主任委员。从20世纪60年代初起负责病理生理学教学,为坚持和完善各项教学制度付出长期努力。她授课概念清楚,逻辑严谨,教学效果好,受到学生好评。她积极从事教学改革,注重学生能力和综合素质培养,长期组织开展学生课外科研,多次获湖南省和学校教学成果奖,1989年被评为全国优秀教师,1993年获首届"徐特立教育奖",并被评为湖南医科大学"十佳教师"。70年代末开创了病生休克研究方向,先后主持国家自然科学基金 4 项，在败血症休克机制、肺的肺呼吸功能损伤与保护、心肌缺血—再灌注损伤、自由基医学等多个领域进行了诸多开创性研究，获省、部级科技成果奖 10 项，主编病理生理学丛书《休克》《病理生理学进展（三）》和专著《休克学》，任中国病理生理学会休克专业委员会第一、第二届主任委员。

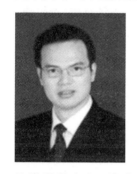

罗志勇（1966— ）　湖南长沙人，民革成员，生物化学与分子生物学教授。现任中南大学生命科学学院及医学遗传学国家重点实验室教授、博士生导师，中南大学生命科学学院副院长（2010—2014），兼任民革湖南省委委员、民革湖南省委参政议政委员会委员、中南大学湘雅民革总支副主委、中国植物生理与分子生物学学会理事、中国植物学学会药用植物与植物药专业委员会委员、湖南省植物学会常务理事、湖南省生物化学与分子生物学学会理事、湖南省普通高校学科带头人、湖南省医药行业协会专家委员会委员。长期从事"药用植物次生代谢生物合成与转运分子调控及天然小分子衍生物抗肿瘤、抗衰老信号机制"研究。先后承担国家自然科学基金 4 项、国家自然科学基金国际合作项目 2 项及其他项目多项。率先开展三萜类化合物代表人参皂苷生物合成与转运调控研究，提出"通过转运调控实现人参皂苷生物合成与积累的高产调控假说"，证明了新克隆的 PDR 基因家族成员 PgPDR3 的人参皂苷转运功能，为应用基因工程方法规模化生产药用次生代谢物提供了有效途径。筛选到具有自主知识产权的 8 个高活性抗肿瘤候选药物并完成临床前研究。新发现并揭示人参皂苷药靶激活的上游信号转导机制。发表 SCI 及 CSCD 论文 60 余篇；申请国家发明专利 16 项，其中授权 8 项；获湖南省自然科学二等奖 1 项（排第 3）。目前指导博士生 7 人、博士后 1 人和硕士生 6 人，其中已毕业研究生 18 人；参编教材 5 部。

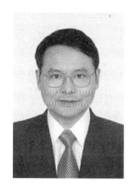

罗自强（1962—）　博士，二级教授，博士生导师。1989 年分配到湖南医科大学任生理学讲师，1994 年和 1999 年分别晋升为副教授和教授。现任中南大学基础医学院副院长、基础医学院生理学系主任。担任国家级精品课程"生理学"（2003）、国家级精品共享课程"生理学"负责人（2013）、国家级精品视频公开课"人体机能探索"负责人（2013）、湖南省研究生精品课程"医学科研设计"（2010）负责人。2002 年曾赴美国 Baylor 医学院进修 2 年。兼任中国生理学会常务理事、中国生理学会呼吸生理专业委员会主任委员、中国生理学会教育工作委员会副主任委员、第二届全国科学技术名词审定委员会生理学名词审定委员会委员、国家自然科学基金评审专家、《生理学报》《中南大学学报（医学版）》《国际病理科学与临床杂志》《医学临床研究》杂志编委,教育部"高等医药院校现代教育技术与计算机教学指导委员会"委员(2000—2004)和湖南省生理科学会理事长(2003—2011),民盟湖南省委委员、长沙市政协委员。先后主持国家自然科学基金课题5项,教育部高校骨干教师项目、湖南省杰出青年基金课题、湖南省自然科学基金重点项目等部省级课题6项。主要从事急性肺损伤及肺纤维化发生机制及防治的研究,已发表科学研究论文80余篇,主编、副主编、参编教材、著作30种。获湖南省科技进步奖4项,国家教学成果二等奖1项,湖南省教学成果奖2项,霍英东教育基金会高等院校青年教师奖(教学类)三等奖1项(1998),中南大学第二届校级教学名师、宝钢优秀教师奖、中南大学比亚迪优秀教师奖、中南大学首届学生最喜爱的教师评选中获"最佳形象气质奖"。

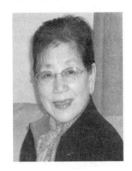

马传桃(1937—) 女,湖南长沙人,生理学教授。1960年湖南医学院医疗系毕业留校,1991年晋升为教授,2000年因病退休。曾兼任中国生理学会理事、常务理事、湖南省生理科学会秘书长、副理事长、理事长。《中国应用生理学杂志》《生理通信》《中国心脏杂志》编委、常务编委、湖南省心血管重点实验室副主任,湘雅医学院心血管生理研究室副主任。九三学社湖南省委委员、湘雅医学院主委。先后参与李云霞教授组建心血管生理研究室、湖南省心血管重点实验室等工作。1991—1992年公派赴美国 Loma Linda 大学医学院访问学习。科研方向:探讨低氧性肺动脉高压发病机制,着重研究血小板活化因子和血管紧张素Ⅱ在低氧性肺动脉高压发生发展中的作用,还曾参与"无创性心功能评定指标"的研究,着重探讨心尖搏动图(ACG)与心功能的相关。获得国家自然科学基金和省卫生厅等基金资助。先后培养硕士生3名和技术员1名;1998年分别获得湖南省科委、省卫生厅科学进步三等奖和二等奖;在《生理学报》《中国应用生理学杂志》《药理学报(英文版)》等重要杂志发表论文10余篇。任湖南省生理科学会理事长期间,省生理科学会连续三年被评为"湖南省优秀学会"。

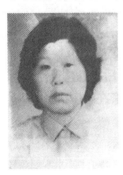

梅璞(1937—2005) 女,汉旅,安徽宣城人,人体解剖学教授,1960年毕业于湖南医学院医疗系,毕业后留校分配到人体解剖学教研室任教。曾任中国体视学会理事。梅璞从事人体解剖学的教学、科研与师资培养30多年。为了适应影像医学科学的发展,在为研究生开设的应用解剖学课程中增添颅脑影像解剖学教学内容。与师生共同设计制作各种切面断层标本,供学习使用,填补了该项教学内容的空白。她先后参加《人体解剖学》(湖南人民出版社出版)、《基础医学多选题选集》《解剖与手术学分册》(湖南科学技术出版社出版)等教材及参考书的编写。她先后进行过体质调查、颈交感神经节数目以及心血管形态学方面的研究。在心肌超微结构、心肌缺血—再灌注损伤、周围血管平滑肌形态计量学等方面有较深的研究，先后发表过《颈交感神经节数目的观测》《胎儿心室肌细胞发育的形态特征》《654-2对大鼠心肌缺血—再灌注损伤时超微结构保护作用的观察》《正常胎儿心肌毛细血管密度》《Captopril对ACH大鼠导流动脉作用的形态计量学观察》等20余篇论文及摘要。在美国访问学习期间还完成了大鼠主动脉缩窄所致心肌肥大时，交感神经切除对冠状动脉的作用等研究课题。从1983年起，她先后协助指导、培养硕士研究生5名。她参与的"形态测量学和镧示踪在心肌肥大发生发展研究中的应用"项目，获湖南省医药卫生科技成果二等奖。

宁之寿(1943—)　湖南省人，毕业于北京师范大学，1978年调入湖南医学院担任英语教学工作，1998年被评为教授，1999年退休，1990—1997年任外语教研室主任。

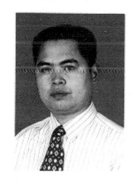

潘爱华(1969—)　获博士学位，2001年和2005年两次去美国访问。现任人体解剖学与神经生物学教授，中南大学医学形态学实验中心主任，中南大学湘雅医学院人体解剖学与神经生物学系党支部书记。兼任中国解剖学会理事、湖南省解剖学会常务理事，中国神经科学会会员、国际眼科与视觉科学学会会员。为《中国现代医学杂志》《解剖与临床》杂志编委。主要研究哺乳类大脑皮质神经元的构筑、发生、再生、种系差异与进化、生理性可塑形变化和调节、神经元老化和退行性变化的细胞、环路及化学解剖学基础；脊髓和脊神经节神经元的化学构筑、发育、损伤、修复与再生。主持国家自然科学基金、中国博士后基金、美国中华医学基金会资助课题等15项，在国内外杂志发表论文98篇，部分论文被SCI、EI收录。主编、副主编教材及教学参考书15种，获省部级教学、科研成果奖15项。培养研究生11人。2004年被确定湖南省青年骨干教师培养对象，首批国家级教学团队核心成员，国家精品课程、双语示范课程、国家精品资源共享课主讲教师。获湖南省教学成果二等奖1项，省部级科技成果奖6项。2013年获西南铝教师教育奖。

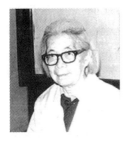

潘世成（1909—1994） 女，中共党员，湖南醴陵人，病理学和病理生理学教授，博士研究生导师。历任湘雅医学院病理科教授、主任，病理生理学教研室教授、主任、肿瘤研究室主任、中国病理学会名誉副理事长、湖南省肿瘤学会主任委员、湖南省政协第一届委员、常委、第二、三、四届委员，长期从事病理生理学医学教育和科学研究工作，是我国老一辈杰出的病理学、病理生理学、肿瘤学专家，我国病理生理学奠基人和全国病理生理学会的创始人之一。长期从事病理学、病理生理学教学和科学研究工作。早期从事宫颈癌研究，在美国耶鲁大学工作期间于 1948 年在国际权威期刊 *Cancer Research* 发表论文 3 篇。1972 年开始采用化学致癌物诱发大鼠鼻咽癌，开创了鼻咽癌大白鼠模型建立的方法，为鼻咽癌的病因发病机制研究奠定了基础，该研究成果荣获 1978 年全国科学大会奖；牵头的"二亚硝基哌嗪诱癌机理研究"项目荣获 1986 年卫生部科技进步二等奖和湖南省科技进步三等奖。主编《病理生理学进展（一）》《病理生理学进展（二）》《病理生理学进展（三）》、病理生理学丛书《休克》《肿瘤》等书籍和《国外医学·生理病理科学分册》。曾培养温淯生、李桂源、曹亚等研究生 20 余名，是 1981 年国务院批准的首批博士生指导教师。1979 年被评为全国劳动模范。

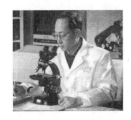

彭隆祥（1932—） 中共党员，病理学教授，享受政府特殊津贴。1956 年毕业留校，在组织胚胎学教研室工作一年半后，转到病理学教研室直到 1979 年，曾任病理教研室主任，基础部副主任。1980 年调到本校电子显微镜室任主任。曾兼任中国电子显微镜学会理事，湖南省电镜学会主任委员及美国古病理学学会会员。1984 年 12 月—1986 年 1 月，在纽约 Albert Einstein College of Medicine 进修神经病理学 14 个月，期间在 *Clinical Neuropathology* 发表论文 1 篇。1972 年参加长沙马王堆西汉古尸研究，担任古尸解剖主刀。这项科研湖南医学院获 1978 年全国科学大会集体奖。1982 年参加"小儿脑水肿临床与实验系列研究"，获 1991 年国家科学技术进步二等奖（排名第 3）。2003 年参与《超微病理诊断学》编写。1995 年受 Eve Cockbure 之邀参加编写专著，介绍中国古尸研究成果，与同济医学院武忠弼教授合写"China：The Mawangtui－type Cadaver in China"一章，此书 1998 年由英国剑桥大学出版社出版发行。

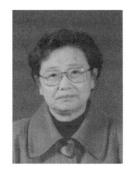

彭兴华（1936—　）　女，汉族，江苏南京人，中共党员，教授，生物化学与分子生物学家，享受政府特殊津贴。1955—1960年在湖南医学院学习，毕业后留校，一直从事生物化学与分子生物学教学、科研工作，主要从事蛋白质结构与功能关系的研究，以及细胞因子的研究。曾承担国家"九五"科技攻关课题——"东方田鼠实验动物化与抗日本血吸虫感染机理研究"，担任课题总负责人，该课题经专家评审验收通过，获得很高评价。在20世纪五六十年代，曾任湖南省学联主席和省青联副主席，长沙市第二届人大代表。

1983—1987年任中共湖南医学院党委副书记、纪委书记。1987—1997年任湖南医科大学常务副校长，主管全校科研工作。并为湖南医科大学第三、四届学术委员会、学位评定委员会副主任委员。曾兼任中国生物化学与分子生物学会第六、七届理事会理事，中国实验动物学会第二届理事会理事、第三届理事会常务理事，中国医药生物技术协会第一、二届理事会理事，湖南省生物化学与分子生物学会第一、二届理事会理事长，第三届理事会理事，湖南省实验动物学会第一、二届理事会理事长，湖南省科协第五届委员会委员、第六届常委，中国女医师协会第二届理事会理事，湖南省女医师协会会长。曾任《湖南医科大学学报》《中国现代医学》《生命科学研究》《中国实验动物学杂志》《中国比较医学杂志》编委。

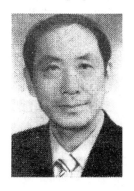

钱仲棐（1933—）　中共党员，病理学教授。曾任病理学教研室副主任、主任（1989—1996），兼口腔学系病理科主任，湖南医科大学学术和学位委员会委员，病理学科学术带头人。兼任中华病理学会委员、湖南省病理学会主任委员，《中华病理学杂志》编委、特邀编审，《中华医学杂志》特聘审稿专家，《诊断病理学杂志》和《中国医师杂志》编委。多次应邀参加卫生部"病理学科科研基金"评审。1988年公费赴美国华盛顿大学病理学系访学一年。1993年获政府特殊津贴。从事病理教学数10年，具有丰富的教学经验、良好的教学效果，深受学生欢迎。1993—1996年策划和领导了教研室课程建设，经全体老师和技术员的共同努力，教学和教学档案管理规范化，培养年青教师；教学、检验、科研三者相结合，取得很好的成绩，获得湖南省教学成果一等奖、国家教学成果二等奖。参加编写第一版全国病理学教材。1987年开展实验病理研究，3次获得国家自然科学基金、1次中华医学基金资助。培养硕士生7名、博士生1名和10多名进修生，为湖南省地方医院病理科建设作出积极贡献。

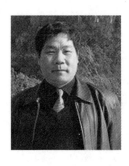

秦晓群 医学博士，生理学二级教授、博士生导师，中南大学第四届"教学名师"。现任中南大学基础医学院院长、中南大学医学机能学国家级实验教学示范中心主任、湖南省高校"重大呼吸疾病基础与临床"重点实验室主任、中南大学医学机能学湖南省级教学团队负责人。兼任中国生理学会理事、湖南省生理科学会理事长、教育部国家级实验教学示范中心联席会医学学科组组长。主要专业领域为肺脏和呼吸生理学，主要研究方向为"气道生理稳态和应激控制""哮喘和气道高反应的细胞与分子机制"。提出"气道上皮结构和功能缺陷是气道高反应疾病的始动环节"理论假说，开辟和带领"气道高反应机制和微环境稳态"研究团队在国内外具有较大影响。先后承担国家自然科学基金项目、国家973项目、863计划项目、教育部博士点基金项目、湖南省科技计划重点项目等20项。被聘为《生理学报》等多家国内知名杂志的编委或审稿人，还为 Asthma，Allergy and Immunology 等多家国际知名杂志审稿。长期担任国家自然科学基金、国家863计划、国家国际合作项目等评审专家。以第一作者或通讯作者发表论文80多篇，其中被SCI收录40篇，被引用100多次；获得国家发明专利1项。获省科技进步奖2项(1996，2007)，获国家教学成果奖2项(2005，2009)。

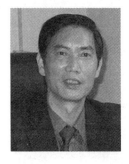

瞿树林(1951—) 硕士，中共党员，二级教授，博士生导师。1970年就读于湖南医学院医疗系，1978年攻读湖南医学院生理学硕士学位。先后任湖南医科大学研究生处副处长、处长，曾兼任湖南省医学教育学会副理事长、湖南省研究生教育学会副理事长、国务院学位委员会学科评议组医学基础Ⅱ组秘书、联络员。1995年调任湖南医学高等专科学校校长。2002年该校与湖南师范大学合并后，任湖南师大副校长，兼任中国生理学会理事、全国运动生理专业委员会委员，湖南省生理科学会副理事长。1990年获得霍英东教育基金青年教师奖，1993年享受国家政府特殊津贴；2000—2002年连续三年获湖南省人民政府二等功；2008—2013年分别主持湖南省本科生"生理学"精品课程和研究生"生理学"精品课程。先后主持和参与国家与省部级课题10余项；发表科研、教学论文50余篇；主编或参编医学专著多部；先后培养研究生20余名，有3人于2007年、2010年、2012年获湖南省优秀硕士学位论文奖，两人分别获得湖南省自然科学论文"二等奖"2次，"三等奖"1次。其研究方向为细胞生理和低氧生理。

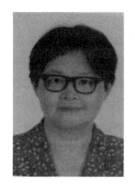

任岱（1940—） 女，化学教授，四川重庆生，祖籍湖南湘阴。1962 年 7 月毕业于华中师范大学地理系；1963—1983 年 7 月湖南医学院化学教研室技术员；后晋升为副教授和教授；并任无机分析化学教研室副主任。长期担任医学各专业化学理论课和实验课教学。参加代血浆研制、920 真菌培养和分离、人体组织含水量测定；保健糕点中钙、磷、铁的含量测定、低糖糕点的总糖量、总氮量测定、木瓜蛋白酶对食物蛋白的消化作用等课题研究。此外，还用多种方法测定几种食物中的氨基酸含量；负责国家自然科学基金课题的子课题"长沙地区新生儿 G6PD 酶活性的调查研究"，测定棉籽和棉饼中棉酚的含量，从牛奶分离血管生长素（angiogenin），从鲨鱼软骨提取血管生长抑制剂，研究芦荟对生物体内一类自由基反应的影响，从天然物（鲨鱼软骨、金不换、枸杞、人参、灵芝等）提取能抑制血管内皮细胞和癌细胞生长的活性成分并检测其抑制效果。发表教学科研论文、著作和成果等近 20 项。

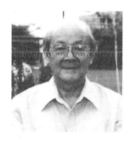

任邦哲（1909—2001） 生物化学家，湖南汨罗人。1938 年获密歇根大学理学博士学位。同年回国。1946—1979 年初，一直在湘雅医学院担任生物化学教授、生物化学教研室主任，1979 年调往暨南大学，2001 年离世。60 年代，他对湖南铅铸工人情况做过周密调查研究，提出对工人生活、工作环境加以改善，使中毒状况逐渐消失。1963 年，从湖南 300 多种水稻中，筛选出 10 余种含蛋白质 11%—13% 的良种，为提高人民群众的营养水平作出了贡献。1964 年，组织中国第一个异常血红蛋白（Hb）调研小组，发现第一个异常 Hb 新品种——Hb 武鸣，成为中国异常 Hb 研究的创始人和奠基者，荣获 1978 年全国医药卫生科学大会奖。1979 年调广东后，继续开展异常 Hb 研究。他与人合编著作 9 部，其中 1959 年、1981 年参加卫生部组织编写的《生物化学》2 部，1981 年主译《生物化学》原著 1 部，1994 年主编《生物化学与临床医学》以及《血液生理学》专辑、《医学百科全书·生化分册》《汉英医学大辞典》等。曾先后赴澳洲佩斯、泰国曼谷、美国纽约参加国际性学术会议，并作了有关中国异常 Hb 及中国生化教育的学术报告。1960 年任湖南省政协常委兼副秘书长。1978 年后，任卫生部生化专题委员、医卫科研八年规划生化组组长、学位授予资格评审委员、中国生化学会常务理事及名誉理事、中国化学会常务理事、中国生理科学会理事、国际生化协会（IUB）生化教育杂志编委。

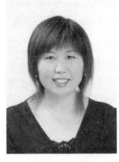

任彩萍(1972—) 女，研究员，博士生导师，教育部新世纪优秀人才。主要从事鼻咽癌变分子机制研究及干细胞研究，主持了国家自然科学基金、863、973 等 10 余项；近年来以第一作者和/或通讯作者身份在 *Stem Cells* 等国内外知名刊物上发表研究论文 40 余篇；参编教材和专著 4 部；申请专利 3 项；荣获湖南省自然科学优秀学术论文一等奖、中国病理生理学会青年优秀论文奖、茅以升科研专项奖，被评为湖南省青年骨干教师、教育部新世纪优秀人才和科学中国人(2010)年度人物；作为学术带头人之一参加"211 工程"三期重点学科建设项目"恶性肿瘤转录组学及基因网络调控"；指导了 10 多名研究生。兼任中南大学肿瘤研究所分子病理室主任、湖南省病理生理学会理事、湖南省病理生理学会肿瘤专业委员会委员、湖南省生物医学信息专业委员会委员、湖北省胚胎干细胞重点实验室学术委员会委员、湖南省医学表观基因组学重点实验室 PI 之一、*World J of Stem Cells* 杂志编委、国家/湖南省自然科学基金项目评审专家、高校同行评议专家、湖南省医药卫生科技项目评审专家、国际知名期刊 *BMC Cancer* 等审稿专家。取得的一些科研业绩曾被《中国高校科技》杂志、《科学时报》《健康报》等媒体报道。

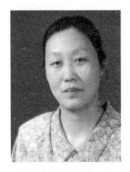

任力锋(1954—) 女，教授，河南登封人。任医学工程教研室副主任。主要研究生物数学建模与仿真、生物力学和生物信息学。在国内外学术期刊上发表学术论文 30 余篇。1992 年参与国家自然科学基金《振动对生物体内物质的耗散作用》的研究，论文《振动对管道气栓的体外模拟实验》发表在中国医学物理学杂志，1994 年获湖南省自然科学优秀学术论文二等奖。1994—1996 年期间用 SPECT 和计算机仿真技术对脑房室模型进行研究，为临床诊断提供了无创脑血流量的定量方法，论文《脑房室模型的建立与脑血流的定量分析》发表在生物医学工程学杂志，2001 年获湖南省自然科学优秀学术论文三等奖。2006 年指导生物医学工程专业研究生唐静波、张彦琼、胡智渊参加第三届全国研究生数学建模竞赛，获得全国研究生数学建模竞赛一等奖；论文《确定 Lotka – Volterra 生态系统模型高精度参数的研究》发表在数学的实践与认识杂志，2010 年获湖南省自然科学优秀学术论文三等奖。长期从事生物医学工程专业和其他专业研究生《生物数学模型》《生物力学》和《生物信息学》课程的教学工作。坚持以人为本的教学原则，注重对研究生跨学科研究思维方式和应用计算机数学建模能力的培养与训练。主持编著出版的《生物信息学》于 2006 年获中南大学高等教育教学成果二等奖。

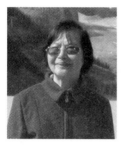

任象琼(1936—) 女，汉族，湖南湘阴人，1936年5月生，中共党员，寄生虫学专家。1958年湖南医学院毕业留校，主要从事寄生虫学担任教学与科研工作。历任助教、讲师、副教授，1991年晋升为教授。她先后进行血吸虫病免疫诊断、丝虫病免疫诊断、蠕形螨流行病学及临床防治等方面的科学研究工作。发表论文、著作、译文20余篇，参编《人体寄生虫学》大型参考书等著作5种。在校任教期间，先后兼任团支部及党支部书记，教学、行政秘书等职务。

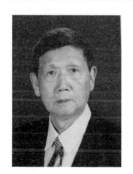

施凯(1935—) 汉族，江西南昌人，医学微生物学家。1957年湘雅医学院毕业，并留校任教。1985—1989年任病毒研究室主任，1989—1996年任微生物学教研室主任兼病毒研究室主任。1987年1月赴美国北卡罗莱纳州教堂山城北卡大学医学院进修，为期2年4个月。1997—1999年赴美国加州大学旧金山医学院（UCSF）做访问学者。不论是教学还是科研工作，他总是认真负责，精益求精，既重理论更重实践。他在从事流行性出血热病毒研究时，冒着风险亲自到流行疫区去抓捕黑线姬鼠，事后被传染上流行性出血热病，几经抢救才幸免于难。他身体力行，对青年教师及研究生言教身传。先后兼招与主招研究生10名。一直从事微生物学与免疫学的教学与科研工作，主要研究方向是病毒研究。先后发表论文30多篇。其中有的成果分别获得全国科学大会奖、省科委科技进步奖和省医药卫生科技成果奖等。他参编、校编教材和参与编译专业参考书《诊断病毒学》，主审省中等卫校用统编教材《微生物学与寄生虫学》等。他的学术水平与为人受到同行的尊重与爱戴，加之他热心科技知识的普及与推广，被推选为中国微生物学会理事兼病毒学委员会委员、中华医学会全国病毒学委员会委员、湖南省微生物学会理事长、省科协委员、省医学微生物学与免疫学委员会委员等职。

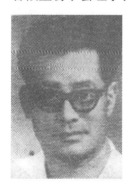

史毓阶(1931—) 汉族，中共党员，研究员。山东省临清市人。1953年毕业于山东医学院医疗系本科，被分配来湖南医学院解剖学科工作，曾任教研室副主任、主任，学校设备处处长、经济设备管理委员会副主任、新教学区与附三院筹建指挥部副指挥长、湘雅附三院院长、党委副书记。兼任中国解剖学会理事、《临床应用解剖学杂志》编委、湖南省解剖科学会理事长等。1996年11月离休。于1948年参加中国人民解放军，在1949年黄河抢险中荣立三等功。担任人体解剖学与神经解剖学教学工作30余年，培养了大量的本专科生、进修生和研究生，多次编写教材和教学法指导书，1981年担任卫生部医学专业教材编审委员会委员，并参加了高等医药院校统编教材《人体解剖学》（第二版）（1983年，人民卫生出版社）的编写。随后继续参加了统编教材第三版《系统解剖学》的编写。此外还共同主编了《基础医学多选题·解剖学与手术学分册》的人体解剖学部分。主持编辑的电视录像教学片《喉》在全国电教会议上获奖。在科学研究方面，除针刺与周围神经再生等有关工作外，主要从事中国人正常体质标准的研究，如轮廓乳头、甲状腺形态、甲状腺下动脉、主动脉弓分支等，有关成果与资料均已收入上海科技出版社1986年、1990年出版的《中国人体质调查》中。参加1988年出版《中国医学百科全书·解剖学分卷》的撰稿工作，撰写了脉管系静脉部分约16个条目。与刘忠浩教授共同指导硕士研究生，进行实验性人工眼高压对视网膜细胞色素氧化酶的研究，论文已发表于解剖学报，并多次为研究生班开设神经解剖学课程。在担任湖南医学院设备处处长、新校区与附三院筹建指挥部副指挥长、附三医院院长等职务期间，为学校设备管理、实验室建设、附三院和新校区的规划设计、医院管理等做了大量工作。

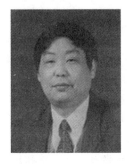

舒衡平（1957—） 汉族，四川渠县人，中共党员，硕士生导师，寄生虫学专家。1983年毕业于湖南医科大学。1987年获硕士学位，2002年晋升为教授。曾任寄生虫学教研室和血吸虫病研究室副主任、主任。2006年起任中南大学基础医学院副院长、寄生虫学系主任。现任中南大学湘雅医学院副院长兼医学寄生虫学系主任。先后获省级、校级教学成果奖7项、参编医学本科规划教材及大型参考书13种，获得首届湖南医科大学教师授课比赛二等奖。培养硕士研究生13名，发表学术论文60余篇，获省部级科技成果奖5项，在GenBank登录新基因12个。兼任湖南省实验动物学会副理事长、湖南省预防医学会寄生虫病专业委员会主任委员、湖南省免疫学会理事、湖南省昆虫学会理事、湖南省医药昆虫专业委员会副主任委员。

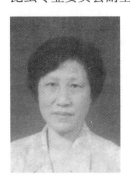

舒明星（1944—） 女，汉族，中共党员，医学微生物学教授。1969年毕业于湖南医学院临床医学系，本科学历。1969—1973年从事临床医疗工作3年，1973—2004年在本校从事医学微生物学和免疫学教学、科研。2004年退休。1997—2001年任微生物学教研室副主任，2002—2004年任主任。曾被聘为《国外医学微生物学分册》编委。积极进行教学改革。先后担任了本校各层次各专业的医学微生物学和免疫学理论与实验教学。参编七年制、本科生、专科生医学微生物学国家统编教材，主编或主审医学微生物学和免疫学相关教辅教材9册，培养、辅导青年教师、进修生10多名，第一作者发表教学论文2篇。主持进行了衣原体、真菌如组织胞浆菌、假丝酵母菌、耐甲氧西林金葡菌和表葡菌及衣原体的检测、鉴定及与疾病的关系以及细菌耐药机制等方面的研究，主持省科技项目1项，承担国家自然科学基金项目1项，完成多项院立项课题。发表科研论文20多篇。指导研究生多名，招收培养硕士生2名。多次被评为基础医学院优秀教师。

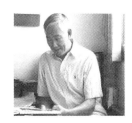

孙去病（1928—） 浙江诸暨人，1997年12月退休。教授、博士生导师，国家重点学科病理生理学的学术带头人，享受政府特殊津贴。担任数届卫生部成果评审专家、湖南省医药卫生成果奖评审委员会主任委员、国家自然科学基金评审专家及湖南省科技专家顾问委员会委员。任两届《国外医学·生理病理及临床分册》主编及三种医药杂志编委。20世纪50年代到70年代两次参与高校《病理生理学》全国统编教材及大型参考书《休克》《肿瘤》的编写。70年代后参与完成二亚硝基哌嗪诱发大鼠实验性鼻咽癌，首次在国际上报道了鼻咽癌的实验模型，获得了全国科学大会奖。1982年受聘美国加州大学医学院（旧金山）客座副教授，1984年回国后主要从事肿瘤抗体及免疫治疗研究。主持多项国家科技攻关、国家自然科学基金、CMB基金及省部级课题。研制了国际上首株鼻咽癌单抗、大肠癌单抗CC-1所识别抗原决定簇为国际上首次报道新的肿瘤糖脂抗原，在鼻咽癌、大肠癌单抗、抗体人源化及鼻咽癌抗独特型抗体疫苗研究方面取得重大突破。发表研究论文110余篇，并多次在国际肿瘤学会议发言交流；获得湖南省医药卫生成果一等奖二次，湖南省科技成果二等奖二次，卫生部科技成果三等奖一次。培养硕士生17名及博士生8名。被评为湖南省普通高校优秀科技工作者。

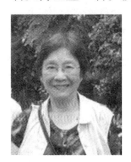

孙秀泓（1933—） 女，上海市人，生理学教授，呼吸生理学家。1956年毕业于大连医学院，同年考入湖南医学院生理学教研室，攻读生理学副博士研究生学位，师从易见龙教授。1960年留校任教，1984—1989年任生理学教研室副主任，为生理系呼吸生理的创始人。1992年起享受政府特殊津贴，1998年退休。20世纪60年代初，孙秀泓协助易见龙教授筹建血液生理研究室，主攻白细胞生理。70年代后期建议以"造血干细胞"为研究方向，奠定了血液生理研究室后期的研究生培养方向。1979年孙秀泓作为湘雅第一位自费公派留美学者赴美国国立卫生研究院（NIH）深造。1982年回国后，从零开始创建呼吸生理研究室，从细胞和分子水平研究肺的非呼吸功能。先后共主持或指导完成7项国家自然科学基金，培养硕士研究生6名，博士研究生2名，发表科研论文60余篇，曾获全国科学大会奖、卫生部科技成果乙级奖、湖南省医药卫生科技进步二等奖和湖南省科技进步三等奖等。承担了多层次多学科教学,主编了专著《肺的非呼吸功能——基础与临床》,参编专著《血液生理学专辑》《农村医生手册》和《细胞保护》等专著 15 种,参编教材《麻醉生理学》和《生理学大纲》(第 6 次修订版)等,其中《生理学大纲》于 1994 年在中国台湾出版发行,并于 1996 年获卫生部第三届全国高等优秀教材一等奖。

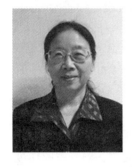

谭孟群(1949—) 女,硕士,血液生理研究员,博士生导师。1977 年毕业于湖南医学院临床医学专业,留校任教。2000 年晋升研究员。多年从事造血调控、白血病细胞体外净化研究,曾参与造血干/祖细胞组胺受体研究并获 1997 年卫生部科技进步二等奖。1997—2000 年以访问学者赴美,回国以来主要从事腺相关病毒载体(AAV)介导 β – globin 基因治疗 β – 地中海贫血的实验研究(获专利授权 1 项)。还进行了 AAV 介导 TPO 基因治疗血小板减少症的实验研究,移植经 rAAV/TPO 感染的骨髓间充质干细胞入照射小鼠,可明显促进巨核系造血,加速血小板生成(获专利授权 1 项)。期间承担国家自然科学基金 4 项、教育部博士点基金 1 项、中南大学研究生创新工程 1 项、国家科技重大专项分课题 1 项。承担本科生的生理学,研究生的造血生理学、高级生理学讲授。参与主编研究生教材《造血生理学》,参编外文著作《VIRAL GENE THERAPY》。申请国家发明专利 4 项,获发明专利授权 2 项。培养研究生 20 人,其中博士生 8 人,博士后出站 1 人。发表科研论文 40 余篇。曾兼任《生理学报》编委、湖南省生理学会理事、生理学系党支部书记。

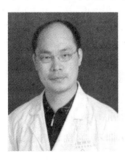

谭跃球(1969—) 中南大学研究员,医学遗传学博士,博士生导师。现任中信湘雅生殖与遗传专科医院遗传中心副主任,卫生部人类干细胞与生殖工程重点实验室副主任,湖南省青年骨干教师。1991 年于湖南师范大学毕业后分配至湖南医科大学工作。一直从事医学遗传学研究与临床服务。主持 973 子课题 1 项、湖南省自然科学基金重点项目、湖南省自然科学基金、湖南省科技发展计划重点项目、卫生部重点项目,参与多项国家自然科学基金、863、973 课题研究。2009 年获国家科技进步二等奖(排名第 9)。2007 年获教育部科学技术进步奖(推广类)一等奖(排名第 6)。发表论文 54 篇(其中第一作者、指导老师及通讯作者论文 28 篇),参编专著 2 部。

谭云杰（1945—）　湖南省望城县人，1967 年毕业于湖南师范学院，1985 年调入湖南医学院，1999 年评为教授，2005 年退休。历任外语教研室主任和中南大学外国语学院副院长、硕士生指导教师。致力于大学英语教育的改革和研究工作，发表研究论文多篇，出版教材和专著多部，主要代表作有《外语学习方法论》等。

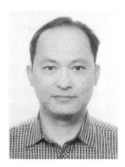

汤立军（1971— ）　汉族，博士，研究员，硕士生导师，2003 年遴选为湖南省中青年骨干教师培养对象，2004 年湖南省杰出青年基金获得者，国家级精品课程、国家资源共享课程"医学分子生物学"主讲教师。2012.4—至今兼任生命科学学院生物学实验室副主任。先后开展临床生化指标及异常血红蛋白分析、慢性粒细胞白血病生物治疗机制及多发性骨髓瘤恶性相关基因克隆、功能研究、蛋白质组表达图谱分析及巨噬细胞抗感染机制研究。2010.9—2011.8 挂任江苏省金坛市市长助理、党组成员、科技局副局长、金城镇党委副书记，协管企业科技创新及政产学研经联动工作。先后主持国家自然科学基金项目 2 项；发表科研论文 40 余篇，其中被 SCI 收录 14 篇，以第一作者或通讯作者在 *J Proteome Res*、*Microbes and Infection*、*Cell and Tissue Res* 等国际权威或重要期刊上发表论文 3 篇。主持本科生、研究生教改课题 3 项；获湖南省优秀学术论文二等奖 1 项；获校级教学成果奖 1 项；参编教材 5 部。培养硕士生 10 名；2013 年被评为中南大学优秀硕士论文指导老师。目前研究方向为细胞间信息传递机制研究。

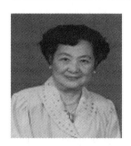

唐恢玲（1923—2004）　女，汉族，湖南省邵阳市人，生理学教授，血液生理学家。1949 年毕业于湘雅医学院，留校应聘为生理学助教，1985 年晋升为生理学教授。1977—1984 年任生理学教研室副主任。1978 年被选为中国生理科学会湖南分会理事，1979 年被聘为《湖南医学杂志》编委，1982 年被聘为《国外医学生理病理科学分册》常务编辑。指导硕士研究生五届共 15 人，其中主招两届 3 人，合招三届 12 人。1979 年对龙山县土家族进行了近十人的 ABO、P 和 Rh 血型调查，为湖南省少数民族的血型分布填补了某些空白。1981 年，采用体内扩散盒血浆凝块培养方法，成功地培养出红系祖细胞集落。参编全国统一教材《生理学》《生理学实验指导》、中国医学百科全书《生理学》《生理生化与医学》。共撰写学术论文 20 余篇，英文译著约 16 万余字，主要译校有：《生物生化》（美国 A. L. 伦宁格著，上下册）；参编中国大百科全书《详编》及《简编》《煤矿工人尘肺病国际会议汇报概要》。翻译俄文专著《生理学》（贝可夫著）、《高级神经活动与皮层内脏相互关系》（F. B. 弗尔包特金等著），参编《现代科学技术词典》生理学部分条目。研究项目

"梅花鹿茸精对小鼠骨髓 CFU - E 增殖的影响"获 1986 年湖南省医药卫生科技进步四等奖。

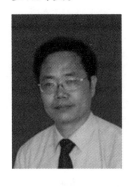

唐建华(1957—) 汉族,博士,生物化学系教授,硕士生导师。2003 年 6 月至 2011 年 12 月担任生物化学系科研主任,现任中南大学生命科学学院生物化学系党支部书记。1987 年 7 月湖南医科大学硕士研究生毕业,毕业后留校担任生物化学与分子生物学教学与科研工作,2006 年获中南大学理学博士学位。1994 年晋升为副教授,2001 年晋升为教授。1994—1997 年在美国 Emory 大学做访问学者,从事GPI 锚定蛋白结构与功能的研究。回国后继续在生物化学系工作,主要从事生物膜蛋白与相关疾病的研究。先后主持国家自然科学基金项目 3 项,湖南省卫生厅资助课题 1 项。参与国家自然科学基金项目 2 项、湖南省卫生厅课题 1 项。目前的研究方向为:①生物膜蛋白与疾病;②肿瘤免疫逃逸。已培养硕士研究生 15 名。先后在 SCI 杂志等国内外有影响的学术刊物上发表论文 50 余篇。1994 年获湖南省卫生厅科技进步二等奖,并获湖南省科技进步三等奖。主参编教材和参考书 10 部,兼任多本杂志的编委和审稿人。任湖南省生物化学与分子生物学学会理事、湖南省生理科学会理事。受聘担任国家科学技术奖、国家自然科学基金、教育部高等学校博士学科点专项科研基金及新教师基金、湖南省、北京市等自然科学基金等评审专家。

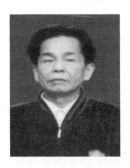

唐先魁(1933—2008) 汉族,中共党员,四川省遂宁市人。1957 年 8 月中国人民大学马列主义研究生班马列主义基础专业毕业。曾任湖南医科大学社科部主任、湖南医学院马列主义教研室哲学组负责人、教研室副主任、湖南医科大学办公室副主任、湖南医科大学党委宣传部部长。1991 年被聘为研究员。主要从事公共基础课教学工作。所开课程有马克思主义基本原理、马克思主义哲学原理、马克思主义基础、社会主义教育专题、卫生事业管理学等。在教学中,坚持从学生的思想实际出发,有针对性地进行教学,受到同学和相关部门的好评。主要研究方向为马克思主义基本原理,特别专注马克思主义哲学和科学社会主义研究。主编教科书《马克思主义原理》,1987 年由武汉大学出版社出版;《政治常识》1987 年由湖南科技出版社出版。论文有《毛泽东对建设中国特色社会主义的探索》,1990 年在同济医科大学社科版第 1 期发表。1989 年获湖南医科大学教学成果奖。1988 年 5 月兼任全国医学院校政治课教学研究会常务理事和全国医学院校马克思主义原理课教学研究会常务理事。

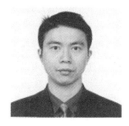

陶永光（1973—） 中南大学升华学者特聘教授，国家自然科学基金二审专家，获得 2006 年全国优秀博士学位论文、2007 年教育部新世纪优秀人才计划和 2011 年湖南省杰出青年基金。现为中南大学肿瘤研究所所长助理，中国病理生理学会肿瘤专业青年专业委员会副主任委员。2006—2011 年在美国国立卫生研究院（NIH）从事博士后工作 5 年，主持国家自然科学基金 5 项，参加国家 973 项目 4 项，获得美国 NIH 院内资助、霍英东教育基金会第 11 届高校青年教师基金、中南大学国家杰青培育专项和全国优秀博士学位论文专项基金等各 1 项。在 *Proc Natl Acad Sci USA*，*JCI*，*Nucleic Acids Res*，*Carcinogenesis* 等杂志发表论文 60 余篇，论文被 *Cell*，*Nature Reviews Cancer*，*PNAS*，*JCI* 等杂志引用近 400 次。作为主要完成人 2 次获得高等学校自然科学奖二等奖（2006，2009），2010 年获得湖南省自然科学奖一等奖，独立获得 2011 年中南大学陈新民优秀教师奖，第 95 届美国癌症研究协会（AACR）Scholar – in – Training Award，2012 年作为直接指导导师指导硕士生获得中南大学首届毕业研究生优秀学术论文一等奖。担任法国癌症基金会、*Cancer Research*，*Oncogene*，*JTM*，*PLoS ONE* 等杂志的审稿专家。

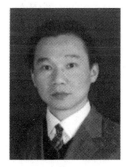

田伟（1969—） 湖南黔阳人，医学博士。1992 年毕业于湖南医科大学 6 年制英语医学班，1995 年研究生毕业留校任教至今，2008 年晋升免疫学教授。主要研究领域为免疫遗传学和免疫基因组学。曾留学美国哈佛大学医学院，在 Fred Hutchinson 癌症研究中心 2 年。获湖南省杰出青年科学基金资助，入选教育部新世纪优秀人才支持计划。获湖南医学科技一等奖，陈新民教育基金优秀教师奖。担任国家自然科学基金重点项目通讯评审专家，国家科技奖通讯评审专家。担任 *BMC Genomics*，*Journal of Translational Medicine*，*Human Immunology* 等杂志的同行评议人。

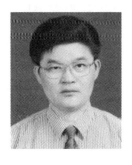

涂自智（1959—） 1997 年 6 月湖南医科大学硕士研究生毕业。现任中南大学病理生理学系副主任、教授、硕士生导师，兼任湖南省病理生理学会常务理事、副秘书长、教学专业委员会主任委员。1999—2000 年作为访问学者应邀赴比利时布鲁塞尔自由大学从事败血症休克及缺血—再灌注损伤的有关研究。目前以脓毒症休克和多器官功能障碍的发病机制与防治为主要研究方向，先后主持国家自然科学基金面上项目 1 项、省级科研课题 3 项，参与国家自然科学基金重点项目 1 项、面上项目 2 项及 973 重点项目子课题 1 项，在国内外核心刊物上共发表科研论文 20 余篇。参与获得湖南医学科技奖一等奖、中华医学科技奖三等奖、高等学校科学研究自然科学奖二等奖各 1 项。主编教材及教学参考书 2 种，参编全国高等学校医学规划教材《病理生理学》和《病理学与病理生理学》2 种，参编其他各类教学参考书和专著 8 种。发表教学论文 18 篇，参与获得湖南省教学成果一等奖 1 项。

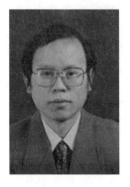

汪世平(1956—) 汉族，湖南岳阳人，中共党员，博士生导师，二级教授，寄生虫学专家，中南大学"531"第二层次人才，国家百千万人才工程第一、二层次人选，政府特殊津贴专家。2002 年 6 月—2006 年 5 月任中南大学基础医学院副院长、基础医学院工会主席、病原生物学系主任。2004—2010 年被聘为卫生部血吸虫病专家咨询委员会委员兼诊断组负责人。兼任"人体寄生虫学"国家精品课程负责人、国家精品资源共享课程负责人、湖南省一级重点学科学术带头人、血吸虫病免疫与传播控制湖南省重点实验室副主任及学术委员会主任委员。主持完成国家"十五"重大专项、国家支撑计划重点项目、国家 863 计划重大专项、973 计划课题、总理基金重点项目、国家自然科学基金等课题 30 余项，在国内外发表论文 180 余篇，副主编及参编出版图书、专著 12 部。获授权专利 3 项，获省部级科技成果二等奖 5 项、三等奖 2 项。指导培养硕士生、博士生、博士后共 68 人。先后主编《医学寄生虫学》《临床寄生虫学与检验》、*Medical Microbiology and Parasitology* 等教材 5 部，副主编或参编教材 10 部。兼任湘西吉首大学特聘教授、国家卫生标准寄生虫病标准委员会委员、中华医学会热带病与寄生虫学分会第四、五届委员会委员、中国动物学会寄生虫学专业委员会第六、七届常务理事、中国地方病协会理事暨第一届血吸虫病专业委员会委员、中国微生物学会人兽共患病病原学专业委员会委员、中国昆虫学会理事、湖南省昆虫学会第七、八、九届副理事长、湖南省医药昆虫学专业委员会主任委员、湖南省病原微生物生物安全专家委员会副主任委员、湖南景达博士后管委会副主任委员、湖南省血吸虫病专家咨询委员会委员。

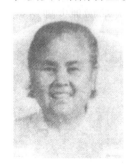

王慧(1924—1996) 女，汉族，湖南长沙人，硕士生导师。1950 年毕业于湘雅医学院。留校任微生物学免疫学助教、讲师、副教授和研究员。50 年代，王慧教授开始对肠杆菌科进行研究。利用硝氰酸钠等测定细菌培养液中的靛基质并应用于临床细菌检验，该法比 Ehrlich 试剂便宜，敏感性相似，而特异性较高，在湖南医科大学附一、二医院应用多年。1951 年，在附一院细菌培养室建立痰抹片培养后染色检查结核杆菌，提高了检出率，该法在 199 年出版的《医学微生物学》仍有介绍。她先后开展了死卡介菌接种的特异性和非特异性免疫的机制探讨，卡介菌多糖核酸组分、作用攻击力和临床应用的研究，将卡介苗多糖核酸注射液扩大应用，临床实验观察表明，对初治肺结核痰阳转阴、病变吸收、空洞闭合有显著疗效，同时对慢性耐药病例也有较好的效果；并对感冒、流感、哮喘、慢性支气管炎等均有疗效（写成 16 篇论文）。已发表的 6 篇论文中有 5 篇英文摘要分别发表在 *Chemical abstracts*、*Bioligical abstracts* 上，1990 年通过了湖南省卫生厅组织的全国专家鉴定，1991 年该成果获湖南省科委科学技术进步三等奖和湖南省卫生厅科研成果二等奖。王慧教授曾创立佐剂机理研究室并任主任。她知识渊博，懂得英语、俄语、德语和日语等 4 门外国语。参编教材 4 种。

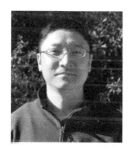

王军（1970—）　湖南省"百人计划"特聘专家，中南大学生命科学学院教授，博士生导师，现任生物化学研究所所长、生物化学系主任。主要从事基因组学技术应用及分子遗传学研究。1992 年获四川大学生物化学士学位，1995 年获北京大学生物化学硕士学位，2002 年获加拿大多伦多大学生物化学博士学位。2001—2003 年在美国罗氏制药公司进行博士后工作，获美国国家人类基因组研究所博士后奖学金，领导多项致病基因连锁研究课题。2003—2011 年先后在美国罗氏分子诊断公司、美国富鲁达公司工作，担任研发部首席科学家、高级科学家、课题组长等职务，开展骨质疏松症、乳腺癌、心血管病等多项致病基因连锁研究，从事纳米微流体技术的基因组学应用、高通量 SNP 基因分型、基因拷贝数鉴定、致癌基因突变检测、第二代测序技术应用等研究。在国际国内杂志上已发表 20 多篇论文，其中被 SCI 收录 16 篇。获得和申请了 5 项欧美专利，应邀在多个大型国际会议上作专题报告并发表 20 多篇论文摘要，担任过多个国际性杂志评委，是美国癌症研究学会（AACR）和美国人类遗传学会（ASHG）会员。现主持国家自然科学基金、湖南省科技厅重点项目、湖南省科技厅重大专项子课题等项目。主要研究方向包括基因组学及第二代测序技术应用、实时 PCR 技术应用、癌症基因突变及甲基化检测、癌症早期诊断等。

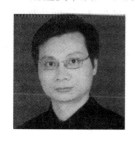

王慷慨（1972—）　医学博士，中南大学病理生理学系教授，2008—2010 年在美国中佛罗里达大学做博士后，现任中南大学基础医学院副院长，病理生理学系副主任。主要从事心肌病理性损伤与保护研究，脓毒症休克发病机制与防治研究。先后承担 973 国家重点基础研究项目 1 项、国家自然科学基金项目 3 项和湖南省自然科学基金重点项目 1 项。在 *J Mol Cell Biol*，*J Mol Cell Cardiol*，*Cardiovasc Res*，*Cell stress Chaperones* 及 *PLOS ONE* 等国际期刊发表 SCI 论文近 30 篇。先后参与获得省部级科研成果奖 3 项，湖南省及中南大学教学成果一等奖各 1 项。参编普通高等教育"十二五"全国规划教材《病理生理学》1 种，副主编《病理生理学实验》1 种，参编《机能实验学》1 种，参编《病理生理学习题集》2 种，指导研究生 9 名，获得湖南省优秀硕士学位论文 1 篇，指导大学生获得校级创新课题 10 多项，湖南省大学生创新课题 1 项。兼任国际心脏研究会中国分会青年执行委员会委员，国际心脏研究会中国转化医学工作委员会委员，中国病理生理学会心血管专业委员会青年委员，湖南省病理生理学会理事，湖南省病理生理学会心血管专业委员会副主任委员及危重病专业委员会委员。

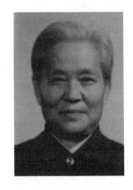

王汩滨(1921—2014)　女，化学教授，1921 年 2 月生于湖南省平江县。1949 年 5 月浙江大学化学系毕业，1950 年 11 月调入湖南医学院化学科任助教。曾任省民革监察委员、民革省妇联委员。1953 年 1 月加入中国共产党。1979 年 7 月—1984 年 3 月任化学教研室副主任，先后兼任中共湖南医学院数理化党支部书记和化学党支部书记，1987 年晋升化学研究员。王教授为人热情，性格爽朗，善交朋友，课堂讲授语言生动，轻松自如，气氛十分活跃，深得同事和学生的喜爱。教学上，50 年代承担无机化学教学，60 年代后主要从事有机化学教学，1990 年主编由海洋出版社出版的检验专业全国协编教材《有机化学》。开展了孕妇尿中孕二酮的含量、炎症过程中磁场对渗出液影响的研究(1983 年获湖南省科技成果三等奖)、磷酸百里酚酞乙醇铵盐为基质快速测定血液碱性磷酸酶及合成生化试剂磷酸百里酚酞(1985 年获湖南省科技成果四等奖)，旋转磁场对渗出液碱性磷酸酶活性的影响等。曾多次获得"优秀教师""先进工作者""优秀党员"荣誉，并获省级"优秀统战工作者"和省级"教书育人优秀工作者"奖励。1990 年离休，并享受处级政治待遇。

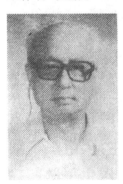

王鹏程(1921—1982)　汉族，中共党员，解剖学教授，1921 年出生于北京，1982—1983 年出任湖南医科大学第七任校(院)长。新中国诞生后不久，美国发动侵朝战争，他主动报名去朝鲜战地工作，任"国际医防服务队第十四队"队长，停战后，奉命留战地培训志愿军军医三届，荣立三等功。1954 年受命组建"局部解剖学与外科手术学教研室"，任室主任，组织教师翻译苏联教材，积极筹建解剖学和手术学的实验室，制订编译教材和开课计划，积极培训师资。王鹏程对教学极为认真负责，除执行各项教学制度外，还经常组织学生科研小组，培养学生科研的基本功，并自己彩绘挂图，设计幻灯片，使教具不断丰富完善。他制订了师资培训计划，以格氏解剖学作教材，要求青年助教逐章逐节学习。1970年，王鹏程担任人体解剖学教研室主任。当长沙马王堆西汉古墓的女尸出土时，王鹏程担任组织工作和研究工作主要负责人之一。1976年9月9日，毛泽东主席病逝。王鹏程参加毛泽东遗体保护研究小组，为期一年有余。随后又受聘为毛泽东遗体保护科学委员会委员，被国务院授予先进工作者称号。曾编写《外科学》(合著)、《外科手术基础图解》(合著)、《局部解剖学与外科手术学》(主编)、《长沙马王堆一号汉墓古尸研究》(主编、合著)等教材和专著。还发表了《浅谈发展医学生智能的问题》和《为研究生教育的课程设计》(英文)。

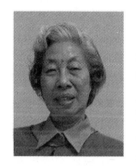

　　王绮如(1933—)　长沙人。1956年毕业于湖南医学院医疗系，留任生理学助教。1989年晋升为研究员，担任血液生理研究室主任，血液生理学家。1978年，王绮如教授积极参与了血液生理研究室的重建工作，先后建立了造血干细胞及粒——单系祖细胞的体内和体外培养方法，1985年开始对造血微环境进行了系列研究，先后引进和建立了骨髓细胞体外液体培养方法、骨髓基质细胞检测法、骨髓成纤维细胞传代培养方法，首次论证了骨髓成纤维细胞集落中所含的三种细胞不是来源于一个祖细胞；研究了多种因子对造血基质细胞生长的影响，提出并论证了造血基质细胞分泌细胞因子的自我调节和旁调节理论。在国际上首次报道了骨髓内皮细胞分泌的四种造血抑制因子(Tβ4、MSP、AcSDKP和MIP-2)对造血干祖细胞的扩增作用。20世纪末建立骨髓内皮细胞株，应用骨髓内皮细胞条件培养液(BMEC-CM)研究了BMEC-CM具有明显促进造血干祖细胞及内皮祖细胞增殖分化的作用、诱导胚胎干细胞向造血系及内皮系分化的作用，以及诱导造血干祖细胞向内皮细胞横向分化的作用。培养硕士研究生12名，博士研究生12名，发表论文114篇。完成国家自然科学基金4项、湖南省自然科学基金1项。研究成果获卫生部科技进步成果奖二等奖3项，湖南省科技进步二等奖1项及中华医学科技奖三等奖1项。1993年获准为博士生导师，享受国家政府特殊津贴。

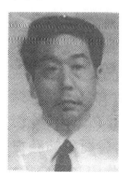

　　王炎之(1933—)　湖南长沙人，汉族，人体解剖学教授，中共党员。1956年毕业于大连医学院医疗系本科，毕业后较长时期在部队工作。1969年转业全湖南煤矿工人医院任外科主任，1979年调湖南医学院任局解手术学教研室讲师，1992年任教授，同年开始主招硕士研究生。他曾参编《实用局部解剖学》(1987，湖南科技出版社)，《基础医学多选题选集—解剖·手术学分册》(1987，湖南科技出版社)，《医用局部解剖学》(1990，人民卫生出版社)等教材。热衷于应用基础研究，主张医学基础科研课题应以服务临床为主要目标。为配合临床需求,他对胸腺、肝胆、血管、筋膜等多种器官、组织以及常用穿刺点的选择、手术切口的改良等的应用解剖进行了广泛的研究,在国家级、省级各类专业杂志发表论文 27 篇,1986 年湖南省医药卫生科技成果三等奖、1987 年湖南省科技成果四等奖。同时从事周围神经缺损修复与再生的研究,在桥接材料、再生条件、效果检测诸方面进行了系列探讨,并且在国内、外首先提出应用带血管蒂筋膜瓣管桥接周围神经缺损,为周围神经损伤后的再生与修复提供了一种新的材料与方法。

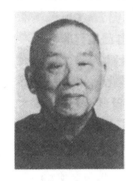

王肇勋(1898—1987) 人体解剖学教授,汉族,内科学教授,心血管病专家;1927 年毕业于湘雅医科大学,获博士学位。在母校执教近 60 年,早期主攻人体解剖学,后期专攻临床心脏病学;1981 年 11 月 3 日经国务院批准为首批博士生导师,1979 年获中华医学会湖南分会荣誉证书;1956 年以后历任湖南省政协常委、民革中央团结委员会委员、民革省委顾问等。王肇勋教授在湘雅工作早期,曾做过 4 年外科医师,以后就专攻内科。1930 年,曾派往上海医学院进修人体解剖学,返校后即主教人体解剖学,一直延续到解放后的 1958 年。他执教解剖学在医学院内颇具声名,还应邀至其他医学院主讲解剖学。王肇勋在湘雅供职之早期即已开始专攻心脏病学。30 年代初期去北京协和医院进修心电图学,1933 年起在湘雅开创了心电图学。1938 年学校迁贵阳后,除主讲解剖学外,还兼任内科诊断学,并每周定期地去贵阳中央医院进行内科医疗和教学工作,先后撰写有关心血管病文章 20 多篇。1945 年赴美国波斯顿马赛诸塞医院专攻心脏病学 2 年。回国时为湘雅医学院引进当时最先进的教学用心电图心音图同步技术,并大力开展心脏病学教学,培养了一批专门人才。他担任过湖南医学院教育长、医疗系主任、内科主任等职,受中央卫生部、中南卫生部之命举办过全国心电图训练班,为国内培养了不少这方面的专门人才。

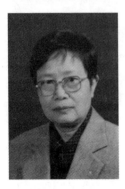

韦超凡(1937—) 女,广西人。微生物学与免疫学教授,硕士生导师。曾任微生物学与免疫学教研室副主任。1989—1992 年美国纽约大学医学中心访问。承担医学免疫学和医学微生物学的教学任务,为本科生、研究生、留学生用中文或英文授课。参编第三版卫生部规划教材《医学免疫学》,参编普通高等教育"十五"国家级规划教材《医学免疫学》,为国家教委主持的《医学基础课程考试国家试题库·医学免疫学》负责人,主编基础医学多选题《微生物学分册》和参编基础医学多选题《医学免疫学分册》(湖南科学技术出版社)。主要从事 IgD 受体及细胞凋亡的研究。在 *Aging Immun Infect Dis*,*J Im-*

munol, *Hum Antibod Hybridomas* 等国内外期刊发表论文 20 余篇。参编专著《肺的非呼吸功能——基础与临床》(人民卫生出版社)。所从事的"兔瘟的病因研究"获湖南省科学进步三等奖。

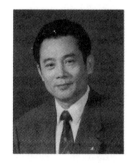

文继舫(1945—)　汉族，湖南常德人，中共党员，病理学教授，博士生导师，全国首届国家级教学名师，享受政府特殊津贴。历任中南大学湘雅基础医学院正副院长兼院党委副书记，病理学系正副主任，湘雅司法鉴定中心主任，国家重点学科"病理学"学术带头人，卫生部国家临床重点建设专科带头人，卫生部国家临床病理学专业人才培训基地负责人，国家级精品资源共享课程负责人，国家级教学团队牵头人；兼任中国高等医学教育学会基础医学教育分会副理事长，中国医师协会病理科医师分会副会长，中国病理工作者委员会副主任委员，中华医学会病理学分会常务理事，中国病理科主任联会常务理事，湖南省病理学专业委员会主任委员，湖南省病理质控中心主任，湖南省司法协会副会长等。从事病理学教学、科研和临床病理诊断工作 44 年，先后获省部级、国家级教学、科研基金 20 余项；发表教学、科研论文 220 余篇，其中被 SCI 收录 45 篇；主编、参编、主审国家规划教材、教学参考书、专著 30 余本；获国家级教学成果奖 3 项，省级教学成果 8 项。先后领衔培养博士生 39 人，硕士生 35 人，青年教师 20 余人，多次被评为院、校、省级优秀共产党员、优秀教师等。

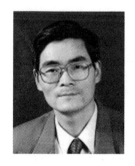

文建国(1958—)　组织胚胎学教授，先后担任组织胚胎学教研室副主任、常务副主任、支部书记、基础医学院副院长。曾任第一届教育部高等学校网络教育指导委员会委员、教育部 2004 年度国家精品课程候选课程网络通讯评审专家、中南大学继续教育委员会委员、中南大学本科招委会委员、湘雅医学教育指导委员会委员、湖南省解剖学会组织工作主任委员、副理事长等职。1993—2002 年，"组织胚胎学"获湖南医科大学第 5 批课程建设评估"优秀课程"，"优秀课程复评估评"优秀课程；2002—2014 年，先后分管基础医学院成人教育、本科教学、实验室建设、招生宣传、离退休与关工委，代管本科教学与实验室、工会等工作，曾连续 2 次获中南大学"成教先进单位"，主持申报首届国家教学质量工程项目并获首批国家级精品课程 3 门和国家级实验教学中心 1 个，连续 3 年获得二级学院本科教学先进单位和实验室建设项目完成先进单位，获中南大学离退休工作先进单位，连续 3 年获"招生宣传工作先进单位"，并使分管的海南省理科投档线超过 100 分，为全校各分省之冠。

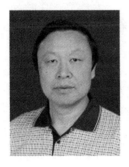

文志斌(1962—) 汉族,湖南益阳人。博士,生理学教授。中南大学湘雅医学院生理学系副主任。兼任中国生理学会循环生理专业委员会委员,湖南省生理科学会常务理事。主要从事组织因子途径改变与心脑血管系统血栓性疾病发生发展的关系,以及药物的防治研究。获2000年度国家教育部优秀青年教师资助计划项目,并主持了12项省厅、国家教育部、国家自然科学基金会资助课题、863课题和横向联合课题的研究,在国际、国内学术会议上交流论文60余篇,在国内外核心期刊上发表相关论文78篇,有11篇论文获国际血栓与止血学术会议"发展中国家旅行奖"。被聘为《中国现代医学》和《血栓与止血学》等杂志的编委,以及卫生部国家医学考试中心考试命题委员。所负责的课题组对国外提出的"体内凝血过程是一个过程两个阶段"的学说进行了修正与补充;在国内率先进行组织因子途径改变的临床意义研究,首次报道急性脑出血病人血液呈高凝状态,并提出对这类病人的治疗应慎用止血药和抗纤溶药物,纠正了传统的观念。这一结论被收载于有关教材之中。其研究成果3次获省部级科技进步奖,并因多年来在应用中西医结合方法防治心脑血管血栓栓塞性疾病的研究中作出了一些成绩,2005年被中国中医药学会评为首届"无限极中国中医药十大杰出青年"提名奖。

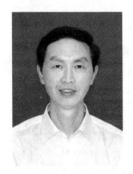

邬力祥(1957—) 博士,教授,博士生导师,享受国务院政府特殊津贴专家。1988年到湖南医科大学生理学教研室工作,从事教学和科研工作30多年,同时从事高等教育管理工作20年。在国内率先进行脑星形胶质细胞活动与神经元关系的研究,开展了星形胶质细胞对神经元保护作用机制研究的系列工作。近些年来主持国家自然科学基金课题1项、863项目子课题1项、省自然科学基金1项、教育部博士点基金课题1项,其他课题8项。发表生理学和管理学论文110多篇,主编、参编书籍8种。招收并培养生理学和管理学硕士、博士研究生、博士后共55名,已毕业42名。获各类奖50多项,其中有国家级教学成果二等奖1项、恩德思奖1项、省级优秀教学成果奖一、二等奖各1项,湖南省学位与研究生教育优秀工作者,湖南省研究生招生先进个人等。并多次被评为校级优秀共产党员、优秀教师、优秀党务工作者。兼任国家自然科学基金通讯评审专家、中国生理学会会员、中国神经科学会会员、湖南省生理科学会常务理事、湖南省医学会理事、湖南省医学会疼痛专业委员会副主任委员、湖南省学位与研究生教育学会秘书长、湖南省研究生思想政治研究会秘书长、湖南省高等教育学会管理专业委员会副理事长。同时被聘为中国管理科学院研究员。

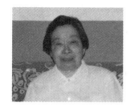

吴洁如（1919—2009）　女，汉族，中共党员，湖南长沙市人，微生物学教授。1942 年 7 月毕业于武汉大学生物系，理学学士。1943 年 9 月到湘雅医学院细菌科工作。新中国成立后任科室副主任、主任，兼任病毒研究室主任。1958—1961 年赴苏联莫斯科流行病与微生物研究所学习。1990 年11 月退休。曾兼任湖南省医学会微生物学会主任委员，中华医学会微生物学会第一届委员会委员，中华医学会湖南省分会理事，中国微生物学会第四届理事会理事，湖南省微生物学会第一届理事会理事长。她在教学中建立了细菌免疫实验室，担任本校历届各类型班次的微生物学教学，并指导培养了各级教师和进修教师。培养研究生 4 名，发表论文 26 篇，参编出版专著 3 册。1952 年即开展病毒研究工作，在湖南省首先建立了病毒研究室。首次证实湖南省流行性脑炎（1954）和流行性出血热（1986）病原性质；首先指出肠道病毒 70 型与长沙地区流行的急性出血性结膜炎的病原关系（1982）；参与全国协作性课题——老年慢性支气管炎病原学研究（1971—1981），基本上查明了长沙地区该病的主要病原；检测出马王堆汉墓古尸血型，填补国内外空白。她先后主持与参与国家自然科学基金或省科委或卫生厅资助多项课题，在长沙地区婴幼儿毛细支气管肺炎病原研究和孕妇生殖道的巨细胞病毒感染与母婴传播等方面也做了大量研究。多次获得省科技进步奖和卫生厅科技成果奖。其中，马王堆古尸研究获 1978 年获全国科学大会奖。

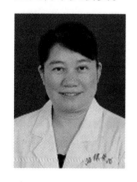

吴晓英（1966—）　女，汉族，中共党员，教授，博士生导师，现任湘雅基础医学院病理学系电镜室主任及医学超微结构学教研室主任、中南大学湘雅基础医学院副院长、部门工会主席、中南大学校工会兼职副主席。2007—2008 年受聘于 University of Texas Southwestern Medical Center 为 Visiting Professor。兼任湖南省精密仪器测试学会理事、湖南省电镜学会理事、中华医学会病理学会会员、中国免疫学会会员、超微病理诊断医师。1995 年从事超微病理诊断工作，是湖南省最早的、唯一有实力开展临床超微病理诊断单位的骨干和学术带头人。2011 年根据卫生部临床重点专科建设项目规划，组建了湘雅医院病理科电镜室，成立了"超微临床病理诊断"亚专科。2012 年担任基础医学院与高等研究中心联合组建的"985 公共平台"生物医学电镜实验室主任。主讲"医学超微结构学""生物医学电子显微镜技术"及"超微病理学"，担任了多层次（五年制、七年制、研究生）的教学任务。多年来从事肿瘤学及卵巢癌侵袭机制的系列研究，形成了稳定的科研方向。参与 1 项国家科技攻关计划子课题。先后主持了

1 项国家自然基金面上项目和 4 项省级基金项目。获得多项科研奖励。在国内外期刊发表了多篇 SCI 论文。

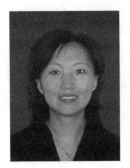

武明花（1971—） 教授，博导。现任中南大学研究生院学科办主任，湖南省颅底外科和神经肿瘤临床医学技术中心副主任。美国癌症研究联盟（AACR）活跃会员；中国免疫学会和病理生理学会会员；中国抗癌协会会员；湖南省抗癌协会肿瘤病因学专业委员会主任委员；湖南省病理生理学会副主任委员；九三学社湖南省第七届委员会科技委员会委员，国家自然科学基金委医学科学部肿瘤学科通讯评审专家。主要从事胶质瘤的发病病因学及诊断和治疗靶点筛选的研究。主持完成国家 973 重大科学研究计划课题（1 项），国家自然科学基金（4项），以及教育部博士点基金（博导类）、湖南省杰出青年基金等科研项目共 10 余项；发表学术论文近百篇，其中以第一作者/通讯作者在发表 SCI 收录论文 60 多篇，授权发明专利 8 项。其中，以第一申请人授权国家发明专利 5 项。主编专著《非编码 RNA 与肿瘤》；副主编中国科学院教材建设专家委员会规划教材《现代肿瘤学基础》1 部；参编卫生部八年制规划教材《病理生理学》和五年制《病理生理学》电子书包各 1 部；主译《癌症》基础卷 1 部。研究成果获得了 2012 年湖南省自然科学二等奖（排名第 1）、教育部新世纪优秀人才支持计划、湖南省杰出青年基金、湖南省第七届青年科技奖（个人奖）等奖励。

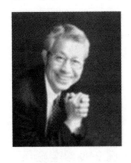

夏家辉（1937—） 汉族，湖南益阳人，中共党员，教授，博士生导师，著名遗传学家。1961 年毕业于湖南师范大学生物系，当年被分配来湖南医学院生物学教研室工作。现任医学遗传学国家重点实验室学术委员会名誉主任，中国工程院院士。曾兼任国务院学位委员会第五届学科评议组成员、中央卫生部优生优育专家委员会副主任委员、《国际人类染色体异常核型登记库》顾问、国际杂志 *Journal of Human Genetics* 编委等。他是我国现代人类与医学细胞遗传学新技术的开创者，对人类与医学细胞遗传学的一些基础理论问题提出了新的见解，在世界上最早对人类睾丸决定基因（TDF）作了正确而精细的定位；他是在世界上最早将人类显带染色体技术应用于肿瘤病因学研究的学者之一，并发现了一条与鼻咽癌相关的标记染色体；1975 年率先在我国医学院校开设了"医学遗传学讲座"，在我国建立了"临床细胞遗传学"学科。自 1996 年以来，他以"基因治疗新载体"的研究为核心，直接从国外引进的研究经费资助累积达 340 余万美元，并以对人体无害的"额外双随体小染色体"获得特异性片段为原件，成功地构建了一种全新的"人源基因载体"，取得了载体原创性成果；他是"中国医学遗传学国家重点实验室"创始人，培养了邓汉湘、张灼华等在国际上有影响的跨世纪学科带头人。他于 1998 年 11 月在世界上抢先克隆了遗传性神经性高频性耳聋疾病基因（GJB3），实现了在我国本土上克隆遗传病疾病基因零的突破。其研究工作获科技成果奖 21 次，其中 1 次全国科学大会奖、1 次国家自然科学奖二等奖、4 次国家科学技术进步二等奖、4 次卫生部科技成果甲（或一）等奖，首批（1984）国家级有突出贡献中青年专家，首批（1991）享受国家级政府特殊津贴者。1998 年被中华人民共和国教育部、人事部授予全国教育系统模范教师称号，1999 年获教育部首届长江学者成就奖一等奖、湖南光召科技奖、科技部何梁何利基金科学与技术进步奖，建国五十周年由国家人事部记一等功，2000 年 5 月获全国先进工作者称号与"五一劳动"奖章，2004 年 11 月由中华人民共和国科技部授予国家重点实验室计划先进个人。

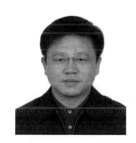

夏昆（1971—） 教授，博士生导师。1995 年毕业于湖南医科大学，获医学学士学位；2004 年毕业于中南大学医学遗传学国家重点实验室，获理学博士学位（Ph. D）；2010 年至今任中南大学生命科学学院院长；2014 年任中南大学医学遗传学国家重点实验室主任。主要从事人类遗传性疾病致病或易感基因鉴定与分子致病机制研究：1998 年参与克隆了我国第一个遗传病致病基因——神经性耳聋致病基因 GJB3；作为负责人或共同责任人，2004 年克隆了角膜环状皮样瘤致病基因 PITX2，2010 年在我国最早采用外显子组测序克隆了脊髓小脑型共济失调致病基因 TGM6，2011 年克隆了发作性运动诱发性运动障碍致病基因 PRRT2，2012 年在国际上最早证明 FLG 基因是银屑病致病基因，2014 年克隆了高度近视致病基因 SLC39A5。在我国建立了我国最大的孤独症资源库，2013 年完成了中国人群第一个孤独症全基因组关联研究，在染色体 1p13.2 鉴定了 1 个新的孤独症易感基因位点和 4 个易感基因，为实现相关疾病的分子诊断和认识疾病的病理机制奠定了重要基础。先后发表 SCI 论文 135 篇，其中第一或通讯作者 39 篇。近 5 年在 *Mol Psychiatr*、*Brain*、*J Med Genet*、*Hum Genet* 等 SCI 杂志发表论文 98 篇，总计被引用 426 次。近 5 年主持国家自然科学基金重点项目 2 项，国家自然科学基金国际交流合作项目 2 项，2011 年作为首席科学家主持 973 项目。2005 年获教育部新世纪优秀人才支持计划、作为团队带头人获得教育部创新团队；2006 年获中组部、人事部和中国科协联合颁发的"中国青年科技奖"（第九届）；2007 年入选"新世纪百千万人才工程国家级人选"；2011 年入选美国中华医学基金会（CMB）杰出教授、获国务院颁发政府特殊津贴；2013 年入选中青年科技创新领军人才；2014 年入选国家高层次人才特殊支持计划（万人计划）。

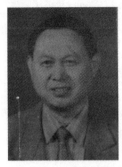

夏忠弟（1948—） 湖南衡阳人，中共党员，教授。1973年毕业于湖南医学院并留校工作。曾任中南大学基础医学院微生物学系主任（2004—2009）。曾兼任中国微生物学会第九届委员、中国微生物学和免疫学专业委员会第五届委员、中国病毒学专业委员会主任委员（2003—2013），中国微生物学第十届委员、湖南省科协第九届委员、湖南省医学会第十三届理事、中南大学基础医学院退休党支部书记。主编、参编正式出版的专业书刊30册，主编卫生部试听教材《球菌》，并获中南大学教学成果奖。完成国家自然科学基金课题《α-蒎烯抗真菌机理研究》1项，并获国家科技进步三等奖（李沛涛、夏忠弟）。主持完成省自然科学基金课题3项、卫生厅课题1项、横向协作课题多项，发表科研论文38篇。曾多次被评为院、系优秀共产党员、先进工作者，1991年获省高校工委优秀共产党员称号。2009年退休后，仍在为社会的医疗工作发挥余热。

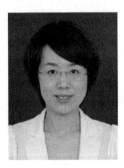

向娟娟 女，汉族，博士，中南大学肿瘤研究所研究员、教授，肿瘤侵袭与转移研究室副主任、湖南省抗癌协会肿瘤病因学专业委员会副主任委员、湖南省病理生理学会肿瘤专业委员会副主任委员、湖南省"十二五"重点学科肿瘤学学科学术骨干成员、湖南省创新团队骨干成员。兼任中国病理生理学会、中国免疫学学会会员，国家自然科学基金委医学科学部肿瘤学科和生命科学学部通讯评审专家。1996年毕业于湖南医科大学临床医学专业，获得学士学位；2003年获得中南大学病理生理学博士学位；2003—2008年在英国女王大学从事博士后研究工作。从事恶性肿瘤的病因发病学研究10余年，主要从事恶性肿瘤的分子治疗和干细胞研究。参与多项国家973、863、国家重大科学研究计划和国家自然科学基金项目的研究，主持国家自然科学基金4项。获得湖南省科学技术进步二等奖1项。目前以通讯作者或者第一作者在 Carcinogenesis，Stem Cell Dev，Stem Cell Res Ther，Current Molecular Medicine，BMC molecular biology，BMC Med genomics，J Gene Med，Cancer Invest，Cytotherapy 等国际权威和重要期刊发表科研论文数篇；参编专著4部，参编中国科学院教材建设专家委员会规划教材《现代肿瘤学基础》1部，主译《癌症》基础卷1部，副主编专著《非编码 RNA 与肿瘤》1部。

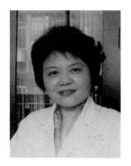

肖红梅（1964—）　女，妇产科主任医师，博士。1985年7月于湖南医学院医疗专业本科毕业，在湖南娄底地区医院妇产科工作3年。1991年7月湖南医科大学妇产科硕士生毕业，开展"脐静脉穿刺产前诊断技术研究"；2001年7月中南大学遗传学博士生毕业，1999—2000年在美国华盛顿大学访问研究1年。1991年至今在中南大学生殖与干细胞工程研究所从事生殖医学临床与生殖遗传基础研究工作，1991年参与创建湖南医科大学生殖与遗传专科门诊并担任临床负责人，2000年7月任生殖工程研究室副主任，2002年10月任中信湘雅生殖与遗传专科医院医疗副院长。兼任中华医学会生殖医学分会第一届中青年委员会委员、湖南省生殖医学专业委员会委员、卫生部及省卫生厅辅助生殖技术评审专家。承担和参与国家及省部级科研项目5项；获省部级科技成果一等奖、二等奖和三等奖各1项，国家科技进步二等奖1项。关于人卵子透明带发育异常的遗传学研究"ZP1 Mutant in Familial Infertility"发表在《新英格兰医学杂志》。为九三学社湘雅医学院支社主任委员，九三学社湘雅委员会主委，九三学社湖南省委员会第六、七届委员，政协长沙市委员会第九、十届委员，政协湖南省第十一届委员会委员。

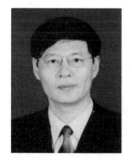

肖献忠（1956—）　医学博士，教授，博士生导师，2002—2014任中南大学基础医学院副院长、院长，1999年至今任病理生理学系主任，为病理学与病理生理学国家重点学科脓毒症与心血管方向学术带头人、病理生理学国家精品课程负责人。兼任中国病生学会理事、中国病生学会休克专业委员会副主任委员、中国病生学会心血管专业委员会委员、国际心脏研究会（ISHR）中国分会执委会委员、湖南省病理生理学会理事长、《中国病理生理杂志》常务编委、《高校医学教学研究》副主编，国家科技奖、教育部科技奖评审专家、中华医学科技奖评审委员会委员、教育部基础医学教学指导委员会委员。主要从事脓毒症与多器官损伤和心血管病理生理学研究。近年来主持国家自然科学基金重点项目、973重点项目课题、国家自然科学基金面上项目等国家级科技项目15项，发表科研论文200多篇，其中被SCI收录80多篇，包括在 *EMBO J*、*Am J Hum Genet*、*J Immunol*、*Cardiovasc Res* 等权威SCI期刊发表论文20多篇，所发表论文被SCI期刊引用1200多次，获教育部、卫生部和湖南省科技成果奖7项。从1986年起讲授病理生理学、高级病理生理学、全英文"Pathophysiology"、新生课、基础医学创新课程、基础医学研究方法、机能实验学等课程，主编普通高等教育本科"十一五""十二五"国家级规划教材《病理生理学》，并参编多本国家级规划教材、专著和

《中华医学百科全书》，获中南大学教学名师奖和湖南省优秀研究生导师，获湖南省教学成果一等奖2项、二等奖1项。从1993年起享受国务院政府特殊津贴。

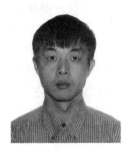

肖子辉(1963—) 湖南娄底人，1999年获加拿大蒙特利尔大学生物医学博士学位，2000年在美国克利夫兰临床研究院完成博士后。在2007年回国工作之前，一直就职于国际著名心血管研究机构蒙特利尔心脏研究所。回国后，就职中南大学基础医学院，任病理生理学教授至今。在担任本科生和研究生教学工作的同时，主要从事心血管领域的研究工作，包括急性冠脉综合征防治机制及心肌缺血－再灌注损伤机制的研究，曾获得湖南省医药卫生科技进步二等奖(排名第2)，湖南省科技进步成果三等奖(排名第2)及湖南省教学成果一等奖(排名第3)。曾经以第一作者在国际顶尖心血管期刊杂志 *Circulation* 和 *Journal of American College of Cardiology* 发表科研论文各1篇，论文文摘总数达40多篇，第一作者论文总他引次数达300次以上。

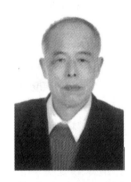

谢嘉平(1932—2011) 汉族，湖南省益阳县沙头镇人，物理学教授。1955年7月考入湖南师范学院物理系学习，1959年毕业分配到湖南医学院物理学教研室任教，1979年加入中国共产党。1987年晋升为教授。1997年退休。作为我国和本校生物医学工程学科的创始人之一，谢嘉平和胡纪湘教授一起从1978年开始筹备到1981年组建了"中国生物医学工程学会医学物理学分会"，并任中国医学物理学会常务理事兼副秘书长；1983年创办了《中国医学物理学杂志》，1987年组建了医学工程教研室，并担任教研室主任，先后培养了13名硕士研究生，发表科研论文40余篇。1988—1990年赴美国加州大学圣地亚哥分校从事血管生物力学方面的研究期间，创造性地发明了一种测定血管残余应力的方法，测量精度达到0.1达因数量级；1993年2月在 *Biomechanics Engineering* 杂志上发表论文 *The Zero Stress State of Rat Veins and Vena Cava*，受到美国生物力学创始人冯元桢教授和国内外同行的高度赞赏，为生物医学工程学科的发展作出了突出贡献。讲授"医用物理学""医用高等数学""数学物理方法""热力学与统计物理""血液流变学""生物力学"和"生物医学工程"等多门本科生和研究生课程。1980年参编《医用物理学基础》，1984年主编《卫生物理学》。为本校的医学物理和医学工程教育奉献了毕生精力。

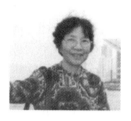

谢慎思（1937— ） 女，汉族，教授，湖南长沙市人，中共党员，分子生物学教授，曾兼任第二届湖南省生物化学学会理事。1963年毕业于湖南医科大学医疗系本科并留校任教，至1997年退休。曾承担多项国家自然科学基金及省级"八五"攻关课题研究，主要从事遗传病的产前诊断及基因诊断，包括β-地中海贫血突变类型分析及G6PD变异基因分析，亦从事过人胚中癌基因表达研究和同源异型盒基因研究，在香港大学进修期间曾用聚合酶链式反应及直接基因组测序技术发现新的β-地贫突变类型；亦对性别决定有关基因如SRY，SOX9等有所研究；并将PCR扩增DNA直接测序和微量蛋白质直接测序等新技术在内地堆广；获省部级科技成果奖3项，1993年10月起获国务院颁发政府特殊津贴；1994年因面向全国推广现代分子生物学技术，获国家教育委员会科学技术进步3等奖。先后培养硕士研究生13人。

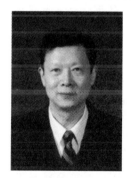

谢长松（1936— ） 汉族，湖南新邵人，1936年9月生，中共党员，硕士生导师，寄生虫学家，政府特贴专家。1960年毕业于湖南师范大学生物系，1962年到湖南医学院工作，1992年晋升为教授。1991年9月—1992年7月赴美国圣路易斯大学进修学习，参加有关莱姆病的研究工作。曾任寄生虫学教研室副主任、湖南医科大学基础医学系副主任、基础医学院院长、中共基础医学院党委副书记，兼任中国体视学会理事、湖南省昆虫学会常务理事、长沙市人大代表。他潜心研究医学教学法与基础医学教学改革，1982年主编了《医学教学法讲义》，1983年再版，受到医学教育界专家一致好评。先后从事日本血吸虫、疟原虫、医学昆虫的科学研究工作，相继发表科研论文30余篇。

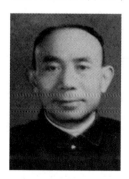

谢祚永（1903—1985） 1903年农历8月12日生于湖南省新化县坪上镇（现属新邵县）的一个书香门第。湘雅化学科首任主任。1925年长沙雅礼大学本科毕业，理学士。1925年赴美留学，考入美国密歇根州立大学，历经10年半工半读，通过美国的5门语言（即英、德、法、日、中）资格考试，获哲学博士学位，并成为美国Sigma Xi，科学研究协会（Sigma Xi, The Scientific Research Society）会员。1935年回国，先在塘沽的黄海化学工业研究社任职。1937年就任重庆西南联合化学工业研究所副所长。1940年受国立湘雅医学院院长、中国医学界的泰斗级人物——张孝骞教授的聘请，来到湘雅医学院，任化学教授，并曾兼任"有机化学、胶体化学、物理、生化、药剂"5个科的主任。谢教授学术民主，关心下属，提携后进，为人耿直，在教学上勤勤恳恳、一丝不苟,深得同事和学生的敬仰。谢教授的课堂讲授善于启发,旁征博引,语言生动幽默,歇后语、土比方不断,留下了许多令人捧腹、流传甚广的名言,堪称"湘雅一绝"。1956 年卫生部曾聘请谢祚永教授担任新中国医学类《有机化学》第一部统编教材主编,他以年老、精力不济为由,力荐上海医学院的施嘉钟教授担任主编,自己只担任主审,该教材 1958 年由人民卫生出版社出版。解放后,谢祚永教授长期担任化学科主任,无机化学、分析化学教研室主任,有机物理胶体化学教研室主任和化学教研室主任,并曾兼任湖南省化学化工学会常务理事,"文化大革命"时期政治上曾受到排挤。1976 年 6 月退休。1985 年 12 月辞世。

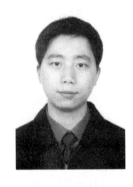

熊炜(1975—) 汉族,中南大学"升华学者"特聘教授、博士生导师,中南大学基础医学院副院长、肿瘤研究所所长、卫生部癌变原理重点实验室及教育部癌变与侵袭原理重点实验室副主任,湖南省非可控炎症与肿瘤重点实验室学术委员会副主任、"鼻咽癌的分子遗传学和基因组学研究"湖南省创新群体带头人。以鼻咽癌的发病机制为主要研究方向。主持国家自然科学基金 6 项,国家"863 计划"和"973 前期"研究专项各 1 项,以及教育部霍英东高校青年教师基金、美国多发性骨髓瘤研究基金会基金等科研项目共 20 项;发表 SCI 论文 80 余篇,代表性论文发表在 *Cancer Research*、*Blood*、*Oncogene* 等期刊;作为副主编编译教材、专著 3 部;申报国家发明专利 8 项;获得全国优秀博士学位论文奖、教育部霍英东高校青年教师奖、美国多发性骨髓瘤研究基金会 Research Fellow Award,以及湖南省科技进步一等奖和中华医学科技奖三等奖等奖励;入选教育部首批"新世纪优秀人才支持计划"、湖南省新世纪"121"人才工程第一层次人选、湖南省卫生系统"225"人才工程学科带头人培养对象及湖南省高等学校学科带头人培养对象。

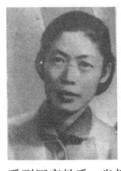

徐焕俐(1932—2009) 女,汉族,中共党员,解剖学教授,湖南长沙人。1951 年考入湘雅医学院,1956 年毕业并分配到人体解剖学教研室从事教学工作。1963 年聘为讲师,1990 年晋升为教授,擅长心血管解剖学与影像诊断解剖学。1982 年与附二院心脏内科一道研究影像诊断学,其成果曾获湖南省科委、省卫生厅科技进步三等奖。1988—1989 年曾留学美国。1983—1992 年曾任湖南医科大学总务处副处长、产业处处长等职务,1990 年获高校后勤工作先进个人,受到国家教委、省教委的表彰。1992 年自愿回到人体解剖学教研室,从事教学和科研工作,为解剖学教学科研发挥余热。

徐善祥 别字凤石，生卒年不详，湘雅化学首任教习，教育家、化工专家。上海市人，美国耶鲁大学理科学士，哥伦比亚大学哲学博士，乃中国化学界前辈，中国科学社社员。1905年，上海市欧美同学会的前身——寰球中国学生会的发起人之一。是1932年在南京成立的全国统一的学会组织——中国化学会的发起人之一，历任南洋公学(上海交通大学前身)教习，湘雅医学专门学校教习，长沙雅礼大学、中央大学、东吴大学教授，中央工业试验所首任所长，国民政府实业部技监。辛亥革命后不久，徐善祥先生就用中文写了一本《化学》教科书，又用英文写了一本《分析化学》。他既教书又教人，不断以自己进步的政治主张去影响他的学生，如张孝骞等，引导大家关心国家和民族的命运。在1919年的"五四"运动中，湘雅学生创办了一个进步刊物《新湖南》。徐先生为这个刊物写了《祝辞》，并为其生存和发展竭尽了全力。新中国建国后，历任商务印书馆董事、上海市科技协会会长，是中国最早设计接触法制硫酸设备的专家，并完成上海新业硫酸厂建设，对推动中国化学工业的发展起了重要作用。著有商务印书馆出版的《英汉化学新字典》《定性分析化学》《中国油漆之研究》等。曾主编民国新教科书(数理化)10种。

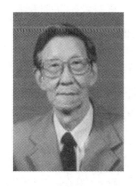

徐有恒(1934—) 浙江海宁人，生理学教授、血液生理学家、博士研究生导师。1943—1950年就读于湘雅医学院，1950年毕业，获湘雅医学院优秀毕业生金质奖章，并留校任教。1983年晋升为教授。1981年任湖南医学院副院长，1983年任院长。兼任九三学社湖南省副主委、湖南省政协常委、国务院学位委员会评议组成员、国家自然科学基金会评议组成员、中国生理学会副理事长、第一届全国科学技术名词审定委员会生理学名词审定委员会委员，国际实验血液学会会员、湖南省科技专家顾问委员会常委、《中国生理科学》杂志(英文版)编委、《湖南医科大学》学报主编、《中国实验血液学》杂志编委、《国际细胞克隆杂志》(*International Journal of Cell Cloning*)编委、《中国生理学报》编委等职。1958年曾获湖南省劳动模范称号，享受国务院特殊津贴。证明了造血干细胞上际存在有组胺 H2 受体外还发现存在着 H1 受体，发现激动组胺 H2 受体促使造血干细胞向红系分化，组胺受体不仅存在于正常的造血干/祖细胞上，也存在于白血病细胞。提出了组胺受体的配基调控造血的理论。该系列研究分别获得1985年卫生部科技进步二等奖、1987年湖南省医药卫生科技进步二等奖、1997年卫生部科技进步二等奖。为血液研究室培养硕士、博士研究生39名。参编全国统一教材《生理学》的第一、三、四版，主编《生理生化与临床》《内分泌生理学》《植物性神经生理学》等专著。1997年主编《造血生理学与造血细胞检测技术》。2011年获中国生理学会颁发的"终身贡献奖"。

徐育年(1957—)　　湖北人,1982 年毕业于华中师范学院,1986 年调入湖南医学院外语教研室,2004 年被评为教授。曾任外语教研室主任,中南大学外语学院副院长、硕士生指导教师。

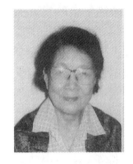

许建晃(1929—)　　女,中共党员,病理学教授。1962年任病理教研室副主任,于 1978 年和 1984 年两次被学校任命为病理学教研室主任兼口腔病理室主任(1984)。曾任中华医学会病理学会委员,中华医学会湖南省分会常务理事、湖南省病理学会主任委员、湖南省科技进步奖评审委员会委员,《中华病理学杂志》编委、《湖南医科大学学报》编委、湖南医科大学学术委员会委员。1990 年到美国 M. D. Anderson癌症中心病理学研究所做访问学者。曾被学校评为先进工作者、优秀教师和省优秀党员。1995 年 12 月退休后被返聘于附三医院病理科工作。多年来曾培养多名硕士生、病理医师。主要科研方向为鼻咽癌和乳腺癌研究,发表了论文 30 余篇以及主编、参编教材数本;1982 年所著《鼻咽癌病理组织学分型的研究(附 558 例随访结果的分析)》一文,曾被同行专家评为达到国际先进水平,已被 1984 年出版的全国通用病理学教材所引用,获得湖南省医药卫生科技进步二等奖、湖南省科技成果三等奖。1995 年《乳腺良恶性病变有关激素受体及酶的研究》获省医药科技进步三等奖。

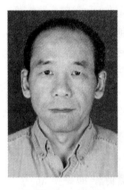

严小新(1963—)　　神经生物学博士,人体解剖学与神经生物学系教授。中南大学校长特聘教授。现任人体解剖学与神经生物系副主任,湖南省马王堆古尸和文物研究保护中心主任助理。为 *PloS ONE*、*Neurobiology of Aging*、*Experimental Neurology*、*Journal Comparative Neurology*、*European Journal of Neuroscience* 等 20 多种国际杂志审稿人,*Neural Plasticity* 杂志客邀编辑,美阿尔茨海默病联合会、国家自然科学基金委和部分省自然科学基金评审人。主要研究中枢神经系统发育、构筑、可塑性、常见疾病的病理发生机制。曾在施贵宝制药公司从事抗抑郁、偏头痛和阿尔茨海默病的小分子化合物临床前开发研究。近年来主要致力于研究淀粉蛋白沉积与淀粉斑形成与神经元突触/轴突病变的关系,及发现与确立成年哺乳类大脑皮质中的未成熟神经元。曾获国家教委、美国国立健康研究院(NIH)、伊利诺伊州公共卫生部(IDPH)等课题资助(50 多万美元)。现主持和参与国家自然科学基金面上项目各 1 项。已发表研究论文近 70 篇,其中被 SCI 收录 60 多篇,被引用 1500 多次。曾获美国癫痫学会、中国国家教委、湖南省、广东省科技进步奖等成果 10 项。

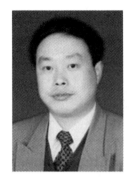

杨长兴（1962—）　湖南安乡人。中南大学信息科学与工程学院教授、计算中心主任。现任教育部 2013—2017 年计算机教学指导委员会委员、中国高教学会医学专业委员会副主任委员、湖南省高教学会计算机基础教育专业委员会常务理事。主要研究方向为网格技术、医学信息表达与处理。多次参加国际国内医药、信息科学学术会议，主持或参与国家自然科学基金和省级自然科学基金项目 3 项。近 5 年来在国家自然科学核心期刊发表学术论文 30 余篇，主编出版著作 10 余部。在网格技术的理论、构建基于校园网的网格平台、网格软件工具包应用开发、医学图像处理等方面有较深入的研究。长期从事计算机专业和基础课程教学，具先进的教学理念和教学方法、丰富的教学经验。

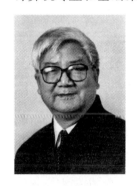

姚开泰（1931—）　著名肿瘤病理生理学家。1931 年生于四川，原籍江苏昆山。1954 年毕业于上海第一医学院医疗系。1991 年当选为中国科学院学部委员（院士），博士生导师。历任中南大学肿瘤研究所所长、卫生部癌变原理重点实验室主任、教育部癌变与侵袭原理教育部重点实验室主任。曾兼任湖南省科协副主席、中国抗癌协会常务理事、中国病理生理学会肿瘤、白血病专业委员会主任委员、湖南省抗癌协会理事长等职，并曾受聘为国务院第三、四届学位委员会学科组成员，国家教委科技委学科组成员。现任中南大学教授，南方医科大学一级教授、肿瘤研究所名誉所长。先后荣获国家科技进步二等奖、国家发明三等奖、国家教委科技进步一等奖、卫生部科技进步二等奖等 10 多项科技奖项。被评为全国优秀教师、卫生部优秀归国人员、湖南省优秀科技工作者，湖南省优秀教师、教育系统劳动模范。当选为中国共产党第十四次全国代表大会代表。被授予全国"有突出贡献的中青年专家""湖南省优秀党员"称号，并荣获第一批政府特殊津贴。姚开泰自 1975 年以来一直从事人类恶性肿瘤的流行病学研究、细胞生物学研究、鼻咽癌的实验病理学和分子生物学研究、恶性肿瘤的分子遗传学研究等项工作。首次在国际上证实了亚硝胺类化学致癌物对鼻咽上皮有一定的器官亲和性；发现二亚硝基哌嗪有亲大鼠鼻咽上皮性，引起大鼠鼻咽上皮之 DNA 损伤；建立了稳定的人胚鼻咽上皮细胞培养方法，成功地用二亚硝基哌嗪诱发了正常人胚鼻咽上皮细胞的恶性转化；首次建成了有 EB 病毒（Epstein Barr Virus）潜伏感染的人鼻咽癌上皮细胞株，并对细胞株的 EB 病毒的基因组进行研究，发现其与 B-95-8 和 P3HR-1 两株标准的 EBV 株不同，为 NPC 与 EBV 病毒的关系提出了新的探索方向；首次在国际上成功鉴定了鼻咽癌组织中肿瘤干细胞的存在。

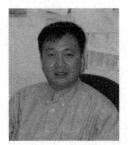

姚小剑(1956—)　湖南益阳人，汉族。1983 年本科毕业于在苏州医学院，1986 年在国家药物和生物控制研究所获得理学硕士学位。1989 年到加拿大 McGill 大学艾滋病研究中心做博士后，1992—1996 年就读于加拿大蒙特利尔大学并获得博士学位，此后担任 Theratechnologies 公司资深科学家和蒙特利尔大学微生物/免疫学系高级研究员。2004 年任加拿大曼尼托巴大学医学微生物系助理教授。现为曼尼托巴大学医学微生物系副教授，博士生导师，该系人类逆转录病毒分子实验室主任。2011 年被聘为中南大学医学微生物学系讲座教授，博士生导师。为加拿大 HIV 研究学会、美国微生物学会、美国生物化学与分子生物学协会、美国基因和细胞治疗协会(ASGCT)、加拿大微生物学协会等成员。长期从事人类逆转录病毒研究，共发表 70 多篇 SCI 论文，并获得了 3 个国际性专利，同时还有 3 个专利在申请之中。他参与了首先论证 3TC 具有体外抗 HIV 活性的研究。目前他的研究得到了加拿大健康研究中心(CIHR)基金、加拿大创新基金(CFI)、曼尼托巴(MMSF)医学服务基金 Paul H. T. Thorlakson 基金和国家自然科学基金面上项目资助。他还获得过 2000 先驱基金奖(2000—2003)，基础医学发展研究奖(2006—2009)，Rh 健康科学突出贡献奖(2008)，曼尼托巴 Research Chair (2014—2019)等多个奖项，同时他还被邀请为多个国际性艾滋病大会和国际科学杂志的评审专家。

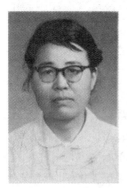

易涵碧(1923—1970)　女，教授。1954 年任湖南医学院首届病理解剖学教研室主任，后兼任中华医学会病理学会委员和《中华病理学杂志》编委。新中国建立初期，为配合当时疾病防治需要，易涵碧和潘世宬共同进行了血吸虫成虫、虫卵和疾病及流行性乙型脑炎的病理学研究，为血吸虫病和乙型脑炎的防治作出了贡献，曾在《湘雅医学院院刊》(1950 年第 2 期)发表《涂抹片检查法在癌肿早期诊断上之价值》，是国内较早的有关脱落细胞方面的文献。1955 年她报道了一例少见的先天性结核病例，为国内首次报道；后又报道了一例《胎粪性腹膜炎》。1963 年 10 月，出席中华医学会第二届全国病理学术会议，作了题为"有关传染性肝炎后肝硬化问题的探讨"的报告，后由本教研室其他老师继续开展这方面的研究。担任教研室主任后，她不设秘书，教研室的教学、科研、病理检验和师资培养等工作均亲自完成。她手把手教青年教师做尸体解剖和活体组织检查；每年利用寒暑假修整病理教学标本时，不论酷暑严寒她总是带头去翻找标本；亲自听青年教师预讲，并且帮助修改教案，深受老师学生们的欢迎。

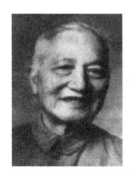

易见龙（1903—2003）　汉族，中共党员，湖南省汨罗人，生理学教授、血液生理学家、一级教授。1918—1922年在长沙雅礼中学学习。1923年入长沙湘雅医学院预科。1925年考入湘雅医学院本科。1933年大学毕业，进入雷士德医学研究所任研究员，在我国著名生理学前辈蔡翘指导下，开始了生理学研究。1933—1937年间，在《中国生理学杂志》英文版上发表14篇论文。1941年，易见龙应美国医药援华会之聘，负责筹建中华血库。1952年易见龙奉中央军委卫生部之委派担任顾问，会同沈克非等人赴沈阳筹建中心血库，短期内便在沈阳建立起中华人民共和国成立后的第一个大型血库，并对军医进行了专业培训。从1953年10月起，易见龙担任湖南医学院副院长兼生理教研室主任，1962年又兼任血液生理研究室主任。1980—1985年担任湖南医学院顾问。他致力于消化生理和循环生理方面的研究，其研究成果如肝脏在糖代谢中的作用、延髓交感神经抑制中枢的存在等被国内外主要生理学教材所引用；在美期间，他对美籍华人ABO血型和亚型、MN型及Rh型的调查，以及回国后对中国人Rh因子分布的调查等，成为该领域的首次报道，被誉为学术界的经典之作。曾任中国人民政治协商会议第二、三、四届全国政协委员，湖南省第一、二届人大代表，由中国科学院院长郭沫若签发并聘任为中国科学院专门委员。此外，他还兼任中华人民共和国卫生部医学科学委员会委员、中国生理学会理事、中国输血协会名誉理事、湖南省科协副主席、中华医学会湖南分会副会长、湖南省生理科学会理事长等职。1996年他被湖南省授予首届"湖南科技之星"光荣称号。享受国务院政府特殊津贴。

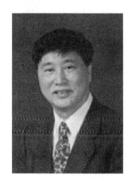

易新元（1936—）　汉族，湖南汨罗人，1936年10月生，博士生导师，寄生虫学专家，政府特殊津贴专家。1951年进入湘雅医学院实验技术培训班学习，1954年毕业留校工作。历任实验技术员、主管技师。1987年12月被英国国家学术委员会（CNAA）授予哲学博士（Ph. D）学位。1988年6月回国，任湖南医科大学寄生虫学教研室及血吸虫病研究室副主任。1989年破格晋升为研究员。先后主持完成国家自然科学基金、WHO/TDR、科技部"九五"攻关、世行贷款血防项目、省厅级课题15项。指导培养硕士、博士生27人，在国内外发表论文155篇，获国家发明专利1项，主译专著1册，参编教材、专著、教学参考书共6部，获科技成果奖13次。赴英国、香港、澳大利亚及美国进行访问研究与合作，多次应邀出席国际学术会议。曾兼任卫生部血吸虫病专家咨询委员会委员、中华预防医学会医学寄生虫学专业委员会委员、湖南省预防医学分会寄生虫病专业委员会主任委员、湖南省血吸虫病专家咨询委员会委员、湖南省地方病协会理事、中国免疫学会会员、英国寄生虫学会会员。

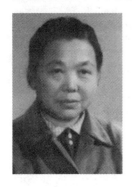

易有年(1925—1988) 女,教授。1949年毕业于湘雅医学院。中共党员。历任微生物学教研室副主任、免疫研究室主任、中心实验室主任。中华医学会湖南分会微生物学会主任委员。易有年是我国著名的微生物学和免疫学专家。1950年初她首先在湖南积极宣传和推广卡介苗接种,为湖南省防痨工作奠定了良好基础。1952年参加反细菌战研究工作。1953年起参与流行性乙型脑炎研究,从幼猪血液中分离出乙脑病毒,首次确定猪为湖南省乙脑的存储宿主,为乙脑防治作出了重大贡献。1958—1960年主持肝炎病毒分离及其血清学研究。1970年初,她主持细胞免疫学和肿瘤免疫治疗研究。在谢少文教授指导下,在我国最早建立淋巴细胞玫瑰花环实验,并结合使用其他几项免疫实验进行集体免疫功能考核。随后,她开展免疫遗传学研究,调查湖南汉族人群HLA分布、亲子鉴定、移植配型及疾病易感性等方面研究,取得丰硕成果,发表研究论文40多篇,并为省内外培养了很多免疫研究人员。患病之后,她坚持与病魔作斗争,保持良好心态,坚持按平时一样指导研究室的工作,悉心进行研究生各项培训教学,接待来访病人,还为医院医务人员讲座。《湖南日报》报道了她的事迹。1996年湖南省科学技术协会为缅怀她在研究领域的精神与业绩,特评选她为湖南科技界的最高荣誉——"湖南科技之星"。

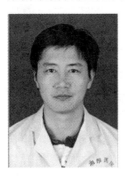

殷刚(1977—) 教授,博士生导师。现任中南大学基础医学院副院长、病理学系副主任,兼任美国癌症协会会员、美国耶鲁大学客座助理教授和高级访问教授。2001年9月至2006年7月在复旦大学遗传所硕博连读,并获得博士学位和复旦大学优秀博士毕业生。2006年10月至2008年6月在美国明尼苏达大学医学院做第一站博士后研究,2008年6月至2012年7月在耶鲁大学医学院妇产科先后做博士后,青年PI(Associate Research Scientist)。主要从事妇科肿瘤研究工作,发表SCI论文26篇,第一作者8篇。在耶鲁大学发表SCI论文3篇,其中2篇以第一作者身份发表在 *Oncogene*,参加了3次癌症学国际会议并做墙报或口头发言。主持科研项目4项,包括中南大学引进人才基金、国家自然科学基金青年项目、美国The Honorable Tina Brozman Foundation项目、美国Sands Foundation项目,参与科研项目3项。2011年至今,担任国际权威期刊 *Reproductive Sciences* 杂志的常规审稿人。

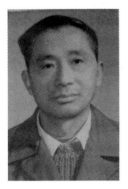

尹鲁生（1935—）　化学教授，中共党员，湖南洞口县人，1960 年 7 月于湖南师范大学化学系毕业，同年 8 月分配至湖南医学院化学教研室任教，直至 1998 年 10 月退休。1991 年、1994 年先后担任有机—物理化学教研室副主任、主任。1989 年当选为湖南省化学化工学会理事，兼任中华医学教育会化学学科组理事。先后担任医学五年制、七年制医学专业的有机化学课堂教学和实验教学，编写了《有机化学学习指导》和《有机化学习题集》。参编由海洋出版社出版的供医学检验专业用的《有机化学》教材，主编 1990—1995 级医学各专业学生用的《有机化学实验》。被评为学校优秀教师、学校先进思想政治工作者。发表教学改革论文 6 篇，其中"教书育人，培养学生能力"一文获 1989 年校级优秀教学成果奖丙等奖。主要从事天然药物活性成分的分离提取研究，先后参与临床检验试剂的研制、口腔门诊用药的配置、抗贫血药物的合成及猪胆盐的快速提取等研究工作，发表科研论文 10 余篇。

游达均（1924—2011）　1924 年生于湖南益阳，2011 年离世，外语教研室研究员。多年来致力于湘雅医学外语教育，"文化大革命"期间受到不公正待遇，1980 年后恢复身份，主要负责研究生英语教学工作，主要译作有电影《三个火枪手》等。

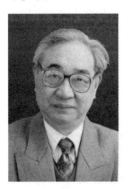

尤家骦（1936—）　汉族，苏州人，中共党员，病理生理学教授。曾任病理生理学教研室/休克研究室主任。曾兼任中国病生学会理事、中国病生学会休克专业委员会副主任委员。自 1960 年起一直从事病理生理学教学工作。他深入钻研教材，注重教学法，2 次在全校作示范性讲课。他重视教材建设，主编、主审及参编多本国家级规划教材。从 20 世纪 80 年代中期起，他在基础医学和病理生理学题库建设方面付出长期努力，主编多本病理生理学多选题、题库与题解，还担任国家教委高教司组织的基础医学题库领导小组成员和技术小组组长。上述题库建设为病理生理学教师备课、学生自学、复习和考试标准化发挥了积极作用。1992 年被聘为卫生部声像教学专家组成员，负责"心再灌注损伤""休克与微循环"两部教学录像片和病理生理学彩色教学幻灯片的制作，获得优秀奖并向全国发行。长期坚持教学改革，获湖南省教学成果一等奖及二等奖各一项，1993 年被评为湖南省优秀教师，1995 年被评为卫生部"三育人"先进个人，1997 年被评为湖南医科大学"十佳教师"。主要从事感染性休克和心肌缺血损伤保护研究，主持国家自然科学基金 1 项，参与国家级攻关课题和国家自然科学基金等 10 余项目研究，发表科研论文 40 余篇，获省部级科技成果奖 9 项。

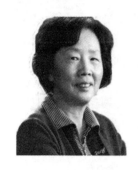

余平(1953—) 女,中共党员、教授、博士生导师。任中南大学基础医学院免疫学系主任,湖南省芙蓉标兵岗负责人。兼任中国免疫学学会常务理事,湖南省免疫学学会理事长,《中华微生物学和免疫学杂志》《微生物与感染》《中南大学学报(医学版)》等杂志编委。从事高校教学37年,先后讲授医学微生物学、免疫学、高级免疫学、边缘免疫学、实验免疫学等医学基础课程,主持部、省级教改课题2项,校级教改课题7项,主编教材及辅导教材8部,参编教材10部,发表教学论文20余篇,培养指导硕士研究生和博士研究生53人。获省级教学成果奖1项、校级教学成果奖7项;曾荣获西南铝教育奖励基金优秀教师奖、师德标兵奖和首届湖南省教师奉献奖等称号。研究方向为感染免疫,主要从事衣原体致病机制和防治的研究。研究了衣原体持续感染状态和急性感染状态下基因表达和蛋白水平的表达变化、定位及功能;发现衣原体能够抑制宿主细胞凋亡,同时下调 MHC 分子表达,从而逃避机体的免疫应答。主持国家自然科学基金2项、国家科技部支撑课题3项、省部级科研课题4项、横向课题5项;发表科研论文100余篇。获湖南省自然科学优秀学术论文奖5项、湖南省医学科技二等奖1项,获发明授权专利1项,实用新型专利3项。

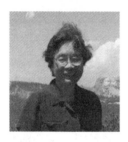

袁恬莹(1933—2009) 女,汉族,生物化学与分子生物学教授。1956年毕业于湖南医学院,毕业后留校任教。是本校分子生物学研究室主要创建人之一,曾积极争取率先在国内开展分子生物学实验研究,并开展了对地中海贫血的分子遗传学研究,癌基因与胚胎的分化发育,同源异型盒基因与生物进化、白血病的基因治疗等研究工作,取得了丰硕的学术成果。是代血浆和马王堆古尸保存等生化研究获奖大项目中的主要研究成员。定居美国后,在 University of Texas, M. D. Anderson 医疗中心的血液学等研究室工作了10余年,发表多篇科研论文。虽定居美国,却仍然念念不忘母校的分子生物学研究室的建设,自己花钱购买实验仪器和试剂送给研究室,主动为母校联系人员去美国进修和学术交流。与温耀繁教授一起创办了湘雅海外校友会。多年来,积极支持休斯顿湖南同乡会和湘雅海外校友会活动。

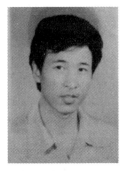

曾庆富（1963—） 病理学教授，博士生导师。1984—2003 年历任湘雅医学院病理教研室助教、讲师、副教授及教授；2003 年作为访问学者在美国 New England 实验室从事研究工作。在行政上曾任湘雅医学院病理学系副主任、主任。兼任湖南省病理学专业委员会委员、常委；《中南大学学报（医学版）》特约审稿人、编委。培养硕士生 8 人、博士生 5 人。发表论文 20 余篇，分别在 1994 年凭"PDGF 对 Ⅱ 型肺泡上皮细胞增生调控"及 2002 年凭"矽肺纤维化 Egr‑1 激活及其信号转导途径的研究"获国家自然科学基金 2 项。1998 年凭"乳腺良恶性疾病生物学行为和特性的系列研究"获教育部科技成果三等奖。

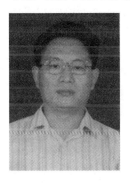

曾庆仁（1954—） 汉族，湖南平江人，1954 年 8 月生，中共党员，博士生导师，二级教授，寄生虫学专家。1972 年参加工作，1978 年毕业于湖南医学院医疗专业并留校任教。历任助教、讲师、副教授，1987 年获硕士学位，1998 年晋升为教授。1997—1998 在澳大利亚从事访问研究。现任中南大学湘雅医学院细胞与分子生物学实验中心主任，曾任湘雅医学院寄生虫学教研室和血吸虫病研究室副主任、主任，兼湖南省寄生虫病专业委员会主任委员、血吸虫病专家咨询委员会委员、地方病防治协会常务理事、寄生虫病诊断技术指导小组副组长及中华医学会成果评审专家，《中国寄生虫学与寄生虫病杂志》编委、中国寄生虫学会委员。先后发表学术论文 118 篇；获国家专利 1 项；主编/副主编本科教材 5 部和专著 2 部、参编教材和参考书 12 部、主审 1 部；获省级科技和校级教学成果奖 10 项；指导博、硕士研究生 22 名。

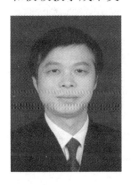

曾卫民（1957—） 教授，硕士生导师。2006—2013 年 8 月担任生物化学系教学主任，2012 年 2 月至今兼任生命科学学院教学督导。先后为本科生、研究生讲授"临床生化""生物化学"与"分子生物学"及"高级生物化学""生物技术概论"等课程。主编教材 1 种，副主编教材 1 种，副主编教辅读物 2 种，副主译教材 1 种；参编或参译教材和教辅读物 13 种。主持完成湖南省普通高等学校教学改革研究项目 1 项；主持完成校级教改课题 2 项。发表教学论文 9 篇。获二级学院"优秀教师"称号 2 次；获中南大学校级"教学质量优秀奖"1 次；获湖南医科大学优秀教学成果一等奖 1 次；获中南大学高等教育教学成果二等奖 1 次。主持完成国家自然科学基金资助项目 1 项，参与完成国家自然科学基金资助项目 4 项，主持完成省医药卫生科研课题 2 项；培养毕业硕士研究生 4 名;在国内外期刊杂志发表科研论文 20 篇、综述 4 篇。受聘担任国家科学技术奖、国家自然科学基金、教育部高等学校博士学科点专项科研基金及新教师基金、湖南省、北京市等自然科学基金等评审专家。

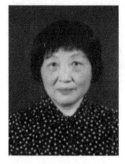

曾宪芳(1935—) 女,汉族,湖北黄冈人,中共党员,硕士生导师,寄生虫学教授,政府特殊津贴专家。1953 年就读于湖南医学院;1958 年毕业留校,1991 年晋升为教授。任湖南医科大学寄生虫学教研室及血吸虫病研究室副主任、主任,教研室党支部书记。指导培养硕士生 15 人,协助培养博士生 10 余人。在国内外发表论文 115 篇。"免疫酶染色诊断血吸虫病""三联抗原诊断日本血吸虫病的研究""弓形虫病流行病学调查""应用 KLH 诊断日本血吸虫病的研究"分别获湖南省卫生厅三等奖(1985)、湖南省卫生厅四等奖(1991)、广西医药卫生科技进步一等奖(1992)、湖南省科技进步二等奖(2001)。主编《寄生虫学和寄生虫检验》1 部、参编《病原生物学》教材和《人体寄生虫学》《现代诊断微生物学》等参考书 5 部。她主编的《寄生虫学和寄生虫检验》教材获湖南省教委二等奖(2001)。曾兼任卫生部血吸虫病专家咨询委员会委员、湖南省血吸虫病专家咨询委员会委员、湖南省地方病协会理事、湖南省预防医学分会寄生虫病专业委员会委员。

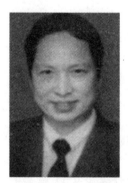

曾志成 解剖学教授,博士生导师。1969 年毕业于湖南医学院医疗系,曾任中南大学湘雅基础医学院副院长、党委书记。多次被评为优秀教师、中南大学优秀党员,荣获 1991 年度第二届高校中青年教师奖,发表科研、教学论文 80 余篇。《课程评估体系建立实践》获 1993 年省级优秀教学成果二等奖。1995 年参加国家教委面向 21 世纪高等医药教学内容和课程体系改革计划及《七年制高等医学教育办学模式的研究与实践》和《改革传统临床医学专业课程体系和教学内容的实践研究》课题研究,获校级特等奖、省级教学成果一等奖、国家教学成果二等奖。《医学基础课计算机辅助教学与管理》获 2000 年校级一等奖,省级教学成果二等奖。《临床医学专业课程中骨干课程实施两段式教学方案的构建与教学内容改革》获 2002 年湖南省"九五"教育科学研究课题优秀成果二等奖。《优化课程建设,提高解剖学教学质量》2003 年获省级教学成果一等奖,2005 年获国家教学成果二等奖。《基础医学课程建设与实践》2004 年获省级教学成果一等奖,2005 年获国家教学成果二等奖。参编卫生部规划教材《局部解剖学》,八年制中英文《系统解剖学》;任《人体解剖学》、全英文教材《Regional Anatomy》副主编。主编卫生部视听教材《呼吸系统解剖》《颈部解剖》《腹股沟区解剖》和多本教学参考书。

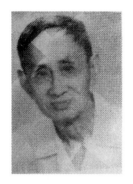

张德威（1903—1984）　汉族，解剖学与组织胚胎学教授，江西九江人。1929 年毕业于长沙雅礼大学，1932 到湘雅医学院任教，1954 年担任组织胚胎学教研室首任主任，曾代理湘雅医学院总务主任，并担任湖南医学院工会主席、中国解剖学会湖南分会第一届理事长、第二届理事会顾问，中国民主同盟湖南医学院民盟支委。曾被评为湖南省工会积极分子、先进工作者。20 世纪 30 年代初，曾兼教化学、物理、生理等多门课程，同时还讲授神经解剖学、组织学与胚胎学。编写了国内第一本组织学（数十万字）和神经解剖学图谱中文教材，指导绘制了近百幅教学挂图，先后主持举办三届全国组胚专业的高师班和一届中师班，并培养进修生十多名。从 20 世纪 30 年代末期开始，多次在国内外发表有关神经解剖组织学的论文，50 年代参编《血液生理学专辑》，提出建立组织培养室和组织化学两个研究室。60 年代初，他致力于淋巴细胞研究。

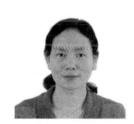

张华莉（1972—）　女，医学遗传学博士，病理生理学国家重点学科教授，博士生导师，中南大学升华特聘教授，湖南省自然科学基金杰出青年基金获得者。现仟中南大学基础医学院病理生理学系党支部书记。主要从事热休克因子和热休克蛋白在炎症和心血管领域中的内源性保护机制研究以及它们在氧化应激或还原应激中对氧化还原状态的调控研究。2007—2012 年赴美国犹他大学心血管内科从事热休克蛋白的功能研究。科研思维活跃，刻苦钻研业务，能及时把握本学科的发展前沿，主持国家自然科学基金 4 项，湖南省自然科学杰出青年基金 1 项，美国心脏协会博士后基金 1 项，湖南省自然科学基金 1 项，作为学术骨干参加国家自然科学基金重点项目和"十五"973 重点基础研究项目及多项部、省级项目，并获得教育部高等学校科学研究自然科学奖二等奖、湖南医学科技奖一等奖、中华医学科技奖三等奖，发表论文及会议摘要 50 余篇。其中第一作者（含并列第一作者）或通讯作者论文 11 篇，在 *FASEB J*、*J Mol Cell Cardiol* 等权威期刊发表高水平 SCI 论文 7 篇，参编英文专著 1 部。

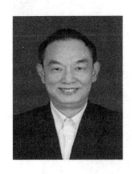

张建湘(1951—) 硕士，博士生导师；生命科学学院动物学与发育生物学、组织学与胚胎学专业教授、学科学术带头人。兼任湖南省解剖学会常务副理事长、《中华医学研究杂志》常务编委。从事胚胎学、发育生物学、动物学与动物组织学、实验动物学课程教学，2006 年主编《医学胚胎学》（科学出版社出版），副主编《医学组织学》（科学出版社出版）；参编《临床生理学》、继续教育科目指南丛书《医学分册》；还参加编写"九五"国家重点科技攻关项目《医学基础课程考试国家试题库》。多次被评为湖南医科大学优秀教师。从事"发育机理与畸形发生机制研究"及"动物胚胎小分子生物活性肽的开发利用"研究，主持或参与的国家自然科学基金资助项目多项。"人 X Y 精子分离与优生"获 1996 年省医药卫生科技进步二等奖和 1996 年湖南省科技进步三等奖；"细胞连接蛋白基因在恶性肿瘤与胚胎发育过程中的分子机制研究"获 2002 年湖南省科技进步一等奖。同时主持湖南省重点研究项目及一般研究课题多项。指导研究生多名。在国内外重要学术刊物发表论文多篇。2000—2003 年先后在美国 Colorado Health Sciences Center 和 University of Arkansas for Medical Sciences 从事基因和蛋白表达及抗肿瘤药物的细胞毒理学研究。2009 调入生命科学学院动物学与发育生物学系任教。

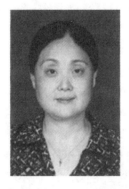

张建一(1953—) 女，河北邢台人，解剖学教授，研究生导师，任中南大学医学形态学实验中心主任、湖南省马王堆古尸和文物研究保护中心副主任、中国解剖学会会员、中国神经科学学会会员、中国临床解剖学分会专业委员会常务委员。主要研究方向为"精神行为异常的脑机制""疼痛的神经生物学机制"。2000 年、2004 年赴香港大学医学院和新加坡国立大学医学院学习与研究。2014 年退休后继续担任基础医学院教学督导工作。从事高校教学 35 年，先后讲授系统解剖学、局部解剖学、断层解剖学和神经生物学等医学基础课程，主持并参与形态学实验室平台建设及教改项目 8 项。其中，人体形态学科技馆成为学生学习医学形态学的开放性实验室和国家级科普教育基地。主编、参编教材 15 种，发表科研与教学论文 70 余篇，主持并参与湖南省自然科学基金、长沙市科技计划、973 子课题、国家自然科学基金等科研项目 12 项。曾获中南大学"同学最喜爱的老师""优秀教师"等荣誉称号，获各级教学成果奖 6 项。其中，《优化课程结构，提高解剖学教学质量》获国家级教学成果二等奖（排名第 4），获湖南省教学成果一等奖、三等奖各 1 项，获湖南省科学技术进步二等奖 1 项，获教育部科技进步一等奖（推广类）1 项，获国家文物局文物保护科学和技术创新奖二等奖 1 项。

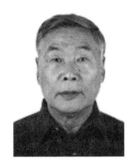

张悟澄（1933— ）　汉族，山东人，中共党员，寄生虫学教授，硕士生导师，寄生虫学专家，政府特殊津贴专家。1956 年毕业于上海第一医学院医疗系，分配来湖南省血吸虫病防治办公室，1963 年调入湖南医学院寄生虫学教研室工作，1984—1987 年任湖南医学院血吸虫病研究室主任，1978—1987 年兼任湖南省预防医学会寄生虫学分会委员与秘书。1987 年调浙江医科大学。1988 年晋升教授，并被任命为研究生处处长兼寄生虫免疫研究室主任，1993—1999年任浙江医科大学医学教育研究所副所长。1983—1984 年在美国宾夕法尼亚大学从事"血吸虫免疫病理"研究，获美国国立卫生研究院国际研究员证书，被英国皇家热带医学与卫生学学会选为会员。获省级科技成果奖 3 项。先后承担大型参考书《人体寄生虫学》编写任务，出版《肺吸虫病的防治与研究》专著，发表专业论文约 40 篇，培养硕士研究生 8 名。曾任浙江省寄生虫学学会副主委，《中国寄生虫学与寄生虫病杂志》及《医学学位与研究生教育杂志》编委。

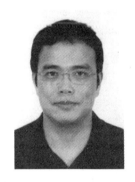

张灼华（1963—）　1989 年师承夏家辉教授获湖南医科大学医学遗传学硕士学位，1995 年师承美国科学院院士 Erkki Ruoslahti 获美国加州大学分子病理学专业博士（Ph. D），1996 年在美国 La Jolla 癌症研究院从事博士后研究。1996 年起回中南大学（原湖南医科大学）医学遗传学国家重点实验室兼职副教授、教授、副主任，在实验室建立了疾病功能基因组学研究体系及平台，培养了大批硕士和博士研究生。2001 年被聘为教育部"长江学者奖励计划特聘教授"。2003—2007 年由教育部聘为中南大学医学遗传学国家重点实验室主任。2007 年被评为首届湖南省科技领军人才。2008 年入选中组部首批千人计划。2009 年被聘为湖南省特聘专家。其研究受到 973、863、国家自然科学基金委员会、教育部、卫生部资助。2010 年作为首席科学家获 973 项目——神经变性的分子病理机制，2013 年获卫生行业科研专项基金 项——严重致畸致残出生缺陷检测平台建立及其临床应用评价，国家外专局——教育部"111"计划一项——"神经变性疾病研究"创新引智基地，2014 年获 NSFC 重点项目一项——帕金森病的细胞非自主调节机制。先后发表论文 41 余篇，包括 *Cell* 2 篇，*Nature* 2 篇，*Nat Cell Biol* 1 篇，*Nat Neurosci* 1 篇，*J Clin Invest* 1 篇，*PNAS* 4 篇；总计被引用 3776 余次，单篇引用最高达 477 次。2006 年至今担任 *Biochemical Journal* 的 *Advisory Board Member*，*Biochimica et Biophysica Acta* 等三个杂志的编委。兼任中国遗传学会副秘书长、湖南省遗传学会理事长、东亚遗传学会常务理事。1999 年作为成员获得教育部首届"长江学者成就奖"一等奖（排名第3）。2010年获得"国家自然科学奖二等奖"（排名第2）。2013年获"湖南省自然科学奖一等奖"（排名第1）。

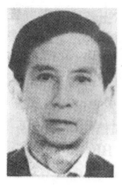

郑德枢（1930—2010） 中共党员，解剖学教授，1930年1月3日出生于广州市，1954年毕业于广州中山医学院及由同济医学院主办的卫生部第三届人体解剖学高级师资训练班，于同年8月分配来湖南医学院人体解剖学教研室任助教。1985年晋升为教授，任教研室主任及神经生物学研究室主任，并任湖南医科大学学术委员会及学位委员会委员、中国解剖学会湖南分会副主任委员。1989年底调至广州医学院工作。自60年代开始从事神经解剖学研究，先后从事针刺镇痛机制及人脑皮质局部回路神经元的出生前发育研究工作，1980年对"针刺镇痛与神经递质关系"的研究获湖南省医药卫生科技进步奖。在美国耶鲁大学期间与美国同事合作开展对"灵长类前额叶皮质含GABA神经元的周期性分布"的研究，在国际上首次发现并证实灵长类皮质抑制性神经元的切线周期性分布现象。1986年回国后在国内率先开始人类大脑皮质局部回路神经元发育的研究工作，取得不少国内尚未报道过的成果。1990年他和研究生在国际上首次证实含抑制性神经递质GABA的胖胝体神经元的存在。1993年他领导的课题组成功地研制出"微机自动识别分析神经元系统"。1989年底调广州医学院工作后，在短短3年内从无到有建立起一个具有较好设备和水平的神经生物学研究室，培训出一支精干的技术力量并取得了一些重要成果。先后在国内外专业刊物上发表学术论文50多篇，参编人民出版社出版教科书《人体解剖学》，作为第一副主编参编英文版《人体解剖学》，1993年参编大型参考书《神经科学纲要》。

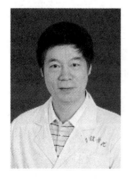

周建华（1963—） 病理学教授，硕士生导师。现任湘雅医学院病理学系兼湘雅医院病理科主任，兼任湖南省病理学会常务委员、湖南省临床病理质控中心专家委员会副主任委员、湖南省临床病理质控中心委员、湖南省免疫学学会理事、中华医学会病理学分会委员，中华病理学会淋巴瘤专业学组委员、头颈专业学组委员和胸部专业学组委员、《中华病理学杂志》编委、《中国耳鼻咽喉颅底外科学杂志》编委、《中南大学学报（医学版）》及《临床与病理学杂志》特约审稿专家、《中华医学教育探索》杂志特约审稿专家、湖南省抗癌协会淋巴瘤专业学会副主任委员、湖南省抗癌协会血液肿瘤专业学会副主任委员、湖南省消化肿瘤专业学组副主任委员、湖南省肿瘤学会淋巴瘤专业学组委

员、湖南省医疗事故专家鉴定委员、湖南省高级职称评审委员,湖南省职业病诊断鉴定专家。长期从事肺脏分子病理机制与肿瘤临床病理研究,先后主持了湖南省自然科学基金重点项目和参与国家自然科学基金多项,发表有关论文 60 余篇,其中被 SCI 收录 12 篇。个人获省级教学成果三等奖 1 项、教育厅教学二、三等奖各 1 项、校级教学成果奖 11 项。发表教改论文 20 余篇。培养硕士近 20 名。

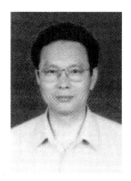

周明达(1956—) 湖南常德人,中共党员,化学教授。1981 年 12 月毕业于中南矿冶学院化学系,1985—2000 年在湖南医科大学无机分析化学教研室任教,任无机分析化学教研室副主任、主任。2002—2006 年任医学化学研究中心副主任。现任中南大学化学化工学院分析科学系党支部书记。兼任中国化学会医学化学学会理事、湖南省精密仪器测试学会理事、原子吸收专业委员会副主任委员。科研方向为污水处理技术及水处理剂的开发、天然(植)药物有效组分的提取。发表科研论文 50 余篇,主持和参加科研课题多项,其中 1 项 2007 年经湖南省科技厅鉴定,成果已产业化。主持省级教改课题 1 项并获二等奖,校级教改课题 2 项,均获二等奖,主编教材 1 种,参编 2 种。2012 年获中南大学先导奖。

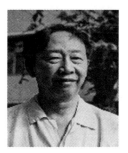

周衍椒(1919—1988) 汉族,中共党员,生理学教授,博士生导师,血液生理学家。曾任湖南医学院生理教研室主任;血液生理研究室主任、支部书记、基础总支委员,教务处长、科研处副处长和基础部副主任,兼任第三、第五届湖南省政协委员、中国生理科学会常务理事、湖南省生理科学会理事长、多种学术期刊的编委、卫生部医学教材编审委员会委员及生理学编审组组长、师范院校体育系教材编审委员会委员、国务院学位委员会学科评议组基础医学二组召集人,享受国务院特殊津贴。1938 年从雅礼中学毕业,考入湘雅医学院。1944 年毕业留校任内科学助教。一年后任生理科助教。开展了长沙地区中国人 Rh 血型分布调查,资料至今仍为生理学教材所引用。1949 年受聘为生理学讲师,为中南地区医药卫生学校编写了第一本生理学教材和其他科普读物。他编写的全国统编教材《生理学》第二版,获国家教委优秀教材一等奖,第三版获全国特等奖,并获国家科技进步二等奖。他还主编了《生理学方法与技术》的第 1~3 集(共出 6 集)、《生理生化与临床》(再版时改名《生理生化与医学》)等教学参考书,协助易见龙教授主编《血液生理学专辑》等,达数百万字。1981 年他所领导的生理学科成为全国首批招收生理学博士研究生的学科点,并受聘为博士生导师,为湖南医学院培养了第一个博士毕业生。先后招收博士生 7 人、硕士生 30 人。周衍椒一生从教 43 年，他的课堂讲授启发性强、生动活泼、联系实际。1981 年，他组织生理学实验教学改革，调整内容、改革机能实验装置，既提高了实验教学质量，又增强了对学生的基本技能训练。此项工作受到卫生部肯定，并在湖南医学院召开了生理学实验改革交流会和举办生理学实验师资班向全国推广。国家教委对此项工作授予国家级优秀奖。曾八次评为先进工作者，是湖南医科大学的优秀党员、优秀教师。1978 年曾出席湖南省教育战线先进代表会，1985 年被评为湖南省优秀教师。

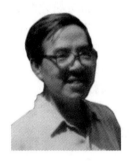

朱定尔(1928—2009)　汉族，湖南双峰县永丰镇人。生物化学与分子生物学家，教授，博士生导师。于 1946 年 9 月至 1947 年 8 月在南京中央大学医学院学习，1947 年 8 月考入湘雅医学院医疗本科专业，1952 年 7 月毕业并留校任教，是湘雅分子生物研究室的主要创建人。曾任首届校务委员会委员，第一、二届校学术委员会委员。曾兼任卫生部医学科学委员会生物化学与分子生物学专业委员会委员，中国生物化学学会第三、四届理事、湖南省生理学会理事、湖南省生物化学学会副理事长。1964 年受卫生部委托，组织全国生化常数研究和血红蛋白病的研究。1964 年在全国性大协作的血红蛋白病调查研究中，担任研究组副组长，首次在国内发现六种不同血红蛋白类型，获 1978 年全国科学大会奖。1978年以来相继被任命为生化教研室第一副主任(行代主任职)、生化研究室主任、分子生物学研究室主任等职，发现国内首例融合的 Hblepore－Boston(δ87－δ116)和罕见的微量 HbA2Flatbush[δ22(B4)Ala→Gln]，在中国人中发现首例非缺失型 δβ－地中海贫血；在国内最先开展慢粒白血病的 ph′染色体的分子水平研究。先后获省部级科技成果奖 4 项。发表论文 40 余篇，编写专著、译著 10 余部。于1994 年 3 月获国家特殊津贴。

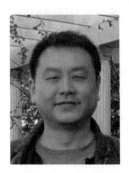

朱曙东　中南大学特聘教授、生物化学系博士生导师。自复旦大学生物化学系获学士学位、香港科技大学生物化学系获硕士学位、加拿大卡尔加里大学医学院获博士学位后，先后在美国哈佛大学医学院做博士后、研究员，获得 NIH 等基金项目资助。是美国肿瘤研究学会(AACR)和加拿大分子生物科学学会(CSMB)会员，数个国际学术杂志的编辑或评委、国家自然科学基金评审专家。近期以第一作者和通讯作者的原创研究论文发表在权威杂志诸如 *Cancer Research*, *Oncogene*, *Journal of Cellular and Molecular Medicine* 上。科研方向主要包括癌症靶向药物治疗、癌症分子生物学机制、癌症早期分子诊断；也是精品课程留学生英文"生物化学"等的主讲教师。

朱铁蓉(1915—2009) 女，1915年生于上海，外语教研室教授，2009年去世。曾任长沙市政协委员。多年致力于湘雅外语教育和与雅礼协会外教的关系发展，受到雅礼协会的高度评价。1954—1957年任外语教研室负责人，担负英语和俄语的教学，其后在政治运动中受冲击，1973年恢复英语教学工作，1979年担任外语组负责人之一，参加当时学校编写的《英语教材(医学专业)》1，2，3册编写和《医学英语分类词汇》的编录工作。

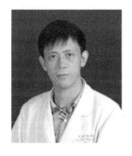

朱文兵(1966—) 湖南省双峰县人，医学遗传学博士，教授，博士生导师。现任中南大学生殖与干细胞工程研究所研究员，中信湘雅生殖与遗传专科医院人类精子库主任，同时兼任湖南省男科学会委员，湖南省生殖学会委员，全国生殖医学会精子库管理学组秘书长。1987年在中南大学医学遗传学国家重点实验室从事细胞遗传学及分子遗传学工作；1992年在生殖与干细胞工程研究所从事生殖遗传学、分子生物学及胚胎显微操作等方面工作。2002年在新加坡国立大学医学院妇产科培训辅助生殖医学。2003年在西班牙马德里培训辅助生殖医学、精子优选等。2007年"人类辅助生殖技术和人类精子库技术平台的建立及推广应用"获教育部科学技术进步奖一等奖。主持省市级课题共5项，参与2项国家自然科学基金项目(均为主要参与人)，发表论文23篇，第一作者15篇，被SCI收录7篇。培养硕士研究生5人，博士研究生1人。目前主要承担人类精子库及男科实验室的管理、精子冷冻及遗传咨询等工作，建立了精子库计算机管理系统。

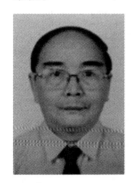

朱新裘(1935—) 生于湖南，生理学教授。1960年毕业于湖南医学院医疗专业，留校任教。兼任中国生理学会会员、中国神经科学会会员、国际脑研究组织(IBRO)成员、中国生理学会(19届)教育工作委员会委员。先后任湖南医科大学生理教研室副主任、主任。带教了生理学所有教学实验，讲授了从医学专科、本科的各个专业多个章节。1977年主持建立神经生理实验室，开设了电生理实验示教课，基本满足了本科生实验教学要求。1983年，在周衍椒教授带领下，在本校首先开设了神经生理选修课。主持编写了《神经生理学实验指导》。1997年主持完成了国家教委下达的"九五"重点科技攻关96－750项目——医学基础课程考试，国家试题库生理学分册。主编、副主编、参编或翻译教材、教学参考书以及科研专著9个版本。在《高等医学教育与管理》和《生理通讯》等刊物发表教学论文5篇。主持针刺镇痛原理、学习与记忆神经化学机制；脑干听觉诱发电位影响因素以及脑神经细胞自身保护机制课题研究探索。

培养与合作培养硕士研究生 3 名。先后在国内外学术期刊上发表科研论文 26 篇。获 1978 全国科学大会奖、湖南省科学大会奖各 1 项，获厅级科技成果奖 1 项。1996 年享受国务院政府特殊津贴。

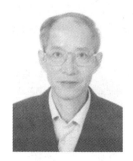

祝继明（1938—）　1960 年毕业于湖南医学院医疗系，留校任教。1991 年评聘为湖南医科大学组织学与胚胎学教授，担任硕士生导师。1989—1999 年担任组织学与胚胎学教研室主任，1992—1996 年及 1996—2000 年先后担任湖南省解剖科学学会第五届和第六届理事会副理事长，湖南医科大学学报编委。2001 年退休。2001—2014 年被聘为中南大学本科教学质量督导，任副组长，期间还担任湖南省教学评估专家。担任教研室主任期间，积极开展课程建设，获校优秀课程称号，获本校第五批课程建设评估第一名。多次获校优秀教师称号，2001 年获中南大学教学质量优秀。主编和参编教材与专著 15 种，其中主编的《组织学与胚胎学》专科教材被选定为"十一五"国家级规划教材，《医用组织学与胚胎学》本科教材获第三届中国大学出版社图书奖优秀教材一等奖，参编的《中国现代组织学》获中国图书奖。发表教研教改论文 20 余篇。获湖南省教学成果三等奖二次。发表科研论文 10 余篇。70 年代作为鼻咽癌脱落细胞学研究团队骨干，研究成果获 1978 年湖南省科学大会奖。1992 年以高级访问学者在美国华盛顿大学医学院做科研，发表论文《人胚胎绒毛膜滋养层基膜和羊膜基膜中的某些抗原检测》，被评为湖南省自然科学二等优秀论文。

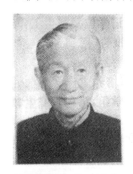

祝明芳（1922—1993）　汉族，浙江宁波人。人体解剖学教授。1922 年 1 月出生于上海市松江县。1953 年毕业于上海第二医学院（原圣约翰大学院）七年制医本科，1952—1953 年参加全国解剖高师班培训，1953 年被分配至湖南医学院人体解剖学教研室任教。1987 年退休。除担任医疗系及进修班教学外，曾开设六年制英语医学班解剖课，1977 年、1978 年、1985 年、1986 年曾评为校优秀教师、先进工作者。为解决学生学习解剖学，特别是神经解剖的困难，曾设计多种教学模型。其中二件大型彩色电光有机玻璃电动模型曾参加 1980 年上海全国教具模型展览会，获得卫生部奖励。1984—1985 年指导硕士研究生 3 人。先后发表科研论文 12 篇。其中《大白鼠上丘水平导水管周灰质（PAG）的传入联系（HRP法）》1983 年在全国学会上宣读，全文刊于 1985 年《解剖学报》。另一篇《毁损大鼠中缝背核正中核的一种方法》刊于北京市科技情报所编《针麻资料汇编》1976 年第 6 期。参编《人体解剖学》（1973 年初版）、《农村医生手册》（第 3、4、5 版，1970—1986 年）、《神经组织荧光标记技术》（1985 年全国讲习班教材），并在《实用局部解剖学》（五院校合编，第一版）中任副主编。

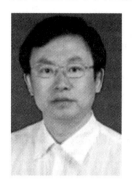

邹义州（1963—）　教授，博士生导师，中南大学基础医学院免疫学系副主任。中南大学海外特聘教授，入选湖南省"百人计划"专家（2012）。1984 年于湖南医学院本科毕业，被分配到湖南省疾控中心从事传染病预防工作。2010 获中南大学湘雅医学院医学免疫学博士学位。在美国 UT Southwestern Medical Center 从事移植免疫学研究 12 年。在美国期间作为课题研究组核心成员在内皮细胞特异性移植抗原之一的 MICA 研究中，发现了肾移植排斥的病人血清中抗 MICA Allo – 抗体；首次从被排斥的肾移植物的抗体洗脱液中分离并检出了抗 MICA 的抗体，在国际首次报道 MICA 抗体 14 种血清型。发现肾移植前有抗 MICA 抗体与肾移植排斥存在相关性。系统地开展了 MICA 分子在器官移植免疫中的作用研究。建立 MICA 等位基因高分辨的分型方法。应用杆状病毒——昆虫细胞蛋白表达系统制备 MICA 等位基因重组蛋白，率先应用液态蛋白质芯片（Luminex）系统平台，制成了 MICA 的 Allo – 抗体检测系统并应用于器官移植免疫虚拟配型方面的研究。在国际主流期刊包括：*New England Journal of Medicine*（第一作者），*Blood*（并列第一作者），*Journal of Immunology*（第一作者）等发表专业论文 27 篇，并主持第 16 次国际组织相容性和免疫遗传学协作 MICA 研究课题（2008—2012）。回国后，对血管内皮细胞移植抗原的研究计划获得国家自然科学基金资助。2013 年获湖南省科研重点项目和省卫生科研项目各 1 项。

第四部分　学科发展大事记*

时间	事　件
1914 年 7 月	湘雅医学专门学校补习科开设"伦理"课程,由湖南明德学校师范毕业的熊毓湘老师担任国文兼伦理教习。
1914 年	湘雅医学专门学校预科班开设英语课程。
1914 年	开设生物学课程,用英语讲授,教师有文科硕士 J. W. 卫廉士。
1916 年 9 月	湘雅医学专门学校护病讲习科开设"护病道德"课程。
1916 年	湘雅医学本科始开化学课,聘请徐善祥先生为首任化学教习,并初步确立化学课程的门类、学时、次序和内容。
1916 年	开设人体解剖学课程。
1916 年	开设组织学、胚胎学课程。
1916 年	湘雅医学专门学校始设生理学课程,生理科最早的主任教员为英国爱丁堡大学医学博士韩永禄(英国)。
1916 年	由湘雅医院细菌科承担医学微生物学教学任务。
1916 年	"寄生学"的名称最早出现在《湘雅医学专门学校学则》。
1916 年	开设病理学课程,沈嗣仁教授执教病理学,为病理学创始人。
1917 年	颜福庆在江西萍乡煤矿调查钩虫,论文发表在 1918 年和 1920 年英文版的《中华医学杂志》(The National Medical Journal of China)上。两份报告是颜福庆在公共卫生领域的代表作,不仅是中国工业卫生史上开拓性的杰作,也是世界工业卫生史上不可多得的文献。
1919 年 4 月 28 日	病理学教授沈嗣仁病故。根据其生前"必须将遗体剖验,为病理研究之倡"的遗言,对其遗体进行了解剖,4 月 29 日全校休业一日,开会追悼沈教授。
1920—1921 年	寄生虫学隶属于系统内科学、实习诊断和内科寄生学 3 门课程。
1920 年 9 月	湘雅医学专门学校医学预科开设国文、欧洲历史、圣经历史等人文社会科学课程。
1920 年	湘雅医学专门学校始设物理学课程,最早开设物理学课程的教员为 R. W. 鲍威尔(文科硕士)。
1920 年	化学教学开始课点平均法改革。
1920 年	湘雅医学校开始开设生理化学课程。
1920—1921 年	《湖南长沙湘雅医学专门学校第五次校订章程》记载,开设裁判医学课程。法医学第一次成为本科生教学课程。
1923—1924 年	正式以寄生虫学为名称开设课程。

---

* 按年份顺序排序。

续表

时间	事件
1923 年 9 月	湘雅医学专门学校各学科教授医学道德。
1923 年	微生物学教学由美国柯罗拉多大学理科学士、美国哈佛大学医学博士、卫生科博士艾德华承担。
1925—1929 年	本院兼职教授姚克方校友与美籍教授富士德共同编著出版中国最早的《华枝睾吸虫病》学术专著。
1930 年 6 月	私立湘雅医科大学各学系专业在第一学年上、下学期都必修党义，第一学年下学期还开设心理学，第六学年开设治疗法及医科伦理学。
1930 年	成立解剖学科。
1930 年	化学课程实行莱美式学分制。
1930 年	设立生物学系，教学内容包括植物学、进化论、遗传、优嗣、动物学和比较解剖学。
1931 年	成立胚胎学科。
1931 年	第一位"寄生虫学"专职教师刘南山任教湘雅。
1931 年	湘雅复办后，细菌学教学由美国明尼苏达大学医学博士蒋鹍教授担任。
1934—1942 年	白施恩到湘雅医学院主持细菌学教学工作。
1936 年	朱鹤年受聘于湘雅医学院，为湘雅医学院第一位华人生理科主任、教授。
1936 年	第一例活体组织检查记录。1936 年 6 月 16 日开始，病理号为 931 号，诊断者签名为徐荫棠。
1938 年	开设了生物化学课程。
1939 年 9 月	私立湘雅医学院第六学年开设的治疗法及医科伦理学改为第五学年开设医学史。
1939 年	病理科第一例尸解。1939 年 6 月 20 日尸体解剖的报告用英文书写，报告人为潘世宬和徐荫棠。
1940 年	化学科正式成立，并聘请化学专职教授谢祚永为首任科主任。
40 年代	以刘友斌"鸦胆子等中药毒性测定"为代表的科研工作开始启动，并发表英文论文。
1943 年	刘秉阳教授创建微生物学科并任主任。
1943 年	物理科成立，陈仁烈任主任。
1943 年	生物系改为生物科，教学内容包括普通生物学、无脊椎动物学及比较解剖学。卢惠霖教授受聘（1943—1949）为湘雅医学院寄生虫学科和生物学科主任、教授。
1944 年	陈祜鑫毕业留校任教。
1945 年	寄生虫学科成立，陈国杰教授担任寄生虫学科首任主任。
1946 年	易见龙受聘于湘雅医学院，任生理科和药理科的主任、教授。
1946 年	正式成立了生物化学科，任邦哲教授任生物化学科主任。
1947 年	吴幸生任物理科主任。
1948 年	易见龙在国内系统地调查了中国人 Rh 血型的分布情况，首次报道了中国人 Rh 阳性率明显高于白种人。
1949 年	寄生虫学科从生物科独立。

续表

时间	事件
1950 年	易见龙被中国科学院院长郭沫若聘任为中国科学院专门委员。
1950 年	生物化学科协助湘雅医院建立了临床生物化学检验室。
1950 年 6 月	陈祐鑫建立岳阳血吸虫病研究实验所并任所长。
1950 年 12 月	陈国杰建立郴县疟疾防治试验站。
50 年代	湘雅化学教学主要向苏联全面学习。
1950 年 10 月	成立卫生系，调派江继文、胡曼玲组建卫生化学教研室。
50 年代后期	刘友斌、周凤贤、万譖如等开展"尿铅含量测定及方法"研究；戴乐岁等参与校内合作的"代血浆研究"。
1951 年	湖南医学院成立社会科学科。
1951 年	湘雅医学院生理科首次接受徐光尧（毕业于上海医学院）、葛正明（毕业于上海同济大学医学院）、李少如等 3 名师资培训人员。
1951 年	陈祐鑫在国内率先进行血吸虫病免疫学研究，发表了血吸虫病尾蚴膜反应研究论文。
1951 年	设立"言文科"，改革英语课程教学方法
1952—1954 年	举办了三届全国组胚专业的高师班。
1952 年	易见龙赴沈阳筹建中心血库，任主任。
1952 年	成立中华医学会湖南省医学微生物学专业委员会，刘秉阳教授任主任委员。
1953 年	改开设俄语课程，英语教师接受俄语培训。5 月 30 日第一届全校教师俄语短训完成。
1953 年	湘雅医学院召开第一次教学会议，生理科发表专文——《学习巴甫洛夫学说的经验与收获》。
1953 年	易见龙任中国科学院巴甫洛夫学说委员会委员。
1954 年	法医学教研室成立。
1954 年	刘友斌主编《无机化学，分析化学》，由公益印书馆出版。
1954 年	成立人体解剖学教研室。
1954 年	成立组织胚胎学教研室。
1954 年	举办了组织胚胎学中师班。
1954 年	在生理科的基础上成立生理教研室，易见龙教授任主任。
1954 年	寄生虫学科改为寄生虫学教研室。
1954 年	生物化学科改为生物化学教研室。
1954 年	成立生物学教研室，卢惠霖教授担任主任，教师有张敦厚、何鸿恩、董森美等。
1954 年 9 月	成立化学教研室。谢祚永任教研室主任，刘友斌任副主任，李元卓任秘书。
1954 年 9 月	湖南医学院社会科学科改为马克思列宁主义教研室。
1954 年 9 月	病理生理学教研室创建，潘世宬教授任首任教研室主任。
1955 年 2 月	罗智质老师赴北京参加苏联专家费奥德洛夫教授来华主办的中国首届病理生理学师资进修班。

续表

时间	事件
1955 年	下学期，病理生理学教研室为 1953 级医学生首次开设病理生理学课程。
1955 年	刘秉阳教授调至原中央流行病学研究所（流研所）工作，微生物学教研组主任由吴洁如教授接任。
1956 年	化学分为无机化学、分析化学和有机物理胶体化学 3 个教研组。谢祚永 3 个教研组主任。刘友斌任无机化学、分析化学教研组副主任，戴乐岁任有机物理胶体化学教研组副主任。
1956 年	成立基础教学部外文教研组
1956 年	湖南医学院召开第二次教学会议，生理教研室发表专文——《加强全面领导与开始培养学生独立工作能力的经过》。
1956 年	湖南医学院召开第三次教学会议，生理教研组发表了题为《关于贯彻教学四大原则的检查》的教学工作总结。
1956 年	生理学招收第一批副博士研究生 2 名（导师：易见龙，研究生：孙秀泓，阳振刚）。
1956 年	生理教研室首次开办了湖南医学院中级师资进修班，招收学员 34 人。
1956 年	在 1954 级本科学生中组织了第一个病理生理学学生课外兴趣小组。
1956 年	生物学教研组归湘雅医学院基础部管理。
1956 年上半年	湖南医学院成立基础课部，首任主任为生物化学教授任邦哲，副主任为物理学教授吴幸生。
1957 年	开设拉丁文课程和医师、药师的拉丁文培训。
1958 年	谢祚永任新中国医学类《有机化学》第一部统编教材主审，人民卫生出版社出版。
1958 年	徐有恒被评为"湖南省劳动模范"。
1958 年	湖南医学院由卫生部部属院校下放为湖南省政府管理，法医学教研室被停办。
1958 年 1 月	湖南医学院改三级领导体制为两级领导体制，由院长直接领导各教研室和各行政科、室、馆，撤消了包括基础课部在内的七个处级单位。
1959 年	卢惠霖教授在 40 年代完成的摩尔根的《基因论》翻译版出版发行。
1960 年	无机化学等 3 个教研组重新合并为化学教研室。谢祚永任教研室主任，刘友斌、戴乐岁任副主任。
60 年代	戴乐岁主持"肝炎药物硫辛酸合成"研究。
1960 年	血吸虫病研究室正式成立。
1960 年	在生物化学教研室下成立了生物化学研究室，任邦哲教授兼任首届主任，主持生物化学的科研工作，主要从事血液生物化学的研究。
1960 年	成立基础党总支，邢邦典任总支书记，委员有邢邦典、李季、陈修、史毓阶、何鸿恩，秘书为钟奉贤。
60 年代初	陈祐鑫发现了湖南省第 1 例牛土耳其斯坦东毕吸虫（Orientobilharzia turkestanica）。
1961 年	再度恢复基础课部。主任任邦哲，副主任吴幸生、何鸿恩，秘书为钟奉贤。
1962 年	易见龙教授创建了国内第一个血液生理研究室。
1962 年	卢惠霖教授筹建遗传学研究室，为年轻教师开设了细胞学和遗传学课程。

续表

时间	事件
1962 年	在卢惠霖教授领导下,生物学教研室夏家辉等开展"遗传病——红绿色盲"在小学生中的发生率及其家系的群体调查研究,开始医学遗传学研究。
1963 年	易见龙被聘为中华人民共和国卫生部医学科学委员会委员和生理学、输血及血液学专题委员会委员。
1963 年	湖南医学院成立实验肿瘤研究室,病理生理学教研室主任潘世诚教授兼任研究室主任,主要从事子宫颈癌的病因发病学研究。
1963 年	病理生理学招收首届研究生温淦生昇,导师为潘世诚教授。
1963 年	潘世诚教授主编《病理生理学进展(一)》,人民卫生出版社出版。
1963 年	生物化学学科首次招收研究生,1966 年至 1977 年期间研究生停招。
1963 年	卢惠霖教授与易见龙副院长拟定了湖南医学院的"1963—1972 年 10 年科研规划",确定了建立细胞遗传学实验室和生化遗传学研究室的计划。
1963 年	在湖南省委支持下,生物学教研室开展医学遗传学研究工作。
1964 年	教学计划中全面恢复英语和拉丁文的教学,俄语教师接受英语教学培训。
1964 年	组胚教研组建立组织化学研究室和细胞培养室。
1964 年	生理教研室首次开办了湖南医学院生理学高级师资进修班,招收了进修人员 8 名。
1964 年	受卫生部委托,病理生理学教研室主办全国病理生理学高级师资班。
1964 年	陈祜鑫首次招收寄生虫学研究生。
1964 年	陈祜鑫撰写了《血吸虫病的研究与预防》专著,为确定洞庭湖区消灭钉螺提供了正确的方向与方法。
1964 年	血吸虫病研究室获得卫生部批文。
1964 年	经卫生部批准成立病毒研究室。
1964 年	受卫生部委托,生化教研室组织全国生化常数研究和血红蛋白病的研究,负责和主持了有关组织和技术研究等具体工作。
1965 年	易见龙、任邦哲、周衍椒等主编我国第一部《血液生理专辑》,由人民卫生出版社出版。
1965 年	潘世诚教授主编《病理生理学进展(二)》,人民卫生出版社出版。
1966 年 6 月	马克思主义理论课开始中断教学,直到 1971 年底,才逐渐恢复教学。
1966 年	"文化大革命"开始后,化学教研室正常工作陷入停顿。
1966 年	生物化学教研室与化学教研室合并,改称医用化学教研室。
1968 年	军宣队、工宣队相继进驻学校,撤消了院、系、室建制,改为军队建制,全校成立民兵师,基层单位编成连队,原基础课部改为基础连,朱新裘任连长,张悟澄任副连长。
1970 年	湖南医学院全面复课后,生理生化教研室集体编写了教材《生理生化学》和《生理生化学实习指导》。
1970 年	实行推荐招生,成立了基础大队,章恭湘任大队长,崔建华任政治指导员(书记)。
1970 年	实行推荐招生,此时"文化大革命"最混乱的时期已经过去,化学教研室的实际工作由戴乐岁、温洪杰主持。但因错误路线的推行,学制和教学计划曾反复折腾,化学教学质量也急剧下降。

续表

时间	事　件
70 年代初	科研工作再次起步,戴乐岁、范俊源、王汩滨等参与"大蒜素的合成"项目研究(成果获 1978 年湖南省科学大会奖)。
20 世纪 70—80 年代	卢惠霖教授指导研究生肖广惠、许发明、许嘉、何小轩、邓汉湘等开展了对特殊染色体病的研究。
1970 年	生物化学教研室与生理教研室合并,开设生理生化课。
70 年代中期	范俊源、戴乐岁主持"强致癌物亚硝基吗福林的合成"研究;范俊源作为骨干参与"湘产薯芋植物中的甾体皂素的分析"研究(成果获 1978 年湖南省科学大会奖)。
1972 年	病生肿瘤研究室开启鼻咽癌研究新方向。
1972 年	卢惠霖教授主持湖南医学院的医学细胞遗传学研究。
1972 年	在卢惠霖教授指导下,夏家辉等恢复"医学遗传学"研究,率先在我国研究人类显带染色体技术。
1972 年	国务院召开马王堆一号汉墓女尸解剖座谈会,病理教研室内设立古尸研究组织机构,法医学教师参加汉墓女尸解剖工作。
1972 年 4 月	长沙马王堆出土了 2100 多年前的大型汉墓,病理教研室彭隆祥、王福熙等老师对古尸进行了系统病理解剖,探讨了古尸的疾病和死因。
1973 年	夏家辉在世界上首创了 75℃染色体显带技术烤片法。
1973 年	恢复基础课部和基础党总支,崔建华任常总支书记,彭隆祥任基础课部副主任。
1974 年	夏家辉率先在我国开设了首家"遗传咨询门诊"。
1975 年	陈祜鑫写成了《洞庭湖的钉螺与灭螺》一书,并总结提出了著名的"两性五说"灭螺学说。
1976 年	夏家辉编写了我国第一本《医学遗传学讲座》教材,率先在我国医学院校开出了"医学遗传学讲座"课程。
1977 年	朱新裘教授在生理学教研室主持建立了神经生理实验组。
1977 年	恢复原生物化学教研室。
1978 年	长沙马王堆古尸一号汉墓研究获全国科学大会奖。
1978 年	"鼻咽癌细胞学和鼻咽组织学的研究"获湖南省科学大会奖。
1978 年	湖南医学院血液研究室"由变性猪血清白蛋白研制代血浆 PSA19 的研究"获湖南省科学大会"成果奖"。
1978 年	周衍椒主编"高等医药院校教材"《生理学》,由人民卫生出版社出版。
1978 年	周衍椒被评为"湖南省教育战线先进个人"。
1978 年	湖南医学院重建生理学教研室。
1978 年	生理学恢复硕士研究生招生,招收张洹、胡晓棠、瞿树林、李安国为首批硕士研究生。
1978 年	在生理学教研室内重建血液生理研究室。
1978 年	易见龙被聘为中国输血协会名誉理事。
1978 年	病理生理学恢复研究生招生。招收了曹亚、乐俊逸、文冬生为"文化大革命"后首批研究生。
1978 年	病理生理学教研室罗正曜教授开创休克研究方向。

续表

时间	事 件
1978 年	寄生虫学教研室内成立了原虫昆虫研究室及肺吸虫病研究室。
1978 年	陈祜鑫教授总结的"湖南省血吸虫病流行病学与防治的研究"项目荣获全国科学大会奖。
1978 年	陈祜鑫率先开展研究生课程实验设计和统计，此为现在科研设计的前身。
1978 年	重建微生物学教研室，并成立了独立的免疫研究室。
1978 年	生物化学教研室调整（恢复）为生物化学教研室和生物化学研究室。
1978 年	生物化学学科因在异型血红蛋白、人造代血浆等领域开展了卓有成效的研究，获全国科学大会奖。
1978 年	恢复生物化学硕士研究生招生。
1978 年	卢惠霖教授确定开展试管婴儿研究。
1978 年	医学遗传学研究室（卢惠霖、夏家辉等）"人体细胞遗传学研究"获全国科学大会奖和湖南省科学大会奖。
1978 年	首次由易有年教授招收免疫学硕士研究生，1981 年免疫学获首批硕士学位授予权。
1978 年	医学生物学与医学遗传学恢复研究生招生。
1978 年 3 月	病生肿瘤研究室潘世宬等的"亚硝胺类化合物诱发大白鼠实验性鼻咽癌模型"获全国科学大会奖。
1978 年 3 月	潘世宬、陈祜鑫教授被评为全国科学大会先进个人。
1978 年 6 月	潘世宬、陈祜鑫、周衍椒等教授被评为全国医药卫生科学大会先进个人。
1978 年	"中国小豆螺—斯氏并殖吸虫第一中间宿主的新发现"（刘多）、"湖南省疟疾流行病学研究"项目（刘多、冯棣朝）、"肺吸虫病疫区防治调查"（陈翠娥等）获湖南省科学大会奖。
1978 年	经过党中央拨乱反正、改革开放后，化学正常教学秩序得以恢复。
1979 年	同位素室（核医学教研室，放射免疫分析中心）成立，程冠生出任主任。
1979 年 12 月	潘世宬教授被评为全国劳动模范。
1979 年 7 月	化学教研室重新任命党政负责人，刘友斌任教研室主任，李元卓、王泪滨、戴乐岁任副主任，王泪滨兼任数理化党支部书记。
1979 年	受卫生部委托，病理生理学教研室第二次主办全国病理生理学高级师资班。
1979 年	在人民卫生出版社组织编写的第一版病理生理学统编教材《病理学—病理生理学分册》中，罗正曜、孙去病分别编写《休克》和《弥散性血管内凝血》。
1979 年	卢惠霖教授派送年轻教师卢光琇前往北京的中国医学科学院动物研究所研修胚胎学。
1979 年	主办全国生物学高师班。
70 年代末开始	马列主义教研室由党委宣传部代管。根据中宣部文件精神，从 80 年代开始，马列主义教研室明确为处一级单位。
70 年代末	戴乐岁、刘友斌、周凤贤等主持了"湘江水质中铅镉汞等有害金属含量的分析"，并发表系列论文。
1980 年	被卫生部列为全国解剖师资培训基地。
1980 年	由朱新裴（第二）、孙秀泓完成的"针刺镇痛原理研究"获湖南省卫生厅科技成果三等奖。

续表

时间	事　件
1980 年	生理学教研室成立了心血管生理研究室。
1980 年	夏家辉、李麓芸、戴和平等"染色体病的诊断和预防"获湖南省科技成果二等奖。
80 年代初	戴乐岁、范俊源等主持"光敏剂血卟啉衍生物的合成"和"密度梯度法测脑组织比重"研究；王汨滨、陈德重、沙昆冈等主持"气相色谱法测定孕妇尿中孕二酮的含量"研究；陈德重、王汨滨等主持"旋转磁场对渗出液碱性磷酸酶活性的影响"研究等。
1981 年 3 月	湖南医科大学成立德育教研室（后更名为思想教育教研室），由党委学生工作部主管。
1981 年	开设英语医学专业（六年制），第一年组织大强度英语课程教学。
1981 年初	卢惠霖教授和卢光琇教授创建生殖工程研究小组。
1981 年	李云霞完成的"关于左室等容收缩相心肌收缩性能指标的实验研究"获卫生部重大科技成果乙等奖。
1981 年	经国务院学位委员会批准，病理生理学成为国内首批拥有博士学位授予权的学科。潘世宬教授为首批博士生导师。
1981 年	姚开泰教授牵头的"趋势面分析及其在肿瘤死亡回顾性调查中的应用研究"项目获湖南省科技进步三等奖。
1981 年	寄生虫学获首批硕士学位授予权，陈祐鑫教授招收"文化大革命"后第 1 届研究生（陈金华、黄绪强）。
1981 年	生物化学与分子生物学被国务院学位委员会批准为国内第一批硕士学位授权点。
1981 年	夏家辉在世界上最早将人类睾丸决定基因（TDF）定位于 Yp11.32 带；夏家辉、李麓芸、戴和平等"医学细胞遗传学的研究及其应用"获中华人民共和国卫生部科技成果甲等奖。
1981 年	医学生物学和医学遗传学成为国内首批博士学位授权学科，卢惠霖教授为首批博士生导师。
1981 年	开办英语医学班。化学教研室承担其基础化学和有机化学理论与实验的英语教学，并自编全英文教材和讲义。
1982 年	"人体解剖学与组织胚胎学专业"获硕士学位授予权，并开始招收研究生。
1982 年	贺石林、李俊成主编《生理学 5000 题解》，由湖南科技出版社出版。
1982 年	孙秀泓教授在生理学教研室组建呼吸生理研究组。
1982 年	胡纪湘主编《物理学》（医学专业），由湖南科技出版社出版。
1982 年	由潘世宬、罗正曜教授主编的病理生理学丛书《休克》由人民卫生出版社出版。
1983 年	人体解剖学教研室开办"神经解剖通路荧光示踪标记技术"全国培训班。
1983 年	周衍椒主编"高等医药院校教材"《生理学》（第 2 版），由人民卫生出版社出版。
1983 年	贺石林等主编《临床生理 40 讲》，由湖南科技出版社出版。
1983 年	丁报春教授在生理学教研室建立心肌电生理实验组。
1983 年	徐有恒招收首名博士生胡晓棠。
1983 年	由于免疫学的发展，微生物学教研室更名为微生物学与免疫学教研室。
1983 年	王汨滨、陈德重等主持的"炎症过程中磁场对渗出液影响的研究"获湖南省科技成果三等奖。

续表

时间	事件
1983 年	胡纪湘主编《医用高等数学》,由湖南科技出版社出版。(该教材于 1991 年获卫生部优秀教材奖)。
1984 年	物理教研室改名为数理教研室。
1984 年	寄生虫学教研室分为寄生虫学教研室和寄生虫病研究室。
1984 年	化学教研室党政领导换届,戴乐岁任教研室主任,黄干初、陈德重任副主任,王汩滨任化学党支部书记。
1984 年	组织胚胎学教研室主办了第一届全国组织学实验技术交流大会。
1984 年	李云霞等完成的"冠心病的理论研究——急性心肌缺血时心肌功能损失的机理"获湖南省科技进步奖三等奖。
1984 年	孙秀泓完成的"实验性嗜酸性粒细胞浸润性间质性肺病"获卫生部科技成果乙等奖。
1984 年	周衍椒主编《生理学方法与技术》第一集、第二集由科学出版社出版。
1984 年	血液生理研究室成为独立建制的湖南医学院血液生理研究室。
1984 年	由潘世宬教授主编的病理生理学丛书《肿瘤》由人民卫生出版社出版。
1984 年	罗正曜等完成的项目"败血症休克机制研究(肺非呼吸功能在其发生发展中的作用"获湖南省政府三等奖和省医药卫生科技进步二等奖。
1984 年	潘世宬等完成的项目"二亚硝基哌嗪诱癌机理的研究"获卫生部乙级成果奖、湖南省政府三等奖和省医药卫生科技进步二等奖。
1984 年	肿瘤研究室从病理生理学教研室分出,由罗正曜教授任病理生理学教研室主任。
1984 年	组建独立的肿瘤研究室,与病理生理学教研室分开,姚开泰教授任研究室主任。
1984 年	正式成立湖南省微生物学会,吴洁如教授任学会第一届理事长。
1984 年	生物化学教研室分出师资,组建分子生物学研究室(现为分子生物学系)。
1984 年	经卫生部批准成立"医学细胞遗传学国家培训中心";受国家计委、卫生部委托组建"中国医学遗传学国家重点实验室";夏家辉,李麓芸,戴和平,何小轩等"医学细胞遗传学的研究及应用推广"获湖南省卫生厅推广二等奖。
1984 年	医学遗传学研究室与生物学教研室分开。
1984 年	湘雅南院"三解楼"(人解、病解、局解与手术学)建成投入使用,总面积为 7642 m^2,后又有组织胚胎学教研室迁入。
1984 年初	基础课部更名为基础医学系。刘裕民任系主任,井旭任基础党总支书记。
1985 年 9 月	根据(85)院人字第 019 号通知,在原马列主义教研室和德育教研室的基础上成立社会科学部,属系一级机构,直属党委领导。
1985 年	姚开泰等"大白鼠鼻咽上皮的研究"获湖南省医药卫生科技进步三等奖。
1985 年	徐有恒等完成的"组胺受体对多能造血干细胞的调节作用"获卫生部重大科技成果乙等奖。
1985 年	蒋德昭等完成的"碳酸锂对抗三尖杉酯碱抑制造血的作用"获湖南省卫生厅科技成果四等奖。
1985 年	徐有恒等主编《生殖功能及其调控》,由湖南科技出版社出版。
1985 年	数理学科开始招收第一批硕士研究生。

续表

时间	事件
1985 年	周衍椒、贺石林被评为"湖南省优秀教师"。
1985 年	孙去病教授牵头的"用单克隆抗体研究人类结肠癌的相关抗原"项目获湖南省医药卫生科技进步三等奖。
1985 年	生物化学学科的科研成果"异型血红蛋白的研究"获湖南省医药卫生科技进步二等奖。
1985 年	开办首届药学班,化学教研室承担其无机化学、分析化学、有机化学和物理化学 4 门基础课的理论与实验的教学。
1985 年	陈德重、王汨滨等主持"磷酸百里酚酞乙醇铵盐为基质快速测定血液碱性磷酸酶及合成生化试剂磷酸百里酚酞"获湖南省科技成果四等奖。
1985 年	湖南省政府拨出 20 万美元支持卢惠霖教授的生殖工程研究,组建人类生殖工程研究室。
1985 年	在我国率先开展了遗传资源的收集、保藏与利用;夏家辉,李麓芸,戴和平,何小轩等"人类染色体病诊断技术推广"获湖南省科学技术进步二等奖;夏家辉,李麓芸,戴和平,何小轩等"人类高分辨染色体技术及其应用"获湖南省医药卫生科技成果二等奖;夏家辉"早期产前遗传性疾病诊断技术"获中华人民共和国国家科学技术进步二等奖。
1985 年	法医学教研室恢复重建。
1986 年	范俊源等主持"几种强致癌物的合成"研究获湖南省医药卫生科技进步四等奖。
1986 年	罗一鸣任化学党支部书记。
1986 年	由社会科学部、精神卫生系抽调教师,组建了湖南医科大学心理咨询中心。
1986 年	组胚学教研室郭绢霞等"培养的成年大鼠心室肌细胞中微管蛋白、肌动蛋白和肌球蛋白重排的研究"获湖南省科技进步四等奖。
1986 年	李云霞等"运动训练对心血管功能的影响的理论研究"获湖南省医药卫生科技成果三等奖。
1986 年	心血管生理研究室成为独立建制的湖南医学院心血管生理研究室。
1986 年	周衍椒教授被聘为国务院学位委员会学科评议组基础医学二组召集人。
1986 年	九家骣受卫生部聘请担任第一届基础学科命题委员会委员、国家教委高教司组织的基础医学国家题库建库领导小组成员和技术小组组长。
1986 年	卢惠霖教授编著的《人类生殖与生殖工程》由湖南教育出版社出版发行,这是国内第一本有关人类生殖工程的专著。
1986 年	李麓芸等"人类染色体高分辨技术及其应用"获中华人民共和国卫生部重大医药卫生科技成果甲等奖。
1986 年	九家骣受聘为高等医学院校医学基础学科优秀命题委员。
1986 年	卢光琇与北医三院的张丽珠教授等专家共同申请的课题"早期胚胎的保护、保存和发育研究"获国家七五攻关立项资助。
1987 年	组胚学教研室郭绢霞等"成年心肌细胞的原代培养及其在医学上的应用"被评为湖南十大科技成果之一。
1987 年	胡晓棠等"多能造血干细胞某些生物特性和表面受体的研究"获湖南省医药卫生科技进步二等奖。
1987 年	周衍椒等《生理学》第二版获全国优秀教材奖。
1987 年	周衍椒主编《生理学方法与技术》第三集,由科学出版社出版。

续表

时间	事 件
1987 年	周衍椒主编《止血生理与临床》，由人民卫生出版社出版。
1987 年	孙秀泓主编《基础医学多选题选集——生理学分册》，由湖南科技出版社出版。
1987 年	开办检验专业，化学教研室承担其无机化学、分析化学、有机化学和物理化学 4 门基础课的理论与实验的教学。
1987 年	湖南医学院血液研究室先后被评为"湖南省科学大会科研先进集体"及"全国医药卫生科学大会科研先进集体"。
1987 年	胡晓棠获"中国生理学会张锡钧基金优秀论文奖二等奖"（导师：徐有恒）。
1987 年	生理学教研室聘请美国希斯教授为客座教授全职工作一年，在教学方面首次开展国际交流。
1987 年	潘世宬、罗正曜主编的《病理生理学进展（三）》由人民卫生出版社出版。
1987 年	李桂源教授牵头的"姐妹染色单体交换技术在肿瘤研究中的应用"获湖南省科学技术进步四等奖、湖南省医药卫生科技进步三等奖。
1987 年	陈主初教授牵头的"亚硝基化合物致突变分子机理研究"项目获湖南省医药卫生进步二等奖。
1987 年	鼻咽癌综合考察小组牵头的"湖南省鼻咽癌病因综合考察研究"项目获湖南省科学技术进步二等奖。
1987 年	寄生虫学教研室获湖南省先进实验室。
1987 年	卫生部批准成立"湖南——中国遗传医学中心"；李麓芸，夏家辉，戴和平，何小轩，许发明"人类染色体高分辨技术及其应用"获中华人民共和国国家科学技术进步二等奖。
1987 年	电子计算机中心成立，由罗仲广、周劲青任正、副主任。
1987 年	医学工程教研室成立，谢嘉平任主任，并获得全国第一批生物医学工程硕士点授予权。
1988 年	数学教研室成立，由张惠安、彭再昌任正、副主任。
1988 年	成立卫生部湖南医科大学英语培训中心。
1988 年	人类生殖工程研究室出生两例试管婴儿，其中一例为我国第一例供胚移植试管婴儿。
1988 年	李云霞"心功能指标微机处理系统"获湖南省科技成果三等奖。
1988 年	周衍椒主编"高等医药院校教材"《生理学》（第 3 版），由人民卫生出版社出版。
1988 年	丁报春主编《生理学复习总结图表》，由上海科学技术出版社出版。
1988 年	开办临床医学七年制，化学教研室承担其基础化学和有机化学的理论与实验的教学。
1988 年	化学教研室戴乐岁与长沙市食品研究所合作研制的"保健蔬菜点心"和"低糖食品"项目通过省商业厅科技成果鉴定并颁发新产品证书。
1988 年开始	范俊源在美国从事抗肿瘤药物的合成、脂蛋白氧化方法的研究及抗低密度脂蛋白氧化的药物 probucol 效用的评价。
1988 年	王建勋获"中国生理学会张锡钧基金优秀论文奖二等奖"（导师：李云霞）。
1988 年	生理、病理生理和药理联合用世界银行贷款，从国外引进了一批带有计算机自动分析与彩色打印机的先进的四道生理记录仪，学校成立了独立建制的机能实验室。
1988 年	成立佐剂研究室。
1988 年	生物化学教研室支援师资，成立检验系临床生物化学教研室。

续表

时间	事　件
1988 年	英语培训中心从基础医学系分离，成为学校的独立机构。
1989 年	组胚学教研室郭绢霞等"成年心肌细胞的原代培养及其在医学上的应用"获湖南省科学技术进步二等奖。
1989 年	李云霞等"心功能指标微机处理系统"获卫生部计算机软件三等奖。
1989 年	王建勋等"压力性肥厚心肌力学性能的变化特征"获湖南省科技成果四等奖/湖南省教委科技成果二等奖。
1989 年	李云霞等"以实验技术手段现代化为中心的生理学教学实验改革"获国家教学成果奖二等奖。
1989 年	贺石林主编《中医科研设计与统计方法》，由湖南科技出版社出版。
1989 年	化学教研室分为无机分析化学教研室和有机物理化学教研室。王一凡任无机分析化学教研室副主任，并主持工作；范俊源、尹鲁生、罗一鸣任有机物理化学教研室副主任，罗一鸣实际主持工作。
1989 年	无机分析化学教研室集体制订了近 5 万字的《化学教研室章程》。
1989 年	周凤贤主编的检验专业全国协编教材《无机化学》由海洋出版社出版。
1989 年	丁报春主编《生理学对比名词辞典》，由湖南科技出版社出版。
1989 年	孙秀泓等主编《四道生理记录仪实验指导》，首次将计算机引进到本科生理学常规实验教学。
1989 年	徐有恒教授任中国生理学会副理事长。
1989 年	贺石林被评为"湖南省优秀教师"。
1989 年	在张家界召开的中国病理生理学会休克专业委员会成立大会及学术会议上，罗正曜教授当选为首届主任委员（后连任第二届主任委员）。
1989 年	罗正曜教授、姚开泰教授被评为全国优秀教师。
1989 年	组建成立湖南医科大学肿瘤研究所，姚开泰教授任首任所长。
1989 年	姚开泰教授牵头的"体外培养人胚鼻咽上皮生物学特性观察"获湖南省高等学校科技成果二等奖。
1989 年	寄生虫病研究室更名为血吸虫病研究室。
1989 年	学校成立医学检验系，从微生物学与免疫学教研室抽调部分人员组建临床微生物学与免疫学教研室。
1989 年	生物化学教研室"人类与灵长类动物红细胞血型糖蛋白多态性"获湖南省医药卫生科技进步三等奖。
1989 年	卢光琇教授团队完成的国家"七五"攻关项目获国家科技进步二等奖。
1989 年	医学遗传学国家重点实验室在世界上首创了显微切割、PCR 基因定位克隆技术。
1989 年	罗正曜被评为湖南省优秀教师。
1989 年	病理学许建晃教授被评为湖南省优秀教师。
1990 年 1 月	根据校党组字（1990）第 2 号通知，成立中共湖南医科大学直属社会科学部支部委员会。
1990 年	成立人体解剖学与神经生物学教研室。

续表

时 间	事 件
1990 年	组织学与胚胎学教研室与人体解剖学教研室共同成立湖南医科大学心血管形态学研究室。
1990 年	孙秀泓等主编《医学视听教材神经干动作电位》，由中华医学音像出版社发行。
1990 年	王汩滨主编的检验专业全国协编教材《有机化学》由海洋出版社出版。
1990 年	沙昆冈参编《医学基础化学实验》卫生部统编教材，由人民卫生出版社出版。
1990 年初	任岱负责国家自然科学基金课题的子课题"长沙地区新生儿 G6PD 酶活性的调查研究"；90 年代初开始，罗一鸣主要从事有机合成方面研究。
1990 年	瞿树林获"霍英东教育基金会高等院校青年教师三等奖"。
1990 年	杨绿化等研制的"大鼠无创性尾动脉血压测量仪 HX - Ⅱ"获国家专利，填补了国内实验小动物无创血压测量空白。
1990 年	病理生理学被批准为国家重点学科。
1990 年	姚开泰教授被国家卫生部授予"有突出贡献的中青年专家"称号。
1990 年	孙去病教授牵头的"大肠癌单克隆抗体的制备及其在基础和临床中的应用"项目获卫生部科技进步三等奖、湖南省医药卫生进步一等奖。
1990 年	生物化学与分子生物学学科被国务院学位委员会批准为生物化学与分子生物学博士学位授权学科点。
1990 年	法医教研室建立了法医病理室、法医物证室、法医切片室、法医门诊及与公安局合办的法医病房(1996 停办)。
1990 年	罗正曜等"来自肺血管内皮细胞的氧自由基在实验性肺损伤中的作用"获湖南省医药卫生科技进步奖二等奖。
1990 年	罗正曜等"654 - 2 与心缺血再灌注损伤"获湖南省医药卫生科技进步二等奖和湖南省科学技术进步奖三等奖。
1990 年	遗传学中心从基础医学系分离，成为学校的独立机构。
1991 年 9 月	根据校人字(91)第 16 号通知，社科部按学科设置哲学教研室、政治经济学教研室、中国革命史教研室、科学社会主义教研室、自然辩证法教研室、卫生经济学教研室、思想教育教研室、现代科技革命与马克思主义教学组。
1991 年 3 月	任岱任无机分析化学教研室副主任。
1991 年 7 月	戴乐岁被评为"湖南省优秀教师"。
1991 年	范俊源等"二硫二乙酸合成方法的改进"等数篇中英文论文在国内外杂志发表。
1991 年	丁报春等"生理学对比名词辞典"获卫生部第二届优秀教材奖。
1991 年	贺石林等主编《血栓形成与临床医学》，由湖南科技出版社出版。
1991 年	丁小凌获第二届"中国生理学会张锡钧基金优秀论文奖一等奖"(导师：李云霞)。
1991 年	基础医学一级学科被批准为博士后流动站。
1991 年	姚开泰教授当选为中国科学院学部委员(院士)。
1991 年	李桂源教授荣获国务院学位办颁发的"做出突出贡献的中国博士学位获得者"。
1991 年	曹亚教授荣获国务院学位委员会颁发的"做出突出贡献的中国硕士学位获得者"。

续表

时间	事　件
1991 年	姚开泰教授牵头的"人胚鼻咽上皮细胞体外培养及化学转化的研究"获国家教委科技成果二等奖。
1991 年	自 1991 年起连续 24 年承担国家级继续医学教育项目"现代分子生物学理论与技术学习班"。
1991 年	分子生物研究室谢慎思等"发现首例 B - 地中海贫血的新突变类型"获湖南省医药卫生科技成果二等奖。
1991 年	分子生物研究室谢慎思等"发现首例 B——地中海贫血突变类型 - PCR 及直接基因组测序技术应用"获湖南省科学技术进步四等奖。
1991 年	医学遗传学国家重点实验室通过国家计委验收,向国内外开放;李麓芸任医学遗传学国家重点实验第一届主任,夏家辉任学术委员会主任;夏家辉、李麓芸、戴和平、何小轩、邓汉湘、贺明伟、罗盛源"人类和医学细胞遗传学新技术的推广应用"获中华人民共和国卫生部科技进步一等奖。
1991 年	罗正曜等"肺损伤的细胞和分子机制研究"获卫生部科学技术进步奖三等奖。
1991 年	尢家骏主编《病理生理学多选题题解》,上海医科大学出版社出版。
1991 年	尢家骏被聘为卫生部教育司医学视听教材专家组成员。
1991 年	病理学课程获基础医学院优秀课程。
1992 年	无机化学(含基础化学、分析化学)在湖南医科大学重点建设课程评估中获"校级优秀课程"。
1992 年	范俊源任有机物理化学教研室主任。
1992 年	大学英语课程被评为湖南省大学教育合格课程。
1992 年	丁小凌"高血压肥厚心肌力学性能的变化特征及功能逆转的研究"获中国科协第三届青年科技奖。(导师:李云霞)
1992 年	周衍椒等《生理学》第三版获全国优秀教材特等奖。
1992 年	徐有恒教授被聘为国务院学位委员会学科评议组成员。
1992 年	病理生理学教研室被评为"湖南省优秀教研室"。
1992 年	姚开泰教授当选为中国共产党第 14 次全国代表大会代表。
1992 年	刘多等"间日疟原虫红细胞外期的体外培养及生物学特性研究"获卫生部科技进步三等奖。
1992 年	分子生物研究室谢慎思等"应用 PCR 扩增 DNA 直接测序及微量蛋白直接测序新发现珠蛋白基因新的突变类型"获卫生部科技进步二等奖。
1992 年 12 月	病理学课程获湖南医科大学校级优秀课程。
1992 年	肿瘤研究所从基础医学系分离出去,成为学校的独立机构。
1993 年 11 月	根据校人字(93)67 号通知,经校务会议研究决定,卫生经济学教研室转入预防医学系(现公共卫生学院)管理。
1993 年	王绮如"造血基质细胞的调节与细胞系的分离"获卫生部科技成果二等奖、省科技进步二等奖。
1993 年	贺石林教授与李俊成教授在生理学教研室组建止血生理研究组,围绕止血、血栓与临床,率先在国内开展组织因子途径的研究。

续表

时间	事　件
1993 年	罗正曜教授获首届"徐特立教育奖"。
1993 年	尤家騄教授被评为"湖南省优秀教师"。
1993 年	肖献忠等"组织学生课外科研,开辟第二课堂"获湖南省教学成果一等奖。
1993 年	寄生虫学获博士学位授予权。
1993 年	开始招收生物化学博士生。
1993 年	有机化学(含物理化学)在湖南医科大学重点建设课程评估中获"校级优秀课程"。
1993 年	化学教研室王一凡等"教研室教学管理制度"获校级教学成果丙等奖。
1993 年开始	任岱从事"长沙地区新生儿 G6PD 酶活性的调查研究""从鲨鱼软骨提取血管生长抑制剂"研究,并发表数篇中英文论文。
1993 年开始	周明达、文莉等主持分光光度法多组分同时测定的研究,发表系列论文。
1993 年	邓汉湘任医学遗传学国家重点实验室第二届主任;12 月,夏家辉任医学遗传学国家重点实验室第二届学术委员会主任。
1993 年	肖献忠等"微量元素与心肌缺血 - 再灌流损伤研究"获湖南省医药卫生科技进步奖二等奖和湖南省科学技术进步奖三等奖。
1993 年 3 月	湖南医科大学基础医学系更名为基础医学院,谢长松任院长。基础医学系党总支改为基础医学院党委,谢国略任党委书记。
1994 年 9 月	根据校人字(94)15 号通知,自然辩证法教研室、科学社会主义教研室和现代科技革命与马克思主义教学组合并,成立科学技术与马克思主义教研室。
1994 年	贺石林"血栓闭塞性脉管炎中医辨证分行的研究"获湖南省医药卫生科学技术进步二等奖及湖南省科技进步奖三等奖。
1994 年	李云霞等"压力容积关系及其在评定心肌收缩和顺应性上的意义和应用"获卫生部科技成果三等奖。
1994 年	周衍椒等《生理学》(第三版)获卫生部优秀教材奖。
1994 年	丁报春等主编《生理学复习指南》,由上海科技出版社出版。
1994 年	丁报春主编《医学生理学》,由湖南科技出版社出版。
1994 年	徐有恒等主编《植物性神经系统生理学——基础与临床》,由科学出版社出版。
1994 年	贺石林等主编《临床生理学》,由湖南科技出版社出版。
1994 年	经卫生部批准成立卫生部癌变原理重点实验室。
1994 年	曹亚教授牵头的"鼻咽癌恶性转化基因及生物物理性状研究"项目获卫生部科技进步二等奖、湖南省医药卫生科技进步一等奖。
1994 年	李玉祥和李官成教授等牵头的"抗人精液单克隆抗体的制备及斑点 ELISA 快速鉴定人精液(斑)的研究"项目获湖南省科学技术进步奖二等奖。
1994 年	生物化学与分子生物学学科被国务院学位委员会批准为生物化学与分子生物学博士后流动站。
1994 年	分子生物研究室谢慎思等"PCR 体外基因扩增 DNA 序列分析及相关现代分子生物学技术的推广和应用"获国家教育委员会科学技术进步三等奖。
1994 年	邓汉湘等"人类高分辨染色体显微切割、PCR、探针池,微克隆技术及其应用"获中华人民共和国卫生部科学技术进步一等奖。

续表

时间	事　件
1994 年初	学校实行院系管理学生体制，基础医学院设立了学生管理办公室，三年后撤消，恢复年级管理学生体制。
1994 年	王一凡分别任副主编和第二主编、刘绍乾、廖喜漫参编的全国协编系列教材《医学基础化学》和《基础化学学习指导》由黑龙江科技出版社出版。
1994 年	尹鲁生任有机物理化学教研室主任。
1995 年	胡纪湘主编《医用物理学》（第四版），由人民卫生出版社出版。
1995 年	范俊源参编《有机化学》卫生部规划教材，由人民卫生出版社出版，该教材获卫生部科技进步三等奖。
1995 年	罗一鸣获湖南医科大学首届讲课比赛一等奖暨年度最佳授课教师。
1995 年初	黄干初等从事催化动力学分析方面的研究，并发表系列论文。
1995 年 5 月	周明达任无机分析化学教研室副主任；9 月，王一凡辞去教研室副主任，调职校科技开发产业办；12 月，李劲任无机分析化学教研室副主任。
1995 年	组织胚胎学教研室李叔庚等"血栓形成机理的形态学研究"获湖南省医药卫生科技进步三等奖。
1995 年	孙秀泓等"前列腺素在肺内细胞间调控和细胞保护中的作用"获湖南省医药卫生科技进步二等奖。
1995 年	丁报春"框式动画投影片板"获国家发明专利。
1995 年	尤家騄教授被评为卫生部"三育人"先进个人。
1995 年	曹亚教授荣获"国家杰出青年科学基金"。
1995 年	寄生虫学招收本学科第一位博士生。
1995 年	分子生物学研究室更名为分子生物学研究中心。
1995 年	夏家辉、李麓芸、戴和平、何小轩、王丹、邓汉湘"中国人类染色体异常目录及其数据库"获国家教育委员会科技成果二等奖；"人类高分辨染色体显微切割、PCR、探针池、微克隆技术及其应用"获中华人民共和国科学技术进步二等奖。
1995 年	王燕如等"热休克反应对器官细胞损伤的保护作用及机制研究"获湖南省医药卫生科技进步奖二等奖和湖南省科学技术进步奖三等奖。
1995 年	罗正曜被评为"湖南省先进工作者"。
1996 年初	化学教研室黄兰芳等主持生物体液分析方面的研究，发表系列论文。
1996 年	组织胚胎学教研室"人 X Y 精子分离与优生"获省医药卫生科技进步二等奖和湖南省科技进步三等奖。
1996 年	孙秀泓等"前列腺素在肺内细胞间调控和细胞保护中的作用"获湖南省科技进步三等奖。
1996 年	丁小凌等"高血压肥大心肌的力学性能特征和发生的细胞机制"获国家教委科技成果三等奖。
1996 年	周衍椒等《生理学》全国统编教材"获国家科技进步奖三等奖。
1996 年	周明达任无机分析化学教研室主任；罗一鸣任有机物理化学教研室主任，王微宏任副主任。
1996 年	范俊源等"积极改进实验方法，提高实验课教学质量"获校级教学成果甲等奖。

续表

时间	事 件
1996 年	李劲等"新型演示实验的研究"获校级教学成果乙等奖。
1996 年	孙秀泓参与的《生理学大纲》获卫生部第三届全国高等优秀教材一等奖。
1996 年	李俊成等主编《麻醉生理学》，由上海科学技术文献出版社出版。
1996 年	易见龙获湖南省首届"湖南科技之星"称号。
1996 年	李桂源教授牵头的"DNase-1 敏感区在人类有丝分裂中期染色体上的定位研究"项目获卫生部科技进步二等奖。
1996 年	孙去病教授牵头的"抗大肠癌单克隆抗体对肿瘤抗原结合特性的研究"项目获湖南省科学技术进步二等奖、湖南省医药卫生科技进步一等奖。
1996 年	姚开泰教授牵头的"人胚鼻咽上皮细胞培养、化学转化及鼻咽癌恶性转化基因的克隆"获国家科技进步二等奖及中国"八五"科学技术成果选。
1996 年	寄生虫学教研室被评为"湖南省优秀教研室"。
1996 年	1 月夏家辉教授与 SB 公司正式签署"湖南医科大学医学遗传学国家重点实验室——SB 公司研究与许可合同"；邓汉湘任医学遗传学国家重点实验室第三届主任，夏家辉任第三届学术委员会主任。
1996 年	尤家骠等参编全国高等医药院校统编教材《病理生理学》（第 4 - 5 版），人民卫生出版社。
1996 年	根据湖南医科大学校人字[1996]第 56 号文件，成立湘雅医院病理科，该科设在基础医学院病理学教研室，与病理学教研室、病理学研究室实行"一套人马""三块牌子"的管理模式，其管理体制、人员编制、职责及经济关系均不改变。
1996 年 9 月	为适应卫生事业发展迫切需要综合性人才的要求，社会科学部创办了湖南医科大学医学人文社会科学辅修专业。
1996 年 10 月	谢长松因年龄退出院长职务，由文继舫任常务副院长，主持院行政工作。
1996 年 12 月	病理学教研室被评为湖南省高校优秀教研室。
1997 年年初	化学教研室刘绍乾在日本从事生物无机、膜片钳方面的研究，发表数篇论文。
1977 年	全国高校恢复统考招收制度，我校招收五年制临床医疗专业、预防医学专业本科生。其基础化学理论与实验和有机化学理论与实验的教学由化学教研室承担。
1997 年	徐有恒等"正常和异常造血中组织受体的功能及其特征的系统研究"获卫生部科技成果二等奖。
1997 年	欧阳百安等"无创性心功能测定方法的研究"获湖南省医药卫生科技成果三等奖。
1997 年	丁报春等"生理学复习总结图表"获湖北省人民政府优秀教学成果二等奖。
1997 年	徐有恒等主编《造血生理学和造血细胞检测技术》由湖南科技出版社出版。
1997 年	黄焰获第五届"中国生理学会张锡钧基金优秀论文奖二等奖"（导师：李云霞）。
1997 年	无机分析化学教研室和有机物理化学教研室开始分别承担药学专业的无机化学、分析化学、有机化学和物理化学 4 门基础课的理论与实验的教学。
1997 年	范俊源等"药学专业有机化学课程建设和实验室建设"获校级教学成果甲等奖。
1997 年	汉建忠获第十六届国际血栓与止血学术大会（Florence，意大利）"Reach the World Travel Grant"。

续表

时间	事　件
1997 年	朱新裘教授主持国内四所高校(中山医科大学、同济医科大学、首都医科大学和湖南医科大学)生理学教师共同协作研制完成了国家教委下达的九五重点科技攻关 96－750 项目生理学计算机试题库的建设。
1997 年	尤家騄等"将科研新发现引入实验教学的研究"获湖南省教学成果二等奖。
1997 年	李桂源教授牵头的"活性基因 B 带技术的建立及其在人有丝分裂中期染色体上定位研究"项目获国家发明三等奖。
1997 年	李桂源教授荣获卫生部"有突出贡献的中青年专家"称号。
1997 年	曹亚教授荣获国家人事部"有突出贡献的中青年专家"称号。
1997 年	夏家辉等"分子细胞遗传学新技术的研究及其应用"获湖南省科学技术进步二等奖;夏家辉、李麓芸主编"世界首报中国人染色体异常核型图谱(著作)"获中华人民共和国卫生部科学技术进步奖二等奖。
1997 年	尤家騄主编《病理生理学实验指导》,暨南大学出版社出版。
1997 年	尤家騄主编、主审《病理生理学题库与题解》,国家教委高等教育司。
1997 年	尤家騄被评为国家题库基础医学领导小组技术小组组长。
1997 年 10 月	文继舫教授等"病理学课程建设模式的研究与实践"获国家级教学成果二等奖。
1998 年 3 月	谢国略继续担任院党委书记,文继舫任院长。
1998 年	罗学港等"中枢神经系统内含 NOS 神经元的形态学研究"获湖南省科学技术进步二等奖、湖南省医药卫生科技进步一等奖。
1998 年	化学教研室王微宏、刘美莲分别获湖南医科大学第二届讲课比赛二等奖。
1998 年	化学实验通过省教委评估验收,实验室主任为罗一鸣,副主任为周明达。
1998 年	马传桃等"血小板活化因子(PAF)在低氧性肺动脉高压发病机理中的作用"获湖南省科学技术进步奖三等奖。
1998 年	贺石林等"组织因子途径抑制物单克隆抗体的制备及临床意义研究"获湖南省医药卫生科学技术进步奖二等奖。
1998 年	贺石林等主编的《临床生理学》获湖南省教委科技进步奖三等奖/湖南省科技进步奖三等奖。
1998 年	贺石林等《中医科研设计与统计方法》获湖南省教委科技进步奖一等奖/湖南省科技进步奖三等奖。
1998 年	贺石林等"感染性休克并发弥散性血管内凝血发病学环节的实验研究"获湖南省医药卫生科学技术进步奖二等奖。
1998 年	生理学《麻醉生理学》获湖南省教委科技进步奖二等奖/湖南省科技进步奖二等奖(李俊成(第二)孙秀泓(第三)罗自强(第四))。
1998 年	丁报春等主编《实用生理学题库》,由河南医科大学出版社出版。
1998 年	朱新裘主编《基础医学多选题生理学分册》,由湖南科技出版社出版。
1998 年	贺石林等主编《医学科研方法导论》,由人民卫生出版社出版。
1998 年	贺石林等主编《血栓病学》由科学出版社出版。
1998 年	罗自强获得"霍英东教育基金会高等院校青年教师奖"。

续表

时间	事 件
1998 年	生理教研室引进国产计算机控制的四道生理记录仪，率先将计算机信息技术全面引进学生实验教学中。
1998 年	从微生物学和免疫学教研室抽调部分人员组建免疫学教研室，免疫研究室也随之划归为免疫学教研室。微生物学和免疫学教研室更名为微生物学教研室。
1998 年	分子生物研究室谢慎思等"性反转综合征发病机理的研究"获湖南省医药卫生科学技术进步二等奖。
1998 年	夏家辉克隆了人类遗传性神经性高频性耳聋疾病基因(GJB3)，论文发表在 *Nature Genetics*，实现了我国克隆遗传病致病基因零的突破；夏家辉"人类 VWF 基因 40 内含子 VNTR 的检测及其法医学应用"获"广东省科学技术进步奖"三等奖；"人类遗传性神经性高频性耳聋疾病基因"获 1998 年中国高等学校十大科技进展。
1998 年	尤家骏参编 *Contemporory Pathophysislogy*，上海医科大学出版社出版。
1998 年	医学免疫学课程正式列入《湖南医科大学本科生教学计划》。
1999 年	贺石林等"感染性休克并发弥散性血管内凝血发病学环节的实验研究"获湖南省科技进步奖二等奖。
1999 年	贺石林等"组织因子途径抑制物单克隆抗体的制备及临床意义研究"获湖南省科技进步奖二等奖/卫生部科技进步奖三等奖。
1999 年	孙秀泓主编《基础医学综合分册》，由湖南科技出版社出版。
1999 年	孙秀泓、罗自强主编《生理学提要及试题》，由人民卫生出版社出版。
1999 年	贺石林获第十七届国际血栓与止血学术大会(Washington，美国)"Reach the World Travel Grant"。
1999 年	血液生理研究室、心血管生理研究室和生理学教研室合并组建统一的生理学教研室。
1999 年	卫生部癌变原理重点实验室通过卫生部评估验收。
1999 年	陈主初教授牵头的"EBV 及其受体 CR2 在鼻咽癌变中的作用和 EBV 转基因小鼠的研究"项目获湖南省科技进步一等奖、湖南省医药卫生科技进步一等奖。
1999 年	举办肿瘤研究所建所十周年庆典。
1999 年	李桂源教授荣获国家人事部"中青年有突出贡献专家"称号。
1999 年	夏家辉等"人类与医学遗传学和人类遗传性神经性高频性耳聋致病基因(GJB3)克隆"获教育部首届"长江学者成就奖"一等奖；夏家辉等"人体细胞遗传学技术的推广和应用(推广类)"获"国家科学技术进步奖"二等奖；夏家辉获湖南光召科技奖；夏家辉获何梁何利基金科技进步奖；夏家辉当选为中国工程院院士；科技部将夏家辉院士克隆的神经性耳聋疾病基因(GJB3)的研究成果列为《中国基础研究五十年》"理论建树"的 25 项重大成果之一。
1999 年 2 月	在原各教研室实验室的基础上，成立了 8 个基础课教学实验室：化学实验室、物理学实验室、生物学与寄生虫学实验室、生物化学实验室、免疫学与微生物学实验室、机能实验室、病理学与组织胚胎学实验室、人体解剖学实验室。
2000 年 4 月	湖南医科大学、中南工业大学、长沙铁道学院合并为中南大学。2002 年，重新组建了中南大学基础医学院。
2000 年	李俊成等主编《麻醉生理学》，由人民卫生出版社出版。
2000 年	罗自强教授被推选任"高等医药院校现代教育技术与计算机教学指导委员会"委员。

续表

时间	事　件
2000 年	肿瘤研究所与复旦大学(原上海医科大学)肝癌研究所联合申请的"癌变与侵袭原理"教育部重点实验室获批成立。
2000 年	病理生理学科获批第四批"长江学者计划特聘教授岗位"。
2000 年	基础医学和生物学一级学科获硕士、博士学位授予权。
2000 年	卢光琇教授团队开始胚胎干细胞研究。
2000 年	刘春宇"应用信息综合分析方法克隆和分析与人类疾病相关的新基因"获"全国优秀博士学位论文";夏家辉、唐北沙、夏昆、潘乾、戴和平"人类遗传病的家系收集与遗传病疾病基因的克隆"获"国家自然科学奖"二等奖;2 月,邓汉湘任医学遗传学国家重点实验室第四届主任;夏家辉任第四届学术委员会主任;5 月,夏家辉获全国先进工作者称号与"五一劳动"奖章。
2000 年	法医教研室于 2002 年 10 月改为中南大学基础医学院法医学系。
2000 年	化学教研室向阳获湖南医科大学第三届讲课比赛一等奖。
2000 年	三校组建中南大学,无机分析化学教研室和有机物理化学教研室的中青年教师顺应"博士化工程"的新要求,先后有十几人次攻读硕士、博士学位。
2000 年	周明达参编全国协编教材《医学基础化学》《医学基础化学实验》,高等教育出版社出版。
2000 年 12 月	刘绍乾任无机分析化学教研室副主任。
2001 年	化学教研室梁文杰获中南大学青年教师"十佳"教案奖。
2001 年 4 月	湖南医科大学社会科学部整体并入中南大学政治学与行政管理学院。
2001 年	成立人体解剖学与神经生物学系。
2001 年	"人体解剖学与组织胚胎学专业"获博士学位授予权。
2001 年	罗自强等"计算机辅助教学在生理教学中应用的探索与推广"获湖南省教学成果三等奖。
2001 年	邬力祥等"博士生导师遴选改革的研究"获湖南省教学成果三等奖。
2001 年	贺石林等主编《中医科研设计与统计学》,由湖南科技出版社出版。
2001 年	贺石林主审《医学科研设计教程》,由科学出版社出版。
2001 年	贺石林、丁报春、李俊成主编《临床生理学》,由科学出版社出版。
2001 年	丁报春等主编《生理学名词比较》,由湖南科技出版社出版。
2001 年	黄炜琦获第七届"中国生理学会张锡钧基金优秀论文奖二等奖"。(导师:王绮如)
2001 年	贺石林获第十八届国际血栓与止血学术大会获(Washington,美国)"Reach the World Travel Grant"。
2001 年	中南大学基础医学院生理教研室更名为生理学系。
2001 年	罗正曜主编的《休克学》由天津科技出版社出版。
2001 年	病理学与病理生理学获批为"十五"国家重点学科。
2001 年	李桂源教授获"国家 863 计划十五周年具有重要贡献的先进个人"称号。
2001 年	李官成教授牵头的"鼻咽癌抗独特型抗体的制备及主动免疫机理研究"项目获湖南省科技进步二等奖。

续表

时间	事　件
2001 年	微生物学教研室与寄生虫学教研室组成病原生物学系，微生物学科与寄生虫学科以病原生物学共同申报并被批准为湖南省重点学科。
2001 年	生物化学与分子生物学学科被评为湖南省"十五"重点学科。
2001 年	人类生殖工程研究室卢光琇等"配子和早期胚胎显微操作的系列研究及其应用"成果获湖南省科技进步三等奖。
2002 年	罗学港等"视觉神经系统内神经元的化学属性及相关神经元的发育"获湖南省科学技术进步二等奖。
2002 年	人体解剖学与组织胚胎学被列为湖南省重点学科(后备)。
2002 年	李桂源等的项目"细胞连接蛋白基因在恶性肿瘤与胚胎发育过程中的分子机制研究"获湖南省科技进步一等奖。
2002 年	李云霞等"高血压心肌肥大和心肌纤维化发生的细胞和分子机理"获湖南省科学技术进步三等奖。
2002 年	秦晓群等主编《机能实验学》，由世界图书出版公司出版。
2002 年	生理学系主编《神经干动作电位》卫生部医学视听教材。由人民卫生音像出版社出版。
2002 年	外语教研室并入中南大学外国语学院。
2002 年	管茶香主编《医学基础学习辅导》，由中南大学出版社出版。
2002 年	何美霞、熊石龙分别获"第二届亚太地区国际血栓与止血学术大会青年奖"。
2002 年	生物化学教研室从湘雅基础医学院分离出来，并入新的生命科学学院。
2002 年	经湖南省发改委批准，组建湖南省干细胞工程研究中心。
2002 年	成立国家生命科学与技术人才培养基地——中南大学基因科学与技术产业化点。
2002 年	生物学教研室从基础医学院分离出来，并改名为细胞生物学教研室。
2002 年	黎明等获 Young Scholar Award of 10th International Symposium on Epstein – Barr virus & associated Diseases. Cairns, Australia.
2002 年	余平主编卫生部视听教材《凝集反应》，人民卫生出版社出版。
2002 年	余平等主编《基础医学多选题免疫学分册》，湖南科技出版社出版。
2002 年	邓恭华主编《机能实验学》，世界图书出版社出版。
2002 年	尢家騄主编《病理生理学题库与题解》，中南大学出版社出版。
2002 年	邓恭华等主编《医学基础学习辅导——病理生理学》，中南大学出版社出版。
2002 年	上半年基础医学院进行了院党政领导竞争上岗，曾志成任党委书记，文继舫任院长。
2002 年	"神经生物学专业"获硕士与博士学位授予权。
2002 年	创建中信湘雅生殖与遗传专科医院。
2002 年	免疫学获得博士学位授予权。
2002 年 6 月	化学教研室脱离基础医学院建制，合并到校本部化学化工学院。同时，两个教研室合并成立医学化学教研中心，罗一鸣任副院长兼中心主任，周明达、王一凡、王微宏任副主任，王一凡兼任党支部书记。

续表

时间	事　件
2002 年 9 月	罗一鸣兼任有机化学课程责任教授，王一凡兼任医科大学化学课程责任教授。
2002 年	周明达参编《无机化学》(药学)全国协编教材，高等教育出版社出版。
2003 年	化学教研室王蔚玲获中南大学青年教师"十佳"教案奖。
2003 年	罗一鸣、王一凡等参编、中南大学主编的《医科大学化学》(上、下册)由化学工业出版社出版
2003 年	曾小玲参编医学检验专业《无机化学》《无机化学实验》全国协编系列教材，人民卫生出版社出版。
2003 年	病理学、生理学、人体解剖学成为教育部首批"国家级精品课程"。
2003 年	人体解剖学"心肌肥大和心脏侧枝发育机制的研究"获湖南省科学技术进步二等奖。
2003 年	王绮如等"骨髓内皮细胞的分离、纯化、建系及其分泌的抑制因子在扩增早期造血细胞中的作用"获湖南省科学技术进步二等奖。
2003 年	邬力祥等"基于整合并校优势的研究生教育跨越式发展战略研究"获湖南省教学成果一等奖。(排名第四)
2003 年	李国安、贺石林"L－精氨酸口服异味的消除法"获国家发明专利。
2003 年	贺石林等主编《医学科研方法学》，由人民军医出版社出版。
2003 年	孙秀泓、罗自强主编《肺的非呼吸功能——基础与临床》，由人民卫生出版社出版。
2003 年	赵惠萍获"第八届中国生理学会张锡钧基金最佳答辩奖"。(导师：王绮如)
2003 年	文志斌、熊石龙、何晓凡、何美霞分别获第十九届国际血栓与止血学术大会(Birmingham，英国)"Reach the Developing World Travel Grant"。
2003 年	李桂源教授牵头的"鼻咽癌候选抑瘤基因的克隆及功能研究"项目获湖南省科学技术进步一等奖。
2003 年	曹亚教授牵头的"EB 病毒潜伏膜蛋白 1 介导的信号转导通路异常激活在鼻咽癌变中的意义"项目获湖南医学科技奖一等奖。
2003 年	中南大学进行院系调整，生物化学教研室归属生命科学院，并改为生物化学系。
2003 年	中南大学进行院系调整，分子生物学研究中心归属生命科学学院，分子生物学研究中心又称为分子生物学系。
2003 年	5 月，张灼华任医学遗传国家重点实验室第五届主任。
2003 年	中南大学进行院系调整，生物学教研室归属生物科学与技术学院，并更名为细胞生物学系。
2003 年	余平主编《医学免疫学题库与题解》，中南大学出版社出版。
2003 年	免疫学首次招收博士研究生。
2003 年 9 月	文继舫教授获全国高等院校首届国家级教学名师奖。
2004 年 6 月	文继舫教授被评为湖南省高校优秀共产党员。
2004 年	王绮如等"骨髓内皮细胞的分离、纯化、建系及其分泌的抑制因子在扩增早期造血细胞中的作用"获中华医学科技奖三等奖。
2004 年	贺石林等"凝血学说的补充与组织因子调控及其生物学意义"获湖南省科学技术进步奖二等奖。

续表

时间	事　件
2004 年	罗自强参编的《生理学》获上海市优秀教材一等奖。
2004 年	贺石林"构筑创新人才培养平台，促进重点学科建设发展"获湖南省高等教育教学成果奖三等奖(排名第四)。
2004 年	贺石林主审《中西医结合血栓病学》，由人民卫生出版社出版。
2004 年	贺石林等主编《现代出血病学》，由上海科学技术文献出版社出版。
2004 年	管茶香、罗自强、秦晓群主编《生理学》(医学研究生入学考试名校辅导丛书)，由湖南科技出版社出版。
2004 年	肖献忠主编的全国普通高等教育医学规划教材《病理生理学》由高等教育出版社出版，并于 2008 年，2012 年出版第二版和第三版，被遴选为"十一五""十二五"普通高等教育国家级规划教材。
2004 年	李桂源教授荣获中国科学技术协会"全国优秀科技工作者"。
2004 年	熊炜博士获得教育部第十届霍英东高校青年教师奖。
2004 年	有关抗日本血吸虫病疫苗研究进展的报道被评为湖南十大科技新闻。汪世平主编全国高等学校医学规划教材《医学寄生虫学》，由高等教育出版社出版。
2004 年	病原生物学在全国 41 个二级学科专业评估中被评为 A 级专业。
2004 年	经国家发改委批准，组建人类干细胞国家工程研究中心。
2004 年	3 月，夏家辉任医学遗传学国家重点实验室第五届学术委员会主任。
2004 年	免疫学系获湖南省芙蓉标兵岗。
2004 年	尤家骡主编《机能实验学》，湖南科学技术出版社出版。
2004 年	涂自智等主编《医学研究生入学考试名校辅导丛书——病理生理学》，湖南科学技术出版社出版。
2004 年	为临床医学八年制开设无机化学、分析化学、有机化学和物理化学双语教学。
2005 年	王一凡兼任无机及普通化学课程责任教授；刘绍乾接任医科大学化学课程责任教授。
2005 年	化学教研室钱频获湖南省青年教师"十佳"课件比赛第一名。
2005 年	罗一鸣主编、王微宏副主编的《有机化学实验与指导》由中南大学出版社出版。
2005 年	诞生了国内首例经孕前诊断排除"杜氏肌营养不良症"的正常婴儿。
2005 年 9 月	文继舫教授等"基础医学课程建设与实践"获国家级教学成果二等奖。
2005 年	罗学港等"脑源性神经营养因子对受损神经元的保护及其机制"获湖南省科学技术进步二等奖。
2005 年	罗学港等"优化课程结构，提高解剖学教学质量"获国家级教学成果二等奖。
2005 年	人体解剖学系与湖南省博物馆合作组建省级"马王堆古尸保护与研究中心"。
2005 年	李国安、贺石林等"降低血脂新组方及其制备方法"获国家发明专利。
2005 年	罗自强主审《人体机能学》("十五"国家级规划教材)，由湖南科技出版社出版。
2005 年	罗自强主编《麻醉生理学》(全国规划教材)(第 2 版)，由人民卫生出版社出版。
2005 年	王绮如、谭孟群、程腊梅主编《造血生理学》，由中南大学出版社出版。

续表

时间	事　件
2005 年	秦晓群主译《医学生理学》，由科学出版社出版。
2005 年	罗自强、管茶香分别获评"湖南省 121 人才第二层次"和"湖南省 121 人才第三层次"。
2005 年	病理生理学课程被批准为国家精品课程，肖献忠任课程负责人。
2005 年	癌变与侵袭原理教育部实验室通过教育部评估验收。
2005 年	陈主初教授牵头的"常见恶性肿瘤蛋白质组学研究及其技术平台的建立"项目获湖南省科学技术进步一等奖。
2005 年	陈主初教授牵头的"几种恶性肿瘤相关基因克隆及功能研究"项目获湖南省科学技术进步三等奖。
2005 年	李桂源教授获第三届全国科技工作先进个人。
2005 年	李桂源教授主持的"医科临床教学基地优化建设研究与实践"获得国家教学成果二等奖。
2005 年	熊炜博士获得全国优秀博士学位论文奖。（导师：李桂源教授）
2005 年	胡锦跃博士获教育部"新世纪优秀人才支持计划"资助。
2005 年	高级分子生物学入湖南省学位与研究生教育精品课程。
2005 年	夏家辉等"世界首报中国人类染色体异常核型遗传资源保藏及其 B/S 模式共享体系"获国家科学技术进步二等奖。
2005 年	法医学系开始招收硕士研究生和博士研究生。
2005 年	王洁等主编《医学免疫学实验教程》，中南大学出版社出版。
2005 年	肖献忠副主编全英文病理生理学教材 Pathophysiology，科学出版社出版。
2006 年 3 月	基础医学院党政领导班子换届，秦晓群任党委书记，文继舫任院长。
2006 年 11 月	文继舫教授获全国高等院校宝钢教育基金优秀教师特等奖。
2006 年	病原生物学被认定为湖南省"十一五"重点学科。
2006 年	林戈教授申报的 863 科研项目"我国人类（疾病）胚胎干细胞库的建立与应用"获得资助，获科研经费 1274 万元，成为当时最年轻的 863 首席科学家。
2006 年	罗学港教授获"第二届国家级教学名师奖"。
2006 年	"人体解剖学与组织胚胎学"被认定为"十一五"湖南省重点学科。
2006 年	贺石林等主编《血栓性疾病的诊断与治疗》，由人民卫生出版社出版。
2006 年	罗自强获"中南大学校级教学名师奖"。
2006 年	谭宇蓉获第九届"中国生理学会张锡钧基金最佳图表奖"。（导师：秦晓群）
2006 年	生理学获得湖南省"十一五"重点学科。
2006 年	肖献忠等的"探索学教并重教学模式，促进病理生理学课程建设"项目获湖南省高等教育省级教学成果一等奖。
2006 年	癌变与侵袭原理国家创新引智基地获国家外专局和教育部资助建立。
2006 年	李桂源教授作为首席科学家主持的"多基因遗传性肿瘤多阶段发病过程转录组学规律及其分子机制研究"项目获得国家重大科学研究计划项目的资助。
2006 年	李桂源教授牵头的"纳米基因转运体的研制与应用研究"获湖南省科技进步二等奖。

续表

时间	事　件
2006 年	曹亚教授牵头的"EB 病毒潜伏膜蛋白 1 介导的信号转导通路异常激活在鼻咽癌变中的意义"分别获湖南医学科技奖一等奖、教育部科技成果二等奖、教育部自然科学二等奖。
2006 年	李桂源教授牵头的"鼻咽癌功能基因组学研究"项目获中华医学科技三等奖。
2006 年	陶永光博士获得全国优秀博士学位论文奖。（导师：曹亚教授）
2006 年	陶永光博士获得教育部第十一届霍英东高校青年教师奖。
2006 年	中南大学基础医学院寄生虫学系成立。
2006 年	寄生虫学招收第一位博士后。
2006 年	主编中国科学院规划英文教材《医学微生物学与寄生虫学》。
2006 年	寄生虫学汪世平等建立了国内最大的钉螺种质及疫苗原料生产基地。
2006 年	成立医学微生物学系。
2006 年	生物化学与分子生物学学科被评为湖南省"十一五"重点学科。
2006 年	分子生物学研究生陈迁(指导教师：胡维新)"携带自杀基因的重组 AAV 载体的构建及其在乳腺癌基因治疗中的研究"被评为湖南省优秀硕士论文。
2006 年	经卫生部批准，组建卫生部人类干细胞与生殖工程重点实验室。
2006 年	唐北沙等"神经系统遗传病基因诊断平台的建立"获湖南省科技进步奖二等奖。
2006 年	湖南省湘雅司法鉴定中心依托中南大学法医学系成立。
2006 年	肖献忠获中南大学第三届教学名师奖。
2006 年	病理学与病理生理学以总分排名第一的绝对优势免答辩被再次认定为国家重点学科。
2006 年 1 月	医学化学教研中心与制药系合并，成立新的制药工程系。刘绍乾任制药工程系副主任兼党支部书记；周明达转分析科学系副主任兼支部书记、兼分析化学课程责任教授；王一凡专任无机及普通化学课程责任教授。
2006 年	罗一鸣作为主要组织者的、涵盖所有医学化学实验课程的本校化学实验中心获"国家级化学实验教学示范中心"立项批准(2010 年通过教育部验收)。
2006 年	刘绍乾主编、何跃武副主编、王一凡主审的《基础化学实验指导》由中南大学出版社出版。
2006 年	罗一鸣任第二主编的 *Organic Chemistry* 由华中科技大学出版社出版。
2006 年	罗一鸣参与的"化学实践教学创新平台的研究与建设"(排名第三)获省级教学成果一等奖。
2006 年	罗一鸣获宝钢优秀教师奖。
2007 年	王一凡(参与策划并负责组织协调)、刘绍乾、曾小玲参编的《无机化学》国家级"十一五"规划教材由科学出版社出版。
2007 年	王一凡作为主要组织者和申报书执笔人(排名第五)，曾小玲、刘绍乾作为主要骨干的、涵盖医学八年制、药学、医学检验专业的"无机化学"获国家级精品课程称号。
2007 年 3 月	病理学科获"卫生部临床病理专科医师培训基地"。
2007 年	"系统解剖学"获国家双语教学示范课程。
2007 年	"基础医学形态学教学团队"入选国家级教学团队。

续表

时间	事　件
2007 年	秦晓群等"肺内神经肽对气道微环境的调控"获湖南省科技进步二等奖。
2007 年	丁报春主编《生理科学实验教程》，由人民卫生出版社出版。
2007 年	贺石林等主编《老年血液病学》，由中南大学出版社出版。
2007 年	贺石林主编《老年血液病的诊断与治疗》，由中南大学出版社出版。
2007 年	"医学机能实验中心"获国家级示范教学中心。（中心负责人：秦晓群）
2007 年	秦晓群获"中南大学校级教学名师奖"。
2007 年	贺石林、文志斌分别获第二十一届国际血栓与止血学术大会（日内瓦瑞士）"Reach the World Award"。
2007 年	冯丹丹 Reduction in voltage – gated K⁺ currens in primary cultured rat pancreatic beta – cells by linoleic acids 获湖南省优秀硕士学位论文。（导师：罗自强）
2007 年	卫生部癌变原理重点实验室通过卫生部评估验收。
2007 年	李桂源教授牵头的"鼻咽癌的转录组学研究"获湖南省科技进步一等奖。
2007 年	熊炜教授获得第六届湖南省青年科技奖。
2007 年	陶永光教授获教育部"新世纪优秀人才支持计划"。
2007 年	分子生物学系博士生刘静（指导教师：胡维新）"水仙提取物和石蒜碱抗人急性早幼粒细胞白血病的实验研究"被评为湖南省优秀博士论文。
2007 年	《医学分子生物学》(本科)入选湖南省精品课程。
2007 年	张灼华任医学遗传学国家重点实验室第六届主任；邬玲仟、梁德生教授、夏家辉院士等成立了我国首家"遗传专科门诊部"即"湖南家辉遗传专科门诊部"。
2007 年	郭实士等"HLA 的 DNA 群体遗传多态性及与疾病关联的研究"获湖南医学科技奖一等奖。
2007 年	余平主编《高等医药院校规划教材——医学免疫学》，湖南科学技术出版社出版。
2007 年	肖献忠等主编国家级规划教材配套教材《病理生理学习题集》，高等教育出版社出版。
2007 年	基础医学院获全国教育系统先进集体。
2008 年	罗学港等"马王堆型湿尸类文物保存技术及应用"获教育部技术推广类科技进步一等奖。
2008 年	罗自强主编《生理学学习指导与习题集》由人民卫生出版社出版。
2008 年	罗自强、管茶香、许建平主编《机能实验学》由中南大学出版社出版。
2008 年	成立省一级学会"湖南省病理生理学会"。
2008 年	武明花教授获教育部"新世纪优秀人才支持计划"。
2008 年	生物化学学科开始聘请美籍教授给八年制和生物学专业的学生上生物化学课。
2008 年	医学分子生物学(本科)入选国家精品课程。
2008 年	卢光琇等"人类辅助生殖技术和人类精子库技术平台的建立及推广应用"成果获得教育部科技进步推广类一等奖。
2008 年	夏家辉等"基因科学与技术产业化创新型人才培养模式"获湖南省高等教育省级教学成果奖二等奖；宋伟宏任医学遗传学国家重点实验室第六届学术委员会主任。

续表

时间	事 件
2008 年	细胞生物学(本科)入选学校精品课程。
2008 年	霍治获湖南省普通高校青年教师教学能手一等奖。
2008 年	肖献忠参编全国高等医药院校统编教材《病理生理学》(第 7~8 版),人民卫生出版社出版。
2008 年	与省血防所联合共建成立血吸虫病免疫与传播控制湖南省重点实验室。
2008 年 11 月	病理学教研室第二次被评为湖南省高校优秀教研室。
2008 年	罗一鸣作为课程负责人、王微宏等为主要骨干的生物医学类"有机化学"获省级、国家级精品课程称号。
2008 年	刘绍乾任第二主编的 *Basic Chemistry* 由华中科技大学出版社出版。
2008 年	"医学类化学基础课程平台的整合优化研究与探索"(罗一鸣、王一凡、刘绍乾、王微宏等)获校级教学成果二等奖。
2008 年	罗一鸣获中南大学教学名师奖。
2009 年	王一凡任第一主编、刘绍乾、曾小玲参编的国家级"十一五"规划教材配套教材《无机化学学习指导》由科学出版社出版。
2009 年	刘绍乾任第二主编的 *Basic Chemistry*(双语版)由华中科技大学出版社出版。
2009 年	罗一鸣参与的"大类培养模式下化学基础课创新平台的构建与实践"(排名第三)获国家级教学成果奖二等奖。
2009 年	罗一鸣参与的"化学基础课研究型课程体系和管理模式的研究"(排名第二)获省级教学成果二等奖。
2009 年 9 月	文继舫参与的"病理学系列教材的建设与实践"获国家级教学成果二等奖(排名第三)。
2009 年	卢光琇等"人类辅助生殖和精子库的关键技术及其在生殖健康中的应用"成果获得国家科技进步二等奖。
2009 年	罗学港参与的"马王堆古尸'整体—细胞—分子'三级保护模式的建立与运用"获国家文物局文物保护科学和技术创新奖二等奖。(排名第二)
2009 年	贺石林参与的"组织因子的基因与临床研究"获湖南省医药卫生科学技术进步二等奖。(排名第二)
2009 年	秦晓群参与的"医学教育国际标准的本土化研究与实践"获国家级教学成果奖二等奖。(排名第五)
2009 年	邬力祥参与的"研究生思想政治教育实施主体和载体的新探索"获国家级教学成果奖二等奖。(排名第四)
2009 年	文继舫等"基础医学本科教学质量工程的建设与成效"获湖南省高等教育省级教学成果奖。
2009 年	丁报春主编《生理学》,由北京大学医学出版社出版。
2009 年	谭宇蓉《BRS-3 肺内生物学效应、基因表达调控研究及天然配体分离》获湖南省优秀博士学位论文。(导师:秦晓群)
2009 年	谭宇蓉《BRS-3 肺内生物学效应、基因表达调控研究及天然配体分离》获全国优秀博士学位论文提名。(导师:秦晓群)
2009 年	博士生唐道林的博士学位论文获全国优秀博士论文提名奖。(导师:肖献忠)

续表

时间	事　件
2009 年	曹亚教授牵头的"EB 病毒潜伏膜蛋白 1 致瘤分子机制的研究"项目获教育部自然科学奖二等奖。
2009 年	肿瘤研究所举办了"复杂性疾病的基础与临床研究"湖南省研究生暑期学校。
2009 年	武明花博士获得第七届湖南省青年科技奖。
2009 年	肿瘤所的分子生物室与湘雅一医院、湘雅二医院、湘雅三医院的放射科及信息物理学院生物医学工程研究所联合成立了中南大学分子影像研究中心。
2009 年	任彩萍博士获教育部"新世纪优秀人才支持计划"。
2009 年	医学寄生虫学获湖南省精品课程及国家精品课程。
2009 年	汪世平主编普通高等教育"十一五"国家级规划教材《医学寄生虫学》(第二版)。
2009 年	林戈、卢光琇等胚胎干细胞建库论文发表在国际权威期刊 *Cell Stem Cell* 上，该期刊影响因子为 23.563。
2009 年	余平主编《医学免疫学教学大纲与习题集》，人民卫生出版社出版。
2009 年	肖献忠等"HSF1 及 HSP70 对全身炎症反应综合征的保护作用及其机制研究"获湖南医学科技一等奖和中华医学科技奖三等奖。
2010 年	罗学港教授主编"十一五"国家级规划教材《人体解剖学》(上、下册)。
2010 年	贺石林参与的"组织因子的基因与临床研究"获湖南省科学技术进步奖三等奖。
2010 年	邬力祥参与的"加强研究生德育的新探索"获教育部高校德育创新发展研究成果一等奖。
2010 年	秦晓群等"臭牡丹提取物及其用于治疗气道高反应性疾病的用途"获国家发明专利。
2010 年	管茶香等主编《生理学》(高等医药院校护理专业规划教材)，由中南大学出版社出版。
2010 年	何群主编《2010 临床执业助理医师轻松过关指南》，由人民军医出版社出版。
2010 年	生理教研室获评"湖南省普通高校优秀教研室"。
2010 年	医学机能学教学团队获评"湖南省普通高校省级教学团队"。(负责人：秦晓群)
2010 年	医学科研设计获评"湖南省研究生精品课程"。(课程负责人：罗自强)
2010 年	谭孟群"一种人 β 珠蛋白基因及重组腺相关病毒载体"获国家发明专利。
2010 年	教育部癌变与侵袭原理重点实验室通过教育部专家组第二次评估验收。
2010 年	曹亚教授牵头的"EB 病毒瘤蛋白 LMP1 介导的信号转导分子机制及其功能的研究"项目获湖南省自然科学一等奖。
2010 年	举办姚开泰院士从教 60 周年学术报告会。
2010 年	熊炜教授领衔的团队获得湖南省自然科学创新研究群体。
2010 年	分子生物学胡维新等的"恶性肿瘤基因治疗以及肿瘤基因遗传多态性研究"获湖南省自然科学三等奖。
2010 年	卫生部人类干细胞与生殖工程重点实验室通过验收。
2010 年	王建枝、张灼华等"tau 蛋白过度磷酸化机制及其在阿尔茨海默病神经元变性中的作用"获国家自然科学奖二等奖；张灼华作为项目首席科学家获国家 973 项目"神经变性分子病理机制"。

续表

时间	事　件
2010 年	细胞生物学获中南大学芙蓉标兵岗。
2010 年	余平获西南铝教育奖励金优秀教师奖。
2010 年	余平被评为中南大学第二届师德标兵。
2010 年	肖献忠等"HSF1 和 HSP70 对 SIRS 的多靶点抑制作用及其机制研究"获教育部自然科学二等奖。
2010 年	寄生虫学系获中南大学优秀教研室。
2010 年 6 月	基础医学院党政领导班子换届，秦晓群任党委书记，肖献忠任院长。
2010 年 12 月	湘雅病理科被评为卫生部"国家临床重点建设专科"。
2010 年 9 月	化学化工学院再次机构调整，原湘雅医学化学教研中心的教师被分散到各系，其成建制的历史结束；罗一鸣因年龄关系从副院长任上退下来，同时转任有机制药系副主任兼党支部书记，主管有机化学教学；周明达任分析科学系副主任兼党支部书记，主管分析化学教学；王一凡任化学系副主任，主管无机化学、普通化学、医学基础化学教学；刘绍乾、王微宏分别担任医学基础化学和医学有机化学教学组长。
2010 年	罗一鸣获"比亚迪"优秀教师奖。
2011 年	罗一鸣任第二主编的 *Organic Chemistry*(第二版)，由华中科技大学出版社出版。
2011 年	罗一鸣任副主编的《有机化学》(医学长学制用)由化学工业出版社出版。
2011 年	罗一鸣获湖南省首届普通高等学校教学奉献奖。
2011 年	何群"白血病 bcr/abl 融合基因 mRNA 的特异性抑制剂"获国家发明专利。
2011 年	罗自强主编《麻醉生理学》(全国规划教材)(第 3 版)，由人民卫生出版社出版。
2011 年	管茶香获评"中南大学校级教学名师"。
2011 年	徐有恒获评中国生理学会"终身贡献奖"。
2011 年	组建"湖南省高校重大呼吸疾病基础与临床重点实验室"。(主任：秦晓群)
2011 年	谭孟群"TPO 基因修饰的人骨髓间质干细胞及其制备方法和用途"获国家发明专利。
2011 年	卫生部癌变与侵袭原理重点实验室通过卫生部对本实验室的第三次评估验收。
2011 年	曹亚教授受邀在《自然综述肿瘤》(*Nature Reviews on Cancer*)杂志发表述评。
2011 年	教育部癌变与侵袭原理重点实验室进行了换届选举，并组织召开了新一届学术委员会会议。
2011 年	李桂源教授主编了《现代肿瘤学》，该教材被认定为中国科学院教材建设专家委员会规划教材和全国高等医学院校规划教材，并获得了湖南省精品课程。
2011 年	马健博士获教育部"新世纪优秀人才支持计划"资助。
2011 年	生物学一级学科被评为湖南省"十二五"重点学科。
2011 年	刘静入选教育部新世纪优秀人才计划。
2011 年	5 月，成立了"湖南家辉遗传专科医院"；夏昆作为项目首席科学家获国家 973 项目"儿童孤独症的遗传基础及其致病的机制研究"。

续表

时间	事件
2011 年	中南大学生命科学学院进行院系调整，将原来的发育生物学、动物学以及植物与生态学教研室并入细胞生物学系。
2011 年	余平主编《实验免疫学》，湖南科技出版社出版。
2011 年	肖献忠被评为湖南省"十一五"优秀研究生指导教师。
2011 年	超微结构教研室合并至病理学系(保留其电镜室的牌子)。
2012 年	罗一鸣主编、王微宏副主编的《有机化学实验与指导》(第二版)由中南大学出版社出版。
2012 年	周明达主编、文莉参编出版的《分析化学实验》教材由中南大学出版社出版。
2012 年 9 月	化学化工学院机构调整，无机化学和有机化学人员组成新的化学系；王一凡任化学系党支部书记并分管无机化学国家级精品课程建设；罗一鸣任化学系副主任，主管有机化学教学，并继续担任生物医学类有机化学国家级精品课程负责人，同时担任校级教学督导专家和院级教学督导专家组副组长；周明达任分析科学系党支部书记，主管分析化学基础课教学；刘绍乾、王微宏分别继续担任医学基础化学和医学有机化学教学组长。
2012 年	周明达获中南大学先导奖。
2012 年	"创新型大学化学化工类无机化学本科教学体系的改革与实践(系列教材)"(王一凡排名第二)获校级教学成果二等奖。
2012 年	"人体解剖学"入选中国大学视频公开课。
2012 年	管茶香主编《生理学》(全国规划教材)，由中南大学出版社出版。
2012 年	向阳主编《生理学实验》，华中科技大学出版社出版。
2012 年	向阳获评"湖南省普通高等学校优秀实验教师"。
2012 年	蒋碧梅获教育部"新世纪优秀人才支持计划"资助。
2012 年	武明花教授牵头的"脑胶质瘤抑瘤基因 LRRC4 的功能研究"项目获湖南省自然科学二等奖。
2012 年	经国家自然科学基金委批准，肿瘤研究所举办了"肿瘤基因组学与转录组学"全国研究生暑期学校。
2012 年	肿瘤研究所与美中药源联合承办了 2012 年"新药创制与生物医药产业发展"第四届药源国际研讨会。
2012 年	彭淑平博士获教育部"新世纪优秀人才支持计划"资助。
2012 年	"医学寄生虫学"获国家精品资源共享课程。
2012 年	汪世平、徐绍锐等《血吸虫病防治关键技术研究》获湖南省科技进步奖二等奖。
2012 年	分子生物学系胡维新等"血液系统恶性肿瘤分子机制及药用植物有效成分作用研究"获湖南省自然科学二等奖。
2012 年	分子生物学系胡维新等"白血病与多发性骨髓瘤分子机制及名贵药用植物基因组学研究"获第九届湖南医学科技一等奖。
2012 年	人类干细胞国家工程研究中心通过验收。
2012 年	张灼华等"帕金森病功能基因组"研究团队获中国侨界贡献奖(创新团队)。
2012 年	黎明等获中南大学高等教育教学成果一等奖。

续表

时间	事 件
2012 年	余平主编《免疫学实验》，华中科技出版社出版。
2012 年	涂自智主编全国高等医药院校国家级实验教学示范中心"十二五"规划教材——《病理生理学实验》，华中科技大学出版社。
2012 年	建立了中南大学病原生物学研究生培养创新基地。
2012—2014 年	管茶香主编《生理学精编笔记与考研指南》，由科学技术文献出版社出版。
2012 年 8 月	成立湖南省免疫学会，发展会员 500 多名。
2012 年 8 月	在长沙市召开"湖南省免疫学会第一次会员代表大会暨第一届学术研讨会"。
2013 年	人体解剖学获国家级精品资源共享课。
2013 年	人体解剖学建立生物类文物保护专业学科，2014 年获准该学科的硕士和博士研究生招生。
2013 年	张华莉获中南大学升华学者特聘教授。
2013 年	张华莉获"湖南省杰出青年基金"资助。
2013 年	病理生理学国家精品课程转型升级为"国家精品资源共享课程"。
2013 年	曹亚教授牵头的"皮性肿瘤表达免疫球蛋白的机制及生物学功能研究"获湖南省自然科学二等奖。
2013 年	董子刚和曹亚教授牵头的"肿瘤发病分子机制及化学预防机制研究"项目获湖南省国际科学技术合作奖。
2013 年	李官成教授牵头的"鼻咽癌抗独特型基因工程抗体疫苗的实验研究"项目获湖南医学科技奖三等奖。
2013 年	肿瘤研究所组织举办了"中美肿瘤基础研究国际论坛"。
2013 年	分子生物学刘静入选湖南省"芙蓉百岗明星"。
2013 年	医学分子生物学(本科)入选国家精品资源共享课程。
2013 年	林戈等"人类胚胎干细胞建系、建库及诱导分化的系列研究及初步应用"成果获得湖南省科技进步一等奖。
2013 年	张灼华等"帕金森病的分子病理机制"获湖南省自然科学奖一等奖；夏昆任医学遗传学国家重点实验室第七届主任，张学敏任第七届学术委员会主任。
2013 年	法医学系招收第一批本科生，填补湖南省法医学本科生招生空白。
2013 年	余平等"沙眼衣原体致病机制及候选疫苗研究"获湖南医学科技奖二等奖。
2013 年	生理学系首次组队派出 4 名临床医学专业学生赴马来西亚参加国际医学院校生理学竞赛(Inter – Medical School Physiology Quiz, IMSPQ)。
2013 年	余平主编《医学免疫学学习指导与习题集(第二版)》，人民卫生出版社出版。
2013 年	王芙艳主编《免疫学和病原检测技术及基础与创新实验》，华中科技出版社出版。
2013 年	病理学系(湘雅医院病理科)以一套人马两块牌子的模式实现由基础医学院和湘雅医院的双重管理，教学等工作仍属基础医学院管理，临床病理诊断纳入湘雅医院管理。
2013 年	由王一凡、刘绍乾任副主编，何跃武、向阳、李战辉、王曼娟、钱频参编的医科大学化学系列教材《基础化学》由化学工业出版社出版。

续表

时间	事　件
2013 年	罗一鸣主编，王微宏等副主编，彭红建、梁文杰、王蔚玲等参编的医科大学化学系列教材《有机化学》由化学工业出版社出版。
2013 年	王一凡作为主要组织者和申报书执笔人(排名第二)、刘绍乾(排名第四)、王曼娟作为主要骨干的、涵盖医学八年制、药学专业的无机化学获国家级精品资源共享课立项批准。
2013 年	罗一鸣作为课程负责人、王微宏(排名第二)、彭红建、梁文杰、王蔚玲等为主要骨干的、生物医学类"有机化学"获国家级精品资源共享课立项批准。
2013 年	王一凡(参与策划、统稿并负责组织协调)、刘绍乾、曾小玲参编的《无机化学》(第二版)国家级"十一五"规划教材由科学出版社出版。
2013 年	王一凡任第一主编、刘绍乾、曾小玲参编的国家级"十一五"规划教材配套教材《无机化学学习指导》(第二版)由科学出版社出版。
2013 年	中南大学主编，王一凡(参与策划、统稿并负责组织协调)、刘绍乾、王曼娟参编的国家级"十一五"规划教材配套教材《无机化学实验》由科学出版社出版。
2013 年	化学系王蔚玲获湖南省青年教师有机化学讲课比赛一等奖。
2013 年	罗一鸣参与的"面向创新人才培养的化学基础课体系改革与实践"(排名第三)获省级教学成果二等奖。
2014 年	化学系彭红建获中南大学青年教师"十佳"教案奖。
2014 年 7 月	化学化工学院又一次机构调整，化学系分为无机化学系和有机高分子化学系；王一凡任无机化学系党支部书记并分管无机化学国家级精品资源共享课建设；王微宏任有机高分子化学系副主任，主管有机化学教学；罗一鸣继续担任生物医学类有机化学国家级精品资源共享课负责人、校级教学督导专家和院级教学督导专家组副组长；周明达任分析科学系党支部书记，主管分析化学基础课教学；刘绍乾继续担任医学基础化学教学组长。
2014 年	病理生理学系获准成立"脓毒症转化医学湖南省重点实验室"。(实验室主任：肖献忠)
2014 年	肖红梅等发现 ZP1 基因异常可以导致透明带缺失，从而导致受精失败，论文发表在国际权威期刊 *The New England Journal of Medicine*，影响因子为 51.658。
2014 年	湖南省湘雅司法鉴定中心通过 CNAS 国家认证认可委员会现场评审，司法鉴定质量管理水平和技术能力全面提高。
2014 年	霍治等主编《医学免疫学实验教程》，中南大学出版社出版。
2014 年	汪世平主编"十二五"普通高等教育本科国家级规划教材《医学寄生虫学》(第三版)。
2014 年 7 月	基础医学院党政领导班子换届，黄菊芳任党委书记，秦晓群任院长。

第五部分　附录

附录一　基础医学院建制历史沿革

中南大学基础医学院的前身为湖南医学院基础课部、基础医学系。

1956年上半年，湖南医学院为了适应当时教学改革的需要，遵照上级指示，撤销了教务处，分别成立了基础课部和医疗、儿科二个系。基础课部首任主任由生物化学教授任邦哲担任，副主任由物理学教授吴幸生担任。基础课部下设外文、物理学、生物学、无机化学、分析化学、有机物理胶体化学、生物化学、寄生虫学、人体解剖学、组织胚胎学、生理学、药理学、病理生理学、病理解剖学、法医学、外科学术学与局部解剖学、卫生学、微生物学、医学史、马列主义、体育等教研室。

1958年1月，湖南医学院组织机构进行了新的调整，改三级领导体制为两级领导体制，由院长直接领导各教研室和各行政科、室、馆。因此撤销了包括基础课部在内的七个处级单位。

1960年成立基础党总支，邢邦典任总支书记，委员有邢邦典、李季、陈修、史毓阶、何鸿恩，秘书为钟奉贤。

1961年后，再度恢复基础课部。主任为任邦哲，副主任为吴幸生、何鸿恩，秘书为钟奉贤。

60年代初期，基础课部下辖外文、体育、物理学、化学、生物化学、人体解剖学、局部解剖学、病理解剖学、病理生理学、生理学、药理学、微生物学、寄生虫学、组织胚胎学、卫生学、生物学、马列主义等17个教研室以及血液生理、肿瘤、病毒、血吸虫病4个研究室。当时专业技术人员约250人，其中教师约200人，技术员约50人。

1968年，军宣队、工宣队相继进驻学校，领导了学校各项工作，撤销了院、系、室建制，改为军队建制，全校成立民兵师，基层单位编成连队，配备连队干部。原基础课部改为基础连，下设排、班。当时连长是朱新裘，副连长是张悟澄。

1970年实行推荐招生，成立了基础大队，当时大队长章恭湘，政治指导员（书记）崔建华。

1973年后，恢复基础课部和基础党总支。其党政主要负责人分别为崔建华和彭隆祥(担任副主任)。1981 年,由井旭担任基础课部主任,江照林任基础党总支书记。

"文化大革命"期间,开展了"教育革命",实行大合大并,如人体解剖学、局部解剖学合并为人体形态学,病理生理学、生物学、组织胚胎学合并到病理学,生理学、生物化学合并为人体生理生化学。1977 年后,全国高校恢复统考招生制度,学校招收五年制临床医疗专业、公共卫生专业本科生,各教研室又相继从合并的大教研室中独立出来,恢复到合并前的状态。1977—1979 年基础课部有生物学、物理学、化学、外语、体育、人体解剖学、组织胚胎学、生理学、生物化学、微生物学、寄生虫学、病理学、病理生理学、药理学、局部解剖与外科手术学 15 个教研室,并有医学遗传学、血液生理学、病毒免疫学、实验肿瘤学、血吸虫病学 5 个研究室。

1984 年初,基础课部更名为基础医学系。系主任刘裕民,基础党总支书记井旭。

80 年代,相继增加了法医学、医学工程学、数学等教研室和药理学、休克、心血管生理、免疫学、心血管形态、神经生物、分子生物、心血管药理等研究室以及英语培训中心、临床药理中心、电子计算机中心、遗传学中心、肿瘤研究所等机构,教职员工也由 80 年代初期的 300 余人增至 80 年代后期的 600 余人。英语培训中心(1988)、遗传学中心(1990)、肿瘤研究所(1992)相继从基础医学系分离出去,成为学校的独立机构。

1993 年 3 月,湖南医科大学基础医学系更名为基础医学院,院长谢长松,副院长曾志成、何顺华、康玉唐。系改院后,基础医学系党总支也改为基础医学院党委,党委书记谢国略,副书记聂永源。院党委成员有谢国略、谢长松、聂永源、曾志成、何顺华、康玉堂、李元建、李俊成、张忆荣。1994 年底,院领导调整为:院长谢长松,副院长曾志成、文继舫、康玉唐,院党委书记谢国略,副书记何顺华。

1996 年 10 月院长谢长松因年龄不再担任院长职务,院长职务暂空,由文继舫任常务副院长,主持全院行政工作。1998 年 3 月,院党政领导班子进行了调整,党委书记谢国略,副书记文继舫、何顺华,院长文继舫,副院长曾志成和秦晓群。院党委成员有谢国略、文继舫、何顺华、曾志成、秦晓群、李元建、章兴。

80 年代初期,开始了系办公室建制。系(院)办公室第一任主任熊敦丰,第二任主任何顺华(1998—1992),第三任主任章兴(1993—2010)。1994 年初,学校实行院系管理学生体制,基础医学院设立了学生管理办公室,办公室主任张忆荣,学办成员有汤志斌、喻晓峰、朱栋林。三年后,学校又撤销院系管理学生体制,恢复年级管理学生体制,学院学生管理办公室撤销。

1995 年基础医学院设置的机构有:数学教研室、物理学教研室、无机分析化学教研室、有机物理化学教研室、外语教研室、体育教研室、生物化学教研室（血液生化研究室）、生物学教研室、微生物学与免疫学教研室（病毒研究室）、寄生虫学教研室（血吸虫病研究室）、人体解剖学教研室（神经生物学研究室、心血管形态学研究室）、组织学与胚胎学教研室、病理学教研室（病理学研究室）、法医学教研室、生理学教研室、病理生理学教研室（休克研究室）、药理学教研室（心血管药理研究室）、医学工程教研室、电子计算机中心、血液生理研究室、心血管生理研究室、分子生物学研究中心、免疫学研究室、分子药理研究室（临床药理国家培训中心）、遗传药理研究所、电子显微镜室、机能实验室、制剂实验室、院办公室（说明：括号内的机构与括号前的机构为两块牌子一套人马）。1995 年年底，基础医学院全院教职工人数为 567 人，其中正高 56 人、副高 88 人、中级 222 人、初级以下 170 人、工勤人员 31 人。

以后几年里，机构建制又在不断调整变动。1997 年 12 月，学校成立了基础医学院免疫学教研室，原基础医学院微生物学与免疫学教研室更名为微生物学教研室。1998 年 6 月，原基础医学院下属的医学工程教研室更名为生物医学工程教研室，卫生部肝胆肠外科研究中心下属的临床医学工程研究室更名为生物医学工程研究室，更名后的两室合并，挂靠湘雅医院管理，医学工程教研室从基础医学院分离。1999 年 1 月，在本院下属的原血液生理研究室、心血管生理研究室合并至生理学教研室，重新组建了生理学教研室与生理学研究室；院下属的免疫学研究室合并至免疫学教研室，统称为免疫学教研室；原校中心实验室下属电子显微镜室与基础医学院下属电子显微镜室合并，更名为"基础医学院电子显微镜室"；成立湖南医科大学基础与临床药理学研究所，隶属基础医学院管理，该所下设遗传药理学研究室、分子药理学研究室、心血管药理研究室，卫生部临床药理培训中心、药理学教研室挂靠该所。1999 年 2 月，学校为适应上级对本科生基础课实验教学改革的要求，在原各教研室实验室的基础上，成立了 8 个基础课教学实验室：化学实验室、物理学实验室、生物学与寄生虫学实验室、生物化学实验室、免疫学与微生物学实验室、机能实验室、病理学与组织胚胎学实验室、人体解剖学实验室。

2000 年初统计，基础医学院全院教职工人数为 448 人，其中正高 43 人、副高 103 人、中级 154 人、初级以下 126 人、工勤人员 22 人。

2000 年 4 月湖南医科大学、中南工业大学、长沙铁道学院三校合并组建中南大学。2002 年，合并后的中南大学进行了院系调整，重新组建了中南大学基础医学院。药理学教研室、分子药理研究室、遗传药理研究室、生物学教研室、生物化学教研室、分子生物学研究中心、外文教研室、体育教育室、数学教研室、物理教研室、无机分析化学教研室、有机物理化学教研室、电子计算机中心从基础医学院分离出来合并到学校其他相关学院。经过院系调整后的基础医学院下属教学科研机构实体有：3个基础课教学实验中心：机能学实验中心、形态学实验中心、细胞与分子生物学实验中心；6个系：病理学与病理生理学系、病原生物学系、人体解剖学与组织胚胎学系、生理学系、免疫学系、法医学系，有些系下有2～3个教研室，有些系下面没有教研室；1个基础医学研究所，下属有19个研究室。

2002年上半年基础医学院进行了院党政领导竞争上岗，2002年6月学校下文：曾志成任院党委书记，文继舫任院长，秦晓群、肖献忠、汪世平和文建国任副院长。院党委会由曾志成、文继舫、秦晓群、肖献忠、汪世平、文建国、章兴7人组成。2002年9月，学院成立了综合办公室，办公室主任章兴，副主任为文建辉、张新平。

2006年3月院党政领导班子换届。秦晓群为党委书记，文继舫为院长，副院长有：肖献忠、文建国、舒衡平、吴晓英。学院设行政办公室、党群办公室和教学科研办公室，行政办公室主任章兴，党群办主任文建辉（2007年正科），教学科研办公室主任张新平（副科）。

2006年经调整，基础医学院下属9个系和1个教研室，分别为病理学系、病理生理学系、寄生虫学系、微生物学系、人体解剖学与神经生物学系、组织学与胚胎学系、生理学系、免疫学系、法医学系、超微结构教研室（电镜室）。

2010年6月院党政领导班子换届。秦晓群为党委书记，肖献忠为院长，副院长有：文建国、吴晓英、罗自强、蔡继峰。学院设综合办公室、教学办公室以及科研与研究生办公室。综合办公室主任是文建辉，副主任林华，教学办主任张新平，科研与研究生办公室主任罗婷，副主任肖雪珍，章兴为副处级干部（六级）。

2011年，超微结构教研室合并至病理学系（保留其电镜中心的牌子）。2013年病理学系（湘雅医院病理科）以一套人马两块牌子的模式实现由基础医学院和湘雅医院的双重管理，即教学等工作仍属基础医学院管理，临床病理检测纳入湘雅医院管理。

2014年7月院党政领导班子换届。黄菊芳任党委书记，秦晓群任院长，副院长有吴晓英、罗自强、蔡继峰、殷刚、王慷慨、熊炜，副书记为汤志斌。

附录二　历任党委(总支)书记、副书记名单

职别	姓名	职务	任职时间	所在部门
正职	邢邦典	党总支书记	1960—1970	基础课部
	李季	党总支书记	1969—1972	基础课部
	章恭湘	党总支书记	1972—1975	基础大队
	崔建华	政治指导员、党总支书记	1975—1980	基础课部
	江照林	党总支书记	1980—1983	基础课部
	井旭	党总支书记	1983—1984	基础课部
	井旭	党总支书记	1984—1993.3	基础医学系
	李俊杰	党总支书记	1991—1993.3	基础医学系
	谢国略	院党委书记	1993.3—2002.6	基础医学院
	曾志成	院党委书记	2002.6—2006.6	基础医学院
	秦晓群	院党委书记	2006.6—2014.6	基础医学院
	黄菊芳	院党委书记	2014.7—	基础医学院
副职	马德芳	党总支副书记	"文化大革命"期间	基础课部
	王湘春	党总支副书记	"文化大革命"期间	基础课部
	冯棣朝	党总支副书记	1981—1983	基础课部
	徐和敬	党总支副书记	1983—1984	基础课部
	聂永源	院党委副书记	1993.3—1994.7	基础医学院
	何顺华	院党委副书记	1994.7—2002.7	基础医学院
	文继舫	院党委副书记	1994.7—2002.7	基础医学院
	汤志斌	院党委副书记	2014.6—	基础医学院

附录三　基础医学院历任院长、副院长名单

职别	姓名	职务	任职时间	所在部门
正职	任邦哲	主任	1956—1958.1	基础课部
	朱新裘	连长	1967—1970	基础连
	章恭湘	大队长	1970—1973	基础大队
	井　旭	主任	1979—1984	基础课部
	刘裕民	主任	1984—1993.3	基础医学系
	谢长松	院长	1993.3—1996.10	基础医学院
	文继舫	院长	1998.3—2010.6	基础医学院
	肖献忠	院长	2010.6—2014.7	基础医学院
	秦晓群	院长	2014.7—	基础医学院
副职	彭隆祥	副主任	1973—	基础课部
	何顺华	副院长	1992.7—1994.7	基础医学院
	康玉唐	副院长	1993.3—1998.3	基础医学院
	文继舫	副院长	1994 年年底—1996.10	基础医学院
	文继舫	常务副院长	1996.10—1998.3	基础医学院
	秦晓群	副院长	1998.3—2005.12	基础医学院
	肖献忠	副院长	2002.6—2010.6	基础医学院
	汪世平	副院长	2002.6—2006.6	基础医学院
	文建国	副院长	2002.6—2014.7	基础医学院
	舒衡平	副院长	2006.6—2010.6	基础医学院
	吴晓英	副院长	2006.6—	基础医学院
	罗自强	副院长	2010.6	基础医学院
	蔡继峰	副院长	2010.6—	基础医学院
	殷　刚	副院长	2014.1—	基础医学院
	王慷慨	副院长	2014.7—	基础医学院
	熊炜	副院长	2014.7—	基础医学院

附录四　科技成果奖

序号	成果名称	获奖名称与级别	获奖人（排名）	年份
1	鼻咽癌细胞学研究	湖南省科学大会奖	韩英士（2）	1978
2	中枢神经介质在针刺镇痛中的作用	全国科学大会奖	湖南医学院	1978
3	由变性猪血清白蛋白研制代血浆 PSA19 的研究	湖南省科学大会"大会成果奖"	湖南医学院血液研究室	1978
4	肺吸虫病疫区防治调查	湖南省科学大会奖	陈翠娥	1978
5	湖南省血吸虫病流行病学与防治的研究	全国科学大会奖	陈祜鑫　刘　多	1978
6	中国小豆螺 – 斯氏并殖吸虫第一中间宿主的新发现	湖南省科学大会奖	刘　多	1978
7	湖南省疟疾流行病学研究	湖南省科学大会奖	刘　多　冯棣朝	1978
8	马王堆西汉古尸研究	全国科学大会奖	吴洁如等	1978
9	人体细胞遗传学的研究	全国科学大会奖	医学遗传学研究室（卢惠霖　夏家辉等）	1978
10	大蒜素的合成	湖南省科学大会奖	戴乐岁（参与）　范俊源（参与）　王汨滨（参与）	1978
11	湘产薯芋植物中甾体皂甙元的分析	湖南省科学大会奖	范俊源（参与）	1978
12	亚硝胺类化合物诱发大白鼠鼻咽癌的实验研究	全国科学大会奖	潘世宬等	1978
13	针刺镇痛原理研究	湖南省卫生厅科技成果三等奖	朱新裘（2）　孙秀泓	1980
14	鼻咽癌组织病理学分型的研究	湖南省卫生系统科研成果二等奖	许建晃等	1980
15	铍中毒患者肝脏的病理变化	湖南省卫生系统科研成果三等奖	梁英锐	1980
16	染色体病的诊断和预防	湖南省科技成果二等奖	夏家辉　李麓芸　戴和平等	1980
17	关于左室等容收缩相心肌收缩性能指标的实验研究	卫生部重大科技成果乙等奖	李云霞等	1981
18	铍中毒患者肝脏的病理变化	湖南省重大科研成果三等奖	梁英锐	1981

序号	成果名称	获奖名称与级别	获奖人（排名）	年份
19	长沙地区婴幼儿毛细支气管肺炎病原研究	湖南省卫生厅科技成果二等奖	何方丽　施　凯　王建英　何方丽　吴洁如	1981
20	医学细胞遗传学的研究及应用推广	卫生部科技成果甲等奖	夏家辉　李麓芸　戴和平	1981
21	趋势面分析及其在肿瘤死亡回顾性调查中的应用研究	湖南省科持进步三等奖	姚开泰　林修寿　肖健云　朱教琼　周从尧	1981
22	炎症过程中磁场对渗出液影响的研究	省科技成果三等奖	王汩滨　陈德重	1983
23	实验性嗜酸性粒细胞浸润性间质性肺病	卫生部科技成果乙等奖	孙秀泓等	1984
24	冠心病的理论研究——急性心肌缺血时心肌功能损失的机理	湖南省科技进步奖三等奖	李云霞等	1984
25	败血症休克机制研究——肺非呼吸功能在其发生发展中的作用	湖南省科学技术进步奖三等奖	罗正曜等	1984
26	败血症休克机制研究——肺非呼吸功能在其发生发展中的作用	湖南省医药卫生科技进步奖二等奖	罗正曜等	1984
27	医学细胞遗传学的研究及应用推广	湖南省卫生厅推广二等奖	夏家辉　李麓芸　戴和平　何小轩	1984
28	大白鼠鼻咽上皮的研究	湖南省医药卫生科技进步三等奖	韩英士（2）	1985
29	组胺受体对多能造血干细胞的调节作用	卫生部重大科技成果乙等奖	徐有恒　王绮如　蒋德昭	1985
30	碳酸锂对抗三尖杉酯碱抑制造血的作用	湖南省卫生厅科技成果四等奖	蒋德昭　王绮如　李美芬　袁维道　徐有恒	1985
31	酶免疫组化法诊断日本血吸虫病的研究	湖南省医药卫生成果三等奖	曾宪芳　曹爱莲	1985
32	日本杯尾吸虫寄居人体报告	湖南省医药卫生科技成果奖	陈翠娥　张悟澄	1985
33	中华按蚊幼虫唾液多线染色休研究	湖南省医药卫生科技成果三等奖	李本文　刘　多　恓长松	1985
34	日本血吸虫在长爪沙鼠体内的发育及病理变化	湖南省科技进步奖三等奖	梁英锐　易新元　郭亚先　曾宪芳	1985
35	早期产前遗传性疾病诊断技术	国家科学技术进步二等奖	夏家辉	1985
36	人类染色体病诊断技术推广	湖南省科学技术进步二等奖	夏家辉　李麓芸　戴和平　何小轩	1985

序号	成果名称	获奖名称与级别	获奖人（排名）	年份
37	人类染色体高分辨技术及其应用	湖南省医药卫生科技成果二等奖	夏家辉 李麓芸 戴和平 何小轩等	1985
38	磷酸百里酚酞乙醇铵盐为基质快速测定血液碱性磷酸酶及合成生化试剂磷酸百里酚酞	省科技成果四等奖	陈德重 王汩滨	1985
39	培养的成年大鼠心室肌细胞中微管蛋白、肌动蛋白和肌球蛋白重排的研究	湖南省科技进步四等奖	郭绢霞	1986
40	运动训练对心血管功能的影响的理论研究	湖南省医药卫生科技成果三等奖	李云霞	1986
41	鼻咽涂片中巨大裸核细胞的形态、来源和诊断价值	湖南省医药卫生科技进步四等奖	冯本澄	1986
42	654-2 保护肺非呼吸功能的研究	湖南省医药卫生科技进步四等奖	罗正曜 九家騄 罗涵	1986
43	中华按蚊幼虫唾液多线染色体研究	湖南省科技进步奖四等奖	李本文 刘多 谢长松	1986
44	孕妇宫颈巨细胞病毒感染与母婴传播	湖南省医药卫生科技成果三等奖	郭永建 吴洁如 施凯	1986
45	湖南疫区病人血中分离出流行性出血热病毒湘79株研究	湖南省医药卫生科技成果三等奖	施凯 钟性吾 陈淑贞 何方丽 吴洁如	1986
46	人类染色体高分辨技术及其应用	卫生部重大医药卫生科技成果甲等奖	李麓芸 夏家辉 戴和平 何小轩 许发明	1986
47	人类精液冷冻贮存及其临床应用	湖南省医药卫生科技成果三等奖	卢光琇 朱敬璋 薛启明 戴中元 王炎之	1986
48	几种强致癌物的合成	省医药卫生科技进步四等奖	范俊源	1986
49	二亚硝基哌嗪诱癌机理研究	卫生部科技进步二等奖、湖南省科学技术进步三等奖	潘世成 姚开泰 文冬生 曹亚 乐俊逸	1986
50	用单克隆抗体研究人类结肠癌的相关抗原	湖南省医药卫生进步三等奖	孙去病等	1986
51	成年心肌细胞的原代培养及其在医学上的应用	湖南省"十大成果奖"	郭绢霞	1987
52	多能造血干细胞某些生物特性和表面受体的研究	湖南省医药卫生科技进步二等奖	胡晓棠 周衍椒 徐有恒 李叔庚 张有焰	1987
53	日本杯尾吸虫寄居人体报告	湖南省科委科技进步奖	陈翠娥	1987

序号	成果名称	获奖名称与级别	获奖人（排名）	年份
54	湖南疫区病人血中分离出流行性出血热病毒湘79株研究	湖南省科技进步二等奖	施凯　钟性吾　陈淑贞　吴洁如	1987
55	长沙株洲婴幼儿秋冬季急性胃肠炎病原——轮状病毒研究	湖南省科委三等奖	施凯　钟性吾　陈淑贞	1987
56	奶粉中金葡菌的检查及肠毒素检测	湖南省医药卫生科技进步三等奖	李沛涛　陈惠清　黄泗云　曹庆如　徐秀华	1987
57	人类染色体高分辨技术及其应用	国家科学技术进步二等奖	李麓芸　夏家辉　戴和平　何小轩　许发明	1987
58	人类精液冷冻贮存及其临床应用	湖南省科技进步奖四等奖	卢光琇　朱敬璋　薛启明　戴中元　王炎之	1987
59	底泥巴种重金属对水生生物遗传因子影响的研究	湖南省教委四等奖	陈映明　邹良秀　彭梅芬　韩凤霞　刘艳平	1987
60	姐妹染色单体交换技术在肿瘤研究中的应用	湖南省科学技术进步四等奖	李桂源　胡有秋　姚开泰　潘世宬　彭　林	1987
61	亚硝基化合物致突变分子机理研究	湖南省医药卫生进步二等奖	陈主初等	1987
62	湖南省鼻咽癌病因综合考察研究	湖南省科学技术进步二等奖	李桂源等	1987
63	心功能指标微机处理系统	湖南省科技成果三等奖、卫生部计算机软件三等奖	李云霞　邹沙舟　杨绿化　周承榆	1988—1989
64	成年心肌细胞的原代培养及其在医学上的应用	湖南省科技进步二等奖	郭绢霞	1989
65	压力性肥厚心肌力学性能的变化特征	湖南省科技成果四等奖、湖南省教委科技成果二等奖	王建勋　李云霞	1989
66	新发现的慢性活动性肝炎病变的本质和意义	湖南省医药卫生科技进步二等奖	梁英锐	1989
67	自然环境中分离出致病性自由生活阿米巴	湖南省医药卫生科技成果三等奖	彭晓谋　刘　多　谢长松　聂崇兴	1989
68	长沙市地区急性出血性结膜病原研究	湖南省卫生厅科技成果二等奖	吴洁如　何方丽　施　凯　李士雄　郭永建　舒明星　周云中　康介元	1989
69	人类体外受精,胚胎、供胚及配子输卵管内移植	国家科技进步二等奖	张丽珠　卢光琇　刘　斌　徐立礼　李美芝　陈涤瑕　王秀云　朱敬章　贾建文	1989

序号	成果名称	获奖名称与级别	获奖人（排名）	年份
70	人类体外受精，胚胎及供胚移植技术	湖南省科技进步奖一等奖	卢光琇　徐立礼　陈涤瑕 朱敬璋　张志胜　范立青 卢惠霖	1989
71	体外培养人胚鼻咽上皮生物学特性观察	湖南省高等学校"六五"期间科技成果二等奖	姚开泰　祝和成　罗慕强 王福熙　曹　亚	1989
72	人类表皮细胞人工培养移植	湖南省医药卫生科技成果三等奖、湖南省科学技术进步奖三等奖	马恩庆　张洪权　祝和成 罗成群　姚开泰	1989—1990
73	人胚鼻咽上皮原代培养和化学转化的研究	湖南省医药卫生进步一等奖、卫生部科技进步三等奖、国家教委科技进步二等奖	姚开泰等	1989—1990
74	来自肺血管内皮细胞的氧自由基在实验性肺损伤中的作用	湖南省医药卫生科技进步奖二等奖	罗正曜　九家骙　罗　涵 王燕如　周启明	1990
75	654 - 2 与心缺血再灌注损伤	湖南省医药卫生科技进步奖二等奖	罗正曜　九家骙　郭殿林 罗　涵　胡　萍	1990
76	654 - 2 与心缺血再灌注损伤	湖南省科学技术进步奖三等奖	罗正曜　九家骙　郭殿林 罗　涵　胡　萍	1990
77	中国人畜弓形体病调查研究	广西科学技术进步二等奖	曾宪芳　舒衡平	1990
78	中国人畜弓形体病调查研究	广西医药卫生科技进步奖一等奖	曾宪芳　舒衡平	1990
79	自然环境下分离出自由生活阿米巴	湖南省医药卫生科学技术进步奖三等奖	彭晓谋　刘　多	1990
80	自然环境中分离出致病性自由生活阿米巴	湖南省科技进步奖三等奖	彭晓谋　刘　多　谢长松 聂崇兴	1990
81	卡介菌多糖核酸组分研制、作用机理和临床应用	湖南省医药卫生科技进步二等奖	王　慧　谭礼智	1990
82	振动病的防治	湖南省医药卫生科技进步奖三等奖、省科技进步四等奖	马淑华　熊敏如　谢嘉平 刘喜玲	1990
83	大肠癌单克隆抗体的制备及其在基础和临床中的应用	卫生部科技进步三等奖、湖南省医药卫生进步一等奖	孙去病　蔡小红　成志诚 王才力　张　洁　符益能	1990

序号	成果名称	获奖名称与级别	获奖人（排名）	年份
84	发现首例 B－地中海贫血的新突变类型	湖南省医药卫生科技成果奖（二等）	谢慎思 谭荣安 林关锦仙 胡玉娟 顾银良	1990
85	电子显微镜在神经系统代谢性疾病诊断的应用	湖南省教委成果二等奖	彭隆祥	1991
86	肺损伤的细胞和分子机制研究	卫生部科学技术进步奖三等奖	罗正曜 九家騄	1991
87	三联抗原酶免疫染色试验诊断日本血吸虫病的研究	湖南省医药卫生科技成果奖四等奖	曾宪芳 曹爱莲 舒衡平	1991
88	卡介菌多糖核酸组分研制、作用机理和临床应用	湖南省科技进步三等奖	王慧 谭礼智	1991
89	应用 PCR 扩增 DNA 直接测序及微量蛋白直接测序新发现珠蛋白基因新的突变类型	卫生部科技进步奖三等奖	谢慎思 王智斌 朱定尔 袁恬莹 肖广惠	1991
90	发现首例 B－地中海贫血突变类型－PCR 及直接基因组测序技术应用	湖南省科学技术进步奖四等奖	谢慎思 谭荣安 林关锦仙 胡玉娟 顾银良	1991
91	人类和医学细胞遗传学新技术的推广应用	卫生部科技进步一等奖	夏家辉 李麓芸 戴和平 何小轩 邓汉湘 贺明伟 罗盛源	1991
92	高血压肥厚心肌力学性能的变化特征及功能逆转的研究	中国科协第三届青年科技奖	丁小凌 李云霞	1992
93	血吸虫病快速诊断试剂盒	卫生部血防成果推广应用表彰奖	曾宪芳 汪世平 易新元	1992
94	日本血吸虫成虫 31/32KD 抗原的分离及其诊断应用的研究	湖南省医药卫生科技进步奖二等奖	易新元 汪世平 曾宪芳	1992
95	造血基质细胞的调节与细胞系的分离	卫生部科技成果二等奖、省科技进步二等奖	王绮如 汪保和 李卫民 夏添	1993
96	微量元素与心肌缺血－再灌流损伤研究	湖南省医药卫生科技进步奖二等奖	肖献忠 肖子辉 胡萍 刘世坤 罗正曜	1993
97	微量元素与心肌缺血－再灌流损伤研究	湖南省科学技术进步奖三等奖	肖献忠 肖子辉 胡萍 刘世坤 罗正曜	1993
98	日本血吸虫虫卵肉芽肿免疫病理研究	浙江省科技进步奖	张悟澄	1993
99	日本血吸虫成虫 31/32KD 抗原的分离及其诊断应用的研究	湖南省科技进步奖二等奖	易新元 汪世平 曾宪芳	1993
100	乳腺癌雌、孕激素受体的检测及临床应用	湖南省医药卫生进步三等奖	细胞生物室	1993

序号	成果名称	获奖名称与级别	获奖人（排名）	年份
101	血栓闭塞性脉管炎中医辨证分行的研究	湖南省医药卫生科学技术进步二等奖、湖南省科技进步奖三等奖	贺石林（2）	1994
102	压力容积关系及其在评定心肌收缩和顺应性上的意义和应用	卫生部科技成果三等奖	李云霞　王建勋　贺振翮　丁小凌　杨绿化　邹沙舟	1994
103	两种简便快速诊断葡萄糖－6－磷酸脱氢酶缺陷症的方法	湖南省医药卫生科技进步奖	聂崇兴	1994
104	间日疟原虫红外期的生物学特性研究	湖南省卫生厅科技进步奖一等奖	刘　多　罗树红　舒衡平　叶炳辉	1994
105	再生障碍性贫血红细胞的膜化学改变和代谢障碍	湖南省科技进步奖三等奖	卢义钦　刘斯奇　唐建华　李　虹　周玉球	1994
106	血型糖蛋白的生物学与有关疾病研究	湖南省医药卫生科技进步二等奖	刘俊凡　卢义钦　唐建华　李　虹　周玉球	1994
107	性反转综合征发病机理的研究	湖南省医药卫生科学技术进步奖二等奖	刘　智　熊正刚　唐迎胜　肖广惠　朱定尔　谢慎思	1994
108	PCR 体外基因扩增 DNA 序列分析及相关现代分子生物学技术的推广和应用	国家教育委员会科学技术进步奖三等奖	谢慎思　朱定尔　陈汉春　杨友云　唐迎胜　肖广惠　王吉伟	1994
109	人类高分辨染色体显微切割、PCR、探针池、微克隆技术及其应用	卫生部科学技术进步一等奖	邓汉湘　夏家辉　何小轩　李麓芸　杨　毅　戴和平　阮庆国　潘　乾	1994
110	鼻咽癌恶性转化基因及生物物理性状研究	卫生部科技进步二等奖、湖南省医药卫生科技进步一等奖	曹　亚　胡维新　贺　红　姚开泰	1994
111	抗人精液单克隆抗体的制备及斑点 ELISA 快速鉴定人精液（斑）的研究	湖南省科学技术进步奖二等奖	李玉祥　余伯建　蔡小红　李官成　蒋　明	1994
112	血栓形成机理的形态学研究	湖南省医药卫生科技进步三等奖	李叔庚	1995
113	溶酶体沉积症的临床和超微结构研究	湖南省科学技术进步四等奖（6）	伍赶球（6）	1995
114	热休克反应对器官细胞损伤的保护作用及机制研究	湖南省医药卫生科技进步奖二等奖	王燕如　肖献忠　陈广文　尢家騄　罗正曜	1995
115	热休克反应对器官细胞损伤的保护作用及机制研究	湖南省科学技术进步奖三等奖	王燕如　肖献忠　陈广文　尢家騄　罗正曜	1995

序号	成果名称	获奖名称与级别	获奖人（排名）	年份
116	中国人类染色体异常目录及其数据库	国家教育委员会科技成果二等奖	夏家辉　李麓芸　戴和平 何小轩　王　丹　邓汉湘	1995
117	人类高分辨染色体显微切割、PCR、探针池、微克隆技术及其应用	国家科学技术进步二等奖	邓汉湘　夏家辉　何小轩 李麓芸　杨　毅　戴和平 阮庆国　潘乾等	1995
118	前列腺素在肺内细胞间调控和细胞保护中的作用	湖南省医药卫生科技进步二等奖、湖南省科技进步三等奖	孙秀泓　秦晓群　周伯通 罗自强　张长青	1995—1996
119	X、Y精子分离与优生	湖南省医药卫生科技进步二等奖、湖南省科学技术进步三等奖	张建湘	1996
120	《生理学》全国统编教材一、二、三版	国家科技进步奖三等奖	周衍椒（第一）　李云霞（第四）徐有恒（第五）	1996
121	高血压肥大心肌的力学性能特征和发生的细胞机制	国家教委科技成果三等奖	丁小凌　李云霞　刘平刚 邹沙舟　周承愉	1996
122	间日疟原虫红外期的生物学特性研究	卫生部科技进步奖三等奖	刘　多　罗树红　舒衡平 叶炳辉	1996
123	确定大肠菌群菌的快速酶法	湖南省医药卫生科学技术进步三等奖	颜学军　戴　橄　张抗生 柳玉国　胡小军	1996
124	人胚鼻咽上皮细胞培养、化学转化及鼻咽癌恶性转化基因的克隆	国家科技进步二等奖、中国"八五"科学技术成果奖	姚开泰　曹　亚　陈主初 祝和成	1996
125	DNase－1敏感区在人类有丝分裂中期染色体上的定位研究	卫生部科技进步二等奖、湖南省医药卫生进步一等奖	李桂源　姚开泰　潘世成	1996
126	抗大肠癌单克隆抗体对肿瘤抗原结合特性的研究	湖南省科学技术进步二等奖、湖南省医药卫生科技进步一等奖	孙去病　李小玲　王　飒 成志诚　陈世民　朱建高 周国华　胡锦跃　谢　鹭	1996
127	正常和异常造血中组织受体的功能及其特征的系统研究	卫生部科技成果二等奖	徐有恒　谢祁阳　将德昭 谭梦群　王绮如　易受南	1997
128	无创性心功能测定方法的研究	湖南省医药卫生科技成果三等奖	欧阳百安　曹莉　刘惠君	1997
129	血吸虫病疗效考核方法的研究	湖南省医药卫生科技进步奖三等奖	汪世平　曾宪芳　谌宝康 周汨波	1997

序号	成果名称	获奖名称与级别	获奖人（排名）			年份
130	抗日本血吸虫卵卵胚发育的研究	湖南省医药卫生科技进步奖二等奖	汪世平 周汩波	赵慰先	曾宪芳	1997
131	世界首报中国人染色体异常核型图谱（著作）	卫生部科学技术进步奖二等奖	夏家辉	李麓芸		1997
132	分子细胞遗传学新技术的研究及其应用	湖南省科学技术进步二等奖	夏家辉 李麓芸 潘乾	邓汉湘 傅俊江 龙志高	戴和平 阮庆国 廖晓东	1997
133	汪家山村提高人口素质综合治理	湖南省科技进步奖四等奖	卢光琇 李秀蓉	易受蓉 赖伏英等	林修寿	1997
134	汪家山村提高人口素质综合治理	湖南省医药卫生科技进步二等奖	卢光琇 李秀蓉 卢义钦	易受蓉 赖伏英 郑明忠	林修寿 魏冠生 曾设民	1997
135	活性基因 B 带技术的建立及其在人有丝分裂中期染色体上定位研究	国家发明三等奖	李桂源	姚开泰	潘世成	1997
136	中枢神经系统内含 NOS 神经元的形态学研究	湖南省科学技术进步二等奖、湖南省医药卫生科技进步一等奖	罗学港 卢大华 刘忠浩	严小新 潘爱华 曹启林	雷德亮 帅建中 刘求理	1998
137	血小板活化因子（PAF）在低氧性肺动脉高压发病机理中的作用	湖南省科学技术进步奖三等奖	马传桃	胡德辉	刘惠君	1998
138	组织因子途径抑制物单克隆抗体的制备及临床意义研究	湖南省医药卫生科学技术进步二等奖	贺石林 何晓凡 肖苏红	李俊成 汉建忠 贺蓉	杨寅柯 文志斌 许建平	1998
139	《临床生理学》	湖南省教委科技进步奖二等奖、湖南省科技进步奖三等奖	贺石林 陈玉春	丁报春 石洪	李俊成	1998
140	《中医科研设计与统计方法》	湖南省教委科技进步奖一等奖/湖南省科技进步奖三等奖	贺石林 王净净	黄宝枝 刘明芝	李树平	1998
141	《麻醉生理学》	湖南省教委科技进步奖二等奖/湖南省科技进步奖三等奖	李俊成（第二） （第三）	孙秀泓 罗自强（第四）		1998

序号	成果名称	获奖名称与级别	获奖人（排名）	年份
142	抗日本血吸虫卵卵胚发育的研究	湖南省科技进步奖二等奖	汪世平　赵慰先　曾宪芳　周汩波	1998
143	慢性前列腺炎患者前列腺液中葡萄球菌的检出与耐药性测定	湖南省第7届自然科学优秀论文三等奖	舒明星　陈淑珍　余平　朱广平	1998
144	恶性肿瘤基因治疗以及肿瘤基因遗传多态性研究	湖南省自然科学奖三等奖	胡维新　陈汉春　曾赵军　李子博　罗赛群	1998
145	人类VWF基因40内含子VN-TR的检测及其法医学应用	广东省科学技术进步奖三等奖	夏家辉	1998
146	感染性休克并发弥散性血管内凝血发病学环节的实验研究	湖南省医药卫生科学技术进步二等奖、湖南省科技进步奖二等奖	贺石林　肖苏红　贺蓉　范金茹　杨锡平　李安国　杨寅柯	1998/1999
147	组织因子途径抑制物单克隆抗体的制备及临床意义研究	湖南省科技进步奖二等奖、卫生部科技进步奖三等奖	贺石林　李俊成　杨寅柯　何晓凡　汉建忠　文志斌　肖苏红等	1999
148	住肉孢子虫病诊断技术研究	湖南省科技进步三等奖	肖兵南　张长弓　曾宪芳　易新元	1999
149	人类与医学遗传学和人类遗传性神经性高频性耳聋致病基因（GJB3）克隆	教育部首届"长江学者成就奖"一等奖	夏家辉　邓汉湘　张灼华　唐冬生　刘春宇　施小六　黄蕾　徐磊　施家琦　夏昆　戴和平　潘乾　龙志高　廖晓东	1999
150	人体细胞遗传学技术的推广和应用（推广类）	国家科学技术进步奖二等奖	夏家辉　戴和平　李麓芸　龙志高　潘乾　廖晓东　邓汉湘	1999
151	EBV及其受体CR2在鼻咽癌变中的作用和EBV转基因小鼠的研究	湖南省科技进步一等奖、湖南省医药卫生科技进步一等奖	陈主初　邵细芸　肖志强　贺智敏　关勇军　姚开泰	1999
152	人类遗传病的家系收集与遗传病疾病基因的克隆	国家自然科学奖二等奖	夏家辉　唐北沙　夏昆　潘乾　戴和平	2001
153	配子和早期胚胎显微操作的系列研究及其应用	湖南省科技进步奖三等奖	卢光琇　陆长富　刘薇　李秀蓉　李立　范立青　李汶　林戈　曾嵘	2001
154	鼻咽癌抗独特型抗体的制备及主动免疫机理研究	湖南省科技进步二等奖	李官成　谢鹭　李小玲　孙去病　杨剑飞　朱建高　周国华	2001

序号	成果名称	获奖名称与级别	获奖人(排名)	年份
155	视觉神经系统内神经元的化学属性及相关神经元的发育	湖南省科学技术进步二等奖，中华医学科技三等奖	罗学港　严小新　卢大华 曹启林　李昌琪　王　慧 伍校琼　黄菊芳　潘爱华 文小丹　刘　丹	2002
156	高血压心肌肥大和心肌纤维化发生的细胞和分子机理	湖南省科学技术进步三等奖	李云霞	2002
157	朗格罕氏细胞抗癌作用与宫颈癌预后关系的研究	湖南省医学科技三等奖	吴晓英(5)	2002
158	应用 KLH 诊断血吸虫病的研究	湖南省科技进步奖二等奖	曾宪芳　易新元　曾庆仁	2002
159	细胞连接蛋白基因在恶性肿瘤及胚胎发育过程中的分子机制研究	湖南省科技进步一等奖	李桂源　沈守荣　彭白露 江　宁　张建湘　张小慧	2002
160	心肌肥大和心脏侧枝发育机制的研究	湖南省科学技术进步奖二等奖、湖南医学科技奖一等奖	刘正清　蔡维君　姜　平 李志远　刘裕民　向跃前 杨和平　杜亚政　梅　璞 文小丹	2003
161	糖尿病慢性并发症的综合治疗	湖南省科学技术进步三等奖	吴晓英(5)	2003
162	日本血吸虫血清学抗原分析及其疗效考核价值的研究	湖南省科技进步奖三等奖	易新元　曾庆仁　曾宪芳	2003
163	血吸虫优势抗原的筛选和快速侦检体系的建立及其在南方战区血防工作中的应用	中国人民解放军科学技术进步奖二等奖	陈晓光　汪世平	2003
164	鼻咽癌候选抑瘤基因的克隆及功能研究	湖南省科学技术进步一等奖	李桂源　邓龙文　湛凤凰 余　鹰　谭　琛　张必成 谭国林　李　江	2003
165	骨髓内皮细胞的分离、纯化、建系及其分泌的抑制因子在扩增早期造血细胞中的作用	湖南省科学技术进步二等奖/中华医学科技奖三等奖	王绮如　程腊梅　黄炜琦 李卫民　黄艳红　那晓东 汪保和　蒋德昭　谭孟群 卢光琇	2003/ 2004
166	凝血学说的补充与组织因子调控及其生物学意义	湖南省医药卫生科学技术进步一等奖、湖南省科学技术进步奖二等奖	贺石林　李俊成　何晓凡 文志斌	2004
167	日本血吸虫成虫疫苗候选分子的克隆与鉴定	湖南省医学科技一等奖	易新元　曾宪芳　蔡　春 陈欲晓　陈利玉	2004

序号	成果名称	获奖名称与级别	获奖人（排名）	年份
168	脑源性神经营养因子对受损神经元的保护及其机制	湖南省科技进步奖二等奖	罗学港　张建一　李昌琪 潘爱华　王　慧　黄菊芳 蔡维君　聂笃余　邓盘月 曾赵军　伍校琼　刘　丹 文小丹	2005
169	血吸虫基因疫苗的构建与保护性免疫研究	湖南省科学技术进步二等奖	易新元　曾宪芳	2005
170	世界首报中国人类染色体异常核型遗传资源保藏及其 B/S 模式共享体系	国家科学技术进步二等奖	夏家辉　李麓芸　梁德生 戴和平　邬玲仟　夏　昆 龙志高　潘　乾　蔡　芳	2005
171	日本血吸虫病疫苗候选分子的克隆与鉴定	湖南省科技进步奖二等奖	易新元　曾宪芳　蔡　春 陈欲晓	2005
172	常见恶性肿瘤蛋白质组学研究及其技术平台的建立	湖南省科学技术进步一等奖	陈主初　肖志强　詹显全 李　萃　李　峰　吴晓英	2005
173	几种恶性肿瘤相关基因克隆及功能研究	湖南省科学技术进步三等奖	陈主初　贺智敏　李友军 田　芳　谢海龙　邓燕飞	2005
174	血管内皮生长因子在上皮性卵巢癌超微结构水平的定位研究	湖南省医学科技三等奖	吴晓英（3）	2006
175	神经系统遗传病基因诊断平台的建立	湖南省科技进步奖二等奖	唐北沙　江　泓　夏　昆 沈　璐　严新翔　蔡　芳 赵国华　龙志高　潘　乾	2006
176	纳米基因转运体的研制与应用研究	湖南省科技进步二等奖	李桂源　朱诗国　向娟娟 李　征　马　健　李小玲	2006
177	EB 病毒潜伏膜蛋白 1 介导的信号转导通路异常激活在鼻咽癌变中的意义	湖南医学科技奖一等奖、教育部科技成果二等奖、教育部自然科学二等奖	曹　亚　陶永光　廖　伟 罗非君　唐发清　宋　鑫 杨　静　谭运年　曾　亮 赵　燕　王　海　卢忠心	2006
178	鼻咽癌功能基因组学研究	中华医学科技奖三等奖	李桂源　熊　炜　张必成 马　健　谭　琛　李小玲 余　鹰　聂新民	2006
179	肺内神经肽对气道微环境的调控	湖南省科技进步二等奖	秦晓群　罗自强　管茶香 谭宇蓉　向　阳　刘惠君	2007
180	HLA 的 DNA 群体遗传多态性及与疾病关联的研究	湖南医学科技奖一等奖	郭实士　田　伟　张修武 李立新　程　文　蒋春洁 曹　亚	2007
181	鼻咽癌的转录组学研究	湖南省科技进步一等奖	李桂源　熊　炜　周　鸣 刘华英　李小玲　周后德	2007

序号	成果名称	获奖名称与级别	获奖人（排名）			年份
182	马王堆型湿尸类文物保存技术及应用	教育部技术推广类科技进步一等奖	罗学港　黄菊芳　陈建明 游振群　张建一　潘爱华 蔡维君　王　慧　胡建光 曾乐平　王鹏程　曾嘉明			2008
183	丙型肝炎病毒致癌机制的研究	湖南省医学科技一等奖	冯德云　何琼琼　李　波 郑　晖　郭　慧　孙树艳 颜亚晖　申良方　欧阳小明 孙　意　程瑞雪　文继舫			2008
184	丙型肝炎病毒致癌机制的研究	湖南省科学技术进步三等奖	冯德云　何琼琼　李　波 郑　晖　郭　慧　孙树艳 颜亚晖　申良方　欧阳小明 孙　意　程瑞雪　文继舫			2008
185	腓骨肌萎缩症 2L 型（CMT2L）的致病基因定位与克隆	湖南省科技进步奖二等奖	唐北沙　沈　璐　肖剑锋 夏　昆　资晓宏　江　泓 罗　巍　张如旭　潘　乾 龙志高			2008
186	人类辅助生殖技术和人类精子库技术平台的建立及推广应用	教育部科技进步（推广类）一等奖	卢光琇　范立青　陆长富 肖红梅　朱文兵　谭跃球 李　汶　龚　斐　林　戈 刘　薇　钟昌高　肖小满 周　虹　杜　娟　李秀蓉			2008
187	马王堆古尸"整体—细胞—分子"三级保护模式的建立与运用	2009 年度文物保护科学和技术创新奖二等奖	陈建明　罗学港　游振群 张建一　王　慧　师学森 王晓晟			2009
188	HSF1 及 HSP70 对全身炎症反应综合征的保护作用及其机制研究	湖南医学科技奖一等奖	肖献忠　张华莉　刘　瑛 唐道林　陈广文　王慷慨 刘梅冬　左晓霞　涂自智 邓恭华　刘　可			2009
189	HSF1 及 HSP70 对全身炎症反应综合征的保护作用及其机制研究	中华医学科技奖三等奖	肖献忠　张华莉　刘　瑛 唐道林　王慷慨　陈广文 刘梅冬　左晓霞　涂自智 邓恭华　刘　可			2009
190	人类辅助生殖和精子库的关键技术及其在生殖健康中的应用	国家科技进步二等奖	卢光琇　乔　杰　李　蓉 范立青　林　戈　王丽娜 肖红梅　郑晓瑛　谭跃球 刘　平			2009

序号	成果名称	获奖名称与级别	获奖人（排名）			年份
191	EB 病毒潜伏膜蛋白 1 致瘤分子机制的研究	教育部自然科学奖二等奖	曹　亚　李力力　晏光荣 郑　慧　卢忠心　杨力芳 叶　茂　刘轶平　艾米丹 陶永光			2009
192	组织因子的基因与临床研究	湖南省医药卫生科学技术进步二等奖、湖南省科学技术进步奖三等奖	陈方平　贺石林　吕　奔 信亚红　王光平　张　帆 解勤芝			2009—2010
193	HSF1 和 HSP70 对 SIRS 的多靶点抑制作用及其机制研究	教育部自然科学奖二等奖	肖献忠　张华莉　刘　瑛 唐道林　王慷慨　陈广文 刘梅冬　左晓霞　涂白智 邓恭华　刘　可			2010
194	恶性肿瘤基因治疗以及肿瘤基因遗传多态性研究	湖南省自然科学奖三等奖	胡维新　陈汉春　曾赵军 李子博　罗赛群			2010
195	恶性肿瘤基因治疗以及肿瘤基因遗传多态性研究	湖南省自然科学奖三等奖	胡维新　陈汉春　曾赵军 李子博　罗赛群			2010
196	tau 蛋白过度磷酸化机制及其在阿尔茨海默病神经元变性中的作用	国家自然科学奖二等奖	王建枝　张灼华　王丹玲 刘世杰　李宏莲			2010
197	EB 病毒瘤蛋白 LMP1 介导的信号转导分子机制及其功能的研究	湖南省自然科学奖一等奖	曹　亚　李力力　陶永光 晏光荣　卢忠心　叶　茂 胡锦跃　邓　琳　丁　琳 郑　慧　赵　燕　段　芝			2010
198	血吸虫病防治关键技术研究	湖南省科技进步奖二等奖	汪世平　徐绍锐　戴　橄			2012
199	脑胶质瘤抑瘤基因 LRRC4 的功能研究	湖南省自然科学奖二等奖	武明花　李桂源　张祖萍			2012
200	血液系统恶性肿瘤分子机制及药用植物有效成分作用研究	湖南省自然科学奖二等奖	胡维新　刘　静　罗志勇 陶　钧　石奕武　何莉芳			2012
201	白血病与多发性骨髓瘤分子机制及名贵药用植物基因组学研究	第九届湖南医学科技奖一等奖	胡维新　刘　静　罗志勇 陶　钧　石奕武			2012
202	脑胶质瘤抑瘤基因 LRRC4 的生物学功能及作用机制研究	湖南省自然科学二等奖	武明花　李桂源　张祖萍 张秋红　李小玲　黄　河			2012
203	帕金森病的分子病理机制	湖南省自然科学奖一等奖	张灼华　唐北沙　王丹玲 郭吉红　夏　昆			2013

序号	成果名称	获奖名称与级别	获奖人（排名）			年份
204	人类胚胎干细胞建系、建库及诱导分化的系列研究及初步应用	湖南省科技进步奖一等奖	林　戈　　卢光琇　　欧阳琦 杨　胜　　陆长富　　杜丽丽 杜　娟　　王　建　　周　莤 谢常青　　徐小明　　张前军			2013
205	沙眼衣原体致病机制及候选疫苗研究	湖南医学科技奖二等奖	余　平　　王芙艳　　王　洁 程　文　　霍　治　　罗奇志 黎　明　　邹义洲			2013
206	皮性肿瘤表达免疫球蛋白的机制及生物学功能研究	湖南省自然科学二等奖	曹　亚　　黎　明　　刘海丹 胡多沙　　郑　慧　　任　维			2013
207	肿瘤发病分子机制及化学预防机制研究	湖南省国际科学技术合作奖　湖南省科技厅	董子刚（曹亚）			2013
208	鼻咽癌抗独特型基因工程抗体疫苗的实验研究	湖南医学科技奖三等奖	李官成　　李跃辉　　何小鹃 王甲甲　　汪　静　　罗　晨			2013
209	上皮性肿瘤表达免疫球蛋白的机制及生物学功能研究	湖南省自然科学奖二等奖	曹　亚　　黎　明　　刘海丹 胡多莎　　郑　慧　　段　芝			2014

附录五　省部级及以上教学成果奖

序号	成果名称	获奖名称/等级	完成人（排名）	年份
1	英语多选题有待商榷的一些问题	省教委教学成果二等奖	陈慕竹	1987
2	以实验技术手段现代化为中心的生理学教学实验改革	国家教学成果奖二等奖	李云霞　周衍椒　庄义皋	1989
3	组织学生课外科研，开辟第二课堂	省教学成果一等奖	肖献忠　皮业庆　肖子辉　邓恭华　尤家騄	1993
4	《生理学复习总结图表》	湖北省人民政府优秀教学成果二等奖	丁报春　余承高	1997
5	病理学课程建设模式的研究与实践	国家级教学成果二等奖	文继舫　钱仲棐　黎岳南　傅春燕	1997
6	病理学课程建设	省级教学成果一等奖	文继舫　钱仲棐　黎岳南　傅春燕	1997
7	将科研新发现引入实验教学的研究	省教学成果二等奖	尤家騄　刘世坤　钟　林　肖献忠　罗　涵	1997
8	提高英语师资水平的继续教育模式	省教学成果二等奖	陈慕竹	1997
9	改革临床医学专业课程体系结构与教学内容的实验研究	湖南省高等教育省级教学成果奖特等奖	李桂源（第三）	2000
10	卫生部规划教材《寄生虫学和寄生虫检验》	湖南省教育厅教学成果奖	曾宪芳　曾庆仁	2000
11	人类寄生虫学教学改革的研究	湖南省教育厅教学成果奖	舒衡平　谢长松	2000
12	医学基础计算机辅导教学与管理	湖南省高等教育教学成果二等奖	曾志成　秦晓群　潘爱华	2001
13	计算机辅助教学在生理教学中应用的探索与推广	湖南省教学成果三等奖	罗自强　秦晓群　管茶香　高志远　朱新裘	2001
14	博士生导师遴选改革的研究	湖南省教学成果二等奖	邬力祥（第一）	2001
15	改革临床医学专业课程体系结构与教学内容的实验研究	湖南省高等教育省级教学成果奖一等奖	李桂源（第十）	2001
16	临床技能综合评价体系	湖南省高等教育省级教学成果奖一等奖	李桂源（第七）	2001

序号	成果名称	获奖名称/等级	完成人(排名)	年份
17	改革临床医学专业课程体系结构与教学内容的实验研究	高等教育国家级教学成果奖二等奖	李桂源(第三)	2001
18	人体寄生虫学教学改革的研究	湖南省教学成果三等奖	舒衡平　谢长松	2001
19	寄生虫学教学改革	湖南省教委三等奖	舒衡平　曾献芳	2001
20	优化课程结构,提高解剖学教学质量	湖南省高等教育教学成果一等奖	刘正清　张建一　曾志成　易西南　罗学港	2002
21	临床医学专业课程中骨干课程实施两段式教学方案的构建与教学内容改革	湖南省"九五"教育科学研究课题二等奖	曾志成等	2002
23	基于整合并校优势的研究生教育跨越式发展战略研究	湖南省教学成果一等奖	邬力祥(第四)	2003
25	基于整合并校优势的研究生教育跨越式发展战略研究	湖南省高等教育省级教学成果奖一等奖	李桂源(第一)	2003
26	寄生虫学理论与实验多媒体课件制作	湖南省教委二等奖	舒衡平　谢长松	2003
27	《寄生虫学和寄生虫学检验》检验系教材	湖南省高等教育省级教学成果二等奖	曾宪芳　刘　多	2003
28	基础医学多选题丛书(教材类)	湖南省高等教育省级教学成果三等奖	文继舫　文建国　宋慧萍　余　平　张建一	2003
29	基础医学课程建设与实践	湖南省高等教育省级教学成果一等奖	文继舫　罗学港　罗自强　曾志成　秦晓群	2004
30	构筑创新人才培养平台,促进重点学科建设发展	湖南省高等教育教学成果奖三等奖	贺石林(第四)	2004
31	基础医学课程建设与实践	省级教学成果一等奖	文继舫　罗学港　罗自强　曾志成　秦晓群	2004
32	医科临床教学基地优化建设研究与实践	湖南省高等教育省级教学成果奖一等奖	李桂源(第一)	2004
33	研究生创新教育体系的构建与实施	湖南省高等教育省级教学成果奖三等奖	李桂源(第一)	2004
34	优化课程结构,提高解剖学教学质量	教育部教学成果二等奖	罗学港　刘正清　曾志成　张建一　易西南	2005
37	基础医学课程建设与实践	国家级教学成果二等奖	文继舫　罗学港　罗自强　曾志成　秦晓群	2005

序号	成果名称	获奖名称/等级	完成人（排名）	年份
38	医科临床教学基地优化建设研究与实践	高等教育国家级教学成果奖二等奖	李桂源（第一）	2005
39	探索"学教并重"教学模式，促进病理生理学课程建设	省教学成果一等奖	肖献忠　涂自智　邓恭华　张华莉　王慷慨	2006
40	化学实践教学创新平台的研究与建设	省级教学成果一等奖	罗一鸣（第三）	2006
41	医学教育国际标准的本土化研究与实践	国家级教学成果奖二等奖	秦晓群（第五）	2009
42	研究生思想政治教育实施主体和载体的新探索	国家级教学成果奖二等奖	邬力祥（第四）	2009
44	病理学系列教材的建设和实践	国家级教学成果二等奖	李玉林　李一雷　文继舫　来茂德　唐建武	2009
45	基础医学本科教学质量工程的建设与成效	省级教学成果二等奖	文继舫　秦晓群　舒衡平　罗学港　罗自强	2009
46	基因科学与技术产业化创新型人才培养模式	湖南省高等教育省级教学成果二等奖	夏家辉　邬玲仟　梁德生　夏　昆　陶立坚	2009
47	大类培养模式下化学基础课创新平台的构建与实践	国家教学成果奖二等奖	罗一鸣（第三）	2009
48	化学基础课研究型课程体系和管理模式的研究	省级教学成果二等奖	罗一鸣（第二）	2009
49	加强研究生德育的新探索	教育部高校德育创新发展研究成果一等奖	邬力祥（第四）	2010
50	面向创新人才培养的化学基础课体系改革与实践	省级教学成果二等奖	罗一鸣（第三）	2013

附录六　专利

序号	发明名称	申请号	发明人(排名)	申请日期	授权日期	类型
1	电镜细胞化学组织切片装置	CN88218735.X	曾庆善　朱小京	1988.12.23	1990.6.6	发明
2	框式动画投影片板		丁报春	1990	1995.6.12	发明
3	用于基因治疗的新的载体	ZL96 1 22757.5	夏家辉	1996.10.26	2003.8.24	发明
4	东方田鼠特异 DNA 序列	ZL00126606.3	胡维新　杨　榕 彭兴华	2000.9.26	2004.2.4	发明
5	治疗血友病 B 的基因药物及其制备方法	ZL01 1 02830.0	夏家辉	2001.1.19	2004.5.5	发明
6	表达突变型人组织型纤溶酶原激活素的细胞株,构建方法及表达蛋白的制备方法	ZL01 8 15109.4	夏家辉	2001.2.16	2005.8.24	发明
7	人源基因引导序列、基因载体及基因表达方法	ZL01 8 12873.4	夏家辉	2001.2.16	2006.12.6	发明
8	生物品种基因组 DNA 指纹图谱	ZL01131595.4	罗志勇　陈湘晖 周肆清　周　钢 陆秋恒　罗建清 胡维新	2001.12.6	2004.4.7	发明
9	促人参皂甙生物合成相关基因	ZL02114062.6	罗志勇　陆秋恒 胡维新　陈湘晖 罗建清　刘水平	2002.4.19	2004.9.29	发明
10	改性硅纳米颗粒	2113904.0	李桂源　朱诗国 等	2002.1.21	2004.11.17	发明
11	HUMAN SOURCE LEADING SEQUENCE, GENE VECTOR AND GENE EXPRESSION STRATEGY	US 7,247,431 B2	夏家辉	2002.3.14	2007.7.24	发明
12	L.精氨酸口服异味的消除法	CN02113996.2	李安国　贺石林	2002.3.15	2003.10.1	发明
13	CELL LINE EXPRESSING MUTATED HUMAN TISSUE.TYPE PLASMINOGEN ACTIVATOR, THE CONSTRUCTING STRATEGY THEREOF AND METHOD OF PREPARING EXPRESSED PROTEIN	US 7,632,677 B2	夏家辉	2002.3.22	2009.12.15	发明
14	用于鼻咽癌早期诊断的 NAG7 基因诊断试剂盒	2114215.7	李桂源　谭琛等	2002.6.18	2004.11.17	发明
15	GENE THERAPY AGENT FOR HAEMOPHILIA B AND ITS PREPARATION METHOD	US 7,361,639 B2	夏家辉	2003.3.20	2008.4.22	发明

序号	发明名称	申请号	发明人（排名）	申请日期	授权日期	类型
16	A NOVEL GENE THERAPY AGENT FOR HAEMOPHILIA B AND ITS PRETPARATION METHOD	EP 1 316 319 B1	夏家辉	2003.4.6	2009.12.30	发明
17	一种用于肿瘤早期诊断的组织芯片及制备器具	200410022818.X	李桂源　范松青 等	2004.1.16	2006.4.26	发明
18	一种细胞芯片制作方法及其器具	200410022819.4	李桂源　范松青 等	2004.1.16	2009.1.14	发明
19	降低血脂新组方及其制备方法	200410023018.X	李安国　贺石林 邓长青　梁可仙	2004.3.25	2005.9.28	发明
20	一种抗日本血吸虫的童虫细胞型疫苗	ZL200410046981.X	曾庆仁　林雪迟 蔡力汀　龚燕飞 张祖萍	2004.10.20	2009.2.28	发明
21	鼻咽组织特异性基因编码蛋白的检测试剂盒、制备及其应用	200410047032.3	李桂源　周后德 等	2004.12.23	2008.4.30	发明
22	日本血吸虫金属蛋白酶模拟多肽及其筛选方法和应用	200510031216	易新元　曾宪芳 袁仕善　唐连飞	2005.1.31		发明
23	黑胸大蠊锐提取物在制备抗炎免疫药物中的应用	ZL200510031439.1	徐绍锐　汪世平	2005.4.12	2009.7.15	发明
24	天麻特异 DNA 分子标记序列及其应用	ZL200510031346.9	陶钧　罗志勇 陶嘉　胡维新 刘水平	2005.3.21	2008.1.9	发明
25	一种简易的蛋白回收装置	ZL200520052370.6	周松华　汪世平	2005.11.8	2007.6.6	实用
26	靶向 EBV.LMP1 的脱氧核酶在制备治疗 EBV.LMP1 的脱氧核酶在制备治疗 EBV 相关裸肿瘤药物中的应用	200610032257.0	曹亚　卢忠心 孙仑泉	2006.9.12	2011.8.3	发明
27	深海沉积物总基因组的抽提方法	ZL200610136833.6	黄菊芳　曾乐平 童建斌　杨宇 邱冠周	2006.12	2009.5	发明专利
28	TPO 基因修饰的人骨髓间质干细胞及其制备方法和用途	200710034396.1	谭孟群（1）	2007.2.7	2012.6.27	发明
29	梯度混合装置	ZL200720062797.3	周松华　汪世平	2007.3.28	2008.2.13	实用
30	可调式小动物低压低氧训练仓	200720063128.6	秦岭（指导老师：向阳）	2007.6.5	2008.4.23	实用
31	东方田鼠日本血吸虫抗性基因及其编码的多肽	ZL200710035282.9	胡维新　秦志强 熊德慧	2007.7.5	2010.5.26	发明
32	一种人 β 珠蛋白基因及重组腺相关病毒载体	200710044040.6	谭孟群（1）	2007.7.20	2011.5.11	发明

序号	发明名称	申请号	发明人(排名)	申请日期	授权日期	类型
33	YDME 型微乳化柴油的配方及生产工艺	CN101445745(A)	宋元达	2007.10.17	2009.6.3	发明
34	一种微生物柴油的生物合成法	CN101445741(A)	宋元达	2007.10.17	2009.6.3	发明
35	微生物合成 γ - 亚麻酸油脂的方法	CN101445815(A)	宋元达	2007.10.17	2009.6.3	发明
36	LRRC4 基因启动子区甲基化检测在脑胶质瘤诊断中的应用	200810031542.X	李桂源　张祖萍　武明花　李夏雨　李小玲　刘恩伊　李　丹　陈　攀	2008.6.15	2010.8.25	发明
37	LRRC4 基因启动子区甲基化检测在脑胶质瘤诊断中的应用及其检测系统	ZL 2008 1 0031542.X	李桂源　张祖萍　武明花	2008.6.20	2010.8.1	发明
38	臭牡丹提取物及其用于治疗气道高反应性疾病的用途	200810031698.8	秦晓群(1)	2008.10.28	2010.3.30	发明
39	生物湿尸的防腐灌注液和保存液	ZL200810143980.5	罗学港　黄菊芳　陈建明　张建一　潘爱华　胡建光　曾乐平	2008.12	2011	发明
40	一种基因组 DNA 提取方法	ZL200810143853.5	周　钢　胡维新　朱　敏	2008.12.9	2011.4.27	发明
41	白血病 bcr/abl 融合基因 mRNA 的特异性抑制剂	200810143982.4	何群(1)	2008.11.28	2011.2.2	发明
42	一种防腐灌注装置	ZL200820158931.4.	饶利兵　黄菊芳　王　淼　童建斌　王　慧　曾乐平	2008.10	2009.8	实用新型
43	生物类湿尸文物出土后的保存方法	200810143981.x	黄菊芳　罗学港　陈建明　游振群　蔡维君　王　慧　曾乐平	2008.12		发明专利
44	一种毛发裂解液	ZL200910042935.5	罗学港　黄菊芳　王　慧　曾乐平　陈　旦　童建斌	2009.3	2011	发明
45	从福尔马林固定的毛发干内抽提 DNA 的方法	ZL200910042864.9	黄菊芳　曾乐平　陈　旦　童建斌　王　慧　罗学港	2009.3	2011	发明
46	一种用于 mtDNA 等位基因分型及点突变检测的 ARMS.PCR 方法	ZL200910042411.6	朱　敏　胡维新　周　钢　黄　河	2009.1.5	2012.1.11	发明
47	一种检测多癌风险易感性的方法及试剂盒	200910043021.0	肖　岚　李桂源	2009.4.18	2011.11.9	发明

序号	发明名称	申请号	发明人（排名）	申请日期	授权日期	类型
48	miR.381 作为脑瘤发生分子标志物的用途及检测方法	200910043155.2	李桂源　武明花　唐海林　王泽友　廖前进　刘晓萍	2009.4.18	2012.5.23	发明
49	一种新的 HER2/neu 基因改造的树突细胞疫苗	200910043974.7	卢光琇　陈濂生　卢光莹　李工博	2009.7.27	2013.2.6	发明
50	一种可精确调控 pH 值的生物防腐保存装置	ZL200920063593.0	黄菊芳　曾乐平　王 慧　罗学港	2009	201001	实用新型
51	人源基因引导序列、基因载体	4944349	夏家辉	2010	2012	发明
52	小动物常压低氧实验动物仓	201020301569.9	许建平(1)	2010.1.6	2010.9.22	实用
53	一种低毒性的人胚胎干细胞玻璃化冷冻液以及使用该冻存液的方法	201010266751.X	林 戈　卢光琇　周晓樱　欧阳琦	2010.8.31	2013.1.9	发明
54	一种干细胞的分离装置	201020511810.0	卢光琇　程腊梅　肖 娜	2010.9.1	2011.4.6	实用新型
55	干细胞治疗动物模型评测仪	201020511852.4	卢光琇　林 戈　邓磊玉	2010.9.1	2011.4.6	实用新型
56	脐血干细胞采集分离专用一体袋	201020511739.6	卢光琇　程腊梅　周 佳	2010.9.1	2011.4.6	实用新型
57	干细胞多功能组合传代工具	201020511891.4	卢光琇　林 戈　李 进	2010.9.1	2011.4.13	实用新型
58	大规模干细胞玻璃化冻存管	201020511791.1	卢光琇　林 戈　欧阳琦	2010.9.1	2011.4.13	实用新型
59	干细胞研究用缺氧动物模型装置	201020511835.0	卢光琇　林 戈　袁 丁	2010.9.1	2011.4.13	实用新型
60	冲击损伤仪	201020511871.7	卢光琇　林 戈　邓磊玉	2010.9.1	2011.4.27	实用新型
61	干细胞印章传代工具	201020511774.8	林 戈　卢光琇　李 进	2010.9.1	2011.4.6	实用新型
62	一种实验用动物解剖台	ZL201020607480.5	李明波　吴 松	2010.11	2011.6	实用新型
63	动物社会交往行为测试箱	ZL201020692015.6	李 芳　李昌琪　姚亚丽	2010.12	2011.9	实用新型
64	调控 ERα/ERβ－TNFα 通路 20(S)－人参皂甘 Rh2 衍生物、制备及抗肿瘤应用	ZL201010118460.6	罗志勇　刘苏友　黄景嘉　张建亭	2010.3.5	2013.1.9	发明
65	一种分离精子的方法及装置	ZL201010179577.5	曾海涛　李 洁　胡维新	2010.5.21	2012.5.2	发明
66	低甲基化基因 ELFN2 的应用方法	201110299282.6	武明花　刘晓萍　李桂源　唐海林　王泽友　余志斌　卞艳慧	2011.1.20	2013.2.6	发明

序号	发明名称	申请号	发明人（排名）	申请日期	授权日期	类型
67	一种 MICA 基因位点进行分型检测试剂盒	ZL201120288844.2	余 平　龚 拯　罗奇志　林 琳　霍 治　杜 昆	2011.8.10	2012.6.20	实用新型
68	一种 MICB 基因分型的 PCR.SBT 方法及试剂盒	201120229780.3	余 平　龚 拯　罗奇志　林 琳　霍 治　杜 昆	2011.8.11	2013.3.6	发明
69	低甲基化基因 LMO3 的应用方法	201110293237.X	武明花　刘晓萍　李桂源　唐海林　王泽友　余志斌　卞艳慧	2011.9.5	2013.2.13	发明
70	低甲基化基因 PRDM16 的应用方法	201110296236.0	武明花　刘晓萍　李桂源　唐海林　王泽友　余志斌　卞艳慧	2011.9.5	2013.3.20	发明
71	用于多种细菌的基因检测膜条及其引物	ZL201110140040.2	朱飞舟　陈汉春	2011.10.28	2013.3.13	发明
72	一种免疫组织化学染色两用湿盒	201120421070.6	蔡 艳　李 芳　曾乐平	2011.10.31		实用新型
73	低甲基化基因 F10 的应用方法	201110346542.0	武明花　刘晓萍　李桂源　唐海林　王泽友　余志斌　卞艳慧	2011.11.13	2013.2.6	发明
74	人可溶性 MICA 蛋白酶联免疫吸附测定试剂	ZL201120512032.1	龚 拯　罗奇志　余 平　林 琳　刘立民	2011.12.10	2012.10.3	实用新型
75	人 miR-183/96/182 簇的应用及其检测试剂盒	201110434607.7	武明花　唐海林　刘晓萍　邓 敏　王泽友　徐 刚　李桂源	2011.12.14	2013.3.27	发明
76	一种新型多功能超净工作台	ZL201120525910.3	罗奇志　龚 拯　余 平　霍 治	2011.12.15	2012.10.3	实用新型
77	动物饲养笼	ZL2012 2 0000439.0	张 彬	2012.1.4	2012.8.15	授权
78	一种解剖镊子	ZL2012 2 0000438.6	张 彬	2012.1.4	2012.9.26	授权
79	一种病理切片用刀具	ZL2012 2 0014186.2	肖 玲	2012.1.13	2012.10.31	授权
80	一种改进型细胞培养皿	ZL2012 2 0014188.2	肖 玲	2012.1.13	2012.10.3	授权
81	干细胞多功能培养板	201220124791.5	孙 懿　林 戈　卢光琇	2012.3.29	2012.10.3	实用新型

序号	发明名称	申请号	发明人（排名）	申请日期	授权日期	类型
82	灭活微生物传染性的安全套	ZL201220183009.7	姚小剑 肖献忠 穆罕默德·法亚兹 敖竹君 陈利玉	2012.4.26	2013.2.27	实用新型专利
83	一种啮齿类实验动物固定器	201220171986.5	李官成 李跃辉 谢平丽 刘艳红 江艳	2012.4.9	2012.10.31	实用
84	调控人参皂苷转运与积累的PgPDR1基因及其编码蛋白和应用	ZL201210464442.2	罗志勇 张儒 祝捷 黄景嘉 陈湘晖	2012.11.16	2014.3.20	发明
85	人参ABC转运蛋白基因Pg-PDR2及其应用	ZL201210462288.5	罗志勇 张儒 黄景嘉 祝捷 曹宏哲 陈湘晖	2012.11.16	2014.4.23	发明
86	一种可测量内部培养基温度的培养皿	201320014416.x	顾亦凡 戴灿 林戈	2013.1.11	2013.7.3	实用新型
87	一种培养皿保温装置	201320014477.6	顾亦凡 戴灿 林戈	2013.1.11	2013.7.3	实用新型
88	一种配子及胚胎操作专用毛细玻璃管的切割工具	201320014415.5	顾亦凡 戴灿 林戈	2013.1.11	2013.7.3	实用新型
89	一种可测量内部培养基温度的培养皿	ZL 2013 2 0014416.X	顾亦凡 戴灿 林戈 卢光琇 罗学港	2013.1.11	2013.7	实用新型
90	一种培养皿保温装置	ZL 2013 2 0014477.6	顾亦凡 戴灿 林戈 卢光琇 罗学港	2013.1.11	2013.7	实用新型
91	一种配子及胚胎操作专用毛细玻璃管的切割工具	ZL 2013 2 0014415.5	顾亦凡 戴灿 林戈 卢光琇 罗学港	2013.1.11	2013.7	实用新型
92	一种小鼠繁殖笼	ZL 2013 2 0034675.9	顾亦凡 戴灿 林戈 卢光琇 罗学港	2013.1.23	2013.7	实用新型
93	一种离心管冰盒	ZL 2013 2 0051162.9	顾亦凡 戴灿 林戈 卢光琇 罗学港	2013.1.23	2013.7	实用新型
94	一种带离心管防脱盖装置的离心机内盖	ZL 2013 2 0034671.0	顾亦凡 戴灿 林戈 卢光琇 罗学港	2013.1.23	2013.7	实用新型
95	一种病理切片用架	ZL2013 2 0034664.0	刘正华 黄河 朱武 刘俊文 段炳南 文建国	2013.1.23	2013.7.10	授权

序号	发明名称	申请号	发明人（排名）	申请日期	授权日期	类型
96	一种改进型病理取材刀	ZL2013 2 0034664.0	刘正华　黄　河 朱　武　刘俊文 段炳南　文建国	2013.1.23	2013.7.10	授权
97	一种带离心管防脱盖装置的离心机内盖	201320034671.0	戴　灿　顾亦凡 林　戈　卢光琇 罗学港	2013.1.23	2013.7.10	实用新型
98	一种小鼠繁殖笼	201320034675.9	戴　灿　顾亦凡 林　戈　卢光琇 罗学港	2013.1.23	2013.7.10	实用新型
99	一种离心管冰盒	201320051162.9	戴　灿　顾亦凡 林　戈　卢光琇 罗学港	2013.1.30	2013.7.10	实用新型
100	一种调控人参皂苷积累的PDR转运蛋白基因启动子及其应用	ZL201310043674.5	罗志勇　张　儒 黄景嘉　陈湘晖 罗　俊　李继佳	2013.2.5	2014.6.26	发明
101	人参氨基酸转运蛋白基因PgLHT及其编码蛋白和应用	ZL201210462382.0	罗志勇　张　儒 祝　捷　谢小雷 黄景嘉　陈湘晖	2013.3.6	2014.7.21	发明
102	可变插槽式免疫组织化学染色反应板	201320159840.3	蔡　艳　李明渊	2013.4.2	2013.10	实用新型
103	一种新型解剖操作台	201320159839.0	伍校琼　蔡维君 朱　武	2013.4.2	2013.8	实用新型
104	一种液氮冻存盒	201320281745.0	李官成　李跃辉 谢平丽　刘艳红 江　艳	2013.5.11	2013.10.30	实用
105	一种免疫化学染色阻水装置、细胞培养皿和细胞培养板	201320256387.8	袁　丁	2013.5.13	2013.12.4	实用新型
106	一种涂布棒	201320423409.5	王行明　范立青 朱文兵	2013.7.17	2014.1.1	实用新型
107	一种用于吸取干细胞多功能培养板内液体的吸取器	201320814298.0	孙　懿　林　戈 卢光琇	2013.12.12	2014.5.21	实用新型

附录七　专著、教材编写

序号	书名或章名	编者	出版社	出版时间
1	无机化学、分析化学	刘友斌主编	公益印书馆	1954
2	怎样防治疟疾	易新元著	人民卫生出版社	1956
3	抗疟灭蚊手册	陈国杰（译）、易新元、王福溢（校）	人民卫生出版社	1956
4	生物学	卢惠霖	广州人卫社	1956
5	胰岛素的作用	卢义钦译	上海卫生出版社	1957
6	按蚊防制手册	单秀媛（译）易新元、陈国杰（校）	人民卫生出版社	1958
7	动物学简明教程（译著）	何鸿恩	高等教育出版社	1958
8	有机化学（卫生部统编教材）	谢祚永主审	人民卫生出版社	1958
9	疟疾蠕虫病及其他寄生虫病防治资料	易新元、陈国杰、刘多（译）陈祜鑫（校）	人民卫生出版社	1959
10	生物化学	任邦哲合编	人民卫生出版社	1959
11	基因论	卢惠霖	科学出版社	1959
12	立克次氏体与立克次氏体病	王慧主译	人民卫生出版社	1962
13	遗传与进化	卢惠霖	湖南科学技术出版社	1962
14	病理生理学进展（一）	潘世宬主编	人民卫生出版社	1963
15	血吸虫病的研究与预防	陈祜鑫著	人民卫生出版社	1964
16	普通生物学	卢惠霖	人民卫生出版社	1964
17	全国高等医学院校普通生物学通用教材第五篇遗传与变异	卢惠霖参编	人民卫生出版社	1958—1964
18	全国高等医学院校普通生物学通用教材第六篇生物进化学说	卢惠霖参编	人民卫生出版社	1958—1964
19	组织培养术	郭绢霞主编	人民卫生出版社	1965
20	血液生理学专辑	易见龙、任邦哲、周衍椒主编	人民卫生出版社	1965
21	病理生理学进展（二）	潘世宬主编	人民卫生出版社	1965
22	生理生化学	《生理生化学》教材编写组	湖南人民出版社	1974
23	生理生化学	湖南医学院等	人民教育出版社	1976
24	农村医生手册（第四版）	孙秀泓编委	人民卫生出版社	1977
25	生理学	周衍椒、张镜如主编	人民卫生出版社	1978
26	医学科研设计	陈祜鑫著	湖南医学院自编讲义	1978

序号	书名或章名	编者	出版社	出版时间
27	肺吸虫病的研究与防治	张悟澄、陈翠娥著	湖南科学技术出版社	1978
28	祖国医学方法论	黄建平著	湖南人民出版社	1978
29	生理生化学与医学	湖南医学院等	科学出版社	1979
30	鼻咽癌细胞学图谱	韩英士主编	人民卫生出版社	1981
31	生物化学	任邦哲主译	人民卫生出版社	1981
32	生物化学:细胞结构和功能的分子基础	卢惠霖	北京科技出版社	1981
33	常用医学外语略语手册	施优成、宋清茂	湖南科学技术出版社	1981
34	屈膝求受(译作)	陈慕竹、李守谅	湖南人民出版社	1981
35	生理学5000题解	贺石林、李俊成主编	湖南科学技术出版社	1982
36	休克(病理生理学丛书)	潘世宬、罗正曜主编	人民卫生出版社	1982
37	医用生物学	卢惠霖	人民卫生出版社	1982
38	中英药名对照临床药物手册	田文艺、宋清茂	湖南科学技术出版社	1982
39	生理学(第二版)	周衍椒、张镜如主编	人民卫生出版社	1983
40	临床生理40讲	王永华、贺石林主编	湖南科学技术出版社	1983
41	The Poma - copsidae in hunan,China	陈翠娥著	湖南科学技术出版社	1983
42	医学生物学	卢惠霖主编	高等医药院校教材	1983
43	医学小百科 优生	卢惠霖主编	天津科学技术出版社	1983
44	医学遗传学(原理)(杜传书主编)	卢惠霖参编	人民卫生出版社	1983
45	中国大百科全书 生物学分册 遗传学	夏家辉、李麓芸	中国百科全书出版社	1983
46	医学小百科 优生	夏家辉、李麓芸	天津科技出版社	1983
47	英语(1~3册、医学专业)	朱铁蓉、陈慕竹	湖南科学技术出版社	1983
48	生理学方法与技术(第一集)	周衍椒主编	科学出版社	1984
49	生理学方法与技术(第二集)	周衍椒主编	科学出版社	1984
50	内分泌生理学	周衍椒、徐有恒参编	人民卫生出版社	1984
51	病理生理学丛书 肿瘤	潘世宬主编	人民卫生出版社	1984
52	中国医学百科全书 医学遗传学分册	卢惠霖主编	上海科技出版社	1984
53	拉丁文语法	宋清茂	湖南科学技术出版社	1984
54	生殖功能及其调控	刘承权、徐有恒主编	湖南科学技术出版社	1985
55	中国医学百科全书 生理学	周衍椒、唐恢玲、徐有恒、李云霞、贺石林等参编	上海科学技术出版社	1985
56	农村医生手册(第五版)	孙秀泓编委	人民卫生出版社	1986

序号	书名或章名	编者	出版社	出版时间
57	生理学方法与技术第四集	孙秀泓参编	北京科学出版社	1986
58	人类生殖与生殖工程	卢惠霖	湖南教育出版社	1986
59	人生哲学与医学道德	凡读文主编	上海人民出版社	1986
60	基础医学多选题组织胚胎学分册	祝继明、刘齐良主编	湖南科学技术出版社	1987
61	生理学方法与技术第三集	周衍椒主编	科学出版社	1987
62	基础医学多选题选集 生理学分册	孙秀泓主编	湖南科学技术出版社	1987
63	止血生理与临床	周衍椒主编	人民卫生出版社	1987
64	病理生理学进展（三）	潘世成、罗正曜主编	人民卫生出版社	1987
65	诊断病毒学	吴洁如主译	科学出版社出版	1987
66	临床医学实用英语	周铁成	湖南科学技术出版社	1987
67	马克思主义原理	唐先魁主编	武汉大学出版社	1987
68	生理学方法与技术第五集	孙秀泓、邓启辉参编	科学出版社	1988
69	生理学复习总结图表	余承高、丁报春主编	上海科学技术出版社	1988
70	生理学（第三版）	周衍椒、张镜如主编	人民卫生出版社	1988
71	苹语应试速成	宋清茂	中南工大出版社	1988
72	医学社会学（第二版）	刘耀光副主编	广西人民出版社	1988
73	中医科研设计与统计方法	贺石林主编	湖南科学技术出版社	1989
74	生理学对比名词辞典	丁报春主编	湖南科学技术出版社	1989
75	四道生理记录仪实验指导	孙秀泓、刘建英主编	湖南医科大学出版社	1989
76	四道生理记录仪实验教学指南	孙秀泓等主编	湖南医科大学出版社	1989
77	染色体病	夏家辉著	科学出版社	1989
78	无机化学	周凤贤主编	海洋出版社	1989
79	医用拉丁文	宋清茂、彭泽来	湖南大学出版社	1989
80	人生哲学教程	凡读文主编	陕西人民出版社	1989
81	麻醉生理学	闵龙秋、徐启明主编,孙秀泓参编	中国医药科技出版社	1990
82	外国医学教材研究	孙秀泓参编	北京医科大学协和医科大学联合出版社	1990
83	医学视听教材神经干动作电位	孙秀泓、瞿树林、刘建英、庄义皋	中华医学音像出版社发行	1990
84	现代科技革命与马克思主义	卢德怀等主编		1990
85	有机化学	王泪滨主编	海洋出版社	1990
86	医学基础化学实验（卫生部统编教材）	沙昆冈参编	人民卫生出版社	1990
87	医学院校统编 英语教材,II,V级	陈慕竹	湖南科学技术出版社	1990

序号	书名或章名	编者	出版社	出版时间
88	英语读写教程（上下册）	郝振甫	外语教学与研究出版社	1990
89	俄英汉医药学词汇	宋清茂	江西科技出版社	1990
90	血栓形成与临床医学	李家增、贺石林主编	湖南科学技术出版社	1991
91	病理生理学多选题题解	尤家騄主编	上海医科大学出版社	1991
92	《中国大百科全书》生物学Ⅱ条目	夏家辉	中国大百科全书出版社	1991
93	遗传工程辞典	董森美	上海翻译出版公司	1991
94	Simulated College English Test	郝振甫	国防科大出版社	1991
95	快速记忆英汉医学词汇分解词典	宋清茂	湖南科学技术出版社	1991
96	解剖学及组织胚胎学	郭绢霞主审	海南出版社	1992
97	如何提高阅读能力	郝振甫	台湾万人出版社	1992
98	英语写作实用教程	周铁成	海洋出版社	1992
99	英语培训系列教材	陈慕竹	人民卫生出版社	1992
100	生理学大纲	孙秀泓参编	高等教育出版社	1993
101	生理学	罗自强、刘建英、管茶香参编	中国医药科技出版社	1993
102	世界首报中国人染色体异常核型图谱	夏家辉主编	河南科学技术出版社	1993
103	大学生英语用法500疑点	彭司澄、戴秋云	湖南师大出版社	1993
104	英汉医学缩略语大辞典	宋清茂	湖南科学技术出版社	1993
105	生理学大纲	孙秀泓参编	台北艺轩图书出版社	1994
106	生理学复习指南	余承高、丁报春主编	上海科技出版社	1994
107	医学生理学	丁报春主编	湖南科学技术出版社	1994
108	植物性神经系统生理学——基础与临床	王子栋、徐有恒主编	科学出版社	1994
109	临床生理学	贺石林、丁报春、李俊成主编	湖南科学技术出版社	1994
110	医学生态学	刘艳平主编	湖南医科大学	1994
111	医学基础化学	王一凡副主编、刘绍乾、廖喜漫参编	黑龙江科技出版社	1994
112	基础化学学习指导	王一凡第二主编、刘绍乾、廖喜漫参编	黑龙江科技出版社	1994
113	无机化学（医学检验）	李劲参编	人民卫生出版社	1994
114	细胞保护	孙秀泓、罗自强参编	北京协和医科大学北京医科大学联合出版社	1995
115	病理生理学（进展五）	罗正曜、肖献忠参编	科学技术文献出版社	1995
116	英汉医学免疫学与微生物学常用词汇	韦超凡、舒明星主编	校内出版	1995

序号	书名或章名	编者	出版社	出版时间
117	有机化学(第四版)(卫生部规划教材)	范俊源参编	人民卫生出版社	1995
118	马克思主义哲学基本原理	黄淑琴等主编	新华出版社	1995
119	自然辩证法概论	贺达仁等主编	湖南人民出版社出版	1995
120	实用酶组织化学	李叔庚主编	湖南科学技术出版社	1996
121	生理学(第四版)	李云霞、徐有恒参编	人民卫生出版社	1996
122	麻醉生理学	徐启明、李俊成主编	上海科学技术文献出版社	1996
123	实用血吸虫病学	易新元参编	人民卫生出版社	1996
124	医学前沿纵横谈	罗正曜参编	中国医药科技出版社	1996
125	造血生理学和造血细胞检测技术	徐有恒、王绮如主编	湖南科学技术出版社	1997
126	血液实验学	贺石林副主编	上海科学技术出版社	1997
127	病理生理学题库与题解	尤家騄主编、主审	国家教委高等教育司	1997
128	寄生虫学和寄生虫学检验	曾宪芳主编	人民卫生出版社	1997
129	医学免疫学和微生物学实验与实习	夏忠弟副主编	武汉大学出版社	1997
130	医学生物学实验指导	刘艳平主编	湖南科学技术出版社	1997
131	实用生理学题库	丁报春等主编	河南医科大学出版社	1998
132	基础医学多选题 生理学分册	朱新裘主编	湖南科学技术出版社	1998
133	高级病理生理学	罗正曜编委	科学出版社	1998
134	医学科研方法导论	贺石林、陈修编著	人民卫生出版社	1998
135	血栓病学	李家增、贺石林、王鸿利主编	科学出版社	1998
136	病理学多选题	文继舫主编	湖南科学技术出版社	1998
137	Contemporory Pathophysislogy	尤家騄编委	上海医科大学出版社	1998
138	实用科技防病救灾技术手册	汪世平参编	湖南科学技术出版社	1998
139	医学遗传学讲座	夏家辉主编	湖南科学技术出版社	1998
140	医学生态学(第二版)	刘艳平主编	湖南医科大学	1998
141	毛泽东的人民卫生观	胡凯、刘丽杭著	人民卫生出版社	1998
142	基础医学多选题丛书组织学与胚胎学分册	文建国、严文保主编	湖南科学技术出版社	1999
143	基础医学综合分册	孙秀泓主编	湖南科学技术出版社	1999
144	生理学提要及试题	孙秀泓、罗自强主编	人民卫生出版社	1999
145	生理学复习指南	罗自强副主编	上海科学技术出版社	1999
146	肿瘤学(全国面向21世纪课程教材)	曹亚参编	人民卫生出版社	1999

序号	书名或章名	编者	出版社	出版时间
147	基础医学多选题医学微生物学分册	舒明星主编	湖南科学技术出版社	1999
148	国家执业医师/助理资格考试应试参考丛书	陈淑贞副主编	湖南科学技术出版社	1999
149	全国高教自学考试同步辅导免疫学基础	舒明星主编	中国人事出版社	1999
150	医学多选题 微生物学分册	舒明星主编	湖南科学技术出版社	1999
151	基础医学综合分册(国家执业医师资格考试应试丛书)	孙秀泓、宋惠萍主编	湖南科学技术出版社	1999
152	生物化学(高等教育自考辅导与训练丛书)	宋惠萍主编	中国人事出版社	1999
153	医师/助理医师资格考试应试丛书生物化学部分	宋惠萍主编	湖南科学技术出版社	1999
154	卫生保健经济学	刘丽杭编委	国防科技大学出版社	1999
155	病理生理学实习指导	尤家騄主编	暨南大学出版社	1997—2000
156	自由基生物学的理论与应用	罗正曜、刘双参编	科学出版社	2000
157	继续教育科目指南第四部医学	邓恭华参编	中国人事出版社	2000
158	生理学(卫生部成人教育规划教材)	罗自强参编	人民卫生出版社	2000
159	麻醉生理学	谭秀娟、李俊成主编	人民卫生出版社	2000
160	国家临床执业医生资格考试辅导——基础医学考试纲要及试题	孙秀泓、罗自强参编	人民卫生出版社	2000
161	生理学(第五版)	蒋德昭参编	人民卫生出版社	2000
162	病理学名词解释	文继舫主编	人民卫生出版社	2000
163	病理学实习指导	文继舫主审	人民卫生出版社	2000
164	现代继续教育科目指南丛书医学分册	姚开泰(主审顾问)	中国人事出版社	2000
165	湖南血吸虫病防治研究	刘多等参编	湖南人民出版社	2000
166	继续教育指南医学	汪世平参编	中国人事出版社	2000
167	医学基础化学	周明达参编	高等教育出版社	2000
168	医学基础化学实验	周明达参编	高等教育出版社	2000
169	医学英语特点剖析	周铁成	人民军医出版社	2000
170	麻醉解剖学	刘求理副主编	人民卫生出版社	2000.5
171	局部解剖学	曾志成主编	世界图书出版西安公司	2001
172	组织化学	李叔庚主编	人民卫生出版社	2001
173	中医科研设计与统计学	贺石林、王建、王净净主编	湖南科学技术出版社	2001
174	医学科研设计教程	贺石林主审	科学出版社	2001

序号	书名或章名	编者	出版社	出版时间
175	弥散性血管内凝血	贺石林副主编	上海科学技术出版社	2001
176	临床生理学	贺石林等主编	科学出版社	2001
177	生理学（七年制全国规划教材）	罗自强副主编 蒋德昭参编	人民卫生出版社	2001
178	生理学名词比较	丁报春等主编	湖南科学技术出版社	2001
179	基础医学多选题丛书	文继舫主编	湖南科学技术出版社	2001
180	病理生理学（七年制教材）	陈主初主编	人民卫生出版社	2001
181	实验动物学	陈主初主编	湖南科学技术出版社	2001
182	全科医师临床药物学	曹亚参编	科学出版社	2001
183	基因组科学与人类疾病	李桂源参编		2001
184	遗传药理学	陈主初、贺智敏、曹亚参编	科学出版社	2001
185	医学分子生物学	曹亚、贺智敏、关勇军、李小玲、李官成参编	中南大学出版社	2001
186	临床生理学	肖献忠编委	科学出版社	2001
187	病理生理学	尤家骢、肖献忠编委	人民卫生出版社	2001
188	休克学	罗正曜主编	天津科学技术出版社	2001
189	病原生物学	曾庆仁主编	人民卫生出版社	2001
190	寄生虫学与寄生虫检验实验指导	曾庆仁主编	人民卫生出版社	2001
191	人体寄生虫学（第五版）	曾庆仁参编	人民卫生出版社	2001
192	基础医学多选题医学微生物学分册（第二版）	舒明星主编	湖南科学技术出版社	2001
193	神经科学基础（精神卫生系教材）	唐建华副主编	中南大学出版社	2001
194	医学分子生物学	胡维新主编	中南大学出版社	2001
195	人类生殖与生殖工程	卢惠霖、卢光琇著	河南科学技术出版社	2001
196	细胞生物学实验指导	刘艳平主编	湖南科学技术出版社	2001
197	快速记忆英语分类词典	宋清茂、李正华	湖南教育出版社	2001
198	系统解剖学	曾志成主编	世界图书出版西安公司	2001.11
199	系统解剖学实习指导	曾志成主编	世界图书出版西安公司	2001.11
200	局部解剖学实习指导	曾志成主编	世界图书出版西安公司	2001.6
201	袄氏人体解剖学图解上、下册	曾志成主审	世界图书出版西安公司	2001.7
202	人体解剖学（专升本）	曾志成副主编	人民卫生出版社	2001.9
203	人体解剖学学习指导（专升本）	曾志成副主编	人民卫生出版社	2001.9
204	基础医学多选题·病理生理学分册	尤家骢、肖献忠主编	湖南科学技术出版社	1999—2002
205	简明系统解剖学图解	韩承柱主编	湖南科学技术出版社	2002

序号	书名或章名	编者	出版社	出版时间
206	组织学与胚胎学实验指导	严文保、文建国主编	中国医药科技出版社	2002
207	病理生理学百科全书	尤家骏、肖献忠编委		2002
208	机能实验学	秦晓群等主编	世界图书出版公司	2002
209	神经干动作电位(卫生部医学视听教材)	湖南医科大学	人民卫生音像出版社	2002
210	医学机能学实验教程	管茶香副主编	科学出版社	2002
211	医学基础学习辅导	管茶香主编	中南大学出版社	2002
212	肿瘤蛋白质组学	陈主初主编	湖南科学技术出版社	2002
213	神经科学基础	贺智敏参编		2002
214	分子病毒学	李小玲、陶永光、谭琛参编	人民卫生出版社	2002
215	机能实验学	邓恭华主编	世界图书出版社	2002
216	病理生理学题库与题解	尤家骏主编	中南大学出版社	2002
217	医学基础学习辅导——病理生理学	邓恭华主编	中南大学出版社	2002
218	人体寄生虫学图谱	曾庆仁主审	人民卫生出版社	2002
219	病原生物学	曾宪芳参编	人民卫生出版社	2002
220	人体寄生虫学图谱	舒衡平参编	人民卫生出版社	2002
221	现代寄生虫病学	舒衡平参编	人民军医出版社	2002
222	医学微生物学学习指导	舒明星主编	世界图书出版社	2002
223	卫生部医学视听教材球菌	夏忠弟主编	人民卫生音像出版社	2002
224	医学多选题·微生物学分册(第二版)	舒明星主编	湖南科学技术出版社	2002
225	医学微生物学实验指导	刘水平、邹国军主编	世界图书出版社	2002
226	基础医学综合分册(国家执业医师资格参考丛书)	夏忠弟副主编	湖南科学技术出版社	2002
227	病原生物学	姚孟晖主编	人民卫生出版社	2002
228	精神与精神病的生物化学	王学铭主编	人民卫生出版社	2002
229	医学细胞生物学	刘艳平主编	中南大学出版社	2002
230	卫生部视听教材凝集反应	余平主编	人民卫生出版社	2002
231	基础医学多选题免疫学分册	余平、扈凤平主编	湖南科学技术出版社	2002
232	无机化学(药学)	周明达参编	高等教育出版社	2002
233	英语学习方法论	谭云杰	中南大学出版社	2002
234	神经科学基础	罗学港主编	中南大学出版社	2002.4
235	Human Anatomy	罗学港副主编	吉林科学出版社	2002.9
236	医学科研方法学	贺石林、李元建主编	人民军医出版社	2003

序号	书名或章名	编者	出版社	出版时间
237	生理学(专升本全国规划教材)	罗自强副主编	高等教育出版社	2003
238	肺的非呼吸功能——基础与临床	孙秀泓、罗自强主编	人民卫生出版社	2003
239	病理学	文继舫副主编	高等教育出版社	2003
240	实用分子生物学操作指南	曹亚主编,李官成副主编	人民卫生出版社	2003
241	医学硕士研究生入学考试辅导丛书——病理生理学	尤家騄主编	科学技术文献出版社	2003
242	分子生物学常用实验操作	陈汉春副主编	湖南科学技术出版社	2003
243	生物化学(高等医学院校高职高专教材)	王学铭主编	北京大学医学出版社	2003
244	哈珀生物化学中译本	宋惠萍主译、曾卫民副主译	科学出版社	2003
245	分子生物学实验操作	胡维新主编	湖南科学技术出版社	2003
246	细胞生物学	刘艳平主编	湖南科学技术出版社	2003
247	医学细胞生物学实验指导	刘艳平主编	湖南科学技术出版社	2003
248	医学免疫学题库与题解	余平主编	中南大学出版社	2003
249	医科大学化学(上册)	王一凡、何跃武、向阳、黄兰芳参编	化学工业出版社	2003
250	医科大学化学(下册)	罗一鸣、王微宏参编	化学工业出版社	2003
251	无机化学(医学检验)	曾小玲参编	人民卫生出版社	2003
252	无机化学实验(医学检验)	曾小玲参编	人民卫生出版社	2003
253	医学英语词汇触类旁通	周铁成	科学文献出版社	2003
254	Regional Anatomy	曾志成副主编	吉林科学出版社	2003.2
255	中西医结合血栓病学	贺石林主审	人民卫生出版社	2004
256	现代出血病学	李家增、王鸿利、贺石林主编	上海科学技术文献出版社	2004
257	生理学(医学研究生入学考试名校辅导丛书)	管茶香、罗自强、秦晓群等主编	湖南科学技术出版社	2004
258	生理学(全国规划本科教材)	管茶香副主编	中国协和医科大学出版社	2004
259	生理学(第六版)	罗自强(参编).	人民卫生出版社	2004
260	医学生理学教学指导	罗自强参编	北京大学医学出版社	2004
261	成人教育医学基础学习辅导	周建华副主编	中南大学出版社	2004
262	基于 WWW 的生物信息学应用指南	李桂源、钱骏主编	中南大学出版社	2004
263	机能实验学	尤家騄主编	湖南科学技术出版社	2004
264	医学研究生入学考试名校辅导丛书——病理生理学	涂自智主编	湖南科学技术出版社	2004

序号	书名或章名	编者	出版社	出版时间
265	医学寄生虫学	汪世平主编	高等教育出版社	2004
266	临床寄生虫学检验	汪世平副主编	中国医药科技出版社	2004
267	病原生物学（第二版）	汪世平参编	科学出版社	2004
268	卫生部医学 CAI 课件呼吸道传播的病原微生物	姚孟晖主编	人民卫生电子音像出版社	2004
269	卫生部医学视听教材厌氧菌	罗映辉主编		2004
270	卫生部医学 CAI 课件 脂类代谢	唐建华总监,王晓春总编	人民卫生出版社	2004
271	生物化学（医学研究生入学考试名校辅导丛书）	唐建华主编	湖南科学技术出版社	2004
272	医学遗传学	夏家辉主编	人民卫生出版社	2004
273	局部解剖学(第二版、第三版)	曾志成 主编	世界图书出版公司	2004.7
274	局部解剖学实习指导及中英文习题集(第二版、第三版)	曾志成 主编	世界图书出版公司	2004.7
275	系统解剖学(第二版、第三版)	曾志成 主编	世界图书出版公司	2004.7
276	系统解剖学实习指导及中英文习题集(第二版、第三版)	曾志成 主编	世界图书出版公司	2004.7
277	新编人体解剖学图谱（第一版、第二版）	曾志成 主编	世界图书出版西安公司	2004.9
278	新编人体解剖学与组织生理病理学图谱》（第一版、第二版）	曾志成 主编	世界图书出版公司	2004.9
279	简明局部解剖学图谱	刘里侯主编	世界图书出版公司	2004.9
280	医学胚胎学（21 世纪精品课程教材）	张建湘主编	科学出版社	2005
281	医学胚胎学（双语教材 21 世纪精品课程教材）	文建国主编	科学出版社	2005
282	基础理论分册（医务人员"三基"培训指南）	秦晓群主编	湖南省卫生厅	2005
283	生理学复习指导与自测	管茶香参编	山东科学技术出版社	2005
284	生理学（七年制全国规划教材）	罗自强参编	复旦大学出版社	2005
285	生理学（八年制全国规划教材）	罗自强参编	人民卫生出版社	2005
286	人体机能学（"十五"国家级规划教材）	罗自强主审	湖南科学技术出版社	2005
287	麻醉生理学（第二版）	谭秀娟、罗自强主编	人民卫生出版社	2005
288	造血生理学	王绮如、谭孟群、程腊梅主编	中南大学出版社	2005
289	医学生理学	秦晓群主译	科学出版社	2005
290	现代脓毒症理论与实践	贺石林参编	科学出版社	2005
291	生理学习题集	罗自强参编	人民卫生出版社	2005

序号	书名或章名	编者	出版社	出版时间
292	病理学考研复习题解	文继舫主编	科学出版社	2005
293	病理学与病理生理学	文继舫主审	湖南科学技术出版社	2005
294	抗体理论与技术	王廷华、李官成主编,何小娟、童永清副主编	科学出版社	2005
295	病理生理学(八年制教材)	陈主初主编	人民卫生出版社	2005
296	PCR 理论与技术	李官成副主编	科学出版社	2005
297	基因克隆理论与技术	李官成副主编	科学出版社	2005
298	组织细胞化学理论与技术	李官成参编	科学出版社	2005
299	分子肿瘤学	曹亚参编	中国农业出版社	2005
300	Pathophysiology(全英文病理生理学教材)	肖献忠主编	科学出版社	2005
301	人体寄生虫学(第三版)	刘多副主编	人民卫生出版社	2005
302	医学寄生虫学	汪世平副主编	北京大学医学出版社	2005
303	人体寄生虫学(第三版)	曾庆仁、舒衡平参编	人民卫生出版社	2005
304	医学免疫学实验教程	王洁、王芙艳主编	中南大学出版社	2005
305	有机化学实验与指导	罗一鸣主编,王微宏副主编	中南大学出版社	2005
306	医学科技哲学导论	贺达仁编著	高等教育出版社出版	2005
307	医学硕士研究生入学考试辅导丛书解剖学	潘爱华主编	科学技术文献出版社	2005.11
308	血栓性疾病病的诊断与治疗	刘泽森、贺石林、李家增主编	人民卫生出版社	2006
309	生理学应试指南	向阳等参编	人民军医出版社	2006
310	人体机能学("十五"国家级规划教材)	罗自强参编	西安交通大学出版社	2006
311	生理学(第六版)	罗自强参编	人民卫生出版社	2006
312	疾病蛋白质组学	陈主初主编	化学工业出版社	2006
313	病理生理学双语版	编委:肖献忠	人民卫生出版社	2006
314	全国高等学校配套教材 病理学与病理生理学学习指导及习题集	编委:涂自智	人民卫生出版社	2006
315	医学微生物学与寄生虫学(英文)	汪世平主编	科学出版社	2006
316	寄生虫学检验专业教材(第三版)	曾庆仁参编	人民卫生出版社	2006
317	医学微生物学学习指导	陈利玉、姚孟晖、刘水平主编	中南大学出版社	2006
318	卫生部医学 CAI 课件输血和血制品传播的病原微生物	谭宇蓉主编	人民卫生出版社	2006
319	实验医学微生物学	邬国军、戴橄、谭宇蓉主编	中南大学出版社	2006

序号	书名或章名	编者	出版社	出版时间
320	生物化学复习精要与题解	陈汉春主编	中南大学出版社	2006
321	生物化学实验指导	骆亚萍主编,刘灿华、李文凯副主编	中南大学出版社	2006
322	遗传学与您的临床实践	卢光琇、李麓芸译	河南科学技术出版社	2006
323	基础化学实验指导	刘绍乾主编、何跃武副主编、王一凡主审	中南大学出版社	2006
324	Organic Chemistry	罗一鸣第二主编	华中科技大学出版社	2006
325	人体解剖学教学法	曾志成主编	中南大学出版社	2006.8
326	生理科学实验教程	丁报春主编	人民卫生出版社	2007
327	人体解剖生理学	管茶香参编	人民卫生出版社	2007
328	老年血液病学	谢兆霞、贺石林主编	中南大学出版社	2007
329	老年血液病的诊断与治疗	贺石林主编	中南大学出版社	2007
330	基础医学考研模拟及全真试题解析	汉建忠参编	世界图书出版公司	2007
331	病理学	李景和副主编	北京大学医学出版社	2007
332	基础医学实验形态学	文继舫主编	高等教育出版社	2007
333	国家级规划教材配套教材 病理生理学习题集	肖献忠主编	高等教育出版社	2007
334	临床寄生虫学与寄生虫检验实验指导	曾庆仁主编	人民卫生出版社	2007
335	医学寄生虫学(第二版)	汪世平参编	科学出版社	2007
336	医学分子生物学	胡维新主编	科学出版社	2007
337	生物学实验指导	刘艳平主编	湖南科学技术出版社	2007
338	医学免疫学(高等医药院校规划教材)	余平主编,陈欲晓、黎明副主编	湖南科学技术出版社	2007
339	基础医学考研模拟及全真试题解析	黎明、霍治副主编	世界图书出版公司	2007
340	无机化学"十一五"国家级规划教材	王一凡、曾小玲、刘绍乾参编	科学出版社	2007
341	大学生心理健康教育教程	胡凯主编	人民出版社	2007
342	大学生发展型团体心理辅导	胡凯著	人民出版社	2007
343	基础医学考研模拟全真试题解析	曾志成主编	世界图书出版公司	2007.11
344	人体解剖学	曾志成主编	人民卫生出版社	2007.8
345	人体解剖学学习指导及习题集	曾志成主编	人民卫生出版社	2007.8
346	生理学学习指导与习题集	罗自强主编	人民卫生出版社	2008
347	生理学学习与解题指南(第三版)	管茶香编委	华中科技大学出版社	2008
348	生理学("十一五"规划教材)	管茶香参编	高等教育出版社	2008

序号	书名或章名	编者	出版社	出版时间
349	生理学("十五"规划教材)(第七版)	罗自强参编	人民卫生出版社	2008
350	机能实验学	罗自强、管茶香、许建平主编	中南大学出版社	2008
351	Ozone Depletion, Chemistry and Impacts	向阳、秦晓群参编	Nova Science Publishers, Inc.	2008
352	生理学(英文)	罗自强参编	人民卫生出版社	2008
353	病理学(第七版)	文继舫副主编	人民卫生出版社	2008
354	病理学(第二版)	文继舫副主编	高等教育出版社	2008
355	医学百科全书 基础医学	编委:尤家騄、王慷慨、刘双	科学出版社	2008
356	脓毒症防治学	肖献忠参编	科学技术文献出版社	2008
357	工程前沿——脓毒症研究新进展	肖献忠参编	高等教育出版社	2008
358	医学寄生虫学应试指南	汪世平副主编	北京大学医学出版社	2008
359	人体寄生虫学实验研究技术	汪世平副主编	人民卫生出版社	2008
360	病原生物学(第三版)	汪世平参编	科学出版社	2008
361	实用产前诊断学	邬玲任副主编	人民军医出版社	2008
362	中华医学百科大辞海(基础医学)第二卷遗传学条目	夏家辉主编	中国文化艺术出版社	2008
363	细胞生物学	刘艳平主编	湖南科学技术出版社	2008
364	Basic Chemistry	刘绍乾第二主编	华中科技大学出版社	2008
365	系统解剖学考点图解	卢大华主编	科学技术出版社	2008.11
366	生理学	丁报春主编	北京大学医学出版社	2009
367	医学生理学(高等医药院校精品教材)	管茶香副主编	华中科技大学出版社	2009
368	实验基础医学("十一五"规划教材)(第三版)	管茶香参编	第四军医大学出版社	2009
369	生理学实验教程	罗自强编委	人民卫生出版社	2009
370	生理学(全科医学系列教材)	许建平参编	北京大学医学出版社	2009
371	中国大百科全书(第二版)	罗自强参编	中国大百科全书出版社	2009
372	病理学	李波副主编	中国医药科技出版社	2009
373	医学寄生虫学	汪世平主编	高等教育出版社	2009
374	医学节肢动物学	汪世平副主编	人民卫生出版社	2009
375	精编人类医学遗传学实验指南	夏家辉,夏昆副主译	科学出版社	2009
376	临床诊疗指南——辅助生殖技术与精子库分册	卢光琇主编	人民卫生出版社	2009
377	医学免疫学教学大纲与习题集	余平主编	人民卫生出版社	2009

序号	书名或章名	编者	出版社	出版时间
378	Basic Chemistry(双语版)	刘绍乾第二主编	华中科技大学出版社	2009
379	无机化学学习指导("十一五"规划教材配套)	王一凡第一主编、刘绍乾、曾小玲参编	科学出版社	2009
380	医学伦理学(第三版)	刘耀光主编	中南大学出版社	2009
381	解剖学导学与应试指南	潘爱华、卢大华主编	科学技术文献出版社	2009.1
382	直肠肛管的应用解剖	潘爱华副主编	世界图书出版公司	2009.7
383	医学机能学实验教程(第三版)	管茶香副主编	科学出版社	2010
384	生理学(高等医药院校护理专业规划教材)	管茶香主编	中南大学出版社	2010
385	生理学(八年制教材,第二版)	罗自强参编	人民卫生出版社	2010
386	临床肺部感染病学	管茶香参编	广东科技出版社	2010
387	图表生理学	罗自强参编	人民卫生出版社	2010
388	2010临床执业助理医师轻松过关指南	何群主编	人民军医出版社	2010
389	病理学(第二版)	文继舫副主编	人民卫生出版社	2010
390	病理生理学八年制教材(第二版)	李桂源主编	人民卫生出版社	2010
391	病理生理学 PBL	编委:肖献忠	高等教育出版社	2010
392	临床寄生虫学检验	汪世平主编	中国医药科技出版社	2010
393	医学寄生虫学(第三版)	汪世平参编	科学出版社	2010
394	血型糖蛋白的生物学与有关疾病	卢义钦、刘俊凡主编	中南大学出版社	2010
395	临床技术操作规范——辅助生殖技术和精子库分册	卢光琇主编	人民军医出版社	2010
396	细胞生物学 (第二版)	刘艳平副主编	人民卫生出版社	2010
397	人体解剖学 上册	罗学港主编	高等教育出版社	2010.3
398	局部解剖学(汉英对照)	曾志成主编	世界图书出版公司	2010.8
399	VIRAL GENE THERAPY	谭孟群参编	inTech	2011
400	麻醉生理学(全国规划教材)(第三版)	罗自强主编	人民卫生出版社	2011
401	病理学	周建华副主编	北京大学医学出版社	2011
402	现代肿瘤学基础	李桂源主编	科学出版社	2011
403	病理生理学(十一五国家级规划教材)	编委:肖献忠	高等教育出版社	2011
404	当代世界人畜共患病学	汪世平副主编	四川出版集团	2011
405	现代病原生物学研究技术	汪世平副主编	人民卫生出版社	2011
406	医学寄生虫学(第二版)	汪世平副主编	北京大学医学出版社	2011
407	寄生虫病的外科治疗	曾庆仁副主编	人民卫生出版社	2011

序号	书名或章名	编者	出版社	出版时间
408	湖南省动物志 人体与动物寄生蠕虫	刘多副主编	湖南科学技术出版社	2011
409	病原生物学（第四版）	汪世平参编	科学出版社	2011
410	细菌的培养技术	陈利玉主编	人民卫生电子音像出版社	2011
411	临床分子生物学	胡维新主编	人民卫生出版社	2011
412	血痕形态证据——取证与分析	蔡继峰主译	人民卫生出版社	2011
413	爆炸与冲击相关损伤	蔡继峰主译	人民卫生出版社	2011
414	现代法医昆虫学	蔡继峰主编	人民卫生出版社	2011
415	实验免疫学	余平主编	湖南科学技术出版社	2011
416	Organic Chemistry（第二版）	罗一鸣第二主编	华中科技大学出版社	2011
417	有机化学（医学长学制用）	罗一鸣副主编	化学工业出版社	2011
418	人体解剖学 下册	罗学港主编	高等教育出版社	2011.6
419	人体解剖学（第二版）	曾志成 副主编	人民卫生出版社	2011.8
420	麻醉解剖学	张建一副主编	人民卫生出版社	2011.8
421	全国高等医药院校统编教材病理生理学	第一版编委：罗正曜、孙去病；第四、Ⅲ版编委：尤家騄；第七、八版编委：肖献忠	人民卫生出版社	1979—2012
422	临床肿瘤学概论	李官成参编	人民卫生出版社	2012
423	外分泌生理学	秦晓群、向阳参编	科学出版社	2012
424	生理学学习指导及习题集	向阳参编	人民卫生出版社	2012
425	生理学	向阳参编	人民卫生出版社	2012
426	生理学（全国规划教材）	管茶香主编	中南大学出版社	2012
427	生理学实验（全国规划教材）	向阳主编	华中科技大学出版社	2012
428	癌症 基础卷	李桂源、向娟娟、武明花主译，熊炜、彭淑平、李夏雨副主译	科学出版社	2012
429	病理生理学实验（全国高等医药院校国家级实验教学示范中心"十二五"规划教材）	涂自智主编	华中科技大学出版社	2012
430	医学机能实验学（全国高等学校"十二五"医学规划教材）	编委：涂自智	高等教育出版社	2012
431	分子生物学习题集	刘静、曾海涛主编	中南大学出版社	2012
432	Progress in Brain Research CHAPTER 7 The circadian output signals from the suprachiasmatic nuclei	李家大主编	Elsevier B. V.	2012

序号	书名或章名	编者	出版社	出版时间
433	控制生命的按钮——生殖伦理	涂玲、卢光琇主编	上海科技教育出版社	2012
434	医学细胞生物学	刘艳平副主编	人民卫生出版社	2012
435	免疫学实验	余平主编	华中科技出版社	2012
436	有机化学实验与指导（第二版）	罗一鸣主编，王微宏副主编	中南大学出版社	2012
437	分析化学实验	周明达主编、文莉参编	中南大学出版社	2012
438	系统解剖学实验教程	潘爱华副主编	世界图书出版社	2013
439	医学形态学实验教程	潘爱华副主编	科学出版社	2013
440	生理学（第八版）	罗自强副主编	人民卫生出版社	2013
441	生理学	冯丹丹副主编	中南大学出版社	2013
442	生理学（卫计委规划教材（专科起点升本科）（第三版））	管茶香副主编	人民卫生出版社	2013
443	生理学精编笔记与考研指南	管茶香主编	科学技术文献出版社	2013
444	生理学（高等医药院校护理专业规划教材）（第二版）	管茶香主编	中南大学出版社	2013
445	机能实验学	汉建忠副主编	华中科技大学出版社	2013
446	生理学学习指导与习题集（第二版）	罗自强主编	人民卫生出版社	2013
447	医学机能实验学	向阳、黄艳红参编	科学出版社	2013
448	病理学（第八版）	文继舫副主编	人民卫生出版社	2013
449	病理生理学——精编笔记与考研指南	编委：涂自智	科学技术文献出版社	2013
450	急危重症病理生理学	肖献忠参编	科学出版社	2013
451	中华医学百科全书　病理生理学分卷	肖献忠参编	中国协和医科大学出版社	2013
452	免疫学和病原生物学检测技术创新实验	曾庆仁主编	华中科大出版社	2013
453	人体寄生虫学（第四版）	刘多副主编	人民卫生出版社	2013
454	中国血吸虫病防治地图集	汪世平参编	中国地图出版社	2013
455	人体寄生虫学（第四版）	汪世平参编	人民卫生出版社	2013
456	免疫学和病原检测技术及基础与创新实验	陈利玉第三主编	华中科技大学出版社	2013
457	病原生物学实验指导	刘水平主编	华中科技大学出版社	2013
458	生物化学与分子生物学实验教程	曾卫民、李文凯主编	科学出版社	2013
459	Pathways to Cures Neurodegenerative Diseases in China	张灼华主编，李家大副主编	Science/AAAS Custom Publishing Office	2013
460	细胞生物学	刘艳平副主编	人民卫生出版社	2013

序号	书名或章名	编者	出版社	出版时间
461	医学免疫学学习指导与习题集（第二版）	余平主编	人民卫生出版社	2013
462	免疫学和病原检测技术及基础与创新实验	王芙艳副主编	华中科技出版社	2013
463	医科大学化学系列教材基础化学	王一凡、刘绍乾副主编	化学工业出版社	2013
464	医科大学化学系列教材有机化学	罗一鸣主编、王微宏副主编	化学工业出版社	2013
465	无机化学（第二版）	王一凡、曾小玲、刘绍乾参编	科学出版社	2013
466	无机化学实验	王一凡、刘绍乾、王曼娟参编	科学出版社	2013
467	无机化学学习指导（第二版）	王一凡第一主编、刘绍乾、曾小玲参编	科学出版社	2013
468	护理伦理学（第二版）	刘耀光编著	中南大学出版社	2013
469	解剖学精编笔记与考研指南	潘爱华主编、李志远副主编	科学技术文献出版社	2013
470	彩色组织学实验指导	赵红贤、王萍、黄河主编	科学技术文献出版社	2014
471	临床血栓病学	李家增,贺石林,王鸿利主编	上海交通大学出版社	2014
472	血液与肿瘤	文继舫主审	人民卫生出版社	2014
473	非编码 RNA 与肿瘤	李桂源、武明花主编/向娟娟,周鸣副主编	科学出版社	2014
474	医学寄生虫学（第三版）	汪世平主编	高等教育出版社	2014
475	临床寄生虫病学	曾庆仁主编	人民卫生出版社	2014
476	人体寄生虫学（八年制）	曾庆仁副主编	人民卫生出版社	2014
477	医学分子生物学（第二版）	胡维新主编	科学出版社	2014
478	医学细胞生物学（数字化教材）	刘艳平副主编	人民卫生出版社	2014
479	细胞生物学实验指导	刘艳平主审,项荣主编	湖南科学技术出版社	2014
480	医学免疫学实验教程	霍治、黎明主编	中南大学出版社	2014
481	人体病理生理学	编委:尤家騄、肖献忠	人民卫生出版社	2002—2014
482	普通高等教育本科国家级规划教材病理生理学（第一版至第二版）	肖献忠主编	高等教育出版社	2004—2013
483	全国高等学校医学规划教材 病理学与病理生理学（第二版、第三版）	编委:涂自智	人民卫生出版社	2006—2014
484	图表病理生理学（第一版、第二版）	编委:涂自智	人民卫生出版社	2010—2014

附录八 集体及个人其他荣誉与奖励

序号	获奖名称	获奖人	年份
1	湖南省劳动模范	徐有恒	1958
2	岳阳地区文教卫系统先进工作者	曾庆仁	1974
3	湖南省教育战线先进	周衍椒	1978
4	湖南医学院乙等先进工作者	曾宪芳	1978
5	全国科学大会先进个人	潘世宬、陈祜鑫	1978
6	全国科学大会先进集体	湖南医学院肿瘤研究室	1978
7	湖南省模范教师	陈祜鑫	1978
8	全国医药卫生科学大会先进个人	潘世宬、陈祜鑫、周衍椒	1978
9	湖南省科学大会先进个人	陈祜鑫	1978
10	湖南省先进个人	夏家辉	1978
11	湖南省血吸虫病防治工作先进工作者	曾宪芳	1982
12	湖南省优秀教师	贺石林	1985
13	湖南省优秀教师	周衍椒	1985
14	湖南省专家咨询委员会委员	曾宪芳	1985
15	从事血防工作25年荣誉证(省人民政府颁发)	谢长松	1985
16	高等医学院校医学基础学科优秀命题委员	尤家騄	1986
17	湖南医学院优秀教育工作者	曾宪芳	1986
18	国家级有突出贡献的科技专家	李麓芸	1986
19	全国优秀教材奖	周衍椒等	1987
20	全国医药卫生科学大会科研先进集体	湖南医学院血液研究室	1987
21	湖南省科学大会科研先进集体	湖南医学院血液研究室	1987
22	中国生理学会张锡钧基金优秀论文奖二等奖	胡晓棠(导师:徐有恒)	1987
23	卫生部血吸虫病专家咨询委员会委员	曾宪芳	1987
24	湖南省血吸虫病专家咨询委员会委员	曾宪芳	1987
25	湖南省先进实验室	寄生虫学教研室	1987
26	湖南省优秀科技工作者	李麓芸	1987
27	中国生理学会张锡钧基金优秀论文奖二等奖	王建勋(导师:李云霞)	1988
28	中华预防医学会医学寄生虫分会常务委员	刘多	1988
29	中华预防医学会湖南省分会常务委员	刘多	1988
30	长沙市人民代表	谢长松	1988

序号	获奖名称	获奖人	年份
31	湖南省昆虫学会常务理事证书	谢长松	1988
32	湖南省优秀教师	贺石林	1989
33	教学方法的改革—临床病理讨论会用于教学,校级教学成果丙等奖	文继舫	1989
34	湖南省优秀教师	罗正曜	1989
35	全国优秀教师	罗正曜	1989
36	湖南省人民政府:从事学校教育工作三十年荣誉证书	曾宪芳	1989
37	湖南预防医学杂志编委	曾宪芳	1989
38	湖南省寄生虫学会主任委员	易新元	1989
39	霍英东教育基金会高等院校青年教帅三等奖	瞿树林	1990
40	全国高等学校先进科技工作者	夏家辉	1990
41	国务院政府特殊津贴	夏家辉	1991
42	卫生部批准的有突出贡献的中青年专家	卢光琇	1990
43	全国卫生系统优秀留学回国人员	卢光琇	1990
44	人事部中青年有突出贡献专家	卢光琇	1990
45	国家教委颁发的科研工作荣誉证书	郭绢霞	1991
46	第二届中国生理学会张锡钧基金优秀论文奖一等奖	丁小凌(导师:李云霞)	1991
47	卫生部第二届优秀教材奖	丁报春(主编)	1991
48	做出突出贡献的中国硕士学位获得者	曹 亚	1991
49	做出突出贡献的中国博士学位获得者	李桂源	1991
50	政府特殊津贴	李桂源	1991
51	卫生部教育司医学视听教材专家组成员	尢家骠	1991
52	国务院政府特殊津贴	李麓芸	1991
53	享受政府特殊津贴	卢惠霖	1991
54	享受政府特殊津贴	卢光琇	1991
55	享受政府特殊津贴	李麓芸	1991
56	湖南省优秀教师	戴尔岁	1991
57	全国优秀教材特等奖	周衍椒等	1992
58	慢性浅表性胃炎患者胆囊声像及收缩功能状况的研究,省医药卫生科技进步四等奖	文继舫等	1992
59	政府特殊津贴(92)3610909号	尢家骠	1992
60	政府特殊津贴	罗正曜	1992
61	湖南省寄生虫学会委员	曾宪芳	1992
62	基础医学院优秀教师	曾宪芳	1992

序号	获奖名称	获奖人	年份
63	卫生部血吸虫病专家咨询委员会委员	易新元	1992
64	中国免疫学会会员	易新元	1992
65	英国寄生虫学会会员	易新元	1992
66	国务院政府特殊津贴	施凯	1992
67	国务院政府特殊津贴	戴和平	1992
68	国务院政府特殊津贴	邓汉湘	1992
69	校级优秀课程	王一凡、任岱、戴乐岁、刘绍乾、彭爱芝	1992
70	教研室的教学管理/校级教学成果甲等奖	文继舫等	1993
71	七年制临床医学专业病理学教学/校级教学成果丙等奖	文继舫等	1993
72	徐特立奖	罗正曜	1993
73	政府特殊津贴	肖献忠	1993
74	湖南省优秀教师	尤家騄	1993
75	政府特殊津贴	曾宪芳	1993
76	湖南医科大学优秀党员	曾宪芳	1993
77	政府特殊津贴	陈翠娥	1993
78	政府特属津贴	张悟澄	1993
79	湖南省教育厅优秀教师	卢义钦	1993
80	政府特殊津贴	彭兴华	1993
81	政府特殊津贴	谢慎思	1993
82	校级优秀课程	罗一鸣、范俊源、尹鲁生、黄干初	1993
83	校级教学成果丙等奖	王一凡、刘绍乾、戴乐岁、任岱、彭爱芝	1993
84	卫生部优秀教材奖	周衍椒等	1994
85	湖南预防医学杂志第一届编委突出贡献荣誉证	曾宪芳	1994
86	湖南医科大学学报第三届编委会常务编委	曾宪芳	1994
87	政府特贴证书	谢长松	1994
88	国务院政府特殊津贴	李沛涛	1994
89	国务院政府特殊津贴	吴洁如	1994
90	湖南省科技进步奖三等奖	卢义钦、唐建华（第三名）	1994
91	湖南省卫生科技进步奖二等奖	卢义钦、唐建华（第三名）	1994
92	政府特殊津贴	朱定尔	1994
93	湖南省自然科学优秀学术论文二等奖	任力锋、谢嘉平、黄穗红、刘喜玲	1994

序号	获奖名称	获奖人	年份
94	中国病理生理学会休克专业委员会主任委员	罗正曜	1989—1994
95	基础医学院(院级)优秀教师	曾庆仁	1995、1997、2001、2003、2006
96	湖南省先进工作者	罗正曜	1995
97	卫生部三育人先进个人	尤家騄	1995
98	卫生部优秀青年科技人才基金获得者	汪世平	1995
99	政府特殊津贴	胡维新	1995
100	湖南医科大学首届讲课比赛一等奖暨年度最佳授课教师	罗一鸣	1995
101	卫生部第三届全国高等优秀教材一等奖	孙秀泓(参与)	1996
102	湖南省首届"湖南科技之星"	易见龙	1996
103	湖南省高校优秀教研室	病理学教研室	1996
104	校级优秀教研室	病理学教研室	1996
105	中国病理生理学会第六届理事	尤家騄	1996
106	湖南医科大学(校级)优秀教师	曾庆仁	1996
107	湖南省优秀教研室	寄生虫学教研室	1996
108	卫生部全国优秀教材奖、二等奖	宋惠萍	1996
109	首届湖南科技之星	卢惠霖	1996
110	首届湖南科技之星	卢光琇	1996
111	校级教学成果甲等奖	范俊源、罗一鸣、游力书、贾永辉	1996
112	校级教学成果乙等奖	李劲、彭爱芝、游力书、戴乐岁	1996
113	校级教学成果丙等奖	罗一鸣(第四)	1996
114	基础医学院(院级)优秀党员	曾庆仁	1996、2013
115	第五届中国生理学会张锡钧基金优秀论文奖二等奖	黄焰(导师:李云霞)	1997
116	第十六届国际血栓与止血学术大会(Florence,意大利)"Reach the World Travel Grant"	汉建忠(导师:李俊成)	1997
117	病理学课程建设获校级教学成果一等奖	文继舫等	1997
118	国家题库基础医学领导小组技术小组组长	尤家騄	1997
119	美国科学促进会会员(AAAS)	汪世平	1997
120	全国地方病防治跨世纪优秀人才	汪世平	1997
121	湖南省昆虫学会副理事长	汪世平	1997
122	湖南省医药昆虫学专业委员会主任委员	汪世平	1997
123	校级教学成果甲等奖	范俊源、罗一鸣、尹鲁生	1997

序号	获奖名称	获奖人	年份
124	基础医学院(院级)优秀教师	汪世平	1997、2005、2009
125	霍英东教育基金会高等院校青年教师三奖	罗自强	1998
126	享受政府特殊津贴	文继舫	1998
127	湖南省医药卫生科技进步一等奖	关勇军	1998
128	"跨世纪学术带头人"	曹 亚	1998
129	政府特殊津贴	汪世平	1998
130	政府特殊津贴	汪世平	1998
131	全国模范教师称号	夏家辉	1998
132	湖南医科大学第二届讲课比赛二等奖	王微宏	1998
133	湖南医科大学第二届讲课比赛二等奖	刘美莲	1998
134	第十七届国际血栓与止血学术大会获(Washington,美国)"Reach the World Travel Grant"	贺石林	1999
135	湖南省科技进步一等奖	关勇军	1999
136	优秀留学回国人员	曹 亚	1999
137	国家百千万人才工程第一二层次人选	汪世平	1999
138	湖南光召科技奖	夏家辉	1999
139	何梁何利基金科技进步奖	夏家辉	1999
140	人事部记一等功	夏家辉	1999
141	医学基础课计算机辅导教学与管理/中南大学一等奖	曾志成、秦晓群、潘爱华	2000
142	《人体解剖学》教材/中南大学三等奖	刘正清、张建一、梅璞	2000
143	改革临床医学专业课程体系结构与教学内容的实验研究/中南大学特等奖、教育部教学成果二等奖	孙正球、陆志刚、李桂源、曾志成等	2000
144	七年制高等医学教育办学模式的研究与实践/中南大学特等奖、教育部教学成果二等奖	卢捷湘、孙正球、曾志成	2000
145	优化课程建设提高解剖学教学质量/中南大学三等奖	刘正清、潘爱华、漆光平	2000
146	第三届华中地区科学技术推广大会优秀论文二等奖	夏忠弟	2000
147	全国优秀博士学科论文指导老师	夏家辉	2000
148	全国先进工作者	夏家辉	2000
149	湖南医科大学第三届讲课比赛一等奖	向阳	2000
150	影像断层解剖标本制作技术及开发应用/中南大学一等奖	漆光平、杨科球、周国志、王森	2001
151	国产塑化剂在人体解剖学教学标本中的应用/中南大学二等奖	胡建光、刘正清、曾志成、文建亚、杜亚政	2001
152	湖南省优秀教师二等功	文建国	2001

序号	获奖名称	获奖人	年份
153	第七届中国生理学会张锡钧基金优秀论文奖二等奖	黄炜琦(导师:王绮如)	2001
154	第十八届国际血栓与止血学术大会获(Paris,法国)"Reach the World Travel Grant"	贺石林	2001
155	中南大学"十佳教案"	尹红玲	2001
156	中南大学"十佳课件"	彭劲武	2001
157	中国病理生理学会休克专业委员会副主任委员	肖献忠	2001
158	湖南省血防系统先进个人	曾庆仁	2001
159	中南大学2000—2001学年度"教学质量优秀奖	曾卫民	2001
160	863计划十五周年先进个人	夏家辉	2001
161	享受政府特殊津贴	范立青	2001
162	中南大学"十佳"教案奖	梁文杰	2001
163	湖南省自然科学优秀学术论文三等奖	任力锋、李旭光、张阳德、谢嘉平	2001
164	国家863计划十五周年具有重要贡献的先进个人	李桂源	2001
165	创新课程体系,优化课程结构,加强能力培养/中南大学一等奖	刘正清、张建一、易西南、王晓晟、潘爱华	2002
166	基础医学课程建设与实践/中南大学高等教育校级成果一等奖	曾志成等	2002
167	第二届亚太地区国际血栓与止血学术大会获青年奖	何美霞(导师:王绮如)	2002
168	第二届亚太地区国际血栓与止血学术大会获青年奖	熊石龙(导师:文志斌)	2002
169	基础医学多选题丛书(教材类),校级教学成果一等奖	文继舫	2002
170	卫生部地方病跨世纪优秀科技工作者	汪世平	2002
171	第四届中国十大女杰	卢光琇	2002
172	优秀巾帼发明者	卢光琇	2002
173	湖南省普通高校学科带头人	范立青	2002
174	Young Scholar award of 10th International symposium on Epstein – Barr virus & associated diseases. Cairns, Australia	黎明	2002
175	国家精品课程	生理学(课程负责人:罗自强)	2003
176	第八届中国生理学会张锡钧基金最佳答辩奖	赵惠萍(导师:王绮如)	2003
177	第十九届国际血栓与止血学术大会获(Birmingham,英国)"Reach the Developing World Travel Grant"	文志斌(导师:王绮如)	2003
178	第十九届国际血栓与止血学术大会获(Birmingham,英国)"Reach the Developing World Travel Grant"	熊石龙(导师:文志斌)	2003
179	第十九届国际血栓与止血学术大会获(Birmingham,英国)"Reach the Developing World Travel Grant"	何晓凡	2003

序号	获奖名称	获奖人	年份
180	第十九届国际血栓与止血学术大会获（Birmingham，英国）"Reach the Developing World Travel Grant"	何美霞（导师：王绮如）	2003
181	全国高等院校首届国家级教学名师奖	文继舫	2003
182	中南大学"十佳教案"	初令	2003
183	青光眼手术治疗的基础和临床研究，省科技进步三等奖	文继舫	2003
184	谈家桢生命科学奖学金三等奖	陶永光	2003
185	中南大学优秀研究生导师	汪世平	2003
186	中南大学"十佳课件"	刘立鹏	2003
187	湖南省高等学校多媒体教育软件大奖赛二等奖	舒衡平、谢长松	2003
188	中南大学实验技术成果三等奖	罗映辉、余俊龙、周爱东、戴橄、舒明星	2003
189	中南大学优秀研究生导师	宋惠萍	2003
190	湖南省 2002 年湖南十大新闻人物	卢光琇	2003
191	中南大学优秀研究生导师	卢光琇	2003
192	中南大学"十佳"教案奖	王蔚玲	2003
193	狠抓学科建设，提高办学水平/中南大学高等教育校级成果二等奖	曾志成等	2004
194	上海市优秀教材一等奖，上海市教委	罗自强（第二）	2004
195	首批国家级精品课程"病理学"	文继舫等	2004
196	病理学教学改革与创新，中南大学校级教学成果二等奖	周建华	2004
197	湖南省普通高校优秀共产党员	文继舫	2004
198	基础医学课程建设与实践，校级教学成果一等奖	文继舫等	2004
199	教育部第十届霍英东高校青年教师奖	熊炜	2004
200	谈家桢生命科学奖学金三等奖	陶永光	2004
201	美国 AACR 青年学者奖	陶永光	2004
202	湖南省优秀博士学位论文获得者	冯湘玲	2004
203	中国科学技术发展基金会茅以升科技教育基金教学专项奖	李官成	2004
204	国际心脏研究会（ISHR）中国分会执行委员	肖献忠	2004
205	卫生部血吸虫病专家委员会委员，诊断组负责人	汪世平	2004
206	湖南省首届优秀博士后	汪世平	2004
207	中南大学安全工作先进个人	汪世平	2004
208	中南大学教学成果奖	夏忠弟	2004
209	国家重点实验室计划先进个人	夏家辉	2004

序号	获奖名称	获奖人	年份
210	教育部长江学者创新团队发展计划	夏昆、张灼华、邓汉湘、李桂源、唐北沙、邬玲仟、戴和平、梁德生、杨一峰、李宜雄、冯永、蔡芳、龙志高、潘乾、夏家辉	2004
211	国家重点实验室计划先进集体	医学遗传学国家重点实验室	2004
212	全国五一劳动奖章	卢光琇	2004
213	第二届新世纪巾帼发明家	卢光琇	2004
214	湖南光召科技奖	卢光琇	2004
215	湖南省归侨侨眷先进个人	卢光琇	2004
216	全国优秀教师	卢光琇	2004
217	湖南省芙蓉标兵岗	免疫学系	2004
218	全国优秀科技工作者	李桂源	2004
219	国家自然科学基金委生命科学部学科评审组专家	肖献忠	2004—2005
220	中南大学青年教师"三十佳"比赛教案十佳奖	王慧	2005
221	中南大学青年教师"三十佳"比赛课件十佳奖	王晓晟	2005
222	全国宝钢教育基金优秀教师特等奖	文继舫	2005
223	中南大学"十佳讲课"	胡忠良	2005
224	江苏省科技进步一等奖	卢建红	2005
225	全国优秀博士学位论文奖	熊炜	2005
226	中南大学"米塔尔"优秀学生奖	周鸣	2005
227	中南大学研究生德育先进工作者	汪世平	2005
228	中国地方病协会理事	汪世平	2005
229	中南大学"十佳讲课"	徐绍锐	2005
230	湖南省优秀毕业研究生	刘静	2005
231	第五届中华人口奖	卢光琇	2005
232	湖南省青年骨干教师	刘薇	2005
233	全国五一巾帼奖	中南大学生殖与干细胞工程研究所	2005
234	全国五一劳动奖状	中南大学生殖与干细胞工程研究所	2005
235	湖南省青年教师"十佳"课件比赛第一名	钱频	2005
236	中南大学优秀党员	李官成	2005、2007
237	国家重大科学研究计划首席科学家	李桂源	2006
238	第二届国家级教学名师奖	罗学港	2006
239	宝钢优秀教师	罗学港	2006

序号	获奖名称	获奖人	年份
240	中南大学校级教学名师	罗自强	2006
241	第九届中国生理学会张锡钧基金最佳图表奖	谭宇蓉（导师：秦晓群）	2006
242	病理网络教学探索与学生创新能力培养，中南大学校级实验技术成果一等奖	周建华	2006
243	病理学标本陈列馆的建设和开放性教学的实践，中南大学校级实验技术成果三等奖	肖德胜	2006
244	中南大学优秀在站博士后	卢建红	2006
245	中国博士后基金一等资助	卢建红	2006
246	湖南省优秀硕士学位论文获得者	李征	2006
247	湖南省优秀毕业研究生（博士）	周鸣	2006
248	教育部第十一届霍英东高校青年教师奖	陶永光	2006
249	全国优秀博士学位论文奖	陶永光	2006
250	中国病理生理学会学术工作委员会委员	肖献忠	2006
251	中南大学第三届教学名师奖	肖献忠	2006
252	中国微生物学会人畜共患病病原学专业委员会委员	汪世平	2006
253	湖南省第 11 届自然科学优秀论文三等奖	王冬梅、夏忠弟、齐素文	2006
254	"优秀卫生部医学视听教材和 CAI 课件奖"一等奖	姚孟晖	2006
255	湖南省第十一届自然科学优秀学术论文二等奖	唐建华	2006
256	第九届中国青年科技奖	夏昆	2006
257	湖南省青年骨干教师	谭跃球	2006
258	中南大学优秀教师	蔡继峰	2006
259	中南大学优秀共产党员	蔡继峰	2006
260	"宝钢"优秀教师奖	罗一鸣	2006
261	全国研究生数学建模竞赛一等奖，湖南省自然科学优秀学术论文三等奖	唐静波、张彦琼、胡智渊、任力锋	2006、2010
262	人体标本防腐保存新方法/中南大学实验技术成果二等奖	王淼、卢大华、周国志、杜亚政、杨科球	2007
263	系统解剖学国家双语教学示范课程	罗学港、卢大华等	2007
264	国家级教学示范中心	中南大学机能实验教学中心（负责人：秦晓群）	2007
265	中南大学校级教学名师	秦晓群	2007
266	第二十一届国际血栓与止血学术大会（日内瓦、瑞士）Reach the World Award	文志斌（第一）	2007
267	第二十一届国际血栓与止血学术大会（日内瓦、瑞士）Reach the World Award	贺石林（第一）	2007
268	全国教育系统先进集体	基础医学院	2007

序号	获奖名称	获奖人	年份
269	国家级临床病理专科医师培训基地	病理科	2007
270	病理学多功能开放性实验平台的设计与建设,中南大学校级实验技术成果一等奖	肖德胜	2007
271	湖南省青年科技奖	熊炜	2007
272	日本癌症协会 Cancer Science Young Scientist 奖	彭淑平	2007
273	中华医学科技奖第二届评审委员会委员	肖献忠	2007
274	中华医学会热带病与寄生虫学分会委员	汪世平	2007
275	中国昆虫学会理事	汪世平	2007
276	中国动物学会寄生虫病专业委员会第6、7届常务委员	汪世平	2007
277	中南大学 2006—2007 学年度教学质量优秀奖	陈汉春	2007
278	湖南省优秀青年骨干教师	蔡继峰	2007
279	中南大学优秀教学成果奖	蔡继峰等	2007
280	中南大学优秀共产党员	蔡继峰	2007
281	中南大学优秀教师	蔡继峰	2007
282	无机化学国家级精品课程	王一凡(第五、组织者)、曾小玲(第六)、刘绍乾(第七)	2007
283	基础医学实验教学创新示范体系/中南大学教学二等奖	张建一等	2008
284	首批国家级教学团队(基础医学形态学)	文继舫等	2008
285	湖南省高校优秀基层单位称号	病理学系	2008
286	基础医学本科教学质量工程的建设与成效,中南大学校级教学成果一等奖	文继舫等	2008
287	美国多发性骨髓瘤研究基金会 Research Fellow Award	熊炜	2008
288	湖南省病理生理学会副秘书长	涂自智	2008
289	湖南省病理生理学会教学专业委员会主任委员	涂自智	2008
290	湖南省病理生理学会理事长	肖献忠	2008
291	教育部科技奖励评审专家	肖献忠	2008
292	湖南省优秀教材奖	汪世平	2008
293	湖南省第12届自然科学优秀论文三等奖	陈利玉、罗昱、李太存	2008
294	湖南省第12届自然科学优秀论文二等奖	谭宇蓉、秦晓群、向阳	2008
295	中南大学 2008 年度校级优秀教学奖:西南铝教育奖	陈汉春	2008
296	湖南省创新群体	张灼华	2008
297	改革开放 30 年湖南杰出贡献人物	卢光琇	2008
298	中南大学优秀教学成果奖	蔡继峰	2008
299	中南大学优秀教师	蔡继峰	2008

序号	获奖名称	获奖人	年份
300	中南大学优秀教育工作者	兰玲梅	2008
301	湖南省普通高校青年教师教学能手一等奖	霍治	2008
302	中南大学教学名师奖	罗一鸣	2008
303	生物医学类"有机化学"国家级精品课程	罗一鸣（第一）、王微宏（第二）	2008
304	医学类化学基础课程平台的整合优化研究与探索获校级教学成果二等奖	罗一鸣、王一凡、刘绍乾、王微宏、梁逸曾	2008
305	基础医学院安全工作先进个人及工会小组长	彭先楚	2008—2013
306	湖南省解剖学会标本研制大赛一等奖	王淼	2009
307	湖南省解剖学会标本研制大赛二等奖	漆光平	2009
308	湖南省解剖学会标本研制大赛二等奖	胡建光	2009
309	中南大学基础医学创新实验设计大赛优秀指导老师奖	王慧	2009
310	前庭蜗器标本制作	王淼等	2009
311	乳腺癌标记物免疫组化检测技术在实验教学中的应用，中南大学实验技术成果二等奖	蒋海鹰	2009
312	中南大学"十佳教案"	罗庚求	2009
313	第七届湖南省青年科技奖	武明花	2009
314	中南大学"升华学者特聘教授"	熊炜	2009
315	（国际蛋白质组2009会议）青年学者奖	李征	2009
316	中南大学优秀博士学位论文获得者	周艳宏	2009
317	湖南省优秀博士学位论文获得者	周艳宏	2009
318	中国病生学会休克专业委员会休克研究终身成就奖	尤家騄	2009
319	国家精品课程	汪世平、徐绍锐	2009
320	中南大学2008—2009学年度校级优秀教师	唐建华	2009
321	国务院政府特殊津贴	梁德生	2009
322	湖南省统一战线十大代表人物	卢光琇	2009
323	"我为富民强省作贡献"活动先进个人一等功	卢光琇	2009
324	2009年度综合维稳安全工作先进个人	蔡继峰	2009
325	全国司法鉴定先进个人	蔡继峰	2009
326	中南大学优秀教师	蔡继峰	2009
327	湖南省普通高校优秀教研室	生理教研室	2010
328	湖南省普通高校省级教学团队	医学机能学教学团队（负责人：秦晓群）	2010
329	湖南省研究生精品课程	医学科研设计（课程负责人：罗自强）	2010
330	首批卫生部国家临床重点建设专科"病理学"	病理科	2010

序号	获奖名称	获奖人	年份
331	首批国家精品课程"病理学"实验教学的改革与探索，中南大学教学成果二等奖	郑长黎	2010
332	湖南省自然科学创新研究群体	熊炜	2010
333	湖南省第13届自然科学一等奖优秀学术论文	杨力芳	2010
334	中南大学"教书育人"先进个人	曾庆仁	2010
335	指导张大伟等同学获得首届全国大学生基础医学创新论坛暨实验设计大赛二等奖	舒衡平、蒋立平	2010
336	湖南省精品课程	汪世平	2010
337	湖南省芙蓉标兵岗	细胞生物系	2010
338	中南大学优秀教师	蔡继峰	2010
339	年度西南铝教育奖励金优秀教师奖	余平	2010
340	中南大学第二届师德标兵	余平	2010
341	"比亚迪"优秀教师奖	罗一鸣	2010
342	基础医学院（院级）优秀教师	蒋立平	2010、2011
343	中南大学校级教学名师奖	管茶香	2011
344	中国生理学会"终身贡献奖"	徐有恒	2011
345	第十二届长沙市自然科学优秀论文奖一等奖	卢建红	2011
346	教育部第十三届霍英东高校青年教师奖	熊炜	2011
347	湖南省优秀博士学位论文获得者	李征	2011
348	中南大学"升华育英"人才计划	彭淑平	2011
349	中南大学校优秀博士学位论文获得者	彭淑平	2011
350	湖南省优秀博士学位论文获得者	彭淑平	2011
351	中南大学求是奖学金优秀教师奖	陶永光	2011
352	中南大学陈新民奖励金优秀教师奖	陶永光	2011
353	中南大学"升华学者特聘教授"	陶永光	2011
354	中南大学优秀博士学位论文获得者	罗湘建	2011
355	湖南省"十一五"优秀研究生指导教师	曹亚	2011
356	湖南省"十一五"优秀研究生指导教师	肖献忠	2011
357	中国病理生理学会教学工作委员会副主任委员	肖献忠	2011
358	国务院政府特殊津贴	邬玲仟	2011
359	国务院政府特殊津贴	夏昆	2011
360	中南生殖医学突出贡献奖	卢光琇	2011
361	第五届长沙市科学技术创新贡献奖	卢光琇	2011
362	中国生殖医学突出贡献奖	卢光琇	2011

序号	获奖名称	获奖人	年份
363	中南大学优秀教学成果奖	蔡继峰	2011
364	中南大学优秀教师	兰玲梅	2011
365	湖南省普通高等学校教学奉献奖	余平	2011
366	湖南省首届普通高等学校教学奉献奖	罗一鸣	2011
367	湖南省普通高等学校优秀实验教师	向阳	2012
368	产、学、研相结合,促进病理学精品课程可持续发展,中南大学教学成果一等奖	肖德胜	2012
369	教育部新世纪优秀人才支持计划	彭淑平	2012
370	中国电信天翼飞 Young 优秀教师奖	彭淑平	2012
371	湖南省第 14 届自然科学二等奖优秀学术论文	罗湘建	2012
372	国际心脏研究会(ISHR)中国分会青年执行委员	王慷慨	2012
373	中国病理生理学会心血管专业委员会青年委员	王慷慨	2012
374	基础医学院(院级)优秀教师	蔡力汀	2012
375	中共基础医学院优秀党员	汪世平	2012
376	中南大学西南铝教育奖优秀教师奖	汪世平	2012
377	国家精品资源共享课程	汪世平、徐绍锐	2012
378	中南大学高等教育教学成果奖二等奖	陈汉春、李文凯、曾卫民、唐建华、张殿政	2012
379	第四届中国侨界贡献奖(创新团队)	帕金森病功能基因组研究团队	2012
380	湖南省科学技术杰出贡献奖	卢光琇	2012
381	中南大学首届湘雅名医	卢光琇	2012
382	长沙高新技术产业开发区优秀企业家	范立青	2012
383	2012 年度中南大学比亚迪奖学金优秀教师奖	蔡继峰	2012
384	中南大学优秀共产党员	郭亚东	2012
385	中南大学高等教育教学成果一等奖	蔡继峰、常云峰、文继舫、文建国	2012
386	中南大学高等教育教学成果一等奖	黎明、王洁、余平、王芙艳、霍治	2012
387	中南大学先导奖	周明达	2012
388	校级教学成果二等奖	王一凡(第二)	2012
389	中国抗癌协会先进工作者	李桂源	2012
390	西南铝教师教育奖	潘爱华	2013
391	第三届中国大学出版社图书奖优秀教材一等奖	祝继明、伍赶球	2013
392	国家级精品资源共享课	生理学(课程负责人:罗自强)	2013
393	精品视频公开课	人体生理功能探索(课程负责人:罗自强)	2013

序号	获奖名称	获奖人	年份
394	第十二届中国生理学会张锡钧基金最佳答辩奖	刘持（导师：秦晓群）	2013
395	国家级精品资源共享课程"病理学"	文继舫等	2013
396	湖南省自然科学二等奖	武明花	2013
397	中南大学优秀党务工作者	周鸣	2013
398	中南大学"升华育英"人才计划	向波	2013
399	湖南省病理生理学会理事	王慷慨	2013
400	湖南省病理生理学会理事	张华莉	2013
401	中南大学科教兴湘工作先进个人	汪世平	2013
402	第十届国家卫生标准委员会寄生虫病标准专业委员会委员	汗世平	2013
403	基础医学院（院级）优秀教师	吴翔	2013
404	中南大学2013年度校级优秀教学奖：比亚迪优秀教师奖	陈汉春	2013
405	2012—2013学年本科教学质量优秀奖	朱飞舟	2013
406	2012—2013学年本科教学质量优秀奖	钟慧	2013
407	中南大学基础医学创新实验设计大赛优秀指导老师	邓梅春	2013
408	湖南省普通高校教师课堂教学竞赛（有机化学（含生物化学）组）二等奖	骆亚萍	2013
409	长沙高新技术产业开发区优秀企业家	范立青	2013
410	教育部新世纪优秀人才	林戈	2013
411	中南大学优秀教师	郭亚东	2013
412	中南大学优秀教育工作者	扎拉嘎白乙拉	2013
413	中南大学优秀教师	常云峰	2013
414	湖南省化学讲课比赛一等奖	王蔚玲	2013
415	无机化学获国家级精品资源共享课	王一凡（第二、组织者）、刘绍乾（第四）、王曼娟（第十）	2013
416	生物医学类"有机化学"国家级精品资源共享课	罗一鸣（第一）、王微宏（第二）	2013
417	国家级网络精品课程	生理学（课程负责人：管茶香）	2014
418	湖南省病理生理学会心血管专业委员会副上任委员	王慷慨	2014
419	湖南省病理生理学会急危重症专业委员会副主任委员	张华莉	2014
420	国家自然科学基金委医学科学部学科评审组专家	肖献忠	2014
421	国家自然科学奖评审专家	肖献忠	2014
422	基础医学院退休党支部优秀共产党员	曾先芳	2014
423	中南大学"十佳"教案奖	彭红建	2014

附录九　国家级科研项目

序号	项目名称(项目编号)	课题来源	经费(万元)	负责人	起讫时间
1	造血干细胞与造血微环境老化	国家自然科学基金	3	周衍椒	1983
2	造血干细胞表面受体特征与细胞正常及异常增殖关系	国家自然科学基金	3	徐有恒	1983
3	卡介苗提取物对机体免疫功能的作用研究	国家自然科学基金	8	王　慧	1984
4	鼻咽癌病因发病学研究	国家"六五"攻关课题	26	姚开泰	1984
5	从肺的非呼吸功能探讨654-2抗休克作用	国家自然科学基金	3	罗正曜	1984
6	T细胞生长因子生物效应的研究	国家自然科学基金	4	易有年	1985
7	心肌收缩能力和舒张顺应性的评定和应用	中国科学院科学基金	4	李云霞	1985—1987
8	造血细胞转化中细胞膜唾液酸节苷脂的变化(3860606)	国家自然科学基金	2.5	周衍椒	1986
9	流行性出血热湖南79病毒株单克隆抗体制备和应用的研究	国家自然科学基金	2	钟性悟	1986
10	胶原分型与慢性肝炎硬化发病机制	国家自然科学基金	3	梁英锐	1986.1—1988.12
11	嗜酸粒细胞功能及其与肺部疾病的关系	国家自然科学基金	3	孙秀泓	1986—1987
12	心肌舒张顺应性的综合评定	中国科学院科学青年基金	2	王建勋	1986—1988
13	早期胚胎的保护、保存和发育研究(75004)	国家"七五"攻关课题	13	卢惠霖	1986—1989
14	恶性肿瘤分子生物学研究:人体促瘤基因克隆(75001)	国家科委("七五"攻关)	30	姚开泰	1986—1990
15	大肠癌的单克隆抗体在诊断与治疗中的应用(75002)	国家科委("七五"攻关)	21	孙去病	1986—1990
16	开展染色体病及早、中期产前诊断的研究(脆性X综合征的产前诊断)(与中国科学院遗传所合作)	"七五"攻关	4.6	夏家辉	1986—1990
17	孕早期羊水、绒毛高分辨染色体研究	"七五"攻关	8	李麓芸	1986—1990
18	眼高压致视网膜细胞色素氧化酶活性下降原因探讨(38770621)	国家自然科学基金面上项目	3	刘忠浩	1987.1—1989.12
19	同源异型盒序列在人胚中表达研究	国家自然科学基金	4	袁恬莹	1987—1988
20	β-地中海贫血变异基因的结构与功能	国家自然科学基金	0.5	朱定尔	1987—1988
21	补阳还五汤对血管内皮抗栓功能影响的研究	国家自然科学基金	3	贺石林	1987—1989
22	用单克隆研究大肠癌肿瘤抗原在体内的代谢	国家自然科学基金	3	孙去病	1987—1989

序号	项目名称(项目编号)	课题来源	经费(万元)	负责人	起讫时间
23	大肠癌肿瘤相关抗原的代谢研究	国家自然科学基金	3	孙去病	1987—1989
24	654-2 对心肌再灌注综合征的实验治疗	国家自然科学基金	6	罗正曜	1987—1989
25	人类高分辨染色体 2000 条带阶段的模式图及其临床应用	国家自然科学基金	2	李麓芸	1987—1989
26	乙型肝炎 HBV DAN 原位分子杂交及免疫电镜病理研究	国家自然科学基金	3	梁英锐	1988.1—1990.12
27	心室压力容积关系及其在评定心肌收缩性能上的意义	国家自然科学基金	3	李云霞	1988—1989
28	心肌顺应性的实验研究	国家自然科学基金	1	王建勋	1988—1989
29	抗结直肠癌免疫毒素的研究(3870807)	国家自然科学基金	3	蔡小红	1988—1989
30	人类基因组中活性基因定位的研究(3870315)	国家自然科学基金	2	李桂源	1988—1989
31	癌基因与同源异型盒等在滋养层细胞及肿瘤中表达研究	国家自然科学基金	3	袁恬莹	1988—1989
32	慢性白血病基因治疗	国家自然科学基金	8	袁恬莹	1988—1989
33	白血病与获得性 HbH 病的关系	国家自然科学基金	3	朱定尔	1988—1989
34	造血干细胞表面组胺受体特征与细胞正常异常增殖的研究(38770180)	国家自然科学基金	3	徐有恒	1988—1990
35	人类恶性肿瘤细胞基因中活性基因区域定位与细胞分化	国家自然科学基金	6	李桂源	1988—1990
36	非同位素法研究恶性肿瘤的细胞动力学和化疗动力学(3870785)	国家自然科学基金	3	胡有秋	1988—1990
37	EB 病毒和促癌物 TPA 对人胚鼻咽上皮细胞的转化研究(3880866)	国家自然科学基金	4	陈主初	1988—1990
38	再生障碍性贫血红细胞膜的研究	国家自然科学基金	8	卢义钦	1988—1990
39	肥厚心肌逆转及其电机械功能的改变和影响因素	国家自然科学基金	3	李云霞	1989—1990
40	前列腺素对肺泡巨噬细胞产生粒细胞趋化因子的调控	国家自然科学基金	3	孙秀泓	1989—1991
41	日本血吸虫病封闭抗体的研究	国家自然科学基金	2	易新元	1989—1991
42	反义 RNA 阻断 CML 中 bcr-abl 基因的表达-P210 的作用研究	国家自然科学基金	4	刘西平	1989—1991
43	山苍子油(Ⅲ)抗菌机理研究	国家自然科学基金	2.5	李沛涛	1989—1992
44	心肌收缩能力调控的亚细胞机制	国家自然科学基金	3	李云霞	1990—1991
45	血小板活化因子(PAF)在低氧性肺动脉高压发生发展中的作用	国家自然科学基金	3	马传桃	1990—1991
46	白血病细胞表面受体特征与分化增殖异常(38970416)	国家自然科学基金	3	徐有恒	1990—1992
47	间日疟原虫红细胞外期的体外培养及其生物学特性研究	国家自然科学基金	3	刘 多	1990—1993

序号	项目名称(项目编号)	课题来源	经费(万元)	负责人	起讫时间
48	肥大细胞在矽肺纤维化过程中的意义	国家自然科学基金	3	钱仲棐	1991.1—1993.12
49	肌凝蛋白重链同功酶及其在心肌收缩能力调控中的作用	国家自然科学基金	3.4	李云霞	1991—1992
50	慢粒白血病诊断及 P210 不均一性的研究	国家自然科学基金	3	王智斌	1991—1992
51	肺泡巨噬细胞对气道平滑肌收缩的调控	国家自然科学基金	3.4	孙秀泓	1991—1993
52	研制抗 5 - 溴脱氧尿嘧啶核苷单克隆抗体(38970660)	国家自然科学基金	3	胡有秋	1991—1993
53	微量元素与心再灌注损伤	国家自然科学基金	6	罗正曜	1991—1993
54	日本血吸虫病现场快速诊断的研究	水利部攻关课题	3	曾宪芳	1991—1993
55	用 PCR 及直接测序技术研究 G6PD 缺乏症的变异基因	国家自然科学基金	3	谢慎思	1991—1993
56	鼻咽癌病因、发病学及临床研究	CMB	58 万美金	姚开泰	1991—1995
57	EB 病毒致鼻咽癌的分子机理研究(85 - 914 - 03 - 04)	国家科委(八五攻关)	33	姚开泰	1991—1995
58	医用单抗诊断、治疗技术的研究与应用(85 - 722 - 18 - 02)	国家科委(八五攻关)	22	孙去病	1991—1995
59	溶酶体贮积症的产前诊断(与中国科学院遗传所合作)	八五攻关	0.5	夏家辉	1991—1995
60	人类染色体显微切割、酶促放大、微克隆和探针池技术及其应用	八五攻关	28	李麓芸	1991—1995
61	跳跃基因文库构建及其应用	863 项目	44	何小轩	1991—1995
62	应用体外培养的基质细胞层及其活性物质净化白血病细胞的研究	CMB	0.6 万美金	徐有恒	1992
63	大鼠外侧膝状体—视皮层往返神经元的化学属性研究 (39270269)	国家自然科学基金	6	罗学港	1992.1—1996.12
64	缩血管活性物质对心肌细胞的促肥大效应和信息传递机制	国家自然科学基金	5.5	李云霞	1992—1993
65	组胺受体影响造血细胞机能的细胞机制(39170323)	国家自然科学基金	5.5	徐有恒	1992—1994
66	造血基质细胞的生理特征(39170312)	国家自然科学基金	3	王绮如	1992—1994
67	鼻咽癌染色体7q 部分缺失的分子细胞遗传学研究	国家自然科学基金	4	邓龙文	1992—1994
68	对鼻咽癌恶性基因的进一步研究	国家自然科学基金	4	曹 亚	1992—1994
69	单克隆抗体用于大肠癌导向治疗的研究	国家自然科学基金	3	王才力	1992—1994
70	血吸虫病免疫预防研究	国家教委课题	4	易新元	1992—1994
71	鼻咽癌早期诊断的分子生物学研究	国家自然科学基金	20	姚开泰	1993—1995
72	热休克蛋白对烧伤后肺损伤的保护作用	国家自然科学基金	8	邓恭华	1993—1995

序号	项目名称（项目编号）	课题来源	经费（万元）	负责人	起讫时间
73	从肺泡巨噬细胞探讨败血症休克发生的耐受性	国家自然科学基金	8	罗正曜	1993—1995
74	抗日本血吸虫卵卵胚发育的研究（39370633）	国家自然科学基金面上项目	5	汪世平	1993—1995
75	SRY 基因与性反转综合征的关系	国家自然科学基金	4.5	熊正纲	1993—1995
76	中国人类染色体突变细胞库	国家自然科学基金	5	何小轩	1993—1995
77	人类基因组区段作图和部分测序（重点项目）	国家自然科学基金	45	夏家辉	1993—1995
78	肥大细胞参与矽肺纤维化的作用机制	国家自然科学基金	6	钱仲棐	1994.1—1996.12
79	PDCF 对 Ⅱ 型肺泡上皮细胞增生调控	国家自然科学基金	6	曾庆富	1994.1—1996.12
80	内皮素正性肌力作用的特征及其作用的细胞和亚细胞机制	国家自然科学基金		李云霞	1994—1995
81	δβ - 珠蛋白融合基因——Lepore - Boston 的结构及表达调控的研究	国家自然科学基金	7	朱定尔	1994—1995
82	转基因小鼠鼻咽上皮对化学致癌物的敏感性（39270410）	国家自然科学基金	6	祝和成	1994—1996
83	模仿鼻咽癌相关抗原的抗独特型抗体的制备及临床应用	国家自然科学基金	6	孙玄病	1994　1996
84	中国汉族男性基因组 YAC 文库构建（重大项目）（与中科院上海细胞所合作）	国家自然科学基金	10	李麓芸	1994—1996
85	中华民族基因组中若干位点基因结构的研究——遗传性多发性外生性骨疣 Ⅱ 型致病基因（EXT2）的克隆与突变检测（重大项目）	国家自然科学基金	6	邓汉湘	1994—1996
86	α - 蒎烯抗真菌机理研究	国家自然科学基金	2	夏忠弟	1995—1996
87	人鼻咽癌相关的转化基因 Tx 转录活化调控机制研究（39400153）	国家自然科学基金	6	彭白露	1995—1997
88	对鼻咽癌恶性转化基因的深入研究（39470299）	国家自然科学基金	7	曹　亚	1995—1997
89	DNA 诱发人胚鼻咽上皮细胞转化和瘤基因活化研究	国家自然科学基金	6	陈主初	1995—1997
90	日本血吸虫病诊断研究	卫生部 JRMC 课题	18.6	易新元	1995—1997
91	NMDA 受体基因表达在大鼠感染性脑水肿时的变化及意义	国家自然科学基金	8	陈汉春	1995—1997
92	人类 β 珠蛋白基因 5' 旁侧 - 814bp 上游新转录 调控元件的研究（39400072）	国家自然科学基金	6.5	杨友云	1995—1997
93	在 K562 细胞中克隆新的锌指蛋白 cDNA 基因（39400027）	国家自然科学基金	7	刘　智	1995—1997
94	中国人突变细胞库	国家自然科学基金	12	戴和平	1995—1997

序号	项目名称（项目编号）	课题来源	经费（万元）	负责人	起讫时间
95	血管活性肠肽对气道上皮细胞抗臭氧损伤的保护及其机制	国家自然科学基金	7	秦晓群	1995—1998
96	抗日本血吸虫生殖及卵胚发育免疫机理研究（94－Y－05）	总理基金重点项目	20.5	汪世平	1995—1999
97	人类神经系统遗传病的致病基因克隆	863 项目	13	夏家辉	1996—1996
98	缩血管活性多肽促心肌纤维化的综合作用和旁分泌调节	国家自然科学基金		李云霞	1996—1997
99	家族性肌萎缩侧索硬化症患者基因突变的研究	国家自然科学基金	10	蔡涛	1996—1997
100	组织因子途径抑制物的检测及其临床意义的研究	国家自然科学基金	6	贺石林	1996—1998
101	人体 CYPⅡEⅠ 基因与鼻咽癌易感性关系的研究（39570623）	国家自然科学基金	8	贺志敏	1996—1998
102	鼻咽癌标记染色体 Iq44 的致病基因的克隆（39500172）	国家自然科学基金	12	邵细芸	1996—1998
103	EBV BNLF1 基因与 C－myc 瘤基因协同致鼻咽癌研究（39500169）	国家自然科学基金	10	肖志强	1996—1998
104	大肠癌抗肿瘤免疫基因治疗研究（399500076）	国家自然科学基金	8	王飐	1996—1998
105	日本血吸虫 cDNA 文库中抗原分子克隆的免疫筛选及鉴定	卫生部优秀人才基金	2	汪世平	1996—1998
106	糖尿病并发症的病因——醛糖还原酶活化的机理探讨	国家自然科学基金	8	宋惠萍	1996—1998
107	人类染色体区带特异性 c－DNA 文库的构建（高技术探索）	国家自然科学基金	10	邓汉湘	1996—1998
108	慢粒白血病的联合治疗分子机理研究（39570805）	国家自然科学基金	8	陈汉春	1996—1998
109	性反转综合征发病机理的深入研究（39570390）	国家自然科学基金	9	刘志	1996—1998
110	人鼻咽癌易感基因的分离与克隆研究（102－10－01－05）	863	60	李桂源	1996—2000
111	东方田鼠抗日本血吸虫感染机理研究（96－A23－06－4）	国家九五攻关子题	5	易新元	1996—2000
112	血吸虫病免疫诊断与疗效考核的研究	国家九五攻关课题	14	曾宪芳	1996—2000
113	特异性探针池标记技术分离人类染色体的研究	国家自然科学基金	14	唐冬生	1997—1998
114	补阳还五汤对血管内皮细胞 TF，TFPI 和 NOS 表达的影响	国家自然科学基金	8	文志斌	1997—1999
115	鼻咽癌基因组中细胞连接蛋白基因的表达与调控研究（39680031）	国家自然科学基金	12	李桂源	1997—1999
116	从人源抗体库筛选高亲和力抗大肠癌单链抗体及其基因（39670306）	国家自然科学基金	8	蔡小红	1997—1999

序号	项目名称(项目编号)	课题来源	经费(万元)	负责人	起讫时间
117	Ck 区域打靶小鼠基因表达及鼻咽癌相关性的研究(39600082)	国家自然科学基金	10	马先勇	1997—1999
118	诊断血吸虫病免疫传感器的研究(98-2-076),0604	卫生部科研基金、中国博士后基金	2	汪世平	1997—1999
119	HCMV 致畸分子机制研究(39700006)	国家自然科学基金	10	罗敏华	1997—1999
120	生脉注射液对再障大鼠骨髓 BFU-E、CFU-E 中 PRPP 合成酶的影响	国家自然科学基金项目	10	刘俊凡	1997—1999
121	同源盒基因的表达在全反式维甲酸治癌中作用的研究(39600160)	国家自然科学基金	10	王吉伟	1997—1999
122	白血病、鼻咽癌转基因动物模型及人类消化系统恶性肿瘤模型的建立	国家科委(九五攻关)	30	陈主初	1997—2000
123	重要疾病基因的分离、克隆(重大项目)	863 计划	300	夏家辉	1997—2000
124	神经系统遗传病等样本的收集(重大项目)	863 项目	60	夏家辉	1997—2000
125	鼻咽癌遗传学及细胞生物学研究(96-655)	CMB	33 万美元	曹 亚	1997—2001
126	国家杰出青年科学基金	国家自然科学基金	60	邓汉湘	1998—1999
127	整合素表达与支气管上皮细胞抗臭氧保护的相关性研究	国家自然科学基金	11	秦晓群	1998—2000
128	内皮素对肺 II 型细胞功能的调控及细胞保护	国家自然科学基金	10	罗自强	1998—2000
129	组织因子的检测及临床诊断价值的研究	国家自然科学基金	10	李俊成	1998—2000
130	克隆两个相关位点上的鼻咽癌易感基因(39700158)	国家自然科学基金	11	江 宁	1998—2000
131	从人源抗体库亚克隆可溶性抗肿瘤小分子抗体的研究(39700054)	国家自然科学基金	10.5	胡志伟	1998—2000
132	EB 病毒 LMP-1 基因与鼻咽癌恶性转化基因 Tx 协同作用研究(69700170)	国家自然科学基金	11	廖 伟	1998—2000
133	αB 晶状体蛋白保护心肌细胞缺氧损伤研究	国家自然科学基金	15	肖献忠	1998—2000
134	日本血吸虫传播阻断疫苗研究(980255,268)	WHO/TDR	3.0 万美元	易新元	1998—2000
135	东方田鼠分了生物学遗传标志的建立及抗血吸虫感染抗性基因的克隆(《东方田鼠实验动物化及抗日本血吸虫感染机理研究》的子课题)(96-A23-06-04)	国家九五科技攻关	16	胡维新	1998—2000
136	遗传性多发性外生性骨疣第 IV 型致病基因的分子克隆	国家自然科学基金	10	阮庆国	1998—2000
137	人类基因治疗新载体的研究	国家自然科学基金	15	夏家辉	1998—2000
138	老年痴呆基因 PS1 对细胞内信息传导的调节	国家自然科学基金	14	张灼华	1998—2000

序号	项目名称(项目编号)	课题来源	经费(万元)	负责人	起讫时间
139	东方田鼠实验动物化及抗日本血吸虫感染机理研究（96－A23－06－04）	国家九五科技攻关	84	彭兴华	1998—2000
140	人干细胞因子5'旁侧序列的克隆与功能研究（39700050）	国家自然科学基金	10	成光杰	1998—2000
141	凝血、纤溶在重要脏器血栓性疾病中的作用机制研究"分题(39830180)	国家自然科学基金重点资助项目	12.4	贺石林	1998—2001
142	鼻咽癌癌变过程生物学特性的研究（39730200）	国家自然科学基金重点项目	50	姚开泰	1998—2001
143	甲醛诱发大鼠鼻腔癌的分子机理研究（399770654）	国家自然科学基金	13	陈主初	1998—2001
144	EB病毒BHRF1基因在鼻咽癌发病中的作用及机理研究（399770308）	国家自然科学基金	11	肖志强	1998—2001
145	鼻咽癌样本的收集	863	40	李桂源	1998—2001
146	恶性肿瘤发生与发展的基础性研究	973	270	曹亚	1998—2003
147	"疾病基因组学"理论与技术	973	207.7	李桂源	1998—2003
148	脊髓损伤后神经营养因子受体表达的时控模式（G1999054009）	国家科委973子课题	30	罗学港	1999.10—2001.10
149	抗日本血吸虫卵胚发育及生殖免疫中抗体效应机制（39870652）	国家自然科学基金面上项目	10	汪世平	1999—2000
150	肺内神经肽对支气管上皮细胞应答性迁移的调控及其机制（39800053）	国家自然科学基金	9	管茶香	1999—2001
151	人鼻咽癌的差异表达基因克隆的进一步（39800078）	国家自然科学基金	11	湛凤凰	1999—2001
152	鼻咽癌基因表达谱的研究及其相关基因的克隆(39800142)	国家自然科学基金	11	谢奕	1999—2001
153	不同分化阶段鼻咽癌抑瘤基因的表达与调控（39870294）	国家自然科学基金	12	彭白露	1999—2001
154	用定点突变及核移植法建立鼻咽癌动物模型（39870370）	国家自然科学基金	11	王慧	1999—2001
155	癌细胞表达免疫球蛋白的机理及生物学意义（39830410）	国家自然科学基金重点项目	33	曹亚(张友会)	1999—2001
156	诊断日本血吸虫病免疫传感器研究（1999）	全国地方病跨世纪人才经费	1	汪世平	1999—2001
157	II型糖尿病患者胰岛素受体底物－1的基因克隆与表达	国家自然科学基金	10	宋惠萍	1999—2001
158	人类白血病基因克隆及其作用机理的研究（39880021）	国家自然科学基金	15	胡维新	1999—2001
159	AFLP法构建道地名贵植物药DNA指纹图谱及其应用（39800190）	国家自然科学基金	12	罗志勇	1999—2001
160	多基因遗传病易感基因的定位克隆和鉴定（重大项目）	国家自然科学基金	40	邓汉湘	1999—2002

序号	项目名称（项目编号）	课题来源	经费（万元）	负责人	起讫时间
161	国家重点基础研究发展规划项目疾病基因组学"理论和技术体系的建立"	973 计划	442	夏家辉	1999—2003
162	用于基因治疗的新载体的研究（重点项目）	国家自然科学基金	290	夏家辉	1999—2003
163	Gene Diagnosis of Human Diseases and Individual Identification in the Chinese Population (#99 - 698)	CMB	9 万美元	陈汉春	1999—2003
164	The Investigation of Gene Therapy for Human Breast Cancer (#99 - 698)	CMB	11 万美元	胡维新	1999—2003
165	东方田鼠抗性机理的研究	国家九五攻关子题	7.5	易新元	2000—2001
166	血吸虫病天然分了疫苗研究	国家九五攻关子题	5	汪世平	2000—2001
167	新型氨基甾体诱导白血病细胞分化的机理研究（39970316）	国家自然科学基金	10	何群	2000—2002
168	TPO 及 FL 基因转染内皮细胞扩增小鼠卵黄囊造血干细胞研究（39970092）	国家自然科学基金	11	王绮如	2000—2002
169	恶性肿瘤发生与发展的基础性研究	973 配套基金	3	曹亚	2000
170	GATA - 1 在神经发育和造血中的分子机理和调节（39910161994）	国家自然科学基金与香港研究资助局联合科研基金（孔祥复）	35	姚开泰	2000—2002
171	新的喉癌相关基因的结构与功能研究（39900052）	国家自然科学基金	11	李友军	2000—2002
172	从 EBV 转化 B 细胞克隆中获得抗大肠癌高亲和力单链抗体（39900141）	国家自然科学基金	13	胡志伟	2000—2002
173	鼻咽癌蛋白质组研究及相关分子标志鉴定（39900163）	国家自然科学基金	12	宾亮华	2000—2002
174	用 cDNA 微阵列研究鼻咽癌基因表达谱及相关基因克隆（39900174）	国家自然科学基金	12	何志巍	2000—2002
175	应用基因分析新策略克隆鼻咽癌相关基因（39970287）	国家自然科学基金	14	陈主初	2000—2002
176	用鼠咽部特异性调控区及核移植法建立鼻咽癌转移基因动物（39970306）	国家自然科学基金	12	姚开泰	2000—2002
177	EB 病毒 LMP1 通过 NF - κB 调控鼻咽癌变中细胞凋亡的机制研究（39970820）	国家自然科学基金	10	廖伟	2000—2002
178	鼻咽癌恶性转化基因的分子机理研究	国家杰出青年基金（C类）	20	曹亚	2000—2002
179	骨髓基质细胞 GPI - PLD cDNA 基因的克隆	国家自然科学基金项目	12	唐建华	2000—2002
180	中国重要医学生物资源的保藏与共享（承担单位中国预防医学科学院病毒学研究所）	十五攻关	40	夏家辉	2000—2002

序号	项目名称(项目编号)	课题来源	经费(万元)	负责人	起讫时间
181	应用生物信息学方法克隆人类新基因的研究	国家自然科学基金	12	刘春宇	2000—2002
182	人类 CX31 相互作用蛋白质的鉴定及其相互作用特性研究	国家自然科学基金	12	施小六	2000—2002
183	GJB3 基因剔除小鼠模型的建立及其病理学研究	国家自然科学基金	14	黄蕾	2000—2002
184	帕金森氏病致病基因 Parkin 的功能研究(国家杰出青年科学基金)	国家自然科学基金	40	张灼华	2000—2002
185	1999 年度国家自然科学基金资助项目优秀论文作者鼓励基金—血友病 B 基因治疗的临床前的研究	国家自然科学基金	20	黄蕾	2000—2002
186	人 β 珠蛋白基因 5' 旁侧 −1.5Kb 处新沉默子的结构功能研究(39900028)	国家自然科学基金	12	杨宇	2000—2002
187	SOX9 基因调控序列的克隆及功能研究(39900159)	国家自然科学基金	13	朱敏	2000—2002
188	鼻咽癌样本采集及信息数据库的建立	863	75	李桂源	2000—2004
189	大鼠骨髓干细胞向神经细胞诱导转化条件的研究(30070253)	国家自然科学基金面上项目	19	罗学港	2001.1—2003.12
190	GPI − PLD 酶蛋白的制备	国家自然科学基金国际合作项目	2	唐建华	2001—2002
191	EB 病毒 LMP1 激活 NFKB 调控 Survivin 抗凋亡分子机制研究(30000007)	国家自然科学基金	15	卓缨	2001—2003
192	鼻咽癌二维凝胶电泳数据库的建立及相关蛋白质鉴定(30000028)	国家自然科学基金	17	关勇军	2001—2003
193	鼻咽癌易感基因 NAG4 功能的进一步研究(30000065)	国家自然科学基金	19	余鹰	2001—2003
194	染色体 3P14 一个肺癌相关新基因的结构和功能研究	国家自然科学基金	18	曾平耀	2001—2003
195	EB 病毒 LMP1 激活的信号传导途径间 cross − talk 的机理研究(30000087)	国家自然科学基金	18	罗非君	2001—2003
196	9P21 − 22 区域新克隆的鼻咽癌候选抑瘤基因的蛋白质功能研究(30000096)	国家自然科学基金	17	阳剑波	2001—2003
197	鼻咽癌癌变关键致病基因的克隆与鉴定(30000188)	国家自然科学基金	15	田芳	2001—2003
198	EB 病毒 LMP1 通过 NF − KB 介导的 HSV − tk/GCV 系统治疗鼻咽癌实验研究(30000204)	国家自然科学基金	15	王承兴	2001—2003
199	心血管疾病防治基础研究	973 重点项目子课题	30	肖献忠	2001—2003
200	从线粒体信号通路探讨 HSP 保护心肌细胞凋亡机制	国家自然科学基金	20	肖卫民	2001—2003

序号	项目名称(项目编号)	课题来源	经费(万元)	负责人	起讫时间
201	2型糖尿病患者IRS-1和IRS-2基因表达减少研究	国家自然科学基金	14	曾卫民	2001—2003
202	东方田鼠抗日本血吸虫抗性相关基因的克隆及机理研究(30070403)	国家自然科学基金	18	胡维新	2001—2003
203	利用人源基因载体表达重组人突变型组织型纤溶酶原激活剂中试工艺及临床前研究	863计划	100	夏家辉	2001—2003
204	成年脑的功能研究	863项目	39	张灼华	2001—2003
205	人源基因载体基因治疗的临床应用	863项目	33	陈主初	2001—2003
206	中国人遗传病组织保藏库	国家自然科学基金	18	戴和平	2001—2003
207	弥漫性浅表性光敏性汗孔角化症致病基因克隆	国家自然科学基金	14	杨一峰	2001—2003
208	人类胚胎干细胞建系及向造血细胞和神经细胞的定向分化(30030070)	国家自然科学基金重点资助项目	分课题经费15.0	王绮如	2001—2004
209	人类胚胎干细胞建系及向神经细胞及造血细胞诱导分化(30030070)	国家自然科学基金	100	卢光琇	2001—2004
210	鼻咽癌易感基因的功能研究(2001AA221031)	863项目	90	李桂源	2001—2005
211	精子发生及其基因表达调控的研究(人类精子发生相关基因的筛选及克隆)(G1999055901)	973项目	40	卢光琇	2001—2005
212	节细胞溃变再生过程中视网膜细胞间的突触可塑性(30170303)	国家自然科学基金面上项目	20	罗学港	2002.1—2004.12
213	矽肺纤维化Egr-1激活及其信号转导途径的研究(30170399)	国家自然科学基金	18	曾庆富	2002.1—2004.12
214	脑源性神经营养因子(BDNF)对血压调节的机制(20020533036)	教育部博士点基金	7.8	罗学港	2002.1—2004.12
215	奖励优秀重点实验室国际合作项目	国家自然科学基金	20	夏昆	2002—2002
216	对外交流与合作项目	国家自然科学基金	8	夏昆	2002—2002
217	日本血吸虫尾蚴细胞的开发与利用	教育部回国人员启动基金	5	蔡春	2002—2003
218	EST策略克隆人免疫球蛋白kappa轻链样基因cDNA全长及功能研究(30171047)	国家自然科学基金面上项目	7	黎明	2002—2003
219	腺相关病毒载体在β-地中海贫血基因治疗中的应用(30170390)	国家自然科学基金	17	谭孟群	2002—2004
220	EB病毒LMP1介导的信号传导途径间cross-talk调节细胞周期紊乱的机理(30100005)	国家自然科学基金	19	赵晓荣	2002—2004
221	鼻咽癌相关单核甘酸多态性数据库的建立(30100027)	国家自然科学基金	19	曾朝阳	2002—2004
222	新克隆的鼻咽癌候选抑瘤基因NAG7功能的进一步研究(30100105)	国家自然科学基金	18	谭琛	2002—2004

序号	项目名称(项目编号)	课题来源	经费(万元)	负责人	起讫时间
223	趋化因子受体 EBZ1/CCR7 在鼻咽癌转移中的作用(30170877)	国家自然科学基金	16	邓锡云	2002—2004
224	脑瘤差异表达基因 NLRP 的功能研究(30100191)	国家自然科学基金	19	王洁如	2002—2004
225	一个编码 F-box 蛋白的新基因 NAG23 的功能研究(30100217)	国家自然科学基金	20	李忠花	2002—2004
226	EST 策略克隆人免疫球蛋白 K 轻链样基因的 cDNA 全长及功能研究(30171047)	国家自然科学基金	7	黎 明	2002—2004
227	利用纳米颗粒技术进行鼻咽癌基因治疗(30171056)	国家自然科学基金	18	邓龙文	2002—2004
228	心肌缺血再灌注反应基因的克隆及功能研究	国家自然科学基金	25	肖献忠	2002—2004
229	抗日本血吸虫病天然分子 SjiEw 疫苗研制与开发(2002AA2Z3343)	国家"十五"重大科技专项	100	汪世平	2002—2004
230	II 型糖尿病患者醛糖还原酶基因 5' 旁侧调控区变异的研究	国家自然科学基金	12	宋惠萍	2002—2004
231	基因剔除小鼠研究 VABP/P14K-b 介导的膜蛋白转运	国家自然科学基金	20	夏 昆	2002—2004
232	新的耳聋相关基因的克隆	国家自然科学基金	20	张华莉	2002—2004
233	人正常精子全蛋白质谱建立和畸形精子差异蛋白质研究(30170480)	国家自然科学基金	16	范立青	2002—2004
234	日本血吸虫细胞体外培养及其建系研究	国家自然科学基金	16	曾庆仁	2002—2004
235	抗日本血吸虫病天然分子疫苗研究与开发	横向合作课题	60	汪世平	2002—2005
236	人类重要遗传性疾病致病基因的克隆及功能研究(重大专项)	863 计划	450	张灼华	2002—2005
237	Parkinson's 病的遗传、分子机理及实验性治疗的研究	863 计划	300	邓汉湘	2002—2005
238	新型真核系统高效表达体系的构建—人源基因载体靶向基因转移的研究	863 计划	60	夏 昆	2002—2005
239	致残性疾病(如先天性耳聋等)的研究	973 计划	200	张灼华	2002—2006
240	血吸虫细胞培养研究	CMB 基金	1.64	曾庆仁	2003
241	HCMV 先天性感染的受累基因及其功能研究(30340002)	国家自然科学基金	8	罗敏华	2003
242	上皮性肿瘤细胞表达的免疫球蛋白功能初探(30271218)	国家自然科学基金	7	任 维	2003.1—12
243	GPI-PLD 基因过度表达促进免疫系统清除肿瘤细胞的研究	国家自然科学基金	20	唐建华	2003.1—2005.12
244	p53 下游基因的直接克隆及其在胚胎发育过程中的作用研究	国家自然科学基金	20	舒坤贤	2003.1—2005.12
245	BNIP-3 基因介导雌激素对缺氧心肌细胞保护的机制研究	国家自然科学基金	20	刘美莲	2003.1—2005.12

序号	项目名称（项目编号）	课题来源	经费（万元）	负责人	起讫时间
246	成人胰岛细胞体外培养大量增殖的研究	国家自然科学基金	20	谷亚鹏	2003.1—2005.12
247	HCV 蛋白介导的 MAPK 和 NF－κB 信号途径间 cross－talk 的机制研究（30270601）	国家自然科学基金	19	冯德云	2003.1—2005.12
248	神经损伤修复和功能重建的应用基础研究（2003CB515301）	国家科委 973 子课题	25	罗学港	2003.1—2005.12
249	多发性骨髓瘤 13q14.1－14.3 区域抑瘤基因的克隆及功能研究（30400529）	国家自然科学基金	7	唐迎胜	2003—2003
250	中国生物医学数据库及重要资源保藏（基因、染色体、蛋白质、细胞）	十五攻关	10	夏家辉	2003—2003
251	EB 病毒 Orip 介导 Zta 表达用于治疗 EBV 阳性肿瘤的实验研究（30200009）	国家自然科学基金	20	工　海	2003—2004
252	气道上皮细胞黏附分子表达失稳态与哮喘易感性机制（30270586）	国家自然科学基金	24	秦晓群	2003—2005
253	遗传病家系与肿瘤标本的收集及其数据库的建设	十五攻关	100	李桂源	2003—2005
254	鼻咽癌相关基因的研究（2002BA711A3）	国家科技攻关计划	400	谭　琛	2003—2005
255	新克隆的 NGX6 基因对肿瘤侵袭－转移的影响（30271403）	国家自然科学基金	19	李小玲	2003—2005
256	一个新的 bromodomain 基因的功能研究（30200135）	国家自然科学基金	25	张小慧	2003—2005
257	基于 EBV 载体系统的人胚胎干细胞转基因研究（30200140）	国家自然科学基金	20	任彩萍	2003—2005
258	鼻咽癌候选抑瘤基因 NGX6 在细胞信号传导通路中的作用研究（30200160）	国家自然科学基金	25	李　江	2003—2005
259	纳米基因转运体介导的脑胶质瘤的联合基因治疗（30200292）	国家自然科学基金	22	向娟娟	2003—2005
260	利用组织微阵列技术进行鼻咽癌候选易感/抑瘤基因的研究（30200312）	国家自然科学基金	22	范松青	2003—2005
261	EB 病毒瘤蛋白 LMP1 通过 p16INK4a/E2F1 诱导端粒酶表达的机制研究（30200328）	国家自然科学基金	21	杨　静	2003—2005
262	人端粒酶逆转录酶基因启动子介导 Caspase－3 系统对肿瘤治疗的实验（30200336）	国家自然科学基金	21	杨力芳	2003—2005
263	胶质细胞相对特异性新基因 LRRC4 功能的进一步研究（30270429）	国家自然科学基金	22	王洁如	2003—2005
264	鼻咽癌抗独特型基因工程抗体疫苗的实验研究（30270521）	国家自然科学基金	19	孛官成	2003—2003
265	心肌缺血－再灌注损伤中受 HSP 干预的凋亡信号分子研究	教育部博士点专项基金	6	肖献忠	2003—2005

序号	项目名称(项目编号)	课题来源	经费(万元)	负责人	起讫时间
266	抗血吸虫病天然分子疫苗的开发与应用编号(03SSY1002)	省科技厅重大专项	20	汪世平	2003—2005
267	hCG 激活的 cAMP/PKA 旁路对人 SCF 基因转录调控研究(30200302)	国家自然科学基金	21	谭文斌	2003—2005
268	多发性骨髓瘤恶性转化基因 MMTG－1 的结构与功能的研究(30270750)	国家自然科学基金	23	胡维新	2003—2005
269	遗传病家系与肿瘤标本的收集及其数据库的建设(攻关项目)	十五重点	110	夏家辉	2003—2005
270	角膜环状皮样瘤致病基因定位及克隆	国家自然科学基金	24	郑 多	2003—2005
271	人源基因载体－TPA 抗血栓治疗的实验及临床研究	国家自然科学基金	20	杨进福	2003—2005
272	人源基因载体－VEGF165 用于 Buerger 氏病基因治疗研究	国家自然科学基金	22	杨一峰	2003—2005
273	人类胚胎干细胞定向诱导分化及在组织工程中的应用(2003AA205180)	863 项目	150	卢光琇	2003—2005
274	恶性肿瘤侵袭和转移的机理阻遏	973 项目	25	曹 亚	2003—2007
275	人类原始生殖嵴干细胞的分化和组织干细胞的可塑性研究(2000CB51010)	973 项目	40	卢光琇	2003—2007
276	人类胚胎干细胞向心肌细胞和成骨细胞诱导分化的研究(2002AA216161)	863 项目	150	卢光琇	2003—2007
277	肺癌候选抑瘤基因 HLCDG1 的结构和功能研究	中国博士后基金	1	邹飞雁	2004
278	鼻咽癌干细胞 single－cells 基因表达谱的构建	院士基金	10	姚开泰	2004
279	Immunoglobulin Educational Program	CMB	21.40万美元	曹 亚	2004
280	干扰素－α 抗癌效应靶基因的克隆及功能研究(30371660)	国家自然科学基金	20	陈汉春	2004—2006
281	IFN－α 抗癌效应靶基因的克隆及功能研究	国家自然科学基金	20	陈汉春	2004.1—2006.12
282	BDNF 前体在脊髓损伤中的应用(104141)	教育部科学技术研究重大课题	10	罗学港	2004.1—2006.12
283	雷若烯酚对早老性痴呆病转基因小鼠的影响(30340003)	国家自然科学基金主任基金	8	雷德亮	2004.1—2006.12
284	人类断裂、易位热点的 DNA 序列特征研究	国家自然科学基金	8	邬玲仟	2004—2004
285	太空诱变细胞制备肿瘤疫苗的前期研究(2003CA04200)	973 前期项目	10	李官成	2004—2005
286	生物医学中新型多参数动态的分析检测研究(2003ccc00700)	973 前期项目	10	贺智敏	2004—2005
287	EB 病毒 LMP1 介导 JunB/c－Jun 异源二聚体形成调控细胞周期 G1 检测点的机制研究(30300403)	国家自然科学基金	20	宋 鑫	2004—2005

序号	项目名称（项目编号）	课题来源	经费（万元）	负责人	起讫时间
288	抗日本血吸虫病天然分子疫苗阻断血吸虫病传播的研究（2004AA2Z3530）	863 计划重点项目	120	汪世平	2004—2005
289	重大疾病遗传资源的收集、保存与利用 - 人类染色体异常核型遗传资源的收集与保藏	863 项目	45	梁德生	2004—2005
290	谷氨酸兴奋性毒性对肺表面活性物质合成的抑制及机制研究（30370531）	国家自然科学基金	21	罗自强	2004—2006
291	基于光学功能成像的大脑活动时空分析（分课题）	国家自然科学基金	1	刘发益	2004—2006
292	BRD7 蛋白核移位/活化的分子机制研究（30300175）	国家自然科学基金	20	周　鸣	2004—2006
293	一个候选细胞黏附分子的鉴定（30300064）	国家自然科学基金	20	马　健	2004—2006
294	一个新的 UBA domain 蛋白的功能研究（30300063）	国家自然科学基金	18	钱　骏	2004—2006
295	染色体 3P21 区域鼻咽癌易感/抑瘤基因研究（30300201）	国家自然科学基金	17	熊　炜	2004—2006
296	鼻咽组织特异性且鼻咽癌表达下调的基因功能研究（30300205）	国家自然科学基金	17	张必成	2004—2006
297	化学因素致鼻咽癌相关基因 NCR1 的功能进一步研究（30300383）	国家自然科学基金	21	聂新民	2004—2006
298	EB 病毒 LMP1 介导转录因子 EGFR 影响细胞周期 G1/S 期的分子机制（30300407）	国家自然科学基金	20	陶永光	2004—2006
299	应用特异性噬菌体人抗体克隆新的大肠癌抗原基因（30300155）	国家自然科学基金	19	朱建高	2004—2006
300	热休克转录因子 1 抗内毒素血症的分子机制研究	国家自然科学基金	20	邓恭华	2004—2006
301	HSP70 减轻活性氧所致细胞核仁损伤的分子机制研究	国家自然科学基金	20	王慷慨	2004—2006
302	一个心肌缺血预适应诱导表达上调新基因 MIP2 的功能研究	国家自然科学基金	21	袁开宇	2004—2006
303	新基因 Mip1 的心肌细胞保护功能及机制研究	国家自然科学基金	20	袁灿	2004—2006
304	日本血吸虫 pcDNA3/SjHGPRT DNA 疫苗的构建和保护性免疫的研究（2004AA2Z3522）	国家 863 计划（重大专项）	30	汪世平	2001—2006
305	弓形虫 GRA1 基因缺陷虫株的建立及其生物学特性研究	国家自然科学基金面上项目	22	舒衡平	2004—2006
306	HCMV 致中枢神经系统发育畸形机制研究（30470088）	国家自然科学基金	20	罗敏华	2004—2006
307	多发性骨髓瘤患者 13q14.3 区域候选抑瘤基因 MYETS1 功能研究（04JJ1006）	湖南省杰山青年基金	8	汤立军	2001—2006
308	多发性骨髓瘤负性相关基因的克隆与功能研究（3030046）	国家自然科学基金	20	石奕武	2004—2006

序号	项目名称(项目编号)	课题来源	经费(万元)	负责人	起讫时间
309	染色体畸变及遗传学效应与疾病发生	十五攻关	200	邹玲仟	2004—2006
310	DFNA DFNA42 疾病基因的克隆	国家自然科学基金	22	邓 昊	2004—2006
311	GJB3 致病突变对间隙连接胞间通信的影响及其机制研究	国家自然科学基金	20	黄亮群	2004—2006
312	快钾通道互作蛋白—KCHIPI 基因表达调控的研究	国家自然科学基金	18	房海燕	2004—2006
313	从人胚胎干细胞获得造血干细胞和内皮细胞共同前体细胞的研究(30300119)	国家自然科学基金	24	赵惠萍	2004—2006
314	维持人胚胎干细胞不分化的细胞外基质结合蛋白的蛋白谱研究(30300179)	国家自然科学基金	21	谢常青	2004—2006
315	精子生成与凋亡相关新基因功能的研究(30371493)	国家自然科学基金	20	傅俊江	2004—2006
316	D6S461 – HLA – DRB1 区间连锁不平衡图谱和鼻咽癌遗传易感性基因精细定位(30300311)	国家自然科学基金面上项目	19	田伟	2004—2006
317	肿瘤预警标志物及相关化信息的分析化学基础研究(20335020)	国家自然科学基金·重点项目—合作项目	15	贺智敏	2004—2007
318	利用基因/蛋白质表达谱构建鼻咽癌发病机制的研究网络(30330560)	国家自然科学基金重点项目	135	李桂源	2004—2007
319	HSF1 及 HSPs 对全身炎症反应综合征的影响及其机制(30330280)	国家自然科学基金重点项目	125	肖献忠	2004—2007
320	癌变机理及恶性肿瘤防治的基础研究(2004CB518703)	973 计划	190	曹 亚	2004—2009
321	基因治疗的应用基础研究——遗传病的基因治疗研究	973 计划	170	梁德生	2004—2009
322	精神神经性疾病的系统生物学研究	973 计划	200	夏 昆	2004—2009
323	干扰素 – α 抗癌效应靶基因的克隆及功能研究(30371660)	国家自然科学基金	20	陈汉春	2004—2006
324	精子66kDα 蛋白 cDNA 基因的克隆和功能研究(30400481)	国家自然科学基金	8	李 洁	2005
325	新克隆的人参皂苷生物合成候选基因GBR6功能的进一步研究(30470189)	国家自然科学基金	21	罗志勇	2005
326	鼻咽癌表达下调基因 NOR1 在生化代谢通路中的作用研究(30400084)	国家自然科学基金	8	欧阳珏	2005.1—12
327	BDNF 对大鼠脊髓损伤后大脑皮质运动神经元的保护作用(20050533002)	教育部博士点基金	4	罗学港	2005.1—2007.12
328	优化筛选转到造血干细胞的新型 AAV 载体及其在 β – 地贫基因治疗中的应用研究(30470743)	国家自然科学基金	8	谭孟群	2005—2005
329	Clara 细胞与肺泡巨噬细胞相互作用的研究(30440027)	国家自然科学基金	10	汉建忠	2005—2005

序号	项目名称（项目编号）	课题来源	经费（万元）	负责人	起讫时间
330	生物创新药物研究——一种治疗 β - 地贫基因药物的研究	863 生物创新药物子课题	20	谭孟群	2005—2006
331	新型氨基甾体对白血病细胞基因表达谱调控的研究（30470638）	国家自然科学基金	20	何群	2005—2007
332	呼吸道合胞病毒潜伏感染对气道高反应形成的机制研究（30500227）	国家自然科学基金	26	谭宇蓉	2005—2007
333	Clara 细胞在肺纤维化中的调控作用及细胞分子机制研究（30400190）	国家自然科学基金	20	冯丹丹	2005—2007
334	蛙皮素受体亚型 - 3 天然配体分离及其在气道上皮损伤修复中的作用研究（30470755）	国家自然科学基金	21	秦晓群	2005—2007
335	鼻咽癌基因调控网络和多阶段发病分子模型的构建	973 重大基础研究前期研究专项	55	熊炜	2005—2007
336	肿瘤病因学（30428008）	国家自然科学基金海外青年学者合作研究基金	40	董子钢（曹亚）	2005—2007
337	候选转录调控因子 BRD7 在细胞信号传导网络中的角色"定位"（30470367）	国家自然科学基金	20	余鹰	2005—2007
338	新 bromodomain 基因 BRD7 参与鼻咽癌细胞周期调控的机制研究（30400238）	国家自然科学基金	24	周洁	2005—2007
339	肺癌候选抑瘤基因 HLCDG1 的功能研究（30471954）	国家自然科学基金	21	邹飞雁	2005—2007
340	EB 病毒 LMP1 通过信号传导间 Cross - talk 调控 EBV 阳性肿瘤细胞表达 Igk 轻链的分子机制（30471968）	国家自然科学基金	21	曹亚	2005—2007
341	BRD7 基因通过组蛋白 H3 参与基因转录调控的机制研究（30400528）	国家自然科学基金	22	彭聪	2005—2007
342	利用功能蛋白质组学技术构建瘤蛋白 LMP1 介导的信号转导通路网络研究（30400243）	国家自然科学基金	18	晏光荣	2005—2007
343	湖南鼻咽癌基因易感基因的进一步定位与克隆	国家自然科学基金	22	曾朝阳	2005—2007
344	一个与 ezri 发生交互作用的新基因 NGX6 的功能研究（30470965）	国家自然科学基金	18	阳剑波	2005—2007
345	以 EB 病毒 LMP1 信号途径为核心的蛋白质分子网络研究（30470668）	国家自然科学基金	21	贺智敏	2005—2007
346	HSF1 对细胞凋亡相关基因的调控及其机制探讨	国家自然科学基金	21	肖卫民	2005—2007
347	核因子 KLF4 在应激反应中的作用及其机制研究	国家自然科学基金	21	刘瑛	2005—2007
348	新基因 MIP5 的心肌细胞保护功能及其机制研究	国家自然科学基金	21	吕青兰	2005—2007
349	新克隆的 NGX6 基因对高转移能力的鼻咽癌细胞的影响及其分子机制（30500431）	国家自然科学基金	26	王莉莉	2005—2007

序号	项目名称(项目编号)	课题来源	经费(万元)	负责人	起讫时间
350	炎症病理模型中稳定过表达的 hGRβ 功能的研究(30400170)	国家自然科学基金	21	周 钢	2005—2007
351	一种新型纳米抗癌药物载体在白血病诊断与治疗中的应用(30400185)	国家自然科学基金	20	王顺伟	2005—2007
352	东方田鼠抗日本血吸虫抗性相关基因功能研究(30400256)	国家自然科学基金	19	秦志强	2005—2007
353	钙调素在精子获能过程中的作用机制研究(30470892)	国家自然科学基金	24	曾海涛	2005—2007
354	多发性骨髓瘤患者 13q14.3 区域候选抑瘤基因 MYETS1 的功能研究(30400529)	国家自然科学基金	22	汤立军	2005—2007
355	NICASTRIN 基因的转录调控研究	国家自然科学基金	21	蔡 芳	2005—2007
356	精神分裂症家系资源库的建立及易感基因定位	国家自然科学基金	28	曾利平	2005—2007
357	人类精液和睾丸中精原细胞的分离、培养和向全能干细胞转化的探索性研究(30470884)	国家自然科学基金	21	范立青	2005—2007
358	人类干细胞国家工程研究中心建设项目(发改高技[2004]276 号)	国家工程研究中心建设项目	2000	卢光琇	2005—2011
359	教育部 2004 年度长江学者创新团队发展计划——人类遗传性疾病的家系收集、基因定位、克隆、基因功能研究和基因治疗	教育部课题	300	夏 昆	2005—207
360	新筛选的人参皂苷 Rh2 抗癌候选靶蛋白的功能及作用机理(30572208)	国家自然科学基金	8	罗志勇	2006
361	侧支血管生长过程中平滑肌细胞 FAK 的表达、作用及调节机制(30540064)	国家自然科学基金 小额项目	8	蔡维君	2006.1—2006.12
362	马王堆古尸保护技术研究(05JAZH024)	教育部人文社科	4	罗学港	2006.1—2008.12
363	从血液供应改变角度探讨节细胞易损性差异的机制(30570979)	国家自然科学基金 面上项目	28	黄菊芳	2006.1—2008.12
364	EB 病毒潜伏膜蛋白 LMP1 通过 survivin 调节 G1/S 期行进的分子机制研究(30570085)	国家自然科学基金	8	赵晓荣	2006—2006
365	新型抗肿瘤天然前导化合物 JK226 靶向 MAPK 信号转导通路的机制研究(30500621)	国家自然科学基金	8	叶 茂	2006—2006
366	对外交流与合作项目	国家自然科学基金	2	刘小平	2006—2006
367	对外交流与合作项目	国家自然科学基金	2	蔡 芳	2006—2006
368	重要疾病遗传资源标准化整理、整合及共享试点—耳聋遗传资源标准化整理、整合及共享试点	十五攻关	29.7	夏 昆	2006—2007

序号	项目名称（项目编号）	课题来源	经费（万元）	负责人	起讫时间
369	EGCG 抑制 NF－κB 活性诱导 EBV 裂解复制的分子机制（30572146）	国家自然科学基金	26	王　海	2006—2008
370	EB 病毒 LMP1 调控 EBV 阳性肿瘤细胞中 Ig alpha 重链表达的分子机制（30500587）	国家自然科学基金	26	郑　慧	2006—2008
371	EB 病毒潜伏膜蛋白 1 调控 STAT3 磷酸化及核移位的分子机制（30572111）	国家自然科学基金	26	谭运年	2006—2008
372	恶性转化基因 Tx 单核苷酸多态性位点群在上皮性肿瘤易感性中的意义（30570700）	国家自然科学基金	25	任　维	2006—2008
373	新克隆的 NGX6 基因对高转移能力的鼻咽癌细胞的影响及其分子机制（30500584）	国家自然科学基金	26	王莉莉	2006—2008
374	一个抑制脑胶质瘤细胞生长的新基因 LR-RC4 的功能研究（30500192）	国家自然科学基金	28	武明花	2006—2008
375	脑特异性新基因 LRRC4 在抑制脑胶质瘤发生与发展中的免疫效应及机制研究（30500444）	国家自然科学基金	25	董　利	2006—2008
376	LRR 家族新成员 LRRC4 对脑胶质瘤趋化能力的影响（30500295）	国家自然科学基金	22	张秋红	2006—2008
377	鼻咽癌候选转移相关基因 Flotilin－2 和 Caveolin－1 的鉴定（30500261）	国家自然科学基金	22	杨旭宇	2006—2008
378	HSF1 及 HSP70 对内毒素所致晚期炎症介质 HMGB1 表达、释放的影响	国家自然科学基金	25	唐道林	2006—2008
379	KLF4 对内毒素所致炎症介质基因表达的调控及其机制研究	国家自然科学基金	27	张华莉	2006—2008
380	热休克蛋白和热休克转录因子的抗炎机制研究	教育部博士点专项基金	6	肖献忠	2006—2008
381	Lycorine 诱导 HL－60 细胞凋亡的信号转导通路研究（30500269）	国家自然科学基金	27	刘　静	2006—2008
382	智力障碍相关基因的定位与克隆	国家自然科学基金	30	邬玲仟	2006—2008
383	增强型肿瘤特异性杀伤载体的构建及其功能研究	国家自然科学基金	34	薛志刚	2006—2008
384	PITX2 基因突变导致角膜环状皮样瘤的分子机制研究	国家自然科学基金	28	刘小平	2006—2008
385	海外青年学者合作研究基金	国家自然科学基金	40	宋伟宏	2006—2008
386	胚胎干细胞特异表达新基因 HPESCRG1 及 mPESCRG1 的功能研究（30570937）	国家自然科学基金	24	杜　娟	2006—2008
387	多基因遗传性肿瘤多阶段发病过程转录组学规律及其分子机制研究（2006CB910500）	国家重大科学研究计划	1900	李桂源	2006—2009
388	血吸虫病防制关键技术研究（2006SK1001）	湖南省十一五重大项目	500	汪世平	2006—2009
389	帕金森病或卢迦雷氏病的治疗性克隆研究与应用（1102001）	国家 863 项目	50	陆长富	2006—2009

序号	项目名称(项目编号)	课题来源	经费(万元)	负责人	起讫时间
390	Ethical Governance of Biological and Biomedical Research: Chinese European Co-operation(SAS6 036788)	欧盟资助合作课题	16950欧元	卢光琇	2006—2009
391	我国人类(疾病)胚胎干细胞库的建立与应用(2006AA02A102)	国家863项目	1274	林 戈	2006—2010
392	视觉剥夺对视神经切断后双极细胞突触发生与溃变的影响(30671100)	国家自然科学基金 面上项目	30	罗学港	2007.1—2009.12
393	2'-5'寡核苷酸合成酶启动子介导的重组caspase-3系统治疗丙型肝炎的实验研究(30671846)	国家自然科学基金	32	冯德云	2007.01—2009.12
394	医学遗传学研究生暑期学校	国家自然科学基金	20	潘 乾	2007—2007
395	重大遗传病产前筛查、诊断综合技术体系研究	十一五攻关	41	邬玲仟	2007—2008
396	fMRI对说谎功能定位的研究 20060400892	中国博士后科学基金		蔡继峰	2007—2008
397	UGBP在Antiflammin-1抗成纤维细胞增殖中的作用及机制探讨(30670770)	国家自然科学基金	27	罗自强	2007—2009
398	整合素beta-4基因调控区域碱基变异与哮喘易感性相关研究(30670945)	国家自然科学基金	28	秦晓群	2007—2009
399	瘤蛋白LMP1调控转录因子EGFR与STAT3相互作用的功能研究(30672373)	国家自然科学基金	33	曹 亚	2007—2009
400	太空诱变宫颈癌细胞株差异表达基因的筛选及功能初步研究(30672352)	国家自然科学基金	26	李官成	2007—2009
401	脑组织特异性新基因LRRC4的转录调控机制研究(30600224)	国家自然科学基金	23	黄 河	2007—2009
402	EB病毒编码的miRNA调控EBV感染状态的分子机制(30418004)	国家基金委两个基地项目	26	曹 亚	2007—2009
403	恶性肿瘤基因治疗中Tet调控自杀基因系统的表达和增敏性机理研究 (30600753)	国家自然科学基金	22	曾赵军	2007—2009
404	间隙连接蛋白b-3(GJB3)皮肤病及耳聋相关突变致病机制的研究	国家自然科学基金	22	潘 乾	2007—2009
405	新的家族性扩张性心肌病致病基因的精细定位与克隆	国家自然科学基金	22	胡正茂	2007—2009
406	人类体细胞核移植胚的纺锤体形态及其形成机制研究(30671020)	国家自然科学基金	22	陆长富	2007—2009
407	嗜尸性昆虫mtDNA分子标记的检测及基因库建立(30672354)	国家自然科学基金课题		蔡继峰	2007—2009
408	男性优势的鼻咽癌遗传易感HLA基因的单倍型组合(30671915)	国家自然科学基金面上项目	26	田 伟	2007—2009
409	日本血吸虫童虫细胞永生花研究	国家自然科学基金	26	曾庆仁	2007—2009
410	帕金森病新型临床诊断抗体及检测试剂盒的研制	863项目	60	潘 乾	2007—2010

序号	项目名称(项目编号)	课题来源	经费(万元)	负责人	起讫时间
411	基因治疗定点整合、原位修复技术的应用	863 项目	50	刘雄昊	2007—2010
412	遗传性疾病基因治疗新药的研发	863 项目	50	薛志刚	2007—2010
413	中华民族健康与疾病遗传资源共享平台 - 染色体病和单基因病子平台	教育部课题	245	梁德生	2007—2010
414	精神分裂症与孤独症的家系收集、易感基因定位与克隆(重点项目)	国家自然科学基金	160	夏 昆	2007—2010
415	心力衰竭与恶性心律失常的防治基础研究	973 重点项目	321.06	肖献忠	2007—2011
416	疟疾、血吸虫病防治基础研究——血吸虫雌雄合抱与生殖产卵关键分子的鉴定与功能研究(2007CB513108 - 2)	国家 973 计划子课题	100	汪世平	2007—2011
417	人辅助生殖技术的完善,安全性与标准化研究(2007CB948103)	国家 973 项目	248	卢光琇	2007—2011
418	胚胎干细胞定向过程中关键科学问题的研究(2007CB947901)	国家 973 项目	75	程腊梅	2007—2011
419	小鼠/人睾丸精子生成与凋亡相关新基因 mTSARG7/hTSARG7 的功能研究(30600315)	国家自然科学基金	8	谭小军	2007
420	PAP1 基因在缺氧/复氧情况下神经保护作用研究(30770838)	国家自然科学基金	28	邬力祥	2008 2010
421	神经性 P2X 的结构与机能特征研究(30771135)	国家自然科学基金 小额项目	8	潘爱华	2008.1—2010.12
422	矽肺纤维化中上皮 - 间质转型(EMT)信号转导调控机制的研究(30700661)	国家自然科学基金	17	胡永斌	2008.1—2010.12
423	多基因遗传性肿瘤抑瘤/易感基因的分离与功能鉴定(2006CB910502)	国家重大科学研究计划	336	李桂源	2008—2010
424	microRNA 分子在多基因遗传性肿瘤中作用的机制研究(2006CB910504)	国家重大科学研究计划	210	武明花	2008—2010
425	瘤蛋白 LMP1 调节转录因子 EGFR 与共活化子 TIF2 相互作用的机制研究(30772482)	国家自然科学基金	28	陶永光	2008—2010
426	BRD7 基因在鼻咽癌表现遗传学发病机制中的作用研究(30772481)	国家自然科学基金	29	刘华英	2008—2010
427	上皮性肿瘤细胞中 Ig alpha 胚系转录本活化的调控机制(30772465)	国家自然科学基金	29	郑 慧	2008—2010
428	新的鼻咽癌相关基因 NPCEDRG 抑瘤作用的分子机制研究(30772401)	国家自然科学基金	29	关勇军	2008—2010
429	EB 病毒 LMP1 调节趋化因子受体 CXCR4 活性促进鼻咽癌转移的分子机制研究(30771966)	国家自然科学基金	32	邓锡云	2008—2010

序号	项目名称(项目编号)	课题来源	经费(万元)	负责人	起讫时间
430	采用传递不平衡检验策略筛查湖南鼻咽癌相关 SNPS 及其单体型分子标志(30700469)	国家自然科学基金	21	周艳宏	2008—2010
431	脑胶质瘤候选抑瘤基因 LRRC4 的功能研究(30770825)	国家自然科学基金	30	武明花	2008—2010
432	鼻咽癌发病不同阶段生物靶点基因的筛选和鉴定(2007AA02Z170)	863 计划	286	熊 炜	2008—2010
433	一个新的多发性骨髓瘤候选抑瘤基因 DAZAP2 表达下调的机制研究(30770906)	国家自然科学基金	30	胡维新	2008—2010
434	高效的非病毒打靶载体系统核糖体基因区打靶系统的构建及其在血友病 A 基因治疗中的应用	国家自然科学基金	17	刘雄昊	2008—2010
435	同种异体干细胞研究与通用胚胎干细胞库的建立(2005CB522705)	国家 973 项目	50	徐小明	2008—2010
436	人羊膜上皮细胞向胰岛素分泌细胞横向分化的调控机制研究(30700272)	国家自然科学基金	22	王 建	2008—2010
437	SPARC 的造血调控作用及机理研究(30771053)	国家自然科学基金	30	程腊梅	2008—2010
438	STAT2 活化新机制研究(30771122)	国家自然科学基金面上项目	28	黎明	2008—2010
439	沙眼衣原体蛋白 CT259 在持续感染时的表达变化和功能初探(30600534)	国家自然科学基金面上项目	23	王芙艳	2008—2010
440	Parkin/PINK1/DJ－1 复合体在帕金森病发生中的分子机制	国家自然科学基金	150	张灼华	2008—2011
441	海外名师引进计划	国家外专局计划	90	李桂源	2008—2012
442	癌变与侵袭原理创新引智基地(111－2－12)	高等学校学科创新引智计划(111 计划)	585	李桂源	2008—2015
443	去神经支配和神经分泌素对侧支血管生长作用的研究(30771134)	国家自然科学基金 面上项目	28	蔡维君	2009.1—2011.12
444	急性眼高压后大鼠视网膜内血液供应差异性改变的机制研究(30800591)	国家自然科学基金 青年项目	22	童建斌	2009.1—2011.12
445	HCV NS3 丝氨酸蛋白酶经酪氨酸蛋白磷酸化介导肝细胞转化的研究。	国家自然科学基金	20	何琼琼	2009.1—2011.12
446	抗肿瘤天然活性物质的筛选和机制研究(2009CB522305)	973	180	曹 亚	2009.1—2013.8
447	细胞周期调控异常与肿瘤恶性增值、侵袭相关分子机理(2009CB521800)	973	50	陶永光	2009.1—2013.8
448	孤独症易感基因定位与克隆	国家自然科学基金	8	戴和平	2009—2009

序号	项目名称（项目编号）	课题来源	经费（万元）	负责人	起讫时间
449	猪分子细胞工程育种技术创新与优势性状新品系培育（2008AA101008）	863 计划子项目	10	陈慧勇	2009—2010
450	肺纤维化时 UGBP 表达变化的意义及调控机制研究（30870916）	国家自然科学基金	30	罗自强	2009—2011
451	两种与 BRS-3 相互作用新蛋白在支气管上皮细胞应激信号转导中的作用（30870917）	国家自然科学基金	32	秦晓群	2009—2011
452	CTNNAL1 表达的应答性调控及其信号组装在哮喘及上皮应激中的作用（30800504）	国家自然科学基金	20	向　阳	2009—2011
453	血管活性肠肽对内毒素肺损伤启动的切断机制研究（30870915）	国家自然科学基金	32	管茶香	2009—2011
454	Ig 及 HLA 单倍型与鼻咽癌患病风险的关联性研究（2006AA02A404）	863	62	曹　亚	2009—2011
455	靶向 EBV-LMP1 的脱氧核酶技术提高鼻咽癌放疗敏感性的深入研究（2009AA02Z403）	863	182	曹　亚孙仑泉	2009—2011
456	高等真菌来源化学小分子探针 grifolin 信号转导机制研究（90813029）	国家自然科学基金重大研究计划	50	曹　亚	2009—2011
457	脱氧核酶靶向 EBV-LMP1 的分子机制及其生物学效应的研究（30873010）	国家自然科学基金	30	杨力芳	2009—2011
458	舌癌候选耐药基因 TCRP1 的功能研究（30873088）	国家自然科学基金	35	贺智敏	2009—2011
459	人胚胎干细胞特异性高表达 HESRG 新基因的功能研究（30871246）	国家自然科学基金	34	任彩萍	2009—2011
460	染色体 3P21 区域鼻咽癌候选易感/抑瘤基因 LTF 的功能研究（30871282）	国家自然科学基金	34	熊　炜	2009—2011
461	一个罕见多癌家系的分子遗传学研究（30871365）	国家自然科学基金	33	曾朝阳	2009—2011
462	从表观遗传学角度探讨鼻咽癌发生的分子机制（30801322）	国家自然科学基金青年基金	20	冯湘铃	2009—2011
463	鼻咽癌中 p53 蛋白聚集的分子机制研究（30800419）	国家自然科学基金青年基金	21	李　峰	2009—2011
464	源于高等真菌先导化合物 grifolin 调节 ERK1/2 激酶活性抑制鼻咽癌转移分子机制研究（30801387）	国家自然科学基金青年基金	20	罗湘建	2009—2011
465	EB 病毒致瘤蛋白 LMP1 通过泛素信号整合调节 p53 的稳定性（30801177）	国家自然科学基金青年基金	21	李力力	2009—2011
466	核仁素对氧化应激所致细胞凋亡的影响及其机制研究	国家自然科学基金	19	蒋碧梅	2009—2011
467	心肌缺血相关基因 Mipu1 表达调控的分子机制研究	国家自然科学基金	30	肖献忠	2009—2011
468	磷酸酯酶在 HSP70 抑制 LPS 所致炎症反应中的作用研究	国家自然科学基金	30	涂白智	2009—2011
469	CDK3 介导的 ATF1 磷酸化在细胞转化和肿瘤发生中的作用（30871247）	国家自然科学基金	33	郑　多	2009—2011

序号	项目名称(项目编号)	课题来源	经费(万元)	负责人	起讫时间
470	PINK1 和 HSP90 分子伴侣蛋白系统对 PPD 复合体的调节机制研究	国家自然科学基金	23	王丹玲	2009—2011
471	TMP21 的功能及其在阿尔茨海默病发生中的作用(对外交流与合作项目)	国家自然科学基金	45	夏 昆	2009—2011
472	曲古菌素 A 对人类体细胞核移植胚胎表观遗传重编程的影响(30800650)	国家自然科学基金	20	徐小明	2009—2011
473	不同人胚胎干细胞系向内胚层细胞分化能力出现差异的表观遗传学机制探讨(30800659)	国家自然科学基金	22	林 戈	2009—2011
474	中国特有属马蹄参属植物的胚胎学和保护遗传学研究	国家自然科学基金青年	19	王 丽	2009—2011
475	RTN3 对血管内皮细胞凋亡与黏附的双调控及其机制研究	国家自然科学基金青年	18	项 荣	2009—2011
476	Cx31 疾病相关突变致病机理研究	国家自然科学基金青年	19	刘慕君	2009—2011
477	沙眼衣原体 NKG2D 配体分子机制的研究(30870135)	国家自然科学基金青年	30	余平	2009—2011
478	血吸虫病防治关键技术研究与集成示范——血吸虫病诊断与预防技术的研制(2009BAI7805)	国家支撑计划重点	484	汪世平	2009—2013
479	骨髓干细胞亚群用于恶性实体瘤的靶向基因治疗的基础研究(30971497)	国家自然科学基金青年基金	8	向娟娟	2010.1—12
480	实验性青光眼条件下视网膜突触的结构和功能改变(20090162120019)	教育部新教师基金	3.6	陈 旦	2010.1—2012.12
481	血管内皮钙黏蛋白(VE－cadherin)和血管通透性对侧支血管生长作用的研究(30971532)	国家自然科学基金面上项目	30	蔡维君	2010.1—2012.12
482	一氧化氮对侧支血管血管内皮钙黏蛋白、黏附连接以及血管通透性作用的研究(20090162110063)	教育部博士点基金	6	蔡维君	2010.1—2012.12
483	抗 M2 离子通道的研究(20090162110068)	教育部博士点基金	6	李志远	2010.1—2012.12
484	吗啡成瘾与戒断事件的跨代影响与机制研究(30971533)	国家自然科学基金面上项目	31	李昌琪	2010.1—2012.12
485	成年豚鼠新皮质第 II 层未成熟神经元神经发生的初步研究(30900773)	国家自然科学基金青年基金	21	熊 鲲	2010.1—2012.12
486	EGFL7 对胃癌浸润转移与耐药的双重调控及其效应结构域筛选(81001080)	国家自然科学基金	20	王宽松	2010.1—2012.12
487	MAPK－p－smad3L 信号级联在 TGF－β 诱导胃癌细胞表达 Fascin1 中的作用(81072036)	国家自然科学基金	10	胡忠良	2010.1—2012.12

序号	项目名称（项目编号）	课题来源	经费（万元）	负责人	起讫时间
488	非病毒诱导多能干细胞作为核糖体区打靶载体靶细胞及其在血友病 A 基因治疗中的应用	国家自然科学基金	8	梁德生	2010—2010
489	优化筛选高效转导人造血干细胞的杂合型 AAV 载体及其在 β – 地中海贫血基因治疗中的实验研究（下达编号 30971299）	国家自然科学基金	31	谭孟群	2010—2012
490	防治阿尔茨海默病的纳米疫苗研究	863 子课题	25	邬力祥	2010—2012
491	鼻咽癌的分子遗传学和基因组学研究（10JJ7003）	湖南省自然科学创新群体基金	50	熊　炜	2010—2012
492	全人源抗肝癌基因工程小分子抗体药物的研究（2010SK3132）	湖南省科技厅	5	李官成	2010—2012
493	Ezrin 介导 NGX6A 通过泛素 – 蛋白酶体途径在鼻咽癌细胞中降解的分子机制研究（30971147）	国家自然科学基金	31	李小玲	2010—2012
494	脑组织特异性基因 LRRC4 在胶质瘤中的表观遗传学机制研究（30971718）	国家自然科学基金	20	张祖萍	2010—2012
495	核仁素对 LPS 所致炎症介质基因表达的调控及其机制研究	国家自然科学基金	32	刘　瑛	2010—2012
496	新基因 Mipu1 抗心肌细胞凋亡的分子机制研究	国家自然科学基金	31	蒋　磊	2010—2012
497	细胞膜相关蛋白新基因 dystrotelin 在氧化应激损伤心肌细胞模型中的变化及其机制研究	国家自然科学基金	22	谭斯品	2010—2012
498	脑组织特异性基因 LRRC4 在胶质瘤中表观遗传学机制研究	国家自然科学基金青年项目	20	张祖萍	2010—2012
499	一种新的 Kunitz 型蜘蛛多肽的分子改造、表达与生物活性研究（30901874）	国家自然科学基金青年基金	21	蒋立平	2010—2012
500	Lycorine 上调 p53 非依赖的 p21 转录机制及生物学效应研究（30971517）	国家自然科学基金	30	刘　静	2010—2012
501	Cx31 疾病相关突变致病机理研究	国家自然科学基金	22	刘慕君	2010—2012
502	多巴胺能神经元关键生物分子的研究及新分化模型的建立	国家自然科学基金	30	王丹玲	2010—2012
503	PK2 作为一种新的抗抑郁药靶分子的研究	国家自然科学基金	29	李家大	2010—2012
504	MFAP – 1 调控信使 RNA 剪接过程的分子遗传研究	国家自然科学基金	33	马　龙	2010—2012
505	EB 病毒介导的转录调控异常与表现遗传改变及其干预的分子机制（30930101）	国家自然科学基金重点项目	180	曹　亚	2010—2013
506	日本血吸虫童虫细胞高效抗攻击感染的免疫学机制	国家自然科学基金面上项目	32	蔡力汀	2010—2013

序号	项目名称(项目编号)	课题来源	经费(万元)	负责人	起讫时间
507	细胞内 IL-1α 调控沙眼衣原体诱导炎症反应机制的研究(81071403)	国家自然科学基金面上项目	32	程 文	2010—2013
508	基于功能表位的高通量抗体筛选及功能研究(2010CB833605)	973 子课题	60	任彩萍	2010—2014
509	抗体-抗原分子识别的结构基础和功能研究(2010CB833605)	973 子课题	30	李官成	2010—2014
510	定点整合、原位修复技术及机理研究	973 计划	147	梁德生	2010—2014
511	精神分裂症及孤独症相关基因的发现及其遗传发育的分子机制	973 计划	105	胡正茂	2010—2014
512	病毒致癌机制及其干预的基础研究(鼻咽癌与食道癌相关致瘤病毒亚型和变异体研究)(2011CB504301)	973 子项目	43	陶永光	2011.1—2015.8
513	大鼠急性高眼压视网膜大胶质细胞死亡的 RIPK-3 通路及其调控机制研究(81070729)	国家自然科学基金面上项目	35	黄菊芳	2011.1—2013.12
514	BDNF 在雌激素介导的内脏痛性别差异中的作用及机制研究(31000525)	国家自然科学基金青年基金	19	李 芳	2011.1—2013.12
515	RIPK-3 通路在大鼠急性眼高压视网膜大胶质细胞死亡中的作用(20100162110067)	教育部博士点基金	6	黄菊芳	2011.1—2013.12
516	大胶质细胞活化对急性高眼压后视网膜节细胞选择性丢失的影响(20100162120072)	教育部新教师基金	3.6	曾乐平	2011.1—2013.12
517	我国儿童维生素 A 需要量及膳食评估新技术研究	国家科技支持计划课题	6.7	余 平	2011—2011
518	蛋白酶体与帕金森病的发病机制	973 计划	530	张灼华	2011—2012
519	帕金森病的细胞和动物模型	973 计划	400	马 龙	2011—2012
520	干细胞治疗技术临床转化及应用研究(2011AA020113)	国家 863 项目	212	程腊梅	2011—2012
521	抗白血病小分子的新型作用靶位的研究(81070438)	国家自然科学基金	34	何 群	2011—2013
522	LTF 抑制鼻咽癌侵袭转移的分子机制研究(81071756)	国家自然科学基金	32	马 健	2011—2013
523	BRD7 基因剔除小鼠模型的构建及其抑瘤功能研究(81071686)	国家自然科学基金	32	周 鸣	2011—2013
524	PLUNC 在维甲酸调控鼻咽癌细胞增殖分化过程中的作用与机制(81071644)	国家自然科学基金	32	张文玲	2011—2013
525	鼻咽癌血清 miRNA 分子标志物筛选及机制初步研究(81000972)	国家自然科学基金青年	20	彭淑平	2011—2013
526	miRNA34b/c 在鼻咽癌发生发展中的抑瘤功能及其表达调控机制的研究(81000882)	国家自然科学基金青年	20	李 征	2011—2013
527	NOR1 通过抑制 PDK1 表达调控细胞能量代谢的机制研究(81000883)	国家自然科学基金青年	20	向 波	2011—2013
528	靶向 LMP1 的脱氧核酶增强鼻咽癌放射敏感性的分子机制研究(81072220)	国家自然科学基金	23	杨力芳	2011—2013

序号	项目名称（项目编号）	课题来源	经费（万元）	负责人	起讫时间
529	基于分子影像的鼻咽癌可视化模型在肿瘤转移研究中的应用（81071755）	国家自然科学基金	31	罗非君	2011—2013
530	小鼠内毒素血症生物标志物及诊断与预测数学模型的建立	国家自然科学基金	32	肖献忠	2011—2013
531	白藜芦醇对脓毒症时胰岛素抵抗的作用及其机制研究	国家自然科学基金	21	王　念	2011—2013
532	人类 AUTOTAXIN 催化 LPA ／ cPA 生成的"分子开关"调控机理	国家自然科学基金	35	宋元达	2011—2013
533	人类多发性骨髓瘤恶性相关基因 C1orf35 的功能和作用机制研究（81071947）	国家自然科学基金	30	胡维新	2011—2013
534	ERα/ERβ 介导 Ginsenoside Rh2 激活 TNFα 转录和诱导肿瘤细胞凋亡机制（81071821）	国家自然科学基金	33	罗志男	2011—2013
535	皮质酮改变的基因表达和神经内分泌应激反应轴活动的分子机制的研究（31071921）	国家自然科学基金	34	胡　芳	2011—2013
536	巨噬细胞分泌的 exosome 抗结核杆菌感染中的作用及机制（81071326）	国家自然科学基金	30	汤立军	2011—2013
537	外源基因定点靶入人胚胎干细胞技术的建立	国家自然科学基金	33	梁德生	2011　2013
538	核糖体基因区靶向载体打靶杜氏肌营养不良（DMD）特异性 ips 细胞及其在 DMD 基因治疗中的应用	国家自然科学基金	21	薛金锋	2011—2013
539	构建携带 FLX 的核糖体基因区打靶载体打靶鼠 ESC 并应用于血友病 B 的基因治疗研究	国家自然科学基金	20	李　卓	2011—2013
540	TNLK 基因变异在家庭性扩张性心肌病中的致病机制研究	国家自然科学基金	33	胡正茂	2011—2013
541	RTN3 对 BACE1 轴突转运的调节机制研究	国家自然科学基金	20	晏日强	2011—2013
542	Puα 调控 rCGG 重复序列引起的脆性 X 相关的震颤\共济失调综合症的分子机制研究	国家自然科学基金	36	段然慧	2011—2013
543	Kallmann 综合症的遗传学研究	国家自然科学基金	34	李家大	2011—2013
544	小鼠生精相关基因 Dnajb13 及其人类同源基因 DnaJB13 在精子形成中的作用机制研究（81070531）	国家自然科学基金	29	刘　刚	2011—2013
545	鸭跖草属植物花部对称型的进化研究	国家自然科学基金青年项目	20	唐璐璐	2011—2013
546	水污染影响淡水珍稀经济藻类的生理生态学机理:以雨生红球藻为例	国家自然科学基金青年项目	21	李　杰	2011—2013

序号	项目名称(项目编号)	课题来源	经费(万元)	负责人	起讫时间
547	膳食改善儿童维生素 A 状况	国家科技部支撑课题	12.8	余 平	2011—2013
548	中南大学国家杰青培育专项(2011JQ015)	中央高校基本科研业务费	30	刘 静	2011—2014
549	神经变性的分子病理机制(首席)	973 计划	3060	张灼华	2011—2015
550	多潜能干细胞生物学特性和诱导分化研究(2011CB964901)	国家 973 项目	78	林 戈	2011—2015
551	病毒致癌机制与干预的基础研究(致瘤病毒及细胞内信号通路靶向治疗的基础研究)(2011CB504300)	973 子项目	329	曹 亚	2011—2016
552	肿瘤基因组学与转录组学研究生暑期学校(J1121025)	国家自然科学基金专项基金	20	李桂源	2012—2012
553	REST 基因在乳腺癌中的甲基化状态及其促乳腺癌侵袭的分子机制	国家自然科学基金	22	吕 辉	2012.1—2014.12
554	miR - 199a 抑制卵巢癌干细胞耐药性的分子机制研究	国家自然科学基金	23	殷 刚	2012.1—2014.12
555	miR - 205 在 VEGF 促卵巢癌细胞侵袭中的"开关"作用	国家自然科学基金	57	吴晓英	2012.1—2015.12
556	茶提取物抗肿瘤机制研究(中美生物医学合作试点项目)(81161120410)	国家自然科学基金国际合作与交流	30	曹 亚	2012.1—12
557	2012 药源国际研讨会	国家自然科学基金 - 国际(地区)合作与交流	20	曹 亚	2012.1—12
558	鼻咽癌特异性核酸适配体及蛋白质分子标志物的筛选和鉴定(81172206)	国家自然科学基金青年基金	14	刘卫东	2012.1—12
559	古尸类文物保存关键技术研究	科技部重大重点项目	370	黄菊芳	2012.1—2014.12
560	大鼠幼年期丰富环境经历对其社会竞争行为的影响与机制(31171151)	国家自然科学基金面上项目	60	李昌琪	2012.1—2015.12
561	脑微小血管栓塞诱导阿尔兹海默样病理变化:动物模型构建与药理学验证(81171091)	国家自然科学基金面上项目	60	严小新	2012.1—2015.12
562	BDNF 表达异常对失营养性神经突起形成的影响(81171160)	国家自然科学基金面上项目	60	罗学港	2012.1—2015.12
563	急性眼高压后视网膜大胶质细胞 MMP3 的差异表达对节细胞选择性丢失的影响及其机制研究(81100663)	国家自然科学基金青年基金	20	曾乐平	2012.1—2015.12
564	学术不端行为调查与处理程序研究(M1121003)	国家自然科学基金专项基金	10	黄菊芳	2012.1—2015.12
565	整合素 β4 基因条件性剔除构建小鼠哮喘易感性模型(81100016)	国家自然科学基金	14	刘 持	2012—2012
566	microRNAs 与 TP53 基因调控网络(81210408008)	国家自然科学基金对外交流与合作	2	熊 炜	2012—2012
567	细胞代谢与基因表达谱研究技术(81210408032)	国家自然科学基金对外交流与合作	2	周 鸣	2012—2012

序号	项目名称（项目编号）	课题来源	经费（万元）	负责人	起讫时间
568	Meiotic recombination function of Trip13 in breast cancer. (81250110086)	国家自然科学基金国际合作项目	20	罗志勇（中方负责）	2012—2013
569	RNase H2A Promotes Breast Tumorigenesis. (812111392)	国家自然科学基金国际合作项目	20	罗志勇（中方负责）	2012—2013
570	酵母 Mex67 蛋白在 mRNA 3' 端剪切加尾修饰过程中的作用及机制研究（31100553）	国家自然科学基金	24	瞿湘萍	2012—2014
571	hsa－miR－141 在鼻咽癌中的功能和分子网络机制研究（81171934）	国家自然科学基金	55	周 鸣	2012—2014
572	LPLUNC1 抑制 LPS 介导的 TLR4/NF－κB、MAPKs 信号传导通路的机制研究（81171930）	国家自然科学基金	60	李小玲	2012—2014
573	低密度培养条件下细胞中 EB 病毒潜伏感染基因组不能稳定维持的机制研究（81171931）	国家自然科学基金	60	卢建红	2012—2014
574	乳铁蛋白抗 EB 病毒感染的机制及其与鼻咽癌变的关系（81171988）	国家自然科学基金	60	马 健	2012—2014
575	TP53 基因调控的 microRNAs 用于鼻咽癌基因治疗和预后预测（81172189）	国家自然科学基金	60	熊 炜	2012—2014
576	瘤蛋白 LMP1 通过染色质重塑介导转录整合调控 Stalled Hox 基因（81171881）	国家自然科学基金	60	陶永光	2012—2014
577	LRRC－AP2/SP1－miR182－LRRC4 和 LRRC4－miR－185－DNMT1－LRRC4 调控环路在脑胶质瘤中相互调控的机制研究（81171932）	国家自然科学基金	60	武明花	2012—2014
578	多癌家系抑瘤/易感基因 TSC22D2 及其突变在多种肿瘤发生发展中的功能研究（81101541）	国家自然科学基金	22	肖 岚	2012—2014
579	蜘蛛多肽类毒素与 Kv4 钾通道相互作用的分子机制研究	国家自然科学基金	23	邓梅春	2012—2014
580	东方田鼠抗日本血吸虫相关基因 ILKAP 功能的初步研究（31100887）	国家自然科学基金	22	熊德慧	2012—2014
581	TAP1 基因作为猪耐受口蹄疫病毒关键基因的探索研究（31101686）	国家自然科学基金	21	陈慧勇	2012—2014
582	miR－19b 靶向 TNFα 介导人参皂苷 Rh2 衍生物诱导肿瘤细胞凋亡的表观遗传机制（81101655）	国家自然科学基金	22	杨 芳	2012—2014
583	TMP21 的功能及其在阿尔茨海默病发生中的作用	国家自然科学基金	100	夏 昆	2012—2014

序号	项目名称（项目编号）	课题来源	经费（万元）	负责人	起讫时间
584	TMP21 的功能及其在阿尔茨默病发生中的作用（中加健康合作计划）	国家自然科学基金	100	夏 昆	2012—2014
585	MAGED1 调控血管平滑肌的分化、增殖、迁移、凋亡及机理研究（31100941）	国家自然科学基金	22	孙 璇	2012—2014
586	人类上胚层不同多能性状态的研究（31101053）	国家自然科学基金	25	欧阳琦	2012—2014
587	Wnt/β-catenin 信号通路在异常核型人胚胎干细胞向肿瘤演进过程中相互作用网络研究（81101510）	国家自然科学基金	22	孙 懿	2012—2014
588	两种血吸虫表膜结合肽的生物功能研究	国家教育部博士点基金	12	曾庆仁	2012—2014
589	气道上皮整合素 β4 表达缺陷致免疫定式切换及其机制研究（81170024）	国家自然科学基金	60	秦晓群	2012—2015
590	急性肺损伤中 TREM-1/TREM-2 的"触发式炎症开关"效应及血管活性肠肽的调控（81170059）	国家自然科学基金	60	管茶香	2012—2015
591	NMDA 受体在宫内缺氧胎鼠胰腺发育障碍中的作用及机制研究（81170717）	国家自然科学基金	58	冯丹丹	2012—2015
592	与 EB 病毒相关的鼻咽癌的"组学"研究（2012AA02A207）	863	267	李桂源	2012—2015
593	鼻咽癌分子分型和个体化诊疗技术（2012AA02A501）	863	67.32	曹 亚	2012—2015
594	核仁素对 miRNA 调控及其在心肌保护中的作用	国家自然科学基金	68	蒋碧梅	2012—2015
595	具有潜在疫苗价值的弓形虫新基因 wx2 生物学特性及其作用机制研究	国家自然科学基金面上项目	58	吴 翔	2012—2015
596	自杀基因 Tet 调控杀瘤系统在乳腺癌基因治疗中诱导 DNA 损伤的分子机制研究（81172154）	国家自然科学基金	55	曾赵军	2012—2015
597	新一代测序和基因芯片技术的遗传病分子诊断平台建立	十一五攻关	332	梁德生	2012—2015
598	miR-125a/b 与乳腺癌的关系研究	国家自然科学基金	58	段然慧	2012—2015
599	近日节律与代谢疾病	国家自然科学基金	65	满 贤	2012—2015
600	从唐氏综合征到阿尔兹海默症：痴呆发病分子机制及临床治疗研究（中加合作项目）	国家自然科学基金	150	张灼华	2012—2015
601	生殖细胞基因组结构变异的特征研究	973 计划	475	邬玲仟	2012—2016
602	儿童孤独症的遗传基础及其致病的机制研究（首席）	973 计划	3200	夏 昆	2012—2016
603	儿童孤独症的遗传基础及其致病机制研究	973 计划	850	夏 昆	2012—2016
604	易感基因模式生物的建立和研究	973 计划	660	李家大	2012—2016

序号	项目名称(项目编号)	课题来源	经费(万元)	负责人	起迄时间
605	辅助生殖致胚胎源性的技术风险因素研究(2012CB944901)	国家973项目	238	卢光琇	2012—2016
606	肿瘤药物抗药性研究	教育部海外人才引进项目	100	朱曙东	2012—2017
607	人类体细胞核移植胚染色体不稳定的机制研究(31271596)	国家自然科学基金	15	林 戈	2013
608	通过建立小鼠Spanxn基因敲除动物模型研究其在精子发生中的功能(31240027)	国家自然科学基金	15	范立青	2013
609	利用二代深度测序研究靶基因甲基化水平与乳腺癌的关系	国家自然科学基金	16	王 军	2013.1—2013.12
610	基于智能荧光探针的DNA甲基转移酶活性检测及其在白血病研究中的应用	国家自然科学基金	25	马昌杯	2013.1—2015.12
611	学术不端行为调查和处理的法律依据研究(s1221005)	国家自然科学基金主任基金	12	陈 旦	2013.1—2013.12
612	2'-5'OAS启动子调控的caspase-3质粒在体内特异性诱导HCV感染肝细胞凋亡及提高机体免疫应答的实验研究。(81270501)	国家自然科学基金	16	冯德云	2013.1—2013.12
613	β-淀粉样蛋白清除对AD脑内失营养性神经突起的影响(81200837)	国家自然科学基金青年基金	24	蔡 艳	2013.1—2015.12
614	长链非编码RNA与肿瘤(81310408026)	国家自然科学基金国际交流与合作项	3	曾朝阳	2013—2013
615	湖南地区嗜尸性麻蝇资料库的建立及PMI推断的应用(2013M542142)	第54批中国博士后科学基金	5	郭亚东	2013—2014
616	肌醇焦磷脂IP7对tau蛋白异常磷酸化的影响及机制研究(81202515)	国家自然科学基金	23	韩 仰	2013—2015
617	LRRC4通过PKC和miR-185/CDC42调控神经元微管蛋白的聚合促进轴突生长(31201023)	国家自然科学基金青年科学基金项目	24	王 蓉	2013—2015
618	肝癌相关基因HTA的功能研究(81201903)	国家自然科学基金青年科学基金项目	23	李跃辉	2013—2015
619	采用近亲婚配特殊家系进行常染色体隐性遗传NSMR致病基因的定位与克隆	国家自然科学基金	23	薛晋杰	2013—2015
620	儿童孤独症诊断与防治技术和标准研究	卫生部行业基金科研专项	290	夏 昆	2013—2015
621	生殖医学(81222007)	国家自然科学基金	100	林 戈	2013—2015
622	候选基因法筛选团头鲂抗病SNPs标记及其验证和应用研究	国家自然科学基金	23	颜金鹏	2013—2015
623	沙眼衣原体感染对MICA*A5.1分子、Treg细胞的影响及机制研究(31200141)	国家自然科学基金青年基金	23	霍 治	2013—2015

序号	项目名称（项目编号）	课题来源	经费（万元）	负责人	起讫时间
624	从基因组水平系统研究、鉴定结核分枝杆菌特异性保护性抗原（20132x100003006 - 002）	科技重大专项课题（十二五）	28.5	余 平	2013—2015
625	CTNNAL1 分子调控支气管上皮细胞应激保护机制（81270065）	国家自然科学基金	70	向 阳	2013—2016
626	肺纤维化发生的新机制研究——NMDA 受体的作用（81270121）	国家自然科学基金	80	罗自强	2013—2016
627	抗原特异性诱导中人 Treg 表型的分化动态及其保护异种胰岛移植物机制的研究（81271712）	国家自然科学基金	75	暨 明	2013—2016
628	病毒感染诱发的炎症恶性转化过程 microRNA 调控网络研究（91229122）	国家自然科学基金重点研究计划	160	李桂源	2013—2016
629	NOR1 基因剔除小鼠模型的构建及其抑瘤功能研究（81272254）	国家自然科学基金	70	李桂源	2013—2016
630	lncRNA 作为 ceRNA 参与 miR - 101 调控脑胶质瘤中基因甲基化修饰及表达的作用机制（81272297）	国家自然科学基金	75	武明花	2013—2016
631	miR - 18a 干扰 microRNA 生物合成的机制及其致瘤作用的研究（81272255）	国家自然科学基金	70	向娟娟	2013—2016
632	罕见肿瘤家系中克隆的候选瘤基因 TILZ4a 致瘤机制研究（81282298）	国家自然科学基金	70	曾朝阳	2013—2016
633	LTF 遗传变异影响鼻咽癌发生发展的分子机制研究（81272975）	国家自然科学基金	55	周艳宏	2013—2016
634	Flotillin - 2 在鼻咽癌中的活化、作用和分子机制研究（81272972）	国家自然科学基金	70	任彩萍	2013—2016
635	HSPB1 对心肌细胞氧化应激时氧化还原状态的影响及其机制研究	国家自然科学基金	70	张华莉	2013—2016
636	细胞内核仁素在 VEGF 介导的血管新生中的作用及其机制	国家自然科学基金	70	王慷慨	2013—2016
637	新型压电悬臂梁传感器用于脓毒症相关标志物研究	国家自然科学基金	24	丁艳君	2013—2016
638	基于金纳米棒光学免疫传感检测日本血吸虫循环抗原的研究（81271862）	国家自然科学基金面上项目	70	汪世平	2013—2016
639	miR - 150 调控红细胞膜蛋白生成对红系终末分化的作用和机制研究（81270576）	国家自然科学基金	75	刘 静	2013—2016
640	基于新一代测序技术的 DMD 无创产前诊断研究	国家自然科学基金	70	邬玲仟	2013—2016
641	利用 TALEN 技术建立高效的 iPSCs 核糖体基因区打靶体系并应用于 DMD 的自体化基因治疗研究	国家自然科学基金	70	梁德生	2013—2016
642	严重致畸致残出生缺陷检测平台建立及其临床应用评价（首席）	卫生部行业基金科研专项	4069	张灼华	2013—2016

序号	项目名称(项目编号)	课题来源	经费(万元)	负责人	起讫时间
643	珍稀濒危植物马蹄参的亲缘地理学和分子系统学研究	国家自然科学基金面上项目	63	王 丽	2013—2016
644	人体血管内皮细胞新移植抗原的鉴定及其多态性研究(81273265)	国家自然科学基金面上项目	70	邹义洲	2013—2016
645	鼻咽癌相关基因转录调节与表观遗传调控(81310108017)	国家自然科学基金国际交流与合作项	4	陶永光	2013.6—12
646	SPARC 对 B 淋巴细胞发育和功能影响研究(81373113)	国家自然科学基金	16	程腊梅	2014
647	基于微流体 PCR 和新一代测序技术的乳腺癌基因突变检测研究	国家自然科学基金面上项目	65	王 军	2014.1—2017.12
648	细菌胞外蛋白酶 C 末端 PPC 结构域吸附功能的多样性及其分子机制	国家自然科学基金面上项目	78	何海伦	2014.1—2017.12
649	衣壳蛋白突变的新一代腺相关病毒载体介导 β - 珠蛋白基因治疗地中海贫血的研究	国家自然科学基金	10	谭孟群	2014.1—2014.12
650	成年哺乳类大脑皮质浅层未成熟神经元起源与发育(31371095)	国家自然科学基金面上项目	75	严小新	2014.1—2017.12
651	社会情境下大鼠掠食决策行为脑机制的实验研究(31371212)	国家自然科学基金面上项目	79	李昌琪	2014.1—2017.12
652	aHIOP 大鼠 RGC 程序性坏死的 "Pin1 - Calpastatin - Calpain" 通路及调控机制研究(81371011)	国家自然科学基金面上项目	70	黄菊芳	2014.1—2017.12
653	血浆/血清异常表达 miR - 17, miR - 20a, miR - 29c, 和 miR - 223 在鼻咽癌中的临床意义和功能研究(81372366)	国家自然科学基金面上项目	16	彭淑平	2014.1—12
654	天然来源小分子 grifolin 干预肿瘤转移表观遗传机制研究(81372393)	国家自然科学基金面上项目	16	罗湘建	2014.1—12
655	沙眼衣原体持续感染中 TLRs/NLRs 信号通路异常活化的机制及作用研究(81371864)	国家自然科学小额基金资助项目	16	余 平	2014—2014
656	以 Bak1 为靶点增强紫杉醇介导的乳腺癌化疗疗效的实验研究(81328019)	国家自然科学基金海外及港澳学者合作研究基金	20	Ming Tan - 周鸣	2014—2015
657	EB 病毒通过氧化应激介导 NRF1 调控线粒体编码基因的表观遗传学修饰和能量代谢异常(81301709)	国家自然科学基金青年科学基金项目	23	胡哲煜	2014—2016
658	瘤蛋白 LMP1 通过 EGFR 和 PKM2 相互作用调控鼻咽肿瘤干细胞标志物的分子机制(81302354)	国家自然科学基金青年科学基金项目	23	石 颖	2014—2016
659	TFIP11 促进多发性骨髓瘤细胞增殖的分子机制研究(81301710)	国家自然科学基金	23	孙曙明	2014—2016

序号	项目名称(项目编号)	课题来源	经费(万元)	负责人	起讫时间
660	孤独症易感基因 GRIN2B 在神经元突触可塑性形成的功能研究	国家自然科学基金	20	许晓娟	2014—2016
661	Nonbinary SNP 遗传标记在法医亲子鉴定中的应用研究(81302621)	国家自然科学基金	23 万	扎拉嘎白乙拉	2014—2016
662	湖南地区嗜尸性麻蝇资料库的建立及 PMI 推断的应用(81302615)	国家自然科学基金	23 万	郭亚东	2014—2016
663	肺微环境黏附分子谱对气道上皮/间质修复平衡点调控(302007028)	国家自然科学基金	85	秦晓群	2014—2017
664	EB 病毒癌蛋白 LMP1 通过下调 microRNA - 203 诱导上皮间质转化及其调控机制的研究(81372139)	国家自然科学基金面上项目	73	卢建红	2014—2017
665	ATM 介导自噬分子 Beclin1 磷酸化修饰的新功能解析(81372182)	国家自然科学基金面上项目	62	杨力芳	2014—2017
666	NOR1 与 β - catenin 相互作用抑制鼻咽癌上皮间质变和侵袭转移的分子机制(81372304)	国家自然科学基金面上项目	75	向 波	2014—2017
667	IKKalpha 通过染色质重塑蛋白 LSH 和 LincRNA HOTAIR 整合调控鼻咽癌放射处理所致 DNA 损伤反应的机制(81372427)	国家自然科学基金面上项目	75	陶永光	2014—2017
668	FOXP1 在鼻咽上皮"炎 - 癌"演进过程中的作用机制研究(81372907)	国家自然科学基金面上项目	70	熊 炜	2014—2017
669	从"蛋白质 - mRNA"相互作用探讨核仁素的心肌保护机制	国家自然科学基金	80	肖献忠	2014—2017
670	PTGES2 通过抑制自噬而促进 LPS 所致炎症反应的机制研究	国家自然科学基金	70	刘 瑛	2014—2017
671	HSF1 通过 PGSL2 抑制脓毒症小鼠白细胞浸润的分子机制研究	国家自然科学基金	25	陈淑桦	2014—2017
672	神经胶质瘤中同源盒基因 six3 启动子甲基化修饰的分子机制及其功能的初步研究	国家自然科学基金面上项目	73	张祖萍	2014—2017
673	沙眼衣原体分泌蛋白 HtrA 作用分子的鉴定及其致病机理研究	国家自然科学基金面上项目	70	吴 翔	2014—2017
674	关于 RHE - 12 激活 HIV - 1 潜伏感染及其分子机制研究(81371863)	国家自然科学基金	70	姚小剑	2014—2017
675	多发性骨髓瘤细胞中 DAZAP2 基因启动子甲基化对 p38 MAPK/NF - κB 信号转导途径影响的机制研究(81372538)	国家自然科学基金	70	胡维新	2014—2017
676	疾病相关 RNA 剪接因子的体内功能研究	国家自然科学基金	90	马 龙	2014—2017
677	近日节律的调节机制研究	国家自然科学基金	83	李家大	2014—2017
678	克隆与鉴定调控人类表皮角质细胞分化的重要转录因	国家自然科学基金	65	宾亮华	2014—2017

序号	项目名称（项目编号）	课题来源	经费（万元）	负责人	起讫时间
679	SCYL1BP1 对肝癌 CD133 阳性干细胞的负性调控作用及机制研究（81372627）	国家自然科学基金	72	胡 亮	2014—2017
680	RTN3 调控巨噬细胞自噬对动脉粥样硬化的研究	国家自然科学基金	60	项 荣	2014—2017
681	利用 SSOs 演替进行 PMI 推断的法医学研究（81373249）	国家自然科学基金	70	蔡继峰	2014—2017
682	沙眼衣原体新的免疫优势抗原 CT143 生物学特性研究（31370210）	国家自然科学基金面上项目	80	王 洁	2014—2017
683	一种疑似致人脑病的新线虫研究	国家自然科学基金	65	曾庆仁	2014—2017
684	细胞非自主调节与帕金森病的机制（重点项目）	国家自然科学基金	297	张灼华	2014—2018
685	儿童孤独症的神经环路机制研究（重点项目）	国家自然科学基金	290	夏 昆	2014—2018
686	中国重大出生缺陷和遗传病调查与生物资源收集——中国重大神经精神与骨骼遗传病调查与生物资源收集	国家科技基础性工作专项项目	500	梁德生	2014—2018

附录十　省部级以上教学科研平台、培训基地

序号	名称	级别	批准部门	批准时间
1	医学细胞遗传学国家培训中心	卫生部	卫生部	1985
2	湖南—中国遗传医学中心	卫生部	卫生部	1987
3	医学遗传学国家重点实验室	科技部	科技部	1987
4	湖南—中国遗传医学中心	卫生部	卫生部	1987
5	癌变原理卫生部重点实验室	卫生部	卫生部	1994
6	癌变与侵袭原理教育部重点实验室	教育部	教育部	2000
7	国家生命科学与技术人才培养基地——基因科学与技术产业化点	教育部、国家发展计划委员会	教育部、国家发展计划委员会	2002
8	湖南省干细胞工程研究中心	湖南省	湖南省发改委	2002
9	湖南省临床病理质控中心	湖南省	湖南省卫生厅	2003
10	人类干细胞国家工程研究中心	国家发改委	国家发改委	2004
11	湖南省马王堆汉墓文物研究保护中心	湖南省	湖南省科技厅	2005.9
12	癌变与侵袭原理国家创新引智基地	国家外专局、教育部	国家外专局/教育部	2006
13	卫生部人类干细胞与生殖工程重点实验室	卫生部	卫生部	2006
14	临床病理专科医师培训基地	卫生部	卫生部	2007
15	血吸虫病免疫与传播控制湖南省重点实验室	湖南省	湖南省科技厅	2008
16	湖南省高校重大呼吸疾病基础与临床重点实验室	湖南省教育厅	湖南省教育厅	2011
17	非可控炎症与肿瘤湖南省重点实验室	湖南省	湖南省	2011
18	神经变性机制创新引智基地	教育部、国家外专局	教育部、国家外专局	2013
19	脓毒症转化医学湖南省重点实验室	湖南省	湖南省科技厅	2014

附录十一　优秀学位论文

序号	研究生姓名	导师姓名	成果或论文名称	获奖类别	颁奖部门与时间
1	刘春宇	夏家辉	应用信息综合分析方法克隆和分析与人类疾病相关的新基因	全国优秀博士学位论文	教育部 2000
2	曾赵军	罗学港	抗 BDNF 血清对小鼠坐骨神经损伤后神经元的选择性作用	湖南省优秀硕士论文	2002
3	温志立	汪世平	血吸虫病免疫传感器研究	湖南省优秀硕士学位论文	教育厅 2002
4	陶永光	曹 亚	EB 病毒潜伏膜蛋白 1 调节表皮生长因子受体的分子机制	全国优秀博士学位论文	教育部 2006
5	陈迁	胡维新	携带自杀基因的重组 AAV 载体的构建及其在乳腺癌基因治疗中的研究	湖南省优秀硕士论文	湖南省人民政府学位委员会 湖南省教育厅 2006
6	刘静	胡维新	水仙提取物和石蒜碱抗人急性早幼粒细胞白血病的实验研究	湖南省优秀博士论文	湖南省人民政府学位委员会 湖南省教育厅 2007
7	冯丹丹	罗自强	Reduction in voltage – gated K$^+$ currents in primary cultured rat pancreatic beta – cells by linoleic acids	湖南省优秀硕士学位论文	省教委 2007
8	戴玉桥	雷德亮	雷公藤甲素在脂多糖诱导的大鼠海马区神经炎症中的作用	湖南省优秀硕士论文	2008
9	唐道林	肖献忠	HSP 及槲皮素对 HMGB1 释放及促炎功能的影响	湖南省优秀博士论文	教育厅 2009
10	谭宇蓉	秦晓群	BRS – 3 肺内生物学效应、基因表达调控研究及天然配体分离	全国优秀博士学位论文提名	教育部 2009
11	谭宇蓉	秦晓群	BRS – 3 肺内生物学效应、基因表达调控研究及天然配体分离	湖南省优秀博士学位论文	省教委 2009
12	唐道林	肖献忠	HSP 及槲皮素对 HMGB1 释放及促炎功能的影响	全国优秀博士学位论文提名奖	教育部 2010
13	蒋碧梅	肖献忠	核仁素在大鼠心肌缺血预适应中的作用及其机制研究	湖南省优秀博士学位论文	教育厅 2012
14	朱红林	王慷慨	WDR26 在心肌缺血后适应中的表达与作用	湖南省优秀硕士学位论文	教育厅 2012
15	蔡艳	罗学港	阿尔茨海默病脑内老年斑形成及机制探讨	中南大学优秀博士论文	2012
16	欧阳琦	卢光琇	解决人胚胎干细胞免疫排斥的方法研究——人胚胎干细胞建库与孤雌胚胎干细胞的建立	湖南省优秀博士学位论文	湖南省人民政府学位委员会 2012
17	叶锋	蔡维君	3T3 – L1 细胞分化为脂肪细胞蛋白质组学及其部分相关蛋白功能的研究	中南大学优秀博士学位论文	中南大学 2014

附录十二　各类人才一览表

序号	人才类别	专家姓名	资助或批准部门	资助或获批时间
1	国家级中青年有突出贡献专家	夏家辉	人事部	1984
2	国家级中青年有突出贡献专家	李麓芸	人事部	1986
3	有突出贡献的科技专家	李麓芸	中国人事部	1986
4	有突出贡献的中青年专家	姚开泰	卫生部	1990
5	有突出贡献的中青年专家	卢光琇	中国卫生部	1990
6	中青年有突出贡献专家	卢光琇	中国人事部	1990
7	中国科学院学部委员（院士）	姚开泰	中国科学院	1991
8	卫生部中青年有突出贡献专家	何小轩	卫生部	1992
9	国家级中青年有突出贡献专家	邓汉湘	人事部	1994
10	跨世纪优秀人才计划	邓汉湘	教育部	1994
11	国家杰出青年基金	曹亚	国家基金委	1995
12	有突出贡献的中青年专家	曹亚	人事部	1997
13	国家级中青年有突出贡献专家	戴和平	人事部	1997
14	国家杰出青年基金	邓汉湘	国家自然科学基金委员会	1997
15	有突出贡献的中青年专家	李桂源	卫生部	1997
16	中青年有突出贡献专家	李桂源	国家人事部	1999
17	国家百千万人才（第一、二层次）	汪世平	中国人事部等七部委	1999
18	院士	夏家辉	中国工程院	1999
19	湖南医科大学杰出青年科学基金获得者	罗志勇	湖南医科大学	2000
20	国家杰出青年基金（B类）	张灼华	国家自然科学基金委员会	2000
21	湖南省青年骨干教师培养对象	罗志勇	湖南省教育厅	2001
22	湖南省中青年骨干教师培养对象	汤立军	湖南省教育厅	2003
23	湖南省杰出青年基金	夏昆	湖南省	2003
24	新世纪优秀人才	林戈	中国教育部	2003
25	教育部新世纪优秀人才	熊炜	教育部	2004
26	中组部管高级专家	汪世平	中组部	2004
27	湖南省杰出青年基金获得者	汤立军	湖南省科技厅	2004
28	教育部新世纪优秀人才	夏昆	教育部	2004
29	湖南省杰出青年科学基金	田伟	湖南省科技厅	2004
30	湖南省新世纪121人才工程第二层次人选	罗自强	湖南省人事厅	2005

序号	人才类别	专家姓名	资助或批准部门	资助或获批时间
31	湖南省新世纪121人才工程第三层次人选	管茶香	湖南省人事厅	2005
32	湖南省杰出青年基金	马健	科技厅	2005
33	湖南省新世纪121人才工程第二层次人选	李官成	湖南省组织部、省人事厅	2005
34	湖南省高校学科带头人培养对象	李官成	湖南省教育厅	2005
35	湖南省青年骨干教师	任彩萍	湖南省人事厅	2005
36	湖南省普通高校学科带头人培养对象	罗志勇	湖南省教育厅	2005
37	湖南省青年骨干教师	刘薇	湖南省教育厅	2005
38	湖南省新世纪121人才工程第三层次人选	罗志勇	湖南省教育厅	2006
39	湖南省中青年骨干教师培养对象	曾赵军	湖南省教育厅	2006
40	湖南省青年骨干教师	谭跃球	湖南省教育厅	2006
41	教育部新世纪优秀人才	陶永光	教育部	2007
42	教育部新世纪优秀人才	胡锦跃	教育部	2007
43	湖南省中青年骨干教师培养对象	刘静	湖南省教育厅	2007
44	湖南省领军人才	张灼华	湖南省	2007
45	湖南省普通高校青年骨干教师培养对象	黎明	湖南省科技厅	2007
46	教育部新世纪优秀人才	武明花	教育部	2008
47	千人计划（中组部）	张灼华	中组部	2008
48	新世纪百千万工程国家级人选	夏昆	人事部	2008
49	教育部新世纪优秀人才	王丹玲	教育部	2008
50	教育部新世纪优秀人才支持计划	田伟	教育部	2008
51	中南大学"升华学者特聘教授"	熊炜	中南大学	2009
52	"升华育英"学者	曾朝阳	中南大学	2009
53	教育部新世纪优秀人才	任彩萍	教育部	2009
54	长江学者奖励计划特聘教授	张灼华	教育部	2009
55	教育部新世纪优秀人才	李家大	教育部	2009
56	湖南省"芙蓉学者"	黄石	湖南省	2009
57	湖南省特聘专家	张灼华	湖南省	2009
58	中南大学升华学者特聘教授	刘静	中南大学	2010
59	教育部新世纪优秀人才	马龙	教育部	2010
60	湖南省"芙蓉学者"	李家大	湖南省	2010
61	教育部新世纪优秀人才计划获得者	李家大	国家教育部	2010
62	升华学者特聘教授	邓盘月	中南大学	2011

序号	人才类别	专家姓名	资助或批准部门	资助或获批时间
63	湖南省杰出青年基金	武明花	科技厅	2011
64	教育部新世纪优秀人才	马健	教育部	2011
65	湖南省新世纪121人才工程第一层次人选	熊炜	湖南省委组织部、省人力资源与社会保障厅	2011
66	湖南省高校学科带头人培养对象	熊炜	湖南省教育厅	2011
67	"升华育英"学者	彭淑平	中南大学	2011
68	湖南省新世纪121人才工程第三层次人选	陶永光	湖南省委组织部、省人力资源与社会保障厅	2011
69	中南大学"升华学者特聘教授"	陶永光	中南大学	2011
70	中南大学升华猎英计划	丁艳君	中南大学	2011
71	新世纪优秀人才	谭宇蓉	教育部	2011
72	教育部新世纪优秀人才计划获得者	刘静	国家教育部	2011
73	教育部新世纪优秀人才	段然慧	教育部	2011
74	美国中华医学会CMB杰出教授	夏昆	美国中华医学基金会	2011
75	升华育英学者	刘俊文	中南大学	2012
76	教育部新世纪优秀人才	彭淑平	教育部	2012
77	湖南省杰出青年基金	陶永光	湖南省科技厅	2012
78	湖南省杰出青年基金	张华莉	湖南省	2012
79	教育部新世纪创新人才基金	蒋碧梅	教育部	2012
80	中南大学特聘教授	姚小剑	中南大学	2012
81	中南大学海外特聘教授	殷刚	中南大学	2012.7
82	"升华育英"学者	向波	中南大学	2013
83	中南大学升华学者特聘教授	张华莉	中南大学	2013
84	531人才工程	谭宇蓉	中南大学	2013
85	国家创新人才推进计划——中青年科技创新领军人才	夏昆	科技部	2013
86	湖南省百人计划	刘春宇	湖南省	2013
87	国家千人计划	唐志文	教育部	2013
88	中南大学特聘研究员	夏赞贤	中南大学	2013
89	湖南省"百人计划"专家	邹义洲	湖南省委组织部	2013
90	客座教授	王亮	中南大学	2013.7
91	国家高层次人才特殊支持计划	夏昆	中组部	2014
92	客座教授	赵伟强	中南大学	2014.8

附录十三 博士、硕士学位点授权时间表

类型	名称	获得授权时间	备注
博士一级点	基础医学	2000	
	生物学	2000	
	生物医学工程	2003	
	特种医学	2013	
博士二级点	病理学与病理生理学	1981	
	生理学	1981	
	人体解剖学与组织胚胎学	2000	
	神经生物学	2000	
	病原生物学	1993	
	免疫学	2000	
	微生物学	1993	
	干细胞与再生医学	2002	
	生殖医学	2002	
	比较医学	2012	
	生命伦理学	2002	
	遗传学	1981	
	发育生物学	2000	
	细胞生物学	2000	
	生物化学与分子生物学	1990	
	药理学	1981	
	生物医学工程	2003	
硕士一级点	基础医学	2000	
	生物学	2000	
	生物医学工程	2003	
	特种医学	2013	

类型	名称	获得授权时间	备注
硕士二级点	病理学与病理生理学	1981	
	生理学	1981	
	人体解剖学与组织胚胎学	1982	
	神经生物学	2000	
	病原生物学	1981	
	免疫学	1981	
	微生物学	1981	
	法医学	2000	
	干细胞与再生医学	2002	
	生殖医学	2002	
	比较医学	2012	
	生命伦理学	2000	
	遗传学	1981	
	发育生物学	2000	
	细胞生物学	2000	
	生物化学与分子生物学	1981	
	生物医学工程	1986	
	药理学	1981	

附录十四 历年招收的博士研究生名单*

学科专业	入学年份	人数	姓名
人体解剖学	2001 年	1 人	蔡维君
人体解剖学	2002 年	1 人	谭长连
人体解剖学	2003 年	1 人	易西南
人体解剖学	2006 年	1 人	曾乐平
人体解剖学	2008 年	3 人	饶利兵 白生宾 叶 峰
人体解剖学	2009 年	1 人	杨宝林
人体解剖学	2010 年	2 人	李建明 刘丽华
人体解剖学	2011 年	1 人	邓思浩
人体解剖学	2014 年	2 人	王 真 胡 涂
精神卫生学	2000 年	1 人	李昌琪
精神卫生学	2001 年	1 人	卢大华
神经生物学	2001 年	3 人	黄菊芳 熊 鲲 许愿忠
神经生物学	2002 年	1 人	王 慧
神经生物学	2003 年	4 人	邓小华 陈 安 雷德亮 徐 钢
神经生物学	2004 年	4 人	童建斌 陈 旦 黄 良 张建伟
神经生物学	2005 年	3 人	陈胜强 李 芳 郭 文
神经生物学	2006 年	6 人	王晓晟 李明波 范春玲 万 炜 李 花 Ismail
神经生物学	2007 年	3 人	杨 静 蔡 艳 朱海霞
神经生物学	2009 年	2 人	杨智英 罗明英
神经生物学	2010 年	2 人	薛志琴 周利红
神经生物学	2011 年	1 人	严小新
神经生物学	2012 年	4 人	贺 旭 曹文宇 尚 蕾 罗 佳
神经生物学	2013 年	3 人	钟小林 黄伏连 李 岚
组织胚胎学	2003 年	2 人	段炳南 屈丽华

* 不同单位的同一学科专业分别统计。

学科专业	入学年份	人数	姓名
组织胚胎学	2006 年	3 人	肖　玲　谭　灿　黄雪霜
组织胚胎学	2013 年	7 人	董丽萍　关莹露　王改琴　姚凤霞　周翠兰 汤银娟　王岐本
组织胚胎学	2014 年	1 人	孟凡明
生理学	1983	1	胡晓棠
生理学	1985	1	丁仕发
生理学	1986	2	戴春花　唐植春
生理学	1987	3	易受南　丁小凌　王建勋
生理学	1988	5	周晴红　贺振凲　刘平刚　刘立琼　张艾华
生理学	1991	3	余　敏　何　群　徐　毅
生理学	1993	2	谢祁阳　丁　波
生理学	1994	6	汪保和　万伍卿　罗自强　肖苏红　石　杨 李桂初
生理学	1995	5	李卫民　林　峰　何美霞　秦晓群　黄　焰
生理学	1996	3	夏　添　杨寅柯　张世勤
生理学	1997	1	黄炜琦
生理学	1998	1	程腊梅
生理学	1999	1	那晓东
生理学	2000	1	赵惠萍
生理学	2001	3	文志斌　管茶香　邬力祥
生理学	2002	2	汉建忠　张坚松
生理学	2003	3	申　丽　唐四元　孙小娟
生理学	2004	7	谭宇蓉　李　晨　许建平　周小莹　王先西 刘发益　贺　芳
生理学	2005	6	李　炼　冯丹丹　暨　明　黄　东　张海福 向　阳
生理学	2006	6	屈　飞　陈　懿　王　峰　田　晶　张松江 杨丽娟
生理学	2007	6	刘　伟　朱晓琳　刘　持　刘筱蔼　谢　明 黄柏胜
生理学	2008	2	栗炳南　高　戈
生理学	2009	5	刘颖　孙国瑛　宋柳江　豰　毅　曹丽君

学科专业	入学年份	人数	姓名
生理学	2010	2	周　勇　蒋文武
生理学	2011	3	程庆梅　彭湘萍　杨　慧
生理学	2012	6	李　扬　刘彩霞　冉文卓　曾　丹　刘永平　李晓波
生理学	2013	7	黄晓婷　占　凡　郭　缦　龙春姣　刘　田　尹蔚兰　王　芳
病理学	2001	3	胡忠良　初　令　何琼琼
病理学	2002	4	胡永斌　李　波　郑长黎　彭劲武
病理学	2003	5	李景和　周建华　肖德胜　金中元　王宽松
病理学	2004	3	罗庚求　邓征浩　李　翔
病理学	2005	1	王金胜
病理学	2006	2	付　华　王　颖
病理学	2007	5	周海燕　刘　宇　潘国庆　任宏政　吕　辉
病理学	2008	3	李艳春　曹慧秋　王　鹏
病理学	2009	4	王　翔　钟　鸣　常云峰　郭亚东
病理学	2010	6	刘钦来　王俊普　陈志鸿　Sanna　吴　畅　刘玉武
病理学	2011	4	刘　英　罗柏花　周志姣　杨可达
病理学	2012	5	石　莺　周　君　傅晓丹　文赛兰　黄江海
病理学	2013	1	谭　红
病理学	2014	1	李娟妮
病理学与病理生理学（法医病理方向）	2009	4	常云峰　郭亚东　王　翔　钟　鸣
病理学与病理生理学（法医病理方向）	2010	1	刘钦来
病理生理学	1989	1	龙海燕（中途赴美）
病理生理学	1990	1	肖献忠
病理生理学	1991	2	王燕如　黄生宁
病理生理学	1992	1	胡萍（中途赴美）
病理生理学	1993	4	邓恭华　王殿华　阎　明（未毕业）皮业庆（中途赴美）
病理生理学	1996	1	钟　林

学科专业	入学年份	人数	姓名
病理生理学	2000	3	肖卫民　袁　灿　袁开宇(中途留美)
病理生理学	2001	2	王慷慨　唐朝克
病理生理学	2002	1	刘　双
病理生理学	2003	4	石永忠　刘　瑛　蒋　磊　谭斯品(中途赴英)
病理生理学	2004	5	涂自智(未毕业)　唐道林　刘俊文　王桂良　周正适(未毕业)
病理生理学	2005	5	韦　星　宋　岚　张　彬　罗心静　谢　勇(博士后)
病理生理学	2006	4	张玲莉　陈淑华　刘旺华(未毕业)　吕青兰
病理生理学	2007	3	罗　琪　蒋碧梅　屈顺林
病理生理学	2008	2	张　弛　冯衍生
病理生理学	2009	1	焦　京
病理生理学	2010	5	童中艺　高　敏　蒋　宇　杨兵厂　彭　玥
病理生理学	2010	1	万新星(转博)
病理生理学	2011	3	朗玥娇(直博)　欧　好　王仟陆
病理生理学	2012	3	邹　江　李志凌　王　莉
病理生理学	2012	2	周美娟　李子博
病理生理学	2013	1	谢悦良
病理生理学	2013	5	陈　欢　于凤秀　李媛斌　刘作良　宋　娟(课程班)
病理生理学	2014	5	王　浩　李　婷　张青海　刘协红　王晓莉
病理学与病理生理学	1985	2	李桂源　陈主初
病理学与病理生理学	1987	1	蔡小红
病理学与病理生理学	1989	1	陈孝光
病理学与病理生理学	1990	1	游绍进
病理学与病理生理学	1991	5	黎众魁　肖志强　李官成　王才力　钱　翔
病理学与病理生理学	1992	1	管红兵
病理学与病理生理学	1993	4	邓龙文　马先勇　胡志伟　陈南岳
病理学与病理生理学	1994	1	彭白露　胡志伟
病理学与病理生理学	1995	3	凌建华　许国亮　曾庆富

学科专业	入学年份	人数	姓名
病理学与病理生理学	1996	6	钟　林　谢　鹭　李　虹　胡锦跃　江　宁 湛凤凰
病理学与病理生理学	1997	9	何志巍　任彩萍　谢　奕　宾亮华　田　芳 廖　伟　王承兴　甘润良　欧阳剑波
病理学与病理生理学	1998	10	蓝　轲　余　鹰　李忠花　张小慧　李友军 曾平耀　罗飞君　赵晓荣　彭晓宁　张　玲
病理学与病理生理学	1999	12	孙兆泉　韩为农　向　秋　李　江　谭　琛 钱　俊　张必成　王洁如　谢海龙　杨　静 唐发清　黎　明
病理学与病理生理学	2000	15	贺修胖　傅先元　向娟娟　朱诗国　聂新民 李文辉　熊　炜　吕红斌　赵　燕　杨力芳 王　海　邓锡云　宋　鑫　冯德云　曾　亮
病理学与病理生理学	2001	17	肖炳燚　范松青　周　洁　马　健　胡忠良 陶立坚　吴小英　李　峰　李　萃　朱建华 贺智敏　何琼琼　谭运年　任　维　陶永光 尹志华　刘腾飞
病理学与病理生理学	2002	13	方唯意　杨旭宇　张秋红　干莉莉　黄　河 欧阳珏　晏光荣　卢忠心　叶　茂　章晓鹏 杨　芳　李　明　丁仁奎
病理学与病理生理学	2003	15	李　辉　周　亮　张宏波　彭淑平　武明花 高建民　林凯东　曾朝阳　周　鸣　周后德 彭　聪　唐建华　田　伟　郑　慧　诸葛勤
病理学与病理生理学	2004	11	周艳宏　刘华英　王红红　唐运莲　杨一新 张　胜　李力力　刘海丹　伍　勇　孙　懿 侯德富
病理学与病理生理学	2005	16	周　文　冯湘玲　赵　明　任建新　李　征 罗湘建　林雪迟　刘素芳　刘迎福　李美香 刘建平　王成昆　彭　波　童永清　黄　琛 李小玲
病理学与病理生理学	2006	10	苏　波　兆祖萍　黄宁丹　胡多少　马小倩 徐　扬　关　瑞　段朝军　肖哲峰　刘　妍
病理学与病理生理学	2007	12	关勇军　李　丹　申　竑　邓　坦　王　理 石　磊　刘恩伊　李夏雨　徐　娟　谷依学 郭峰杰　徐　杨
病理学与病理生理学	2008	8	唐海林　邓　敏　曾　希　郭小芳　王学东 王甲甲　黄　进　廖前进

学科专业	入学年份	人数	姓名
病理学与病理生理学	2009	13	李贵妃　罗朝辉　单战海　张李洋　俞海波 郑　瑛　邓启盼　陈　雪　段　芝　张为家 李艳雯　李　峰　刘晓萍
病理学与病理生理学	2010	14	卢景琛　李　伟　肖兰博　郑国沛　舒毅刚 杨　静　陈　攀　喻正源　李文娟　史　佳 佘晓玲　刘卫东　贾文婷　刘艳红
病理学与病理生理学	2011	8	于新芳　赵璐晴　刘孝荣　李跃辉　王泽友 黄　伟　徐　刚　龚朝建
病理学与病理生理学	2012	15	谭哲琼　颜　彬　潘　曦　蒋斌元　徐　扬 曹鹏飞　晏其佳　王　卫　叶秋容　刘　洁 何小珍　梁　芳　刘　慧　王贺冉　李泓德
病理学与病理生理学	2013	17	刘小兰　李江江　孙瑞利　代亚非　何　奕 宋亚莉　肖　凯　覃再隆　贾　薇　蒋逸群 余志斌　李　俏　魏　芳　徐志杰　祝　斌 罗雁威　王宇环
病理学与病理生理学	2014	10	廖　珊　李沛瑶　李丽玲　毛　超　彭　丽 唐艳艳　张学梅　贺荣芳　赵　然　左垎莲
疾病基因组学	2004	1	钟　慧
疾病基因组学	2006	3	向　波　肖　岚　张文玲
疾病基因组学	2007	1	张黎明
疾病基因组学	2010	1	徐　柯
疾病基因组学	2012	1	杨红辉
疾病基因组学	2013	7	孙振强　曾德余　赵　瑾　杨　娟　贺军宇 王　佳　斐　振
病原生物学	1995	1	周金春
病原生物学	1996	2	蔡　春　舒新华
病原生物学	1998	2	王庆林　周东明
病原生物学	1999	2	袁仕善　何　立
病原生物学	2000	4	张　冉　陈欲晓　黄复生　刘立鹏
病原生物学	2001	3	徐绍锐　陈利玉　唐连飞
病原生物学	2002	1	吕志跃
病原生物学	2003	6	车宏莉　余俊龙　戴　橄　肖小芹　曾少华 蔡力汀

学科专业	入学年份	人数	姓名
病原生物学	2004	2	吴 翔 曾铁兵
病原生物学	2005	5	朱翠明 李忠玉 何 卓 姚孟辉 杨胜辉
病原生物学	2006	1	刘 彦
病原生物学	2007	2	高冬梅 刘双全
病原生物学	2008	3	尹铁球 赵飞骏 田 智
病原生物学	2010	1	赵 俊
病原生物学	2011	4	周云飞 何 军 李 芬 顾孔珍
病原生物学	2012	2	何 鑫 袁 浩
病原生物学	2013	3	程红兵 崔国艳 张如胜
病原生物学	2014	2	龙晓潇 魏 红
生物化学	1996	1	李清解
生物化学	1997	1	黄建军
生物化学	1998	1	刘美莲
生物化学	1999	1	谢 平
生物化学	2000	1	徐 霞
生物化学	2001	1	徐克前
生物化学	2009	1	MD. Asaduzzaman Khan
生物化学	2010	1	万新星(转博)
生物化学	2011	1	吴 旋
生物化学	2012	2	周美娟 李子博
生物化学	2013	1	谢悦良
生物化学与分子生物学	1999	2	谢 平 汤立军
生物化学与分子生物学	2000	3	罗志勇 曾叔军 石奕武
生物化学与分子生物学	2001	2	陈立祥 邬国军
生物化学与分子生物学	2002	5	刘 静 朱 敏 秦志强 陶 钧 何淑雅
生物化学与分子生物学	2003	2	曾海涛 禹利君

学科专业	入学年份	人数	姓名
生物化学与分子生物学	2004	3	陈汉春　徐克前　徐霞
生物化学与分子生物学	2005	3	龚强　李燕　文斗斗
生物化学与分子生物学	2006	1	言惠文
生物化学与分子生物学	2007	1	成钢
生物化学与分子生物学	2008	1	李荣
生物化学与分子生物学	2010	2	张儒　万新星
生物化学与分子生物学	2011	4	吴璇　罗赛群　熊德慧　谭嵘
生物化学与分子生物学	2012	8	曹宏哲　周美娟　李子博　李俊　李江　孙志卫　张济　黄景嘉
生物化学与分子生物学	2013	5	王梓　周卫华　张洁莹　苏敏　谢悦良
遗传学	1984	1	李本文
遗传学	1985	1	张洪恩
遗传学	1986	1	邓汉湘
遗传学	1994	1	唐冬生
遗传学	1995	3	刘春宇　王德安　杨新平
遗传学	1996	5	阮庆国　徐磊　施家琦　钟向阳　禹宽平
遗传学	1997	3	何云贵　黄蕾　李宜雄
遗传学	1998	6	张华莉　郑多　曾志红　黄亮群　李文正　江虎军
遗传学	1999	2	吕祁峰　卿志荣
遗传学	2000	10	夏昆　邓昊　房海燕　陈玉祥　唐爱发　刘劼　贺力强　谌兵来　佘华　文璐
遗传学	2001	5	蒋泰文　杨晓红　刘宇　蒋冬贵　邓小云
遗传学	2002	3	彭剑雄　王果　蔡芳
遗传学	2003	10	黑明燕　潘琼　朱海燕　邬玲仟　赵玲玲　梁德生　薛志刚　刘慕君　张瑞芳　霍继荣
遗传学	2004	5	刘小平　刘雄昊　胡正茂　曾桥　曾丽苹

学科专业	入学年份	人数	姓名
遗传学	2005	4	胡 浩　朱赞华　谭洁琼　莫晓云
遗传学	2006	7	谢志国　李 薇　凌 捷　迟静薇　唐程远 杨俊林　向新颖
遗传学	2007	4	潘 乾　陈 欢　李小平　廖 希
遗传学	2008	6	胡友金　李 卓　薛金锋　滕祥云　刘德远 彭 聿
遗传学	2009	8	冯 劼　庞佳伦　孙倩儒　熊志敏　刘亚兰 薛晋杰　刘 静　Tania
遗传学	2010	8	李浩贤　许晓娟　鹿丽娜　张璐丝　潘永诚 郭 辉　邹永毅　李海波
遗传学	2011	11	吴 涌　吴 奔　李欣凝　盖 楠　谭 博 桂宝恒　罗仕玉　赵迪诚　陈晶晶　刘 琼 张同梅
遗传学	2012	11	林云婷　谢小雷　彭 洁　张树菊　张杨慧 罗津韬　杨 璞　梅利斌　全 意　李 滨 田 地
遗传学	2013	16	何 华　袁德健　朱作斌　罗泮金　肖凯夫 李先锋　张家铭　高 飞　李林勇　朱腾飞 彭 莹　江 琛　郭若兰　王天云　刘 博 姚仲元
遗传学	2014	20	陈 佳　贺 佩　蒙庆团　刘化蝶　王延迟 尹 彪　周妙金　高晓阳　许昭发　李 洁 魏贤达　张 锐　林彭思远　黄燕茹　赵文静 李 颖　刘彦伶　李津臣　韩海龙　胡君健
遗传学	1991	1	范立青
遗传学	1994	1	李秀蓉
遗传学	1995	1	曾设民
遗传学	1996	2	肖红梅　刘 薇
遗传学	1997	3	陆长富　谭跃球　傅俊江
遗传学	1998	1	张群芳
遗传学	1999	5	罗克莉　谢常青　林 戈　钟昌高　倪 斌
遗传学	2000	4	李 汀　朱文兵　刘嘉茵　刘上峰
遗传学	2001	10	杜 娟　李 丹　刘 刚　周 畅　钱卫平 苗聪秀　王 维　邢晓为　莫亚勤

学科专业	入学年份	人数	姓名
遗传学	2002	6	谭小军　李　立　邓　云　王　建　黄跃龙　聂东宋
遗传学	2003	6	向　阳　杨　胜　段华新　唐　奕　罗树伟　王　成
遗传学	2004	3	刘永波　张前军　夏华强
遗传学	2005	2	顾亦凡　彭翠英
遗传学	2006	2	陈天姬　候建伟
遗传学	2007	3	戴　灿　曾思聪　黄玲莉
遗传学	2009	1	朱复希
遗传学	2013	2	李维娜　戴聪伶
遗传学	2014	2	黄　川　程德华
生殖工程	2004	2	蒋祥龙　涂炯炯
生殖工程	2005	3	龙兴宇　聂洪川　廖宏庆
生殖工程	2006	2	张　哲　郭　慧
生殖工程	2007	3	张顺吉　朱　元　席稳燕
生殖工程	2009	2	龚　斐　李喜红
生殖工程	2010	2	张硕平　汤瑞玲
生殖工程	2011	2	李凌伟　邹　昕
生殖工程	2012	5	杨晓祎　王行明　李晓峰　井　爽　欧阳妍
生殖工程	2013	2	陶　科　喻　银
生殖工程	2014	2	徐　芳　蔡素芬
干细胞工程学	2004	4	邱庆明　袁　丁　吴永港　孙　璇
干细胞工程学	2005	1	李工博
干细胞工程学	2006	5	杜丽丽　周　静　欧阳琦　周　苪　戴　旭
干细胞工程学	2007	1	邓磊玉
干细胞工程学	2008	5	戴　国　易辉君　李　进　彭　琳　谢平原
干细胞工程学	2009	1	胡景平
干细胞工程学	2010	3	罗　振　刘　晓　刘律君
干细胞工程学	2011	2	赵　谦　梁　琳
干细胞工程学	2012	1	肖　娜

学科专业	入学年份	人数	姓名
干细胞工程学	2013	5	卢海源 贺菁菁 冷丽智 钱小兵 陈勇喆
干细胞与再生医学	2014	3	谭 珂 张长全 陈茂胜
发育生物学	2003	1	刘美霞
发育生物学	2009	1	马海兰
细胞生物学	1986	1	贺明伟
细胞生物学	1998	1	张铭湘
细胞生物学	2002	1	谭志平
细胞生物学	2004	1	朱飞舟
细胞生物学	2005	1	杨 眉
细胞生物学	2007	1	邓敏子
细胞生物学	2011	2	陈丹娜 张 璐
细胞生物学	2012	1	陈婷婷
细胞生物学	2013	1	杨大为
细胞生物学	2014	2	曹贝贝 田润怡
免疫学	2003	5	郭 靖 陈富超 王勇军 周建党 庞 慧
免疫学	2004	1	陈 恩
免疫学	2005	1	任碧琼
免疫学	2006	1	魏小斌
免疫学	2007	1	林 琳
免疫学	2008	1	龚 拯
免疫学	2009	3	邹义洲 张淑芳 姜孝新
免疫学	2010	1	杜 昆
免疫学	2011	3	刘碧源 杨 文 霍 治
免疫学	2012	2	梅 冰 王 沽
免疫学	2013	2	王芙艳 程 文

附录十五　历年招收的硕士研究生名单[*]

学科专业	入学年份	人数	姓名
人体解剖学	1982	2 人	盖卫平　李玉文
人体解剖学	1983	2 人	罗学港　欧楚华
人体解剖学	1984	1 人	刘为民
人体解剖学	1985	5 人	陈 升　杨和平　谷 继　刘玉林　刘求理
人体解剖学	1986	4 人	刘江平　丁松林　郝作芳　孔国英
人体解剖学	1987	2 人	严小新　姜 平
人体解剖学	1988	1 人	陈二云
人体解剖学	1989	2 人	范 春　蔡维君
人体解剖学	1990	2 人	楚亚平　卢大华
人体解剖学	1991	3 人	李志远　刘远芳　陶 坚
人体解剖学	1992	2 人	曹启林　黄菊芳
人体解剖学	1993	1 人	胡文军
人体解剖学	1994	3 人	范慧勇　潘爱华　易西南
人体解剖学	1995	1 人	李昌琪
人体解剖学	1996	2 人	王 慧　邓小华
人体解剖学	1997	1 人	曾赵军
人体解剖学	1998	3 人	邓盘月　聂笃余　金道忠
人体解剖学	1999	3 人	张建伟　黄 良　张志君
人体解剖学	2000	9 人	吴凤霞　王晓晟　陈 宁　童建斌　马志健　曾 青 吴 淞　李明波　段现来
人体解剖学	2001	5 人	邱 光　王春旭　李 芳　熊 鲲　许愿忠
人体解剖学	2002	1 人	蔡 艳
人体解剖学	2003	9 人	李建明　代玉桥　郑林丰　曾乐平　蒋丽珠　石咏梅 伍校琼　王岐本　周聪发
人体解剖学	2004	9 人	谢乐斯　余清平　李小红　范春玲　饶利兵　田海文 简晓红　朱 武　蒙艳斌
人体解剖学	2005	3 人	刘 超　刘晓富　王建中
人体解剖学	2006	1 人	何旭峰
人体解剖学	2007	6 人	李 明　罗 华　向 炜　黄 凯　曾建军　王 淼

---

* 不同单位的同一学科专业分别统计。

学科专业	入学年份	人数	姓名
人体解剖学	2008	4人	周 奕　吴海平　艾卫敏　曹妍群
人体解剖学	2009	11人	贺 旭　贺立新　于惠敏　廖亮侃　郑素娟　彭 松　刘 炼　朱耀峰　杨 燕　刘剑帆　高俊彦
人体解剖学	2010	1人	李 岚
人体解剖学	2011	6人	胡 涂　崔艳慧　丁 伟　向 坚　李美丽　黄国志
人体解剖学	2012	2人	李建平　王 真
人体解剖学	2013	4人	雷 媛　张 娟　李 娜　谢密新
人体解剖学	2014	3人	魏叶梅　乔小青　廖侣霜
人体解剖学	2014	4人	蔡金杏　熊 璐　甘廖英　黄 达
神经生物学	2002	2人	陈 旦　张恩东
神经生物学	2005	2人	钟 晶　周 谨
神经生物学	2006	3人	罗明英　宋 岭　崔涛涛
神经生物学	2007	2人	张全鹏　曾 杰
神经生物学	2008	3人	周利红　姚亚丽　刘 晨
神经生物学	2009	4人	尚 蕾　罗 佳　曹文宇　徐 杨
神经生物学	2010	5人	罗雁威　江三红　钟小林　冯 莹　关莹露
神经生物学	2011	3人	段 娟　于世奇　王雪琴
神经生物学	2012	5人	胡 杏　陈 爽　胡招兰　柳天雄　黄 操
神经生物学	2013	2人	王树超　王洪涛
神经生物学	2014	4人	廖吕霜　张文娟　李 倩　胡 霞
组织胚胎学	1982	1人	姜方旭
组织胚胎学	1983	1人	伍赶球
组织胚胎学	1984	1人	周小玲
组织胚胎学	1986	1人	文建国
组织胚胎学	1987	1人	崔晓明
组织胚胎学	1988	3人	詹道友　彭建雄　曾海涛
组织胚胎学	1989	2人	何颖红　段炳南
组织胚胎学	1990	1人	康 平
组织胚胎学	1994	1人	郭玉佳
组织胚胎学	1996	2人	张小惠　邓顺美
组织胚胎学	1998	2人	吴 剑　黄 河
组织胚胎学	1999	3人	巩进军　张 彬　黄跃龙
组织胚胎学	2001	3人	赵国军　吴贤玲　戎锡云

学科专业	入学年份	人数	姓名
组织胚胎学	2002	1人	杨 静
组织胚胎学	2003	1人	肖 玲
组织胚胎学	2004	2人	谭 灿 黄雪霜
组织胚胎学	2005	1人	刘伏祥
组织胚胎学	2008	2人	李 坚 蒋 洁
组织胚胎学	2009	3人	魏楚蓉 袁 衡 董丽萍
组织胚胎学	2010	1人	张 喆
组织胚胎学	2012	3人	张 樱 何谢玲 廖超男
组织胚胎学	2013	1人	冯 习
生理学	1956	2	孙秀泓 阳振刚
生理学	1964	2	贺石林 徐端椿
生理学	1965	1	王义雄
生理学	1978	4	张 洹 胡晓棠 瞿树林 李安国
生理学	1982	2	高志勇 丁仕发
生理学	1983	6	陈雪妮 唐植春 史小幼 吕爱琴 李克军 易受南
生理学	1984	4	杜勋湘 谭孟群 丁小零 王建勋
生理学	1985	6	陈 俊 潘子健 王新原 周光纪 邱立波 贺振禹
生理学	1986	8	余 敏 万伍卿 汪保和 周晴红 黄 跃 刘平刚 刘立琼 张艾华
生理学	1987	6	曹文洪 刘建湘 石循芳 彭金鹏 秦晓群 管茶香
生理学	1988	3	刘志强 张有焰 伍 琨
生理学	1989	1	许建平
生理学	1990	5	谢祁阳 柳 南 王连春 戴 雯 刘丽琼(与临床理疗科合作培养)
生理学	1991	2	孙跃辉 胡德辉
生理学	1992	3	李卫民 汉建忠 黄 焰
生理学	1993	7	夏 添 罗志勇 刘建英 谢 丹 胡 波 张世勤 尹 峰
生理学	1994	7	钟 理 姜国民 贺 蓉 朱发明 李增刚 于天正 刘惠灵
生理学	1995	4	黄炜琦 向 秋 曾 亮 李建华
生理学	1996	2	那晓东 尚改萍
生理学	1997	2	谭鹤长 陈小平
生理学	1998	4	王建华 杨小丽 秘祖霞 赵惠萍
生理学	1999	3	李 炼 谭宇蓉 李 琼

学科专业	入学年份	人数	姓名
生理学	2000	8	黄艳红　雷　军　熊石龙　向　阳　申　丽　任雁宏 付杰军　唐华容
生理学	2001	11	马丽霞　孙小娟　宋　奎　胡　蓉　唐俊明　王鹏程 冯丹丹　吴　虹　刘永平　李小飞　赵　彦
生理学	2002	9	周小莹　袁琳波　贺　骏　杨　晶　胡婉湘　漆铭铭 白洪波　张　卉　贺　芳
生理学	2003	9	刘　永　王　悦　张　敏　孙　勇　尹利民　王　峰 尹雅玲　周　烜　杨丽娟
生理学	2004	10	崔艳茹　屈　飞　李帮涛　汤旭东　向红霞　田　晶 彭丽花　罗志峰　刘雪云　罗小玲
生理学	2005	18	史小娟　刘　伟　朱晓琳　刘　持　于　芳　胡　静 王宏健　赵　霏　董　俊　邓　政　张　琰　李　清 邓小鹿　王　乐　周晓燕　宋卫红　张　君　罗小玲
生理学	2006	10	刘文礼　李金凤　栗炳南　薛金凤　甄焕英　申晓辉 王　冉　孙国瑛　刘惠君　张天杰
生理学	2007	10	李　娜　彭志宏　万　静　唐春燕　宋柳江　曾　丹 廖琳玲　马　玲　周　阳　李碧蓉
生理学	2008	9	周　勇　汪　沛　陈　玉　曹生田　李孟兰　张立文 刘珍清　张　娟　程庆梅
生理学	2009	10	刘彩霞　岳文慧　周慧芳　李志艳　李　湘　罗　洁 冉文卓　李淑芬　常永丽　孙　婧
生理学	2010	8	郭　缦　谢　辉　田　毅　李思敏　李　杨　袁小青 王　敏　张　婧
生理学	2011	7	彭　丽　汤　琪　黄晓婷　王亚琦　皮斯妮　陈俊松 谭眉灵
生理学	2012	6	文　芳　梅文秀　彭　越　杨　欢　陈　程　张　江 喻　俊
生理学	2013	6	李　许　刘凌志　肖　珊　李　萍　张守民　谢　权
病理学	1982	3	唐外星　余依洋　林　中
病理学	1983	1	陈维卫
病理学	1984	1	郑长黎
病理学	1985	4	赵　勇　李玲娜　肖志强　姚剑凌
病理学	1986	4	工　克　郭晓璇　周建华　曾庆富
病理学	1987	2	黎岳南　侯　敏
病理学	1988	5	黄俊辉　杨竹林　钱　翔　冯德云　卓晓松
病理学	1989	3	彭绍华　罗俊铭　赵建新
病理学	1990	2	周金莲　尹红玲
病理学	1991	1	唐海波
病理学	1992	1	宾亮华

学科专业	入学年份	人数	姓名
病理学	1993	1	丁 励
病理学	1994	1	彭劲武
病理学	1995	2	黄谷香 赵 勇
病理学	1996	2	罗育林 李景和
病理学	1997	2	徐 进 欧阳小明
病理学	1998	2	彭树松 孙 意
病理学	1999	7	初 令 胡忠良 何琼琼 肖德胜(课程班) 金中元(课程班) 李艳春(课程班) 赵颖海(课程班)
病理学	2000	10	罗庚求 李 波 胡永斌 牛海燕 唐四元(课程班) 柳 洋 祝文峰(课程班) 王文祥(课程班) 李 翔(课程班) 胡 骏(课程班)
病理学	2001	9	王化修(课程班) 邓征浩 黄 英 王宽松 姜武忠(课程班) 姜维喜(课程班) 马 雯(课程班) 王桂林(课程班) 王金胜
病理学	2002	5	周建美(课程班) 丁利莉 贺荣芳 戴芙蓉(课程班) 林 志
病理学	2003	9	蒋 萍 郭 慧 孙树艳 万珍玲 曹慧秋 汪春年 柴丽丽 陈 倩 李卓明
病理学	2004	10	刘 洁 屈晓辉 王 颖 戴幼艺(课程班) 陈素娟 付 华 王 颖 陈金华(课程班) 佘晓玲 谢晋予
病理学	2005	5	李红玲 毛山山 历 浩 周海燕 杜 静
病理学	2006	10	彭 微 龙 慧 袁 源 梁冠男 张 帆 姜 昕(课程班) 钱燕春 屈 林 谭平萍 陈瑶清(高校教师)
病理学	2007	14	熊 欣 桑 娜 高振芹 刘 玮(课程班) 李 婷 邓香群 王岳湘 刘英(高校教师) 王 翔 钟 鸣 何彩艳(课程班) 杨 军(课程班) 王海玮 资 源
病理学	2008	6	胡春燕 王俊普 李 曼 李飞凤 姜爱华 赵雪琰
病理学	2009	9	王 盼 潘运迎 李泽夏 曹 芳 马 昕 罗柏花 余燕青 罗小娟 杨 立(高校教师)
病理学	2010	7	李云园 胡婉明 刘海玲 李丽玲 周 思 黄胜蓝 姜 楠
病理学	2011	9	肖 燕 肖 妮 李 龙 赵 畅 郑增光 李沛瑶 吴 瑕 肖 桓 傅晓丹
病理学	2012	7	王维圆 谢 斌 龚光辉 胡晓梅 李娟妮 周 煜 刘瑞洁
病理学	2013	10	陈 炜 王惠玲 潘 育 杨 姣 李晶晶 徐海霞 王祎璇 阳琼芝 卡 奇 郭春芬

学科专业	入学年份	人数	姓名
病理学	2014	7	臧洪婧　谢仲鹏　蔡宇翔　朱　丁　高映雪　吴启惠　刘　念
病理生理学	1982	2	葛　鸣　余小英
病理生理学	1983	2	肖献忠　徐　翔
病理生理学	1984	4	邓恭华　郭立武　饶花平　唐　燕
病理生理学	1985	1	王燕如
病理生理学	1986	3	胡　萍　宋德坤　石　殊
病理生理学	1987	2	肖子辉　丁仁奎
病理生理学	1988	1	刘世坤
病理生理学	1989	1	杨寅科
病理生理学	1990	1	唐莉莉
病理生理学	1991	1	余　健
病理生理学	1992	2	钟　林　罗　威
病理生理学	1994	3	阳剑波　董高翔　涂自智（课程班）
病理生理学	1995	2	谭　琛　罗非君
病理生理学	1996	2	肖卫民　黄　勤（课程班）
病理生理学	1997	2	葛　磊　刘宝红（课程班）
病理生理学	1998	2	王慷慨　刘　双
病理生理学	1999	3	谭小军　赵振宇　滕　华（中途留美）
病理生理学	2000	4	蒋碧梅　刘　瑛　石永忠　吕青兰
病理生理学	2001	2	王尧玲　王秋鹏
病理生理学	2002	4	鄂顺梅　王建设　于凤秀　唐道林（转博）
病理生理学	2003	4	张玲莉　王　婧　梁秋娟　李军利
病理生理学	2004	5	罗　琪　谌崇峰　王海云　方　立　周智君（课程班）
病理生理学	2005	3	郑雅竹　冯衍生　张文辉
病理生理学	2006	5	雷　坚　朱　珊　刘小柳　邓红兵　易建华
病理生理学	2007	3	朱红林　高　敏　覃晓嘉
病理生理学	2008	2	罗伟星　周　斌
病理生理学	2009	3	区丹敏　冯宇鹏　张兴利
病理生理学	2010	6	陈岸兰　肖　卉　孙　丽　毛　丽　时春丽　郑和鑫
病理生理学	2011	4	曹晓霞　王文梅　李　丹　朗玥姣（直博）
病理生理学	2012	7	刘曼婷　邓　平　蔡思明　刘艳娟　谭　晶　蔡姣迪　王　莉
病理生理学	2013	6	陈　欢　刘丽云　赵　帅　张　芬　陈亦菲　陈广斌

学科专业	入学年份	人数	姓名
病理生理学	1978	3	曹 亚　文冬生　乐俊逸
病理生理学	1979	2	李桂源　陈主初
病理生理学	1982	2	陈昌虎　李韵萍等
病理生理学	1983	4	彭 力　陈卫三　蔡小红　陈校园
病理生理学	1984	1	符益能
病理生理学	1985	1	郭 敏
病理生理学	1986	2	张尚明　彭怀政
病理生理学	1987	3	舒志刚　佘 剑　何执鼎
病理生理学	1988	3	李官成　佟丽莉　陈 飞
病理生理学	1989	2	杨剑飞　王 飒
病理生理学	1990	3	陈 飞　江 宁　邵细芸
病理生理学	1991	4	罗 巍　谢 鹭　闵丹　邓锡云
病理生理学	1992	4	廖 伟　胡锦跃　段朝军　张 旬
病理生理学	1993	2	谢 奕　卓 缨
病理生理学	1994	4	段招军　陈世民　谢志萍　马 洪
病理生理学	1995	3	潘 雷　田 芳　任彩萍
病理生理学	1996	1	肖 绘
病理生理学	1997	4	唐湘娜　李宗海　刘 斌　王水良
病理生理学	1998	7	朱诗国　向娟娟　高志华　李 峰　殷莉群　朱建高 杨旭宇
病理学与病理生理学	1999	14	马 健　蔡秀梅　李 萃　章晓鹏　董 丽　邓 琳 胡 智　任 维　杨 莉　冯湘玲　曹 雯　黄宇琛 曾朝阳　杨丝吉
病理学与病理生理学	2000	8	张秋红　周 鸣　彭 聪　何小鹃　舒 峻　侯德富 杨 芳　孙继丽
病理学与病理生理学	2001	13	李小玲　郑春艳　李茂玉　杨一新　丁 琳　胡 巍 杨海燕　袁建辉　周后德　郑 慧　李艳雯　艾米丹 陶永光
病理学与病理生理学	2002	14	刘华英　甘 凯　李 征　周艳宏　朱 果　孙 懿 吕 辉　童永清　赵 明　刘素芳　李力力　刘轶平 金 鑫　刘孝荣

学科专业	入学年份	人数	姓名
病理学与病理生理学	2003	27	方帆 陈颖 周敏 丁渭 张志伟 孙硕 肖艳 水漩 汪静 杨丞 李丹 李淑芳 张文玲 罗晓敏 肖岚 胡晖 李伟松 徐晓杰 赵瑾 张晋 向波 梁可 吴丽莎 彭丹 王磊 周文 易红梅
病理学与病理生理学	2004	25	肖哲峰 何佳瑾 罗威 吴新刚 单文娇 胡多沙 王理 汪邸 饶翔 孙向华 张黎明 张贺军 张志杰 王祯莲 陈琼 关瑞 邹海燕 石磊 牛朝霞 张秀芝 刘蓓 邓瑰 赵艳 张琼 邓坦
病理学与病理生理学	2005	12	文秋元 郭丽丽 段红伟 李子坚 姚慧欣 彭芳 刘洁琼 范莎莎 郭锋杰 黄建 周毅波 杨红
病理学与病理生理学	2006	8	李跃辉 李艳尔 中红芬 孙瑞利 王甲甲 曾英 张宇 沈晓涵
病理学与病理生理学	2007	10	郑国沛 俞海波 张为家 李贵妃 陈雪 石颖 李崑 段芝 王蓉 刘惺
病理学与病理生理学	2008	18	陈攀 谭世明 喻正源 李文娟 肖兰博 唐敏 李伟 易思思 李亚菲 孔芳仁 刘艳红 宋健 易思思 李亚林 王蓉 袁雯 刘春梅 贾文婷
病理学与病理生理学	2009	5	陈晓燕 程晔 封美玲 于新芳 刘文斌
病理学与病理生理学	2010	4	卜艳慧 李园园 洪丽萍 赵璐晴
病理学与病理生理学	2011	6	曲辰 黄韵如 宋亚莉 张畅 余志斌 李俏
病理学与病理生理学	2012	4	秦长飞 牛蔓 刘艳玉 廖珊
病理学与病理生理学	2013	2	彭松龄 陈胜南
病理学与病理生理学	2014	3	葛小路 赛步青 张治宝
生物医学工程	2012	6	胡佳 陈军 章洪建 潘素民 白驹 崔钢
生物医学工程	2013	4	熊静 郭婷 谢红军 廖翼
细胞生物学	2009	4	张立华 黄伟 钟娟芳 蒋逸群
细胞生物学	2010	7	刘洁 刘慧 陈琳 鞠强 祝斌 刘丽愉 尹江
细胞生物学	2011	8	董欣 徐志杰 赵艳杰 江艳 左埒连 覃再隆 陈欢 郑丹薇
细胞生物学	2012	6	何宝玉 房淑娟 将呤尚 赖魏巍 雷倩倩 刘玉昆
细胞生物学	2013	7	綦鹏 李慧玲 张含 黄国玲 刘长红 孙俊 徐伞
细胞生物学	2014	9	魏玲玉 冯剑波 李巍明 李俊俊 林建杏 刘晓丽 刘朝阳 李文玲 荆益州
遗传学	2009	3	郭驰 何威 王泽友
遗传学	2010	7	黄丽丽 王卫 江琛 叶秋容 晏其佳 王贺冉 梁芳

学科专业	入学年份	人数	姓名
遗传学	2011	3	谭 琛　代亚非　孙梦熙
遗传学	2012	6	郑 盼　欧春麟　党 委　张美丽　杨 倩　黎金龙
遗传学	2013	10	李 昊　涂超峰　朱美娟　卢元珺　韦娉嫔　辛 星　张海静　徐 容　王鑫晔　朱广超
遗传学	2014	8	都树娟　牛伟红　高 丹　连 瑜　武迎芬　高 璐　何 娅　龙月华
病原生物学	1964	1	叶义言
病原生物学	1978	2	陈金华　黄绪强
病原生物学	1980	1	李本文
病原生物学	1982	1	郑煜煌
病原生物学	1985	1	彭晓谋
病原生物学	1986	6	宋小平　肖建华　周金春　李志坚　舒衡平　曾庆仁
病原生物学	1987	1	汪世平
病原生物学	1988	1	罗树红
病原生物学	1989	1	赖为中
病原生物学	1990	1	王亚南
病原生物学	1991	1	陈 焱
病原生物学	1992	1	李 永
病原生物学	1993	1	田明礼
病原生物学	1994	1	李 华
病原生物学	1995	1	曾宪忠
病原生物学	1996	1	漆 勇
病原生物学	1998	3	谭耀武　温志立　秦志强
病原生物学	1999	5	欧阳理　黄跃龙　王 敏　朱平安　吴 翔
病原生物学	2000	5	蔡立汀　张祖萍　侯建伟　黄志辉　罗秀菊
病原生物学	2001	8	罗永慧　王林纤　何 卓　贾政军　林雪迟　龚燕飞　王丹静　蒋立平
病原生物学	2002	3	彭先楚　李文凯　吴仕筠
病原生物学	2003	3	姜孝新　侯纯亚　刘 伟
病原生物学	2004	7	周松华　刘雪琴　刘 芬　李庆华　方会龙　谢荣华　范久波
病原生物学	2005	7	李 林　周帅峰　秦永华　高冬梅　喻 容　谭 逵　张 琼
病原生物学	2006	5	余路新　徐妮为　罗四维　邹 艳　谢荣华
病原生物学	2007	1	官剑武

学科专业	入学年份	人数	姓名
病原生物学	2008	1	夏英定
病原生物学	2009	7	李　斌　罗玉娇　贺　美　张树菊　冯其梅　周云飞　刘益萍
病原生物学	2010	5	王仁飞　胡勉娟　郑　茂　金　晶　许　进
病原生物学	2011	4	刘秋利　余　权　施远香　彭交凤
病原生物学	2012	3	杨林飞　马　璇　间丘思嘉
病原生物学	2013	3	黄成铭　刘　娜　王文洋
微生物学	1979	1	郭永建
微生物学	1982	1	张敏忠
微生物学	1983	4	罗亚敏　张建中　钟光明　陈一舫
微生物学	1984	2	罗秋平　胡　伟
微生物学	1985	4	黄志严　郭建平
微生物学	1986	4	吴力军　胡昌智　赵伟强　孙利军
微生物学	1987	2	陈利玉　熊建辉
微生物学	1988	1	李杰辉
微生物学	1989	3	乇学政　冯铁健　谭师宇
微生物学	1992	2	罗敏华　肖扬名
微生物学	1994	1	范昌华
微生物学	1995	1	蒋洪敏
微生物学	1996	2	钱　俊　邬国军
微生物学	1997	2	晏　群　李　燕
微生物学	1998	2	陈　军　邹明祥
微生物学	1999	1	赵瑞华
微生物学	2000	1	李太存
微生物学	2001	3	齐素文　戴　橄　谢　妮
微生物学	2002	2	王冬梅　周　辉
微生物学	2003	5	乂　兰　赵俊琴　罗　旲(转专业)　傅　鹰　郭慧娟
微生物学	2004	5	马琼山　刘红军　吴高莉　李建华　杨　涸
微生物学	2005	3	周秩权　李洪涛　李　乐(转专业)
微生物学	2006	4	叶亚菲　邓　俊　李一柯　范志茹
微生物学	2007	1	陈中湘
微生物学	2008	2	黄小晔　杨慧慧
微生物学	2009	2	刘　玮　刘　涛

学科专业	入学年份	人数	姓名
微生物学	2010	3	彭 丹 刘晓蕾 刘西霞(在职)
微生物学	2011	2	杨 明 刘丽莎
微生物学	2012	3	崔光晶 谭小丽 方 青
微生物学	2013	2	黄诗雨 田 湉
生物化学	1963	1	袁恬莹
生物化学	1964	1	王钟林
生物化学	1978	1	刘德培
生物化学	1979	2	黄承汉 宋惠萍
生物化学	1981	1	史建健
生物化学	1985	3	唐建华 汪长森 王力飞
生物化学	1986	1	李 虹
生物化学	1987	1	周玉球
生物化学	1988	1	林 峰
生物化学	1989	2	李 斌 雷 厉
生物化学	1990	1	夏 晖
生物化学	1991	1	吉琼梅
生物化学	1992	1	肖创清
生物化学	1993	1	彭 岚
生物化学	1994	1	刘立鹏
生物化学	1995	2	卿之驹 万恂恂
生物化学	1996	2	彭 军 徐 霞
生物化学	1997	2	顾善兰 谷亚鹏
生物化学	1998	1	张晓杰
生物化学	1999	2	禹 虹 陈淑华
生物化学	2000	2	王依丹 卢 瑾
生物化学	2001	2	杨智英 谭 玎
生物化学	2002	1	向新颖
生物化学	2003	2	贺望娇 刘 佳
生物化学	2004	3	谭超超 周 峰 吕占武
生物化学	2005	3	左克强 陈慧娟 黄维亮(工程硕士)
生物化学	2006	4	段 琼 夏嘉志 骆亚萍(工程硕士) 郭明日
生物化学	2007	3	王锴佳 林蓉蓉 李莉萍
生物化学	2008	3	朱旭锦 袁宪宇 万新星

学科专业	入学年份	人数	姓名
生物化学	2009	3	卢永娟 谭 博 黄思斯
生物化学	2010	3	刘友文 徐爱华 欧阳方丹(高校教师)
生物化学	2011	5	李 娜 杨福兰 张 诺(工程硕士) 黄凤毛(软件工程硕士) 张 红
生物化学	2012	5	方 倩 付 晓 刘 丹 伍业鹏 颜金华
生物化学	2013	6	周 曦 杨兴昊 李国立 李思斯 吴理华 靳顺鑫
生物化学	2014	7	赵霖(工程硕士) 吴日帮 张 帆 丁程程 李辰辉 吴文芳 刘海生
生物化学与分子生物学	1982	1	邓泽民
生物化学与分子生物学	1983	3	王智斌 刘斯奇 刘西平
生物化学与分子生物学	1984	2	张殿政 颜 刚
生物化学与分子生物学	1985	6	胡桂英 董自正 卿科云 李庆军 孙新来 丁纯进
生物化学与分子生物学	1986	2	李维佳 梁 红
生物化学与分子生物学	1987	5	王细良 胡亚芳 陈汉春 卢 青 王细良
生物化学与分子生物学	1988	2	杨友云 易建勋
生物化学与分子生物学	1989	2	王光平 王绪善
生物化学与分子生物学	1990	2	游学科 刘 智
生物化学与分子生物学	1991	2	徐学明 陈洪波
生物化学与分子生物学	1992	1	唐迎胜
生物化学与分子生物学	1993	3	文 军 徐海明
生物化学与分子生物学	1994	2	彭 军 杨 宇
生物化学与分子生物学	1995	3	朱 敏 谭运年 何淑雅
生物化学与分子生物学	1996	2	汤立军 袁 灿
生物化学与分子生物学	1997	3	谭文斌 谢 平 聂怡玲
生物化学与分子生物学	1998	5	刘美莲 杨 榕 申群喜 孟 巧 谷亚鹏 顾善兰
生物化学与分子生物学	1999	5	张晓杰 田菁燕 刘 静 陆秋恒
生物化学与分子生物学	2000	6	陈 迁 许 冰 江元山 李新梅 吴颜晖 陈淑华
生物化学与分子生物学	2001	6	钟 慧 曹燕飞 吴 驰 卢 瑾 徐 霞 王伙丹
生物化学与分子生物学	2002	6	李子博 李 燕 沈 熔 禹 虹 刘青霞 张 济
生物化学与分子生物学	2003	5	任 为 文 斌 刘 佳 向新颖 伊思迈尔(Ismail)
生物化学与分子生物学	2004	12	汪凌昊 魏 来 石碧炜 贺乐奇 周 峰 吕占武 刘辰庚 贺望娇 肖敬川 张捷平 熊德慧 胡野荣
生物化学与分子生物学	2005	5	谭超超 胡济梁 樊国彪 汤 钦 罗赛群
生物化学与分子生物学	2006	9	苗知春 周志群 段 琼 郭明日 吉午阳 夏嘉志 屈 强 向生光 裴晋红

学科专业	入学年份	人数	姓名
生物化学与分子生物学	2007	12	王锴佳　张利元　林蓉蓉　李莉萍　张瑞芳　黄景嘉 周　琳　黄　河　冯　锐　何　艳　李　江　黄　薇
生物化学与分子生物学	2008	9	王淑玲　李弘德　张怀渊　刘稀逢　万新星　朱旭锦 谢　薇　颜世能　危丽雯
生物化学与分子生物学	2009	22	马　钺　马　楠　黄思斯　钟　焱　谭小宁　郭赟婧 褚锦锦　孙志卫　卢永娟　谢小雷　方　琳　李金花 陈晶晶　贾天红　肖　瑶　温家根　李辉莹　谭　博 盖　楠　周　勇　王建军　欧阳方丹
生物化学与分子生物学	2010	8	潘　艺　徐爱华　戴红娟　李　馨　张家铭　张　儒 万新星　金　芳
生物化学与分子生物学	2011	10	杨福兰　付　银　周　杨　崔蕴博　罗誉皓　王　梓 皮朝琼　陈　偲　李　娜　任自敬
生物化学与分子生物学	2012	13	焦春红　韩　旭　马变颖　赵淑玲　颜金华　张云毅 刘　嘉　方　倩　何　吉　卜秀芬　刘　丹　伍业鹏 王　晔
生物化学与分子生物学	2013	11	王翠云　周　羲　杨兴昊　荔　辉　覃熙媛　修　皓 靳顺鑫　许晓丹　李国立　李思施　吴理华
遗传学	1978	3	何小轩　许发明　许　嘉
遗传学	1979	1	肖广惠
遗传学	1982	1	余　穗
遗传学	1983	2	董燕湘　邓汉湘
遗传学	1984	5	范朝红　郭文君　邓龙文　周立新　杨亚东
遗传学	1986	4	张灼华　徐　杨　罗盛原　李秀榕
遗传学	1987	2	周　微　陈铁华
遗传学	1988	1	熊正刚
遗传学	1990	2	袁开宇　曾　滢
遗传学	1992	2	宋明浩　陆　邵
遗传学	1993	6	朱骤琴　徐　磊　阮庆国　唐　勇　黎伶俐　夏　希
遗传学	1994	3	付俊江　黄　蕾　杨　毅
遗传学	1995	2	李　权　郑　多
遗传学	1996	4	吕祁峰　汤熙翔　殷照初　谭斯品
遗传学	1997	3	房海燕　邓　昊　崔　峰
遗传学	1998	7	欧阳珏　夏　昆　陆春叶　王　英　文　健　马燕琳 肖向军
遗传学	1999	6	谭志平　蔡　芳　王　成　李　崎　王　果　邬玲仟
遗传学	2000	8	陈　勇　薛志刚　彭佑共　李成华　刘　征　文　曙 刘慕君　张瑞芳

学科专业	入学年份	人数	姓名					
遗传学	2001	12	许晓建 胡正茂	龙 慧 程莉娟	赵迪诚 姚凤霞	刘小平 胡 政	刘雄昊 张 明	李 奎 邓朝晖
遗传学	2002	7	孙 霞 胡 浩	朱赞华	徐 伟	杨 眉	梁 羽	张延洁
遗传学	2003	12	张雅坤 周 璐 马志成	张宗磊 贾 蓓 胡兰萍	谢志国 迟静薇 何 嫱	吴玥丽 王丽娜 伍汇慧	唐程远 李 薇 潘 乾	凌 捷 吴伟锋
遗传学	2004	14	潘 丽 曹善仁	路嘉宏 周 银	尹 彪 李 剑	冯 劢 李 浩	李 乾 宋 宁	柳 俊 朱怀虚
遗传学	2005	23	彭 聿 王 昊 安世民 常 亮	戴国胜 龚惠勇 卜枫啸 胡友金	薛晋杰 沈宏伟 郭梦圆 邓启盼	张 静 龙志高 李 卓 马小渊	史占平 李海波 薛金锋 李 琼	郑晓业 王 英 蔡一村
遗传学	2006	15	胡艺俏 刘德运 杨 锴	滕祥云 喻蛟玲 盛 亮	周仲民 赵 凯 何欢欢	李红艳 何 思	石 岩 王辉林	李景之 赵 娟
遗传学	2007	16	沈鉴东 熊志敏 潘 盛	刘亚兰 张晓倩 覃 磊	李海波 吕卫刚 戴 镭	杨 凡 高 庭 周明星	许晓娟 吴 奔	全 意 赵 旸
遗传学	2008	15	谭 杨 郭 健 郝好英	肖 溁 朱周靓 谭 笑	雷 鸣 吴 涌 杨秋蕊	席 惠 牛文彬	苏 薇 钟秋连	李欣凝 胡珺洁
遗传学	2009	18	袁振威 彭 浩 罗 莎	易恒柱 陈晶晶 寸金涛	李 丽 侯 帅 林彭思远	田 地 张杨慧 严 恺	卢焰梅 刘 沁 朱国胜	张宇慧 梅利斌 龙盼盼
遗传学	2010	16	何 方 姚仲元 罗三川	刘 博 彭 洁 李镇安	夏开德 袁德健 高铁丽	罗津韬 朱作斌 陈加弟	刘梦莹 胡 亮	林云婷 朱腾飞
遗传学	2011	30	陈 佳 刘化蝶 许昭发 刘彦伶 郭钦贤	李 佳 陈重芬 万安然 王天云 胡旭均	陈 敏 周妙金 黄燕茹 刘云鸽 蒙庆团	李妍珂 苏家苏 郭若兰 曾 旺 高 瑗	陆 清 邓思铭 彭 莹 丁芳祺 邓林贝	麻砚涛 高晓阳 武晓茸 杨大为 张淑杰
遗传学	2012	29	马瑞玉 闫艺瀛 王延迟 韩海龙 李 颖	沈 霈 靳 倩 蔡 强 谭 虎 唐海燕	夏秋平 王晓琳 尹小芳 常家祯 曾茁桐	彭鹤翔 陈毅瑶 田 奇 张林森 胡 月	陆晞彤 胡志青 戴雨亭 魏贤达 万正卿	罗登辉 卞文君 卿礼艳 胡华莹
遗传学	2013	18	谭亚丽 赵 娟 赵荣娟	黄 婷 张郜晗 于 莉	唐媚娜 连骜杰 周 桃	刘东旭 蔡添娥 曹英西	张 月 王小艳 曾兰兰	夏 露 罗海艳 刘亚宁

学科专业	入学年份	人数	姓名
遗传学	2014	23	邱力妍　刘　聪　郭　婧　谌　飞　罗小梅　龙　敏 肖钧方　周　彬　尚　帅　周传满　李登峰　吴慧旦 王若希　陈雨蓓　殷　伟　干文静　胡　蓉　薛　瑾 陈　芳　曾芳芳　李　娜　毛　卓　璩啸天
遗传学	1988	1	王承春
遗传学	1990	1	刘　薇
遗传学	1991	2	曾位森　曾　嵘
遗传学	1992	1	陈　力
遗传学	1993	1	苗聪秀
遗传学	1994	3	谭跃球　陆长富　曾　璨
遗传学	1995	3	张群芳　李　汶　李　立
遗传学	1996	4	胡　亮　林　戈　朱文兵　谢常清
遗传学	1997	2	罗克莉　钟昌高
遗传学	1998	2	杨惠敏　陈嘉砚
遗传学	1999	3	肖　玲　刘　刚　邢晓为
遗传学	2000	4	谭玉梅　唐　奕　罗树伟　彭又共
遗传学	2001	10	蒋祥龙　陈历轩　邓爱民　叶天民　彭秋平　王海祥 袁　丁　石　敏　毛增辉　张春芽
遗传学	2002	9	杨　瑾　孙　璇　孙波澜　杨红梅　乜照艳　宋　涛 涂炯炯　顾亦凡　廖宏庆
遗传学	2003	18	龚雯洁　张硕屏　胡亮杉　刘　馨　欧阳琦　周　苟 宗豫蓉　王　静　曾思聪　聂洪川　张宇超　周　静 陈希曦　李工博　狄玉芬　安　妮　梁钥宏　李凌伟
遗传学	2004	19	喻　银　朱　丹　吴　楠　戴　灿　汤　乐　邹　懿 程德华　丁志刚　赵海军　胡　静　彭建军　谭玉彬 谢平原　廖婷婷　邓磊玉　李维娜　陈天姬　戴　旭 陶　科
遗传学	2005	5	彭　琳　史秋雯　李　进　曾铭华　李喜红
遗传学	2006	7	刘金蕾　梁　琳　贺　佩　向　桢　易辉君　朱复希 龚　斐
遗传学	2007	6	阳　彦　胡　晓　赵秀华　刘律君　徐　芳　谭　珂
遗传学	2008	1	赵　谦
遗传学	2009	2	何文斌　胡建成
遗传学	2011	3	朱　莉　张亚南　杨　超
遗传学	2012	4	曹望龙　陈倩婷　熊紫薇　马　娜
遗传学	2013	4	袁诗敏　周　戴　杨梦月　李　珑
遗传学	2014	5	贾苗苗　杨晓文　巢缘驰　蒙岚岚　陈　婧

学科专业	入学年份	人数	姓名
生殖工程	1987	1	范立青
生殖工程	2004	5	张少娣　蔡素芬　张顺吉　钟　群　杜丽丽
生殖工程	2005	5	唐婷婷　白　婷　李晓峰　刘一琳　孙　源
生殖工程	2006	2	杨晓祎　何雪梅
生殖工程	2007	5	周立花　罗　盘　邹　昕　邢　柳　余　慧
生殖工程	2008	3	张　科　段　馨　欧阳妍
生殖工程	2009	2	黄华林　周欢群
生殖工程	2010	2	李　洁　钟　垚
生殖工程	2011	2	李　元　吕　超
生殖工程	2012	3	宋　娟　杨舒亭　朱海伦
生殖工程	2013	6	贺　慧　刘亚琼　易　妍　张　璐　王斯洋　孔祥怡
生殖医学	2014	5	滕　璨　王　炎　干润新　朱　颖　石　云
干细胞工程学	2005	2	刘　晓　邓敏子
干细胞工程学	2006	3	罗　彬　李　雄　肖　娜
干细胞工程学	2007	1	邹根辉
干细胞工程学	2008	3	李　昀　冷丽智　岁　振
干细胞工程学	2009	2	余　艳　亚　西
干细胞工程学	2010	2	石江霞　贺菁菁
干细胞工程学	2011	6	戴聪伶　何　妲　吴兴武　陈　娟　卢海源　徐　芳
干细胞工程学	2012	6	郝　敏　黄生建　彭向杰　王斯琪　段超群　窦丹丹
干细胞工程学	2013	10	谭科芳　戴　菁　王　洋　杨青青　苏　献　傅　瑶 彭　静　周　爽　陆文玲　董玲风
干细胞与再生医学	2014	8	宁丽芳　何　可　周　浩　李黛叶　段星祥　赵　雷 侯伟榕　伍先红
发育生物学	2007	1	胡景平
发育生物学	2009	1	罗　阳
发育生物学	2013	1	陈　素
发育生物学	2014	3	吕　倩　王明燚　徐孔容
细胞生物学	1983	1	贺明伟
细胞生物学	2007	1	邓　利
细胞生物学	2008	1	张同梅
细胞生物学	1999	1	刘　静
细胞生物学	2003	2	郑　杰　宗永立
细胞生物学	2004	2	李忠魁　苏　文

学科专业	入学年份	人数	姓名
细胞生物学	2005	1	吴丽萍
细胞生物学	2006	1	张李洋
细胞生物学	2007	2	朱力宇　陈丹娜
细胞生物学	2008	1	李凌
细胞生物学	2009	2	毛玲　周亚玲
细胞生物学	2010	1	夏飞虹
细胞生物学	2011	8	曹贝贝　梁龙　文志　周丽　戴琪　宋云鹏　黄临迷　邱德稳
细胞生物学	2012	4	蒋露薇　陆仁斌　蒋谦　黄玉萍
细胞生物学	2013	5	蒋昶宇　彭水平　杜夏谨　范亮亮　方皓
法医学	1987	1	王建强
法医学	2008	2	刘钦来　王兴华
法医学	2009	1	熊峰
法医学	2010	1	张琳
法医学	2011	2	谢丹　彭钰龙
法医学	2012	1	彦伟韬
法医学	2013	3	符晓亮　廖慧丹　郭娟娟
免疫学	1978	4	于颖　余建琴　陈纯静　王文艺
免疫学	1982	7	胡娟　罗伟光　卢艳　姚芳玲　柯艺文　符小玲　郭家权
免疫学	1986	2	李伟　张宁洁
免疫学	1989	5	黄玉梅　潘凤华　罗佳　袁媛　彭海波
免疫学	1991	3	文亚平　刘雪香　刘立民
免疫学	1992	1	高丽华
免疫学	1994	2	魏琦　张丽娜
免疫学	1995	3	马淑慧　蔡金洪　任碧琼
免疫学	1996	3	高雅薇　李艳琴　王勇军
免疫学	1997	9	王帆　李志华　魏秀清　严杰　陈明雄　刘志希　桂重阳　张艳平　杜昆
免疫学	1998	3	林琳　黄柏胜　霍治
免疫学	1999	4	马海军　杨志英　梅冰　唐玲俐
免疫学	2000	3	王志鹏　张小清　余俊龙
免疫学	2001	1	郭英
免疫学	2002	2	王芙艳　晏群

学科专业	入学年份	人数	姓名
免疫学	2003	6	凌四海 王 洁 暨 明 钟白云 周劲峰 张雄鹰
免疫学	2004	3	陈欲晓 蒋春洁 李 燕
免疫学	2005	2	程 文 钱 骏
免疫学	2006	3	张 丰 蒋洪敏 黎 明
免疫学	2007	3	杨志英 彭 钊 邹义洲
免疫学	2008	2	郭海波 田 伟
免疫学	2009	1	陈建忠
免疫学	2010	2	张修武 胡四海
免疫学	2011	3	张 宇 朱卫岗 蒋晓群
免疫学	2012	2	陈 青 孙帮华
免疫学	2013	2	李曙光 王长青
生物医学工程	1985 年 9 月	2	胡耿丹 张佃中
生物医学工程	1986 年 9 月	1	苏庆义
生物医学工程	1987 年 9 月	1	毛晓成
生物医学工程	1987 年 9 月	6	唐文春 董兵超 魏文芳 孙彩军 陈立波 朱光宁
生物医学工程	1990 年 9 月	1	刘曙前
生物医学工程	1991 年 9 月	1	李旭光
生物医学工程	1994 年 9 月	1	施高瞻

附录十六　在职教职工名单

人体解剖学与神经生物学系

序号	姓名	性别	职称	现任职务	工作年份	学术方向	备注
1	罗学港	男	教授		1969.7—	中枢神经溃变再生	二级教授
2	漆光平	男	高级实验师	形态中心副主任	1975.6—		副高三级
3	杨科球	男	高级实验师		1980.6—		副高三级
4	胡建光	男	高级实验师		1981.7—		副高三级
5	周国志	男	实验师		1983.7—		中级一级
6	严小新	男	教授	系常务副主任	1984.8—	神经发育、脑的可塑与老化	校长特聘教授
7	姜平	男	副教授		1984.8—		副高三级
8	何伟民	男	工人		1985.9—		
9	杜亚政	男	实验师		1987.12—		中级二级
10	李志远	男	教授	系主任	1988.7—	离子通道及药物研发	升华学者特聘教授
11	邓小华	女	副教授		1988.7—	脑的老化与神经退行性疾病	副高二级
12	卢大华	男	副教授	系副主任	1988.7—	神经系统发育及损伤修复	副高一级
13	王淼	男	高级实验师		1989.7—		中级二级
14	伍校琼	女	高级实验师		1991.7—		副高三级
15	雷德亮	男	教授		1991.8—	脑的老化与神经退行性病	四级教授
16	潘爱华	男	教授	系支部书记、形态中心主任	1992.7—	离子通道与疼痛研究	四级教授
17	周丙林	男	助理实验师		1992.7—		初级一级
18	刘丹	女	实验师		1992.8—		中级二级
19	李昌琪	男	教授		1993.7—	精神行为异常的神经生物学机制	四级教授
20	王慧	女	副教授	系副主任	1994.7—	神经系统溃变再生	副高三级
21	张建伟	男	讲师		1996.7—	精神行为异常的神经生物学机制	中级三级
22	王晓晟	男	讲师		1997.7—	神经系统溃变再生	中级二级
23	熊鲲	男	副教授	系副主任	1999.7—	神经系统溃变再生	副高三级

序号	姓名	性别	职称	现任职务	工作年份	学术方向	备注
24	蔡艳	女	副教授		2000.7—	神经系统发育与老化	副高三级
25	范春玲	女	讲师		2002.8—	神经系统溃变再生	中级三级
26	李芳	女	副教授		2004.7—	精神行为异常的神经生物学机制	副高三级
27	陈旦	女	讲师		2008.7—	视觉神经系统损伤再生	中级三级
28	曾乐平	男	讲师		2009.7—	生物分子保存研究	中级三级

组织学与胚胎学系

序号	姓名	性别	职称	现任职务	工作年份	学术方向	备注
1	段炳南	男	讲师		1981.7—	再生组织工程和生殖生物学	讲师一级
2	文建国	男	教授		1983.7—	再生组织工程和生殖生物学	四级教授
3	伍赶球	男	副教授		1986.8—	再生组织工程和生殖生物学	副高一级
4	杨景	男	工人		1993.7—	血管重建的分子调控机制	高级工人
5	黄河	男	副教授	系副主任	1996.7—	胚胎发育与肿瘤发生机制	副高二级，531计划人才
6	肖玲	女	副教授	形态中心副主任	1999.7—	血管重建的分子调控与肿瘤发生机制	副高三级
7	张彬	女	副教授		2002.7—	心血管疾病和肿瘤发生机制	副高三级
8	刘俊文	女	副教授	系副主任	2008.6—	动脉粥样硬化的病理机制	副高二级，升华育英，531计划人才
9	蔡维君	男	教授	系主任	2010.1—	血管重建的分子调控机制	四级教授
10	刘正华	女	讲师		2010.12—	血管重建的分子调控机制	讲师三级
11	邓盘月	男	教授		2011—	智力发育迟缓、老年性痴呆	升华学者

生理学系

序号	姓名	性别	职称	现任职务	工作年份	学术方向	备注
1	秦晓群	男	教授	基础医学院院长	1974—	呼吸生理	二级教授
2	何群	男	教授		1975—	血液生理	四级教授
3	邬力祥	男	教授	本科生院副院长	1975—	神经生理	三级教授
4	谭孟群	女	教授		1977—	血液生理	三级教授
5	杨绿化	男	高级实验师	机能中心副主任	1979—		副高一级
6	罗自强	男	教授	基础医学院副院长、生理学系主任	1982—	呼吸生理	二级教授
7	许建平	男	副教授	教学秘书	1983—	呼吸生理	二级副教授
8	高志远	男	实验师		1983—		
9	张长青	男	高级实验师		1983—		副高二级
10	文志斌	男	教授	生理学系副主任	1984—	止血生理	四级教授
11	刘发益	男	副教授		1984—	神经生理	二级副教授
12	管茶香	女	教授	继续教育学院副院长	1985—	呼吸生理	三级教授
13	廖晓红	女	实验师	行政秘书	1986—		
14	何晓凡	女	高级实验师	机能中心副主任	1987—	止血生理	副高三级
15	汉建忠	男	副教授	生理学党支部书记	1988—	呼吸生理	二级副教授
16	黄柏胜	男	高级实验师	保安干事	1988—	神经生理	副高三级
17	黄艳红	女	高级实验师	工会组长	1989—	血液生理	副高三级
18	刘惠君	女	实验师		1993—	呼吸生理	
19	暨明	女	副教授	科研秘书	1995—	血液生理	三级副教授
20	瞿湘萍	女	副教授	科研秘书	1996—	呼吸生理	三级副教授
21	向阳	女	副教授	生理学系副主任	1997—	呼吸生理	二级副教授
22	冯丹丹	女	副教授		1998—	呼吸生理	三级副教授
23	韩仰	女	讲师		2009—	神经生理	
24	刘持	女	讲师	实验总负责	2011—	呼吸生理	
25	周勇	男	讲师		2013—	呼吸生理	
26	唐怡庭	女	讲师		2014—		

病理学系

序号	姓名	性别	职称	现任职务	工作年份	学术方向	备注
1	文继舫	男	教授		1970年8月	消化道病理	二级教授
2	刘保安	男	教授		1978年7月	消化道病理	四级教授

序号	姓名	性别	职称	现任职务	工作年份	学术方向	备注
3	姜全	女			1980 年 11 月		
4	杨晓静	女	实验师		1981 年 7 月		
5	周建华	男	教授	主任	1983 年 7 月	肺脏病理	四级教授
6	冯德云	男	研究员	副主任	1983 年 7 月	肝脏病理	正高四级
7	傅春燕	女	高级实验师		1983 年 7 月		
8	金鸥	女	副教授		1983 年 7 月	妇产科病理	
9	李进	男	实验师		1984 年 8 月		
10	郑晖	女	高级实验师		1985 年 7 月		
11	李景和	男	副教授		1986 年 7 月	消化道病理	
12	郑长黎	男	副教授	副主任	1987 年 7 月	消化道病理	
13	蒋海鹰	女	高级实验师		1987 年 12 月		
14	张革进	男	技术员		1989 年 7 月		
15	颜亚晖	女	高级实验师		1989 年 7 月		
16	吴晓英	女	教授		1990 年 6 月	超微结构	四级教授
17	陈晨	女	实验师		1990 年 7 月		
18	王思佳	男			1993 年 7 月		
19	李波	男	讲师		1995 年 7 月	肝脏病理	
20	金中元	男	讲师		1996 年 7 月	消化道病理	
21	尹红玲	女	副教授		1996 年 7 月	肾脏病理	
22	肖德胜	男	副教授	副主任	1996 年 7 月	消化道病理	
23	胡忠良	男	副教授		1997 年 6 月	消化道病理	
24	李翔	女	讲师		1997 年 7 月	肺脏病理	
25	彭劲武	男	副教授		1997 年 7 月	消化道病理	
26	王宽松	男	副教授		1998 年 7 月	消化道病理	
27	吕辉	女	讲师		1998 年 7 月	超微结构	
28	周庆	男	实验师		1998 年 7 月		
29	罗庚求	男	副教授		1998 年 7 月	消化道病理	
30	邓征浩	男	讲师		1999 年 7 月	肺脏病理	
31	何琼琼	女	副教授		2002 年 4 月	肝脏病理	
32	王颖	女	讲师		2002 年 7 月	肺脏病理	
33	刘英	女	实验师		2003 年 7 月		
34	周海燕	女	讲师		2003 年 7 月	消化道病理	
35	胡永斌	男	副教授		2005 年 7 月	肺脏病理	

序号	姓名	性别	职称	现任职务	工作年份	学术方向	备注
36	殷刚	男	特聘研究员	基础医学院副院长、系副主任	2012 年 7 月	卵巢干细胞	
37	王俊普	男	未定		2013 年 7 月	超微结构	
38	李丽玲	女	经治医师		2013 年 7 月		
39	蔺薇	女	经治医师		2013 年 7 月		
40	王晶	女	经治医师		2013 年 7 月		
41	吴泽	男	初级实验师		2013 年 7 月		
42	禹灿平	男	初级实验师		2013 年 7 月		
43	朱薇	女	初级实验师		2013 年 7 月		
44	罗柏花	女	经治医师		2014 年 7 月		
45	杨可达	男	经治医师		2014 年 7 月		
46	商利	女	经治医师		2014 年 7 月		
47	段玉梅	女	初级实验师		2014 年 7 月		
48	周丽	女	初级实验师		2014 年 7 月		
49	贺秋艳	女	初级实验师		2014 年 7 月		
50	王文梅	女	初级实验师		2014 年 7 月		

病理生理学系

序号	姓名	性别	职称	现任职务	工作年份	学术方向	备注
1	涂自智	男	教授	系副主任	1976.9	脓毒症	四级教授
2	陈广文	男	高级实验师		1981.8		
3	肖献忠	男	教授	系主任	1983.7	心血管、脓毒症	二级教授
4	肖子辉	男	教授		1983.7	心血管	四级教授
6	邓恭华	男	副教授		1987.7	脓毒症	一级副教授
7	刘梅冬	女	高级实验师		1993.7		
8	王慷慨	男	教授	基础医学院副院长、系副主任	1996.7	心血管	四级教授
9	蒋磊	男	副教授		1996.7	心血管	三级副教授
10	张华莉	女	教授	党支部书记	1997.7	脓毒症	四级教授
11	吕青兰	女	讲师		1998.7	心血管	
12	邹江	男	讲师		1999.7	心血管	
13	谭斯品	女	副教授	细胞分子实验教学中心副主任	1999.8	心血管	二级副教授
14	刘可	女	实验师	行政秘书	2002.5		

序号	姓名	性别	职称	现任职务	工作年份	学术方向	备注
15	王浩	男	讲师		2002.7	心血管	
16	蒋碧梅	女	副教授		2003.7	心血管	二级副教授
17	刘瑛	女	副教授	教学秘书	2003.7	脓毒症	三级副教授
18	王念	女	讲师	科研秘书	2009.7	脓毒症	
19	丁艳君	女	副教授		2011.5	脓毒症	三级副教授

肿瘤研究所

序号	姓名	性别	职称	现任职务	工作年份	学术方向	备注
1	姚开泰	男	院士		1956—	鼻咽癌癌变分子机制	正高一级
2	曹亚	女	教授	副所长	1977—	肿瘤发病的分子机理研究	正高二级
3	李桂源	男	教授		1977—	恶性肿瘤病因发病学	正高二级
4	李官成	男	教授	副所长	1979—	肿瘤免疫	正高三级
5	李小玲	女	研究员	副所长	1983—	恶性肿瘤病因发病学	正高四级
6	曹利	女	高级实验师		1986—	鼻咽癌发病机制	副高二级
7	余艳辉	女	实验师		1987—	行政管理	中一级
8	易薇	女	高级工		1991—	肿瘤发病的分子机理研究	中级工
9	杨静	女	实验师		1992—	鼻咽癌发病机制	中二级
10	关勇军	男	助研		1992—	分子肿瘤学	中一级
11	卢建红	女	研究员		1993—	肿瘤病毒致病机制	正高四级
12	杨力芳	男	副教授	科室副主任	1993—	癌变分子机制及基因治疗	副高二级
13	周国华	男	实验师		1993—	肿瘤免疫	中三级
14	欧阳咏梅	女	中级工		1993—	细胞培养	中级工
15	刘卫东	男	助研		1995—	鼻咽癌癌变分子机制	中一级
16	王磊	男	实验师		1995—	鼻咽癌癌变分子机制	中二级
17	武明花	女	研究员	副处长	1995—	肿瘤发病病因学	正高四级
18	马健	男	副研究员	科室主任	1995—	肿瘤转移	副高一级
19	陶永光	男	教授	所长助理	1995—	肿瘤表观遗传学	升华学者、正高四级

序号	姓名	性别	职称	现任职务	工作年份	学术方向	备注
20	周文	女	助研		1995—	骨髓瘤的耐药机制与肿瘤干细胞的研究	中一级
21	冯湘玲	女	助研		1996—	鼻咽癌癌变分子机制	中二级
22	向娟娟	女	研究员	科室副主任	1996—	肿瘤发病病因学	正高四级
23	周鸣	男	副研究员	党支部书记	1996—	肿瘤病因与发病学	副高二级
24	罗湘建	女	副教授		1996—	肿瘤发病的分子机理研究	副高三级
25	翁新宪	男	助理实验师		1996—	肿瘤发病的分子机理研究	初一级
26	曾朝阳	女	副研究员		1997—	鼻咽癌的发生发展机制	副高一级
27	周艳宏	男	副研究员	科室主任	1998—	肿瘤病因与发病学	副高二级
28	唐敏	女	实验师		1998—	肿瘤发病的分子机理研究	中三级
29	唐珂	女	实验师		1999—	鼻咽癌发病机制	中三级
30	李跃辉	男	实验师		1999—	肿瘤免疫	中一级
31	毕晓燕	女	助研	基础医学院综合办公室主任	1999—	行政管理	中二级
32	任彩萍	女	教授	科室主任	2000—	鼻咽癌癌变分子机制、干细胞研究	正高四级
33	李敏	女	实验师	办公室副主任	2002—	行政管理	中二级
34	石颖	女	实验师		2002—	肿瘤发病的分子机理研究	中三级
35	李岿	男	实验师		2002—	肿瘤发病的分子机理研究	中三级
36	谢平丽	女	实验师		2002—	肿瘤免疫	中三级
37	祝斌	男	实验师		2003—	鼻咽癌癌变分子机制	中三级
38	熊炜	男	研究员	基础医学院副院长、肿瘤研究所所长	2003—	肿瘤病因发病学	升华学者、正高四级
39	廖萍	女	实验师		2003—	鼻咽癌发病机制	中三级
40	李征	女	副研究员	高分辨质谱室主任	2006—	蛋白质组与肿瘤基因治疗	副高三级
41	欧阳珏	女	助研		2006—	鼻咽癌发病机制	中二级

序号	姓名	性别	职称	现任职务	工作年份	学术方向	备注
42	彭淑平	女	副研究员	科室副主任	2006—	肿瘤病因与防治	副高三级
43	向波	男	副研究员	科室副主任	2006—	肿瘤细胞生物学	副高三级
44	肖岚	女	助研	助研	2010—	肿瘤发病病因学	中三级
45	王蓉	女	实验师	办公室副主任	2010	行政管理	中三级
46	陈玲	女	助理实验师		2011—	肿瘤发病的分子机理研究	初级

寄生虫学系

序号	姓名	性别	职称	现任职务	工作年份	学术方向	备注
1	汪世平	男	教授	省重点实验室副主任	1972.2	病原生物学	二级教授
2	曾庆仁	男	教授	基础医学院细胞与分子实验中心主任	1972—	病原生物学	二级教授
3	张顺科	男	高级实验师	基础医学院细胞与分子实验中心副主任	1981—		
4	舒衡平	男	教授	湘雅医学院副院长、寄生虫学系主任	1983—	病原生物学	四级教授
5	蔡力汀	男	副教授		1986—	病原生物学	
6	彭先楚	男	实验师		1990—		
7	徐绍锐	男	副教授	寄生虫学系副主任	1991—	病原生物学	
8	吴翔	女	副教授		1991—	病原生物学	
9	张祖萍	女	副教授		1997—	病原生物学	
10	蒋立平	男	副教授		1998—	病原生物学	
11	章洁	女	实验师		1999—		
12	付冉定	女	实验师				

微生物学系

序号	姓名	性别	职称	现任职务	工作年份	学术方向	备注
1	朱广平	男	技师		1981—		
2	陈利玉	女	教授	主任	1985—	HCMV 致病致畸机制	四级教授
3	戴橄	女	副教授		1986—	病毒疫苗	一级副教授
4	邬国军	男	副教授		1990—	病毒致病机制	二级副教授
5	刘水平	男	副教授	副主任	1990—	HCV 分子病毒学及其致病性	一级副教授

序号	姓名	性别	职称	现任职务	工作年份	学术方向	备注
6	王莉莉	女	副教授		1997—	病毒致瘤的分子机制	二级副教授
7	马琼山	女	讲师		2001—		
8	谭宇蓉	女	副教授		2002—	病毒致病机制	二级副教授
9	周毅刚	男	副教授	支部书记	2004—	内生真菌研究	

生物化学系

序号	姓名	性别	职称	现任职务	工作年份	学术方向	备注
1	陈汉春	男	教授	副院长	1981—	环境、基因与肿瘤	四级教授
2	唐建华	男	教授	支部书记	1985—	肿瘤免疫逃逸	四级教授
3	龙苏	女	副教授		1985—		
4	曾卫民	男	教授		1986—	糖尿病及其并发症发病机理	四级教授
5	李文凯	男	讲师		1990—		
6	陈淑华	女	副教授		1995—	脓毒性休克	
7	骆亚萍	女	讲师	行政秘书	1996—	基因多态性与白血病	
8	刘灿华	男	讲师		1997—		
9	朱飞舟	男	副教授	科研秘书	2007—	帕金森病相关基因的功能研究	
10	邓梅春	男	讲师	教学秘书	2009—	蜘蛛活性多肽	
11	马昌杯	男	副教授		2010—	核酸分子探针	
12	钟慧	女	讲师		2010—	基因转运体	
13	王军	男	教授	主任	2011—	基因组学技术开发在癌症发病机制中的应用	特聘教授
14	何海伦	女	教授	副主任	2011—	蛋白结构和功能的相关研究	特聘教授
15	朱曙东	男	教授		2012—	分子靶向抗癌药物	特聘教授

分子生物学系

序号	姓名	性别	职称	现任职务	工作年份	学术方向	备注
1	罗赛群	女	实验师		1993	多发性骨髓瘤的发病机制	
2	曾海涛	男	副教授	党支部书记、系副主任	1995	生殖分子生物学	

序号	姓名	性别	职称	现任职务	工作年份	学术方向	备注
3	罗志勇	男	教授		1996	药用植物次生代谢生物合成与转运分子调控及天然小分子衍生物抗肿瘤、抗衰老信号机制	
4	胡维新	男	教授		1997	基因结构与功能、多发性骨髓瘤的发病机制	二级教授
5	刘静	女	教授	生命科学学院副院长、系主任	1997	红系发育、肿瘤发生和治疗的分子机制	
6	朱敏	女	副教授		1998	线粒体遗传	
7	汤立军	男	教授		1999	重大疾病的发病机制	
8	熊德慧	女	助研		2001	基因结构与功能	
9	曾赵军	男	副教授		2002	基因治疗	
10	吴坤陆	男	副教授		2005	生物信息学	
11	陈慧勇	女	副教授		2007	白血病发生的分子机制	
12	萧小鹃	女	讲师		2009	肿瘤药物作用机制	
13	孙曙明	男	博士后		2011	肿瘤发生机制	
14	刘箭卫	男	高级工		2012		

医学遗传学国家重点实验室

序号	姓名	性别	职称	现任职务	工作年份	学术方向	备注
1	夏家辉	男	院士	医学遗传学国家重点实验室名誉主任	196107	医学遗传学	正高一级
2	刘静波	男	高级工		198105	医学遗传学	
3	周明智	女	高级工		198111	医学遗传学	
4	梁德生	男	教授	医学遗传学国家重点实验室副主任	198208	医学遗传学	
5	邬玲仟	女	教授	医学遗传学国家重点实验室副主任	198208	医学遗传学	
6	夏日	女	高级工		198306	医学遗传学	
7	张灼华	男	教授	副校长	198308	医学遗传学	
8	黄石	男	教授		198901	医学遗传学	

序号	姓名	性别	职称	现任职务	工作年份	学术方向	备注
9	潘乾	男	高级实验师	医学遗传学国家重点实验室副主任	198907	医学遗传学	
10	龙志高	男	高级实验师		198907	医学遗传学	
11	苏薇	女	实验师		198908	医学遗传学	
12	李家大	男	教授	生命科学学院副院长	199307	医学遗传学	
13	胡正茂	男	副研究员（自然科学）		199407	医学遗传学	
14	夏昆	男	教授	生命科学学院院长、医学遗传学国家重点实验室主任	199507	医学遗传学	
15	陈湘	女	高级工		199507	医学遗传学	
16	姜芳	女	助理实验师		199709	医学遗传学	
17	胡艺俏	女	实验师		199907	医学遗传学	
18	文娟	女	实验师		199907	医学遗传学	
19	马龙	男	教授		200101	医学遗传学	
20	郑宇	女	实验师		200106	医学遗传学	
21	李娟	女	实验师		200207	医学遗传学	
22	陈仙花	女	实验师		200207	医学遗传学	
23	郭吉红	女	实验师		200207	医学遗传学	
24	姚仲元	男	实验师		200307	医学遗传学	
25	白婷	女	实验师		200407	医学遗传学	
26	夏艳	女	助理实验师		200407	医学遗传学	
27	唐桂芝	女	助理实验师		200507	医学遗传学	
28	熊乐琴	女	助理实验师		200507	医学遗传学	
29	朱艳萍	女	助理实验师		200606	医学遗传学	
30	朱慧敏	女	助理实验师		200606	医学遗传学	
31	贺景亮	男	助理实验师		200607	医学遗传学	
32	张叶青	女	助理实验师		200607	医学遗传学	
33	周世敏	男	助理实验师		200704	医学遗传学	
34	王丹玲	女	研究员（自然科学）		200707	医学遗传学	
35	冯劢	男	实验师		200707	医学遗传学	
36	夏纯	女	助理实验师		200707	医学遗传学	
37	刘雄昊	男	副研究员（自然科学）		200709	医学遗传学	

序号	姓名	性别	职称	现任职务	工作年份	学术方向	备注
38	段然慧	女	研究员（自然科学）		200909	医学遗传学	
39	黄文	女	助理研究员（自然科学）		201006	医学遗传学	
40	陈超	男	副研究员		201309	统计遗传学	
41	李卓	男	助理研究员		201312	医学遗传学	
42	刘春宇	男	特聘教授		201404	医学遗传学	

生殖与干细胞工程研究所

序号	姓名	性别	职称	现任职务	工作年份	学术方向	备注
1	卢光琇	女	教授、主任医师、研究员	所长、院长、主任	1964—	遗传学、发育生物学、干细胞与再生医学、生殖医学、生命伦理学	二级教授
2	范立青	男	研究员	党支部书记	1977—	生殖医学、遗传学	二级教授
3	曾亚荣	女	主管护师		1981—	生殖医学	
5	肖红梅	女	主任医师		1985—	生殖医学、遗传学、妇产科学	
6	李立	女	副主任医师		1986—	遗传学	
7	朱文兵	男	研究员		1987—	生殖医学、遗传学	
8	陆长富	男	副研究员		1987—	生殖医学、干细胞与再生医学	
9	肖小满	女	主管护师		1988—	生殖医学	
10	程腊梅	女	教授		1989—	干细胞与再生医学、发育生物学	
11	朱亚辉	男	实验师		1989—	生殖医学	
12	张瞻	女	主管护师		1990—	生殖医学	
13	谭跃球	男	研究员		1991—	遗传学、发育生物学	
14	杜娟	女	研究员		1991—	遗传学、干细胞与再生医学	
15	李汶	女	副研究员		1991—	遗传学、发育生物学	
16	钟昌高	男	副主任医师		1992—	生殖医学、遗传学	

序号	姓名	性别	职称	现任职务	工作年份	学术方向	备注
17	刘薇	女	主任医师		1993—	生殖医学、干细胞与再生医学	
18	刘刚	男	副研究员		1994—	遗传学	
19	文华	女			1994—	生殖医学	
20	罗克莉	女	主治医师		1995—	生殖医学	
21	龚斐	女	副主任医师		1997—	生殖医学	
22	张前军	男	副研究员		1997—	干细胞与再生医学、遗传学	
23	林戈	男	研究员		1999—	干细胞与再生医学、生殖医学、发育生物学	
24	胡亮	男	副教授		1999—	干细胞与再生医学	
25	王建	男	副研究员		2005—	干细胞与再生医学	
26	孙懿	女	副研究员		2007—	干细胞与再生医学	
27	唐奕	女	助理研究员		2007—	生殖医学	
28	涂炯炯	男	助理研究员		2008—	生殖医学	
29	周莴	女	助理研究员		2009—	干细胞与再生医学	
30	孙璇	女	副研究员		2010—	干细胞与再生医学	
31	欧阳琦	女	助理研究员		2010—	干细胞与再生医学	
32	戴灿	女	助理研究员		2010—	干细胞与再生医学、遗传学	
33	顾亦凡	男	助理研究员		2010—	生殖医学	

细胞生物学系

序号	姓名	性别	职称	现任职务	工作年份	学术方向	备注
1	张建湘	男	教授		1974	肿瘤发生和治疗的分子机制	
2	刘艳平	女	教授	生命科学学院副院长	1977	药用植物次生代谢生物合抗肿瘤	
3	言惠文	女	副教授		2003	红系血细胞发育，中草药	
4	文斗斗	女	讲师		2003	肌肉细胞分化机制	
5	王丽	女	副教授		2005	濒危植物保育	
6	唐璐璐	女	副教授		2005	植物器官发育	
7	张树冰	男	副教授		2005	肿瘤药物作用机制和蛋白功能研究	

序号	姓名	性别	职称	现任职务	工作年份	学术方向	备注
8	项荣	女	副教授	生命科学学院副院长	2007	心血管疾病发病机理	
9	周叶方	男	副教授		2007	医学组织工程	
10	李家大	男	教授	系主任、生命科学学院副院长	2007	神经系统发病机制	
11	刘慕君	女	副教授		2007	神经系统退行性疾病发病机制	
12	颜金鹏	男	讲师		2009	鱼类发育	
13	李杰	男	副教授		2010	水生生态	
14	唐志文	男	教授		2013	小分子化学药物设计	
15	夏赞贤	男	教授		2013	蛋白泛素化机制	

法医学系

序号	姓名	性别	职称	现任职务	工作年份	学术方向	备注
1	李菁	女	副高三级	教辅	1985	法医病理学	
2	喻向阳	男	副高二级		1986	法医病理学	
3	符宁	男	高级技工	技术工	1990	法医病理学	
4	张百帆	男	副高二级		1991	法医病理学	
5	邹鹰	男	中级二级	教辅	1999	法医临床学	
6	蔡继峰	男	正高四级	基础医学院副院长、法医系主任	2005	法医病理学	
7	兰玲梅	女	中级三级	教辅	2005	法医物证学	
8	常云峰	男	中级三级	支部书记	2006	法医临床学	
9	郭亚东	男	中级三级	教学秘书	2012	法医病理学	
10	扎拉嘎白乙拉	男	中级三级	科研秘书	2012	法医物证学	
11	闫杰	男	中级三级		2012	法医毒理学	

免疫学系

序号	姓名	性别	职称	现任职务	工作年份	学术方向	备注
1	余平	女	教授	主任	1977	感染免疫	
2	陈欲晓	女	教授		1987	肿瘤细胞免疫	
3	黎明	女	教授	副主任	1989	肿瘤免疫	
4	罗奇志	女	主管技师		1990	移植免疫学	

序号	姓名	性别	职称	现任职务	工作年份	学术方向	备注
5	王洁	女	副教授		1994	感染免疫	
6	程文	女	副教授		1994	感染免疫	
7	田伟	男	教授		1995	免疫遗传学	
8	王芙艳	女	副教授		1995	感染免疫	
9	霍治	男	讲师	支部书记	2001	感染免疫	
10	邹义洲	男	教授	副主任	2011	移植免疫学	特聘教授
11	王勇	男	讲师		2013	生物大分子的相互作用	

数理学科

序号	姓名	性别	职称	现任职务	工作年份	学术方向	备注
1	任力锋	女	教授		1992—	生物数学模型、生物力学、生物信息学	
2	刘喜玲	女	高级实验师		1983—		
3	杨长兴	男	教授	中心主任	1983—	网格技术，医学信息表达与处理	三级教授
4	田琪		副教授		1977—	计算机医学应用	
5	刘雄鹰		副教授		1983—	计算机医学应用	
6	周肆清		副教授		1987—	医学图像处理	
7	李小兰		副教授		1990—		
8	李利明		讲师		1990—		
9	邵自然		讲师		1990—		
10	温国海		工程师		1991—		
11	杨莉军		实验师		1991—		
12	陈彦伶		实验师		1992—		
13	李力		讲师		1996—		
14	吕格莉		副教授	博士	1997—		
15	罗芳		讲师	博士	1998—		
16	裘嵘		副教授	博士	2000—		
17	李飞宇	男	副教授		1982—		
18	刘建华	男	副教授		1984—		
19	张佃中	男	副教授		1988—		
20	邓松海	男	讲师		1994—		

序号	姓名	性别	职称	现任职务	工作年份	学术方向	备注
21	张美媛	女	讲师		1996—		
22	卢维谦	男	工人				
23	陈检芳	男	高级实验师	主任	1980—		
24	石庆杰	男	高级实验师	副主任	1980—		
25	王克超	男	实验师		1988—		
26	余术宜	女	高级实验师	副主任	2007—		

化学

序号	姓名	性别	职称	现任职务	工作年份	学术方向	备注
1	罗一鸣	女	教授	校级督导	1982—	有机合成和功能配合物设计研究	三级教授
2	王一凡	男	副教授	系书记	1982—	中药药理、无机材料	
3	刘绍乾	男	副教授		1985—	生物无机、膜片钳与药理	
4	周明达	男	教授	系书记	1985 调入—	污水处理技术、药物有效组分提取	
5	程新园	女	副教授		1986—	催化动力学与药理	
6	刘扬	男	实验师		1986—		
7	文莉	女	副教授		1987—	分光光度法多组分同时测定研究	
8	邓凯佳	男	实验师		1987 调入—		
9	向阳	女	副教授		1988—	物理化学	
10	胡卫	男	实验师		1990—		
11	何跃武	女	副教授		1993 调入—	矿物分析	
12	黄兰芳	男	教授		1994 调入—	生物体液和中药活性成分分析	
13	王微宏	男	副教授	系副主任	1994 调入—	天然植物有效组分提取	
14	尹忠	男	工人		1995—		
15	梁文杰	男	副教授		1996—	功能材料研究	
16	王曼娟	女	讲师		1996—	无机材料	
17	王蔚玲	女	副教授		1997—	功能材料研究	
18	彭红律	男	副教授		1997—	贵金属、合金等金属材料的功能研究	
19	李战辉	男	讲师		1997 调入—	化工与安全技术	

序号	姓名	性别	职称	现任职务	工作年份	学术方向	备注
20	肖旭贤	男	副教授		1998—	纳米材料开发及其在医药学中的应用	
21	李春云	男	实验师		1998—	等离子发射光谱分析	
22	钱频	女	讲师		2000—	生物体液和中药活性成分分析	

基础医学院机关

序号	姓名	性别	职称	现任职务	工作年份	学术方向	备注
1	罗婷	女	正科 2011.1—	科研与研究生办主任	1988.11—	基础医学院	
2	张新平	男	正科 2011.2—	教学办主任	1989.7—	基础医学院	
3	林华	女	副科 2011.2—	综合办副主任	1996.1—	基础医学院	
4	肖雪珍	女	副科 2011.3—	科研与研究生办副主任	1995.7—（2006年底基础医学院工作至今）	基础医学院	
5	蔡景阳	男			2014.7—	基础医学院	

基础医学院公用实验平台

序号	姓名	性别	职称	现任职务	工作年份	学术方向	备注
1	曙光	女	技术员		2014.1—		
2	谭小华	女	技术员		2014.7—		
3	徐志文	男	实验师		2012.1—		1993—2012年在病生教研室及机能实验中心工作

附录十七　外调及退休原教职工名单

人体解剖学与神经生物学系

序号	姓名	性别	职称	曾任职务	工作年份	备注
1	王肇勋	男	教授	系主任	1937—1958	1958 年转湘雅医院
2	王志曾	男	副教授	系主任	1950—1985	1989 年去世
3	娄瘦平	男			1950—不详	调湘南中医院
4	王齐家	男			1950—不详	调衡阳医学院
5	刘超然	男			1950—1954	调云南昆明医学院
6	黄建人	男			1950—1954	调湘雅三医院
7	施作榕	男			1950—1954	后出国
8	史毓阶	男	教授	系副主任、主任	1953—1984	1984 转设备处,1988 年调附属第三医院,1997 年离休
9	祝明芳	男	教授		1953—1993	
10	刘裕民	男	教授	系主任	1953—2000	80 年代转基础部,1996 年离休,2013 年去世
11	王鹏程	男	教授	系主任	1954—1982	1982 任医学院院长
12	郑德枢	男	教授	系主任	1954—1989	1989 调广州医学院,2011 年去世
13	程洁芳	女			1954—1958	1958 年调澳门
14	曹萍	男			1956—不详	1959 年调湘雅医院
15	郭文煌	男			1957—不详	调株洲卫校
16	韩建生	男			1958—不详	调衡阳医学院
17	付桓	男			1959—不详	调市立三医院
18	杨鹤皋	男			1960—不详	
19	徐焕俐	女	教授		1956—2001	2009 年去世
20	刘忠浩	男	教授	系副主任	1956—2001	2012 年去世
21	苏鸿森	男	教授	系主任	1956—不详	后去美国
22	韩承柱	男	讲师		1958—1985	1985 年退休
23	左覃骥	男			1958—不详	调郴州卫校
24	李艳阳	女			1960—不详	调邵阳卫校
25	罗志彬	男			1960—不详	调暨南大学
26	黄锦	男			1960—不详	调长沙医专
27	肖冠宇	女	讲师		1960—1991	1991 年退休

序号	姓名	性别	职称	曾任职务	工作年份	备注
28	曾嘉明	男			1960—1993	1993 年退休、去世
29	刘里侯	男	教授	系副主任、主任	1960—2000	2007 年去世
30	梅璞	女	教授		1960—2001	2005 年去世
31	罗远才	男	教授		1961—1995	2009 年去世
32	江灿荣	男	副教授		1962—1990	1990 年去世
33	欧阳炳炎	男	高级实验师	系支部书记	1962—2000	2000 年退休
34	帅建中	男	高级实验师		1962—2002	2002 年退休
35	文建亚	男	高级实验师		1962—2002	2002 年退休
36	彭泽春	男			1973—1998	1998 年出国
37	刘正清	男	教授	系副主任、支部书记	1973—2004	2004 年去世
38	王炎之	男	教授		1979—1998	1998 年退休
39	楚亚平	男		系副主任	1981—1995	1995 年出国
40	曾孔云	男	主管技师		1981—1992	1992 年调省科协
41	刘求理	男	讲师		1982—2000	2000 年出国
42	刘江平	男			1983—1989	1989 年出国
43	孔国英	女	讲师		1983—1992	1992 年调海南医学院
44	陈二云	男			1983—1995	1995 年出国
45	陈升	男			1984—1994	1994 年出国
46	黄群武	女			1984—不详	调上海
47	涂玲	女	教授		1985—1992	1992 年调口腔系
48	刘远芳	女	讲师		1986—1995	1995 年出国
49	黄菊芳	女	研究员		1988—	1996 年调校科研处
50	张建一	女	教授	系副主任、形态中心主任	1989—2013	2013 年退休
51	曹启林	男			1990—1997	1997 年出国
52	彭海英	女			1990—1999	1999 年调检验系
53	文晓丹	女	实验师		1992—2012	2012 年调上海
54	陈长青	男			1992—不详	调湘雅医院放射科
55	熊翔密	男			1993—2005	2005 年考研至上海
56	赵惠萍	女			1995—1996	1996 年考研，现调湖南省脑科医院
57	邓盘月	男			1995—1998	1998 年考研
58	聂笃余	男			1996—1998	1998 年考研

序号	姓名	性别	职称	曾任职务	工作年份	备注
59	黄良	女	讲师		1997—2008	2008 年调同济大学医学院
60	李明波	女	讲师		1997—2012	2012 年调湘雅医学院院办
61	陈宁	女			1998—2000	2000 年考研
62	童建斌	男	教授		1998—2013	2013 调湘雅三医院
63	徐金翀	男			2000—2001	2001 年考研
64	刘巍	男			2002—2004	2004 年考研,湘雅二医院
65	朱武	男	讲师		2001—2010	2010 年调研究生院湘雅分院
66	张琛	女			2001—2002	2002 年考研
67	邹琼燕	女			2003—205	2005 年考研,湘雅二医院
68	方传昆	男	副主任技师	系支部书记	1975—1992	1992 年退休
69	李清水	男			不详	1989 年调汕头
70	谢德掀	男	讲师		不详	1994 年辞职经商
71	陈淑纯	女	小教高级		1987—1999	1999 年退休
72	资兴德	男	副教授		1980—2001	2001 年退休
73	易西南	男	教授		1994—2004	2004 年调海南医学院
74	曾志成	男	教授	系支部书记	1978—2007	2007 年退休
75	陈本悦	男	教授		1973—1985	1985 年转行政
76	戴中原	男			不详	退休
77	彭挹勋	女			不详	退休
78	谭维庸	男			1954—1982	1982 年去世
79	赵梅生	男	主管技师		1956—1992	2001 年去世
80	郭铮	男			不详	
81	萧慕洁	女			不详	调佛山医学专科学校
82	丁贞佳	女			不详	调中山大学医学院
83	薛启明	男			不详	调佛山医学专科学校
84	左成骅	男			不详	
85	何春梅	男	技师		1951—1985	已去世
86	曹美红				不详	
87	王振华				不详	
88	柳用墨				不详	

组织胚胎学系

序号	姓名	性别	职称	曾任职务	工作年份	备注
1	张德威	男	教授	系主任	1932—不详	1984 去世
2	陶自强	女	不详	不详	1954.9—不详	调往广州医学院
3	戎诚兴	女	教授	不详	不详	调往湖北医学院
4	危丕显	男	助教	不详	不详	
5	韩英士	女	教授	系主任	1953.9—1994.12	去往美国，2009.12.18 去世
6	盛昆岚	女	教授	不详	不详	调往衡阳医学院组胚
7	郭绢霞	女	教授	系主任	1956.9—1991.1	退休，2011 年去世
8	易家农	男	高级实验师	不详	不详	退休，1991 年去世
9	刘齐良	男	不详	不详	1960—1987.5	退休前去世
10	曾庆善	男	副教授	不详	1956.7—1979.11	工作调动至基础医学院电镜中心
11	黄善保	男	副教授		1958.8—1993.1	退休
12	秦国桢	男	副教授		1956.9—1990.1	退休
13	祝继明	男	教授	系主任	1960.8—2001.3	退休
14	罗正兰	女	主管技师		1977.9—1996.5	退休
15	高建华	女	实验师		1978.9—2007.1	退休
16	谢怀昕	女	副教授		1973.1—1992.6	退休
17	严文保	女	副教授	系副主任	1976.12—2005.6	退休
18	卢迪生	女	副教授		1952.5—1990.1	退休
19	李望荪	女	小教一级		1987.9—1993.2	退休
20	李玉绿	女	高级实验师		1979.5—2004.12	退休
21	李叔庚	男	教授	支部书记	1963.9—2001.12	退休
22	王铁霞	男	副教授	系副主任，支部书记	1978.8—2012.8	退休
23	曾海涛	男	副研究员		1981.7—1999	工作调动至中南大学生科院分子生物学系

序号	姓名	性别	职称	曾任职务	工作年份	备注
24	周吉平	男	技术员	不详	不详	不详
25	皮英	女	助教		1982.7—1998	离职去往美国
26	周军	女	副教授		1977.7—不详	离职去往美国,回国后在湘雅三医院工作
27	姜方旭	男			1995.7—1998	离职去往澳大利亚
28	周小玲	女	讲师		1987.7—1990	离职去往美国
29	易建勋	男			1984.7—1992	离职去往美国
30	陈庆林	男	高级实验师	技术组长,支部书记	1976.9—2013.9	退休
31	张建湘	男	教授	系主任	1970.3—2009	调动至中南大学生科院分子生物学系
32	杨静	女	副教授		2000.7—2013.7	调动至北京大学医学部药学院
33	邹鹰	男	实验师		1999.7—2011.12	调动至中南大学基础医学院法医系
34	朱武	男	讲师		2010.1—2013.4	工作调动至中南大学研究生院
35	彭剑雄	男	副教授		1996.7—1998	调动至中南大学湘雅医学院检验系
36	荣耀	男	助教		2001.7—2004.8	读研后在中南大学湘雅二医院工作
37	杨向东	男	教授		1993.7—1995.7	复旦大学
38	李晋芸	女	助教		1998.7—2000.7	读研后在湖南省肿瘤医院工作
39	戎锡云	男	讲师		1998.7—2007.12	工作调动至广东汕尾市医院
40	周本生	男	助教		不详	不详
41	邱小球	女	助教		1978.8—1982.12	先调至基础部,后调入湘雅二医院

生理学系

序号	姓名	性别	职称	曾任职务	工作年份	备注
1	朱鹤年	男	教授		1936—1945	调离

序号	姓名	性别	职称	曾任职务	工作年份	备注
2	易见龙	男	教授	1946 年任湘雅医学院生理科和药理科主任教授。1949 年 9 月任湘雅医学院副院长。1953—1980 年任湖南医学院副院长兼生理教研室主任,1962 年任湖南医学院血液生理研究室主任	1946—1980	1980 退休,2003 年去世
3	程治平	男	副教授		1949—?	调离
4	周衍椒	男	教授		1944—1988	1988 年去世
5	唐恢玲	女	教授		1949—1987	2004 年去世
6	吴允					
7	徐有恒	男	教授	曾任湖南医学院院长、生理学教研室主任、血液生理研究室主任	1950—1998	
8	谢惠明	男				调离
9	阳振刚	男				调离
10	李云霞	女	教授	心血管研究室主任	1952—1997	1997 年退休去美国
11	朱掌书	女	讲师			文化大革命后期去世
12	黄倩霞	女				调离
13	黄美霞	女				在美国
14	王绮如	女	教授	曾任血液生理研究室主任	1956—2001	2001 年退休
15	孙秀泓	女	教授	副博士、曾任生理教研室副主任	1960—1998	1998 年退休
16	唐筱乐					调离
17	陆彼得	男	助教		? —1962	1962 年回香港
18	梁湛聪					调离
19	谷梅英	女	讲师			1959 年调衡阳医学院,1962—1964 衡阳医学院停办,谷梅英和贺石林来组参加教学
20	黄雅云	女	助教		? —1959	1959 年调衡阳医学院
21	李肇开		助教		? —1959	1959 年调衡阳医学院
22	庄义皋	男	副主任技师	曾任生理学系支部书记	1958—1994	2004 年去世
23	雷金屏	女	主管技师	曾任行政秘书	1954—1992	1992 年退休

序号	姓名	性别	职称	曾任职务	工作年份	备注
24	袁维道	男	主管技师		1954—1995	1995 年退休
25	杨玉兰	女	工人		1958—1986	1986 年退休
26	高显信				1962—1964	调离
27	程立仁	男			? —1983	调离
28	贺石林	男	教授	曾任生理教研室副主任	1962—1997	1997 年退休
29	丁报春	男	教授		1960—1997	1997 年退休
30	朱新裳	男	教授	曾任生理教研室主任,支部书记	1960—1997	1997 年退休
31	李俊成	男	教授	曾任生理教研室代埋主任	1960—2001	2001 年退休后去美国
32	蒋德昭	女	教授	曾任血液生理研究室副主任,主任	1960—2000	2000 年退休后去美国
33	马传桃	女	教授	曾任心血管研究室副主任	1960—2000	2000 年退休去上海
34	肖惠菁	女	副教授		1960—1994	1994 年退休
35	李守谅					调离/去世
36	王义雄	女				调离
37	邓启辉	女	副教授		1965—2001	2001 年退休
38	万佩芳	女	技术员		? —1959	1959 年调衡阳医学院
39	姚纪舜	男	技术员		1956—1965	1965 年返乡
40	朱赞尧					
41	卜孝儒					离职
42	雷孝光	男	主管技师	曾任行政秘书	1960—1995	1995 年退休
43	李美芬	女	副主任技师		1965—1991	1991 年退休
44	邓九金	女				调离
45	漆增舜	男				调到研究生处
46	欧阳伯安	男	教授		1985—1997	2003 年去世
47	张志光		技术员	曾任行政秘书		
48	谭源波	男	技术员	曾任行政秘书		
49	曲敬芳	女	技术员	曾任行政秘书		调学院保健科
50	占舒宁	女	技术员		? —1991	去以色列
51	史小幼	女	讲师		1978—1983	在美国
52	潘子健	女	副教授		1977—1993	在美国
53	吕爱琴	女	讲师		1978—?	在美国

序号	姓名	性别	职称	曾任职务	工作年份	备注
54	何茂才	男	讲师		1974—1981	调卫校
55	瞿树林	男	副教授		1974—1990	调研究生处
56	易受蓉	女	教师			在美国
57	谢惠文	男	助教		1982—1983	在美国
58	黄跃	男	讲师	曾任教研室副主任	1983—1993	在美国
59	佘志武	男	讲师		1983—1988	在美国
60	伍锟	男	助教		1985—1988	去湘雅三医院
61	周劲松	女	助教		1986—1994	在美国
62	曹伟华	男	助教		1985—1988	在美国
63	刘建英	女	副教授	曾任教研室副主任	1984—1999	在美国
64	王鸿翔	男	讲师		1989—1995	调离
65	陈玉春	男	讲师		？—1998	在美国
66	皮修军	男	讲师		1986—1996	在美国
67	吴梅	女	助教		1986—1992	1992 年去美国
68	王玉	女	助教		1992—1995	在美国
69	何小莉	女	助教			在美国
70	张有焰	男	技术员			在美国
71	黄晓克	女	副主任技师			在美国
72	王承龙	男	技术员		1975—？	调湘雅医院耳鼻喉科
73	杨寅科	男	讲师		1993—1997	在美国
74	荣晖	女	助教		1993—1996	在美国
75	冯金良	男	助教		1987—1991	考研究生离职
76	彭红利	女	助教		1987—1992	考研究生离职
77	戴伟民	男	助教		1981—1984	调离
78	徐毅	男	副教授			去世
79	谢祁阳	男	副教授		1993—2007	调海南医学院
80	曹莉	女	技术员		1985—2005	2005 年去美国
81	米大丽	女	技术员			调到口腔医学院
82	黄启臣	男	技术员		1976—1985	调到成教学院
83	黄焰	女	讲师		1994—2002	在美国
84	石杨	女	讲师		1992—1997	在美国
85	周承瑜	女	实验师		？—1997	在美国
86	丁小凌	男	副教授		？—1990	在美国

序号	姓名	性别	职称	曾任职务	工作年份	备注
87	贺振堀	男	副教授		?—1988	在英国
88	丁波	男	讲师		?—1998	在美国
89	王建勋	男	副教授		?—1988	在美国
90	张世勤	女	讲师		1997—2003	在美国
91	刘惠灵	男	讲师		1996—1997	在美国
92	刘平刚	男	讲师			在美国
93	张艾华	女	讲师		1984—1989	在美国
94	刘立琼	女	讲师		1985—1995	在美国
95	胡波	男	助教		1998—2001	在美国
96	邹沙舟	男	副教授		1983—1988	在美国
97	刘勇	男	技师		1981—1987	考研究生离职
98	罗志勇	男	技师		1990—1996	考研究生离职
99	熊石龙	男	技术员		1993—2003	考研究生离职
100	黄虹	女	技术员	曾任行政秘书	1993—1998	调研究生院
101	周晓燕	女	技术员	曾任行政秘书	1994—2005	调离
102	黄炜琦	女	助教		?—2002	在美国
103	周伏文	男	讲师		1999—2002	在美国
104	裴万敏	男	助教		2001—2004	考研究生离职
105	杨芝春	女	助教		2000—2003	考研究生离职
106	马志成	男	助教		1999—2002	在美国
107	周小莹	女	助教		1999—2002	在美国
108	曹燕娜	女	助教		1999—2002	考研究生离职
109	彭小玲	女	技术员		1993—1995	调学院保健科
110	罗克莉	女	助教		1996—1998	考研究生离职
111	高志远	男	实验师		1983—2012	2013年调到基础医学院公共实验平台
112	张长青	男	高级实验师		1983—2012	2013年调到机能中心
113	何晓凡	女	高级实验师	机能中心副主任	1987—2012	2013年调到机能中心
114	刘志强	男	讲师		1991—1999	在美国
115	李卫民	男	副教授	曾任生理学系副主任	?—2001	在美国
116	向秋	男	实验师		?—2001	考研究生离职
117	胡晓棠	男	教师			在美国
118	夏添	男	讲师			在美国

序号	姓名	性别	职称	曾任职务	工作年份	备注
119	李新吾	男	技术员		? —1958	1958 年调离
120	关亚平	女	技术员			在美国
121	曹红	女	技术员			调附一退休
122	吴克前	男	技术员			在美国
123	曹兆丰	男	讲师		? —1999	去世
124	王钢	男	助教			在美国
125	杜勋湘	女	教师			在美国
126	曹文洪	男	教师			在美国

病理学系

序号	姓名	性别	职称	曾任职务	工作年份	备注
1	沈嗣仁	男	教授	主任	1916—1919	1919 年去世
2	朱恒璧	男	教授	主任	1920—1927	
3	李佩琳	男	教授	主任	1932.6—1937.6	
4	徐荫棠	男	教授	主任	1936—1945	出国
5	潘世宬	女	教授	主任	1937—1954	1954 年调去新成立的病生教研室,1994 年去世
6	符英武	男	主管技师		1942—	1983 年已去世
7	李蕴珍	女			1942—不详	
8	易涵碧	女	教授	主任	1948—1970	1970 年去世
9	李士其	女	技师		1951—	已去世
10	王旺晖	男	技师		1952—	2007 年已去世
11	郭亚先	男	主管技师		1952—	2013 年去世
12	孙玉美	女	主管技师		1953—	退休
13	林丛	男	教授		1953—1993	2003 年去世
14	许建晃	女	教授	系主任	1953—1995	1995 年退休
15	易宇华	女	技师		1954—	已去世
16	冯本澄	男	教授	系副主任	1954—1985	外调;1991 年去世
17	曾保林	男	主管技师		1956—1990	1990 年退休
18	钱仲棐	男	教授	系主任	1957—1958	1998 年 1 月退休
19	陈国林	女	教授		1957—1992	外调本院中医科
20	梁英锐	男	教授	系主任(代)	1958—1979	2014 年去世
21	彭隆祥	男	教授	系主任	1960—1974	去电镜室

序号	姓名	性别	职称	曾任职务	工作年份	备注
22	伍海南	男	教授		1960—1992	外调湘雅二医院
23	施启迈	女	副教授		1960—1994	2014 年去世
24	杨元华	女	教授	系副主任	1960—1998	1994 年外调
25	蔡长美	女	主管技师		1961—	退休
26	何煌君	女	副教授		1970—	出国
27	沈安乡	男	副教授		1970—1990	1990 年调去本校法医教研室
28	焦解戈	男	教授		1971—1978	外调
29	胡有秋	女	教授		1972—1976	回本校病生教研室
30	祝继明	男	教授		1972—1976	回本校组胚教研室
31	姚开泰	男	教授		1972—1976	回本校病生教研室
32	夏家辉	男	教授		1972—1976	回本校遗传实验室
33	韩英士	女	教授		1972—1976	回本校组胚教研室
34	黄善保	男	教授		1972—1976	回本校组胚教研室
35	黄其善	男	教授		1973—1985	回本校法医教研室
36	许淑嬛	女	教授		1975.12—1984.9	外调湘雅二医院
37	易曙光	男	实验师		1976—1986	外调
38	程瑞雪	女	教授	系主任	1976—2006	退休
39	符宁	男	工人		1979—1986	外调
40	沈明	女	主管技师		1980—2005	2005 年退休
41	谢迪祥	男	主管技师		1981—	退休
42	张艳仙	女	副教授		1981—2002	2002 年退休
43	萨支斌	女	工人		1981—2005	2005 年内退
44	李玲娜	女	讲师		1983—	出国
45	钱翔	男	中级		1983—	出国
46	姚志刚	男	讲师		1983—	外调
47	杨竹林	男	中级		1983.8—1988.7	研究生毕业外分
48	陈新建	男	讲师		1983—1989	1989 年出国
49	彭少华	男	中级		1983—1989	研究生毕业外分
50	赵建新	男	副教授		1983—1999	出国
51	曾庆富	男	教授	系主任	1984—2003	2003 年出国,2007 年去世
52	云经平	男	助教		1985—1988	1988 年外校读研
53	黎岳南	男	副教授		1985—2002.8	2002 年 8 月外调海南医学院

序号	姓名	性别	职称	曾任职务	工作年份	备注
54	丁励	女	讲师		1986—	出国
55	罗育林	女	讲师		1986—	非本专业读研
56	郭晓旋	男	讲师		1989.8—1996.7	1996.7 出国
57	陈永平	男	副教授	系副主任	1990—2002	外调
58	陈奇戈	男	中级		1992—	外调
59	唐外星	男	讲师			出国
60	余依洋	女	讲师			出国
61	陈维卫	男	讲师			出国
62	赵勇	男	讲师			出国
63	王亮	男	讲师			出国
64	宾亮华	女	讲师			出国
65	罗俊铭	男	中级			出国
66	陈晓耕	女	讲师			出国
67	胡凤林	女	实验师			出国
68	黄谷香	女	助教		1994—1995	1998 年研究生毕业外分
69	彭树松	男	助教		1994—1998	2001 年研究生毕业外分
70	林雪迟	男	中级			非本专业读研
71	姚剑凌	男	讲师			出国
72	伍敏华	女	工人			出国
73	黄志	男	讲师			出国
74	张晶	女	助教			外校读研
75	罗爱兰	女	中级			外调
76	周作平	女	实验师			出国
77	张云天	女	助教		1997—1998	外校读研
78	初令	女	讲师		2002—2004	2004 年出国
79	宋德业	男	助教			外校读研
80	林志	女	助教			外校读研
81	刘保安	男	教授	系副主任	2003—2012	2012 年退休

病理生理学系

序号	姓名	性别	职称	曾任职务	工作年份	备注
1	潘世宬	女	教授	主任	1954—1994	1994 年去世

序号	姓名	性别	职称	曾任职务	工作年份	备注
2	罗智质	男	讲师	科研科长	1954—1973	1973 年去世
3	陈国桢	女	副教授	副主任	1954—1966	1966 年调湘雅医院,1998 年左右去世
4	罗正曜	女	教授	主任	1954—1996	1996 退休
5	胡友秋	女	教授		1957—1984	调肿瘤研究室,1995 年退休
6	文尚武	男	讲师		1955—	1976 年调皖南医学院
7	孙去病	男	教授		1954—1984	调肿瘤研究室
8	姚开泰	男	院士	副主任	1956—1984	调肿瘤研究室
9	金益强	男	教授		1956—1959	1959 年调湘雅医院中医科
10	孙捷	男	助教		1956　1959	1959 年留美
11	彭潜	女	助教		1956—1959	1959 年调湘雅医院中医科
12	李飞	女	技师		1954—1967	1967 年回乡
13	孔桂英	女	主管技师		1954—1994	1994 年退休
14	肖家声	男	实验师		1978—1984	1984 年调肿瘤研究室
15	黄季良	男	副主任技师	支部书记	1959—1984	1984 年调肿瘤研究室,2002 年去世
16	文冬生	男	教授	图书馆副馆长	1961—1983	1983 年调肿瘤研究室,2001 年退休
17	陈秋波	男	主任医师		1960—1964	1964 年下放绥宁
18	杨映辉	女	技师		1961—1984	1984 年调肿瘤研究室
19	罗慕强	男	讲师	副主任	1960—1985	1985 年去世
20	周宝泰	女	讲师		1960—1984	1984 年调肿瘤研究室
21	尤家騄	男	教授	主任	1960—2002	2002 年退休
22	罗涵	男	教授	主任	1961—1998	1998 年退休
23	吴轰	男	教授	人事处处长	1962—1978	1978 年调湘雅二医院
24	陈主初	男	教授		1973—1984	1984 年调肿瘤研究室
25	曹亚	女	教授		1976—1984	1984 年调肿瘤研究室
26	李桂源	男	教授		1977　1984	1984 年调肿瘤研究室
27	朱丽华	女	助教		1977—1985	1985 年调深圳卫校
28	肖惠青	女	助教		1978—1987	1987 年留美
29	祝和成	男	主任技师		1976—1983	1984 年调肿瘤研究室
30	邓锡云	男	副研究员		1982—1984	1984 年调肿瘤研究室
31	郭敏	女	助研		1983—1984	1984 年调肿瘤研究室
32	王燕如	女	副教授		1983—1996	1996 年留美

序号	姓名	性别	职称	曾任职务	工作年份	备注
33	高春鸣	男	助教		1983—1987	1987年调湘南医专
34	李小玲	女	教授		1983—1984	1984年调肿瘤研究室
35	胡萍	女	助教		1984—1989	1989年留美
36	田茹	女	助教		1985—1987	1987年留美
37	曹志云	女	助教		1985—1988	1988年留美
38	韩征平	女	技师		1986—1993	1993年留美
39	詹群珊	女	技师		1987—1992	1992年调深圳
40	徐翎	女	助教		1983—1993	1993年留美
41	曹旅川	女	讲师		1983—1993	1993年留美
42	刘世坤	男	教授		1986—2000	2000年调湘雅三医院
43	郭立武	男	助教		1984—1986	1986年留美
44	谭琛	男	副研究员		1991—2002	2002年调肿瘤研究室
45	龙海燕	男	讲师		1988—1993	1993年留美
46	黄坚	男	讲师		1988—1990	1990年留美
47	唐利立	女	副教授		1986—1994	1994年调湘雅医院
48	谢绍平	女	副教授		1986—1993	1993年留英
49	皮业庆	男	副教授		1990—1995	1995年留美
50	余健	女	助教		1991—1995	1995年出国澳大利亚
51	钟林	男	讲师		1990—1999	1999年留美
52	李莉	女	助教		1992—1994	出国
53	欧阳剑波	男	讲师		1992—1997	1997年考肿瘤博士
54	罗非君	男	讲师		1994—1997	1997年考肿瘤博士
55	钟筱瑛	女	实验师		1992—2001	2001年留美
56	熊晓芳	女	实验师		1992—2001	2001年留美
57	徐志文	男	实验师		1993—2012	2012年调形态中心
58	段成英	女	助教		1993—1996	1996年留美
59	高群	女	助教		1994—1996	1996年留美
60	肖卫民	男	副教授		1994—2004	2004年留美
61	袁开宇	男	讲师		1994—2002	2002年留美
62	刘双	女	讲师		1996—2006	2006年留美
63	谭小军	男	助教		1997—1999	2002年攻读生殖工程博士
64	滕华	女	助教		1997—2000	2000年留美
65	李桂初	男	副教授		1997—1999	1999年留美

序号	姓名	性别	职称	曾任职务	工作年份	备注
66	谭辉	女	讲师		1997—1998	1998 年调出
67	袁灿	女	副教授		1999—2005	2005 年留美
68	夏珂	女	讲师		1999—2003	2003 年考取湘雅医院心内科研究生
69	刘海军	男	讲师		2001—2004	2004 年调常德市第一人民医院
70	唐道林	男	讲师		2001—2007	2007 年留美
71	易宇欣	男	讲师		2002.7—2012.7	2012 年攻读湘雅皮肤科博士

肿瘤研究所

序号	姓名	性别	职称	曾任职务	工作年份	备注
1	潘世宬	女	教授	主任	1984—1994	离休、去世
2	肖举银	女			—1996	外调
3	李韵萍	女	助研		1985—1995	出国
4	胡维新	男	教授		1970—	外调
5	肖家声	男	实验师		1984—	退休、去世
6	周宝泰	女	讲师		1984—	退休
7	胡有秋	女	教授	实验室主任	1984—1995	退休
8	孙去病	男	教授	主任	1984—1997	1997 年退休
9	彭白露	男	助研		1984—2000	出国
10	肖志强	男	副教授		1984—2001	外调
11	黄季良	男	副主任技师	办公室主任	1984—2002	退休、去世
12	陈主初	男	教授	主任	1984—2011	外调
13	张洁	女	实习研究员		1985—	出国、去世
14	蒋晓群	男	助研		1985—1996	出国
15	马先勇	男	助研		1985—1997	出国
16	蔡小红	男	助研	副主任	1986—	出国
17	曾庆华	男	实验师		1986—	外调
18	杨玉文	女	实验师		1986—2002	外调
19	符益能	男	助研		1987—	出国
20	黄柏英	女	实验师		1988—	外调
21	胡锦跃	男	副研究员		1989—2008	外调
22	李晓艳	女	助研实验师		1990—2000.5	外调

序号	姓名	性别	职称	曾任职务	工作年份	备注
23	何春梅	女	实验师		1990—2002	外调
24	贺智敏	男	研究员	副所长	1990—2011	外调
25	罗学滨	女	实验师		1991—	外调
26	史剑凌	女	实验师		1991—2002	外调
27	王连生	男	实验师		1992—	外调
28	陈飞	男	助研		1992—1995	出国
29	李廷银	男	高级实验师	办公室主任	1992—2011	2011 年退休
30	邵细芸	女	助研		1993—	出国
31	王飒	女	助研		1993—1995	出国
32	江宁	女	助研		1993—2001	出国
33	夏林庆	男	实验师		1993—2002	辞职
34	袁建辉	男	实验师		1993—2004	外调
35	谢鹭	女	助研		1994—	外调
36	朱建高	男	助研		1994—2002	外调
37	张珣	男	助研		1995—	出国
38	易红	女	助理实验师		1995—1998	外调
39	廖伟	女	助研		1995—2000	出国
54	顾焕华	女	中工		1995—2004	外调
40	杨旭宇	男	助研		1995—2009	出国
41	熊壮	男	工程师	仪管与计算机室主任	1995—2012	退休
42	谢奕	男	助研		1996—2001	出国
43	段朝军	男	助研		1996—2002	出国
44	吴尚辉	女	实验师		1997—	外调
45	段招军	男	实习研究员		1997—	外调
46	胡志伟	男	助研		1997—1998	出国
47	湛凤凰	男	助研		1997—1999	出国
48	卓缨	女	实习研究员		1997—1999	出国
49	王慧	女	助研		1997—2000	外调
50	刘慧	女	助研		1998—2001	出国
51	罗非君	男	副研究员		1998—2011	外调
52	邓龙文	男	副研究员		—1999	出国、去世
53	张必成	男	助研		1999—2006	出国

序号	姓名	性别	职称	曾任职务	工作年份	备注
55	李忠花	女	助研		2000—	出国
56	田芳	女	助研		2000—2005	外调
57	张小慧	女	助研		2001—	出国
58	李友军	男	助研		2001—	出国
59	詹显全	男	助研		2001—	出国
60	赵晓荣	女	副研究员		2001—2003	出国
61	李峰	男	助研		2001—2011	外调
62	李江	男	助研		2002—	出国
63	何李隽	男	初级		2002—2004	外调
64	邹飞雁	女	副研究员		2002—2004	外调
65	钱骏	男	助研		2002—2006	出国
66	李虹	女	副高		2002—2013	出国
67	谭琛	男	副研究员		2002—2013	出国
68	何小鹃	女	实习研究员		2003—2005	外调
69	刘华英	女	副研究员		2003—2013	出国
70	郑慧	男	助研		2004—2013	外调
71	卢忠心	男	助研		2005—2006	外调
72	邓锡云	男	副研究员		2006—2009	出国
73	李力力	女	副研究员		2006—2012	外调
74	王才力	男	助研			出国
75	余驱美	女	实验师			外调
76	谢卓	男				外调
77	祝和成	男	高级实验师			外调
78	郭敏	女	助研			外调
79	蒋明	女	实习研究员			外调

寄生虫学系

序号	姓名	性别	职称	曾任职务	工作年份	备注
1	陈祜鑫	男	教授	教研室主任	1941—1981	1981年出世
2	陈国杰	男	教授	教研室主任	1945—1959	1959年调离本校,1973年去世
3	王绍冰	男	技术员		1949—1958	调离
4	何德云	男	技术员		1950—1958	2011年去世

序号	姓名	性别	职称	曾任职务	工作年份	备注
5	谷宗藩	男	助教		1951—1957	
6	余懋华	男	讲师		1951—1960	
7	廖祖荫	男	助教		1953—1957	调离
8	唐铁夫	男	助教		1953—1974	失踪
9	刘多	女	教授	教研室主任	1953—1999	退休
10	易新元	男	教授	教研室副主任	1954—2004	退休
11	冯棣朝	男	教授	教研室副主任	1955—1994	退休
12	冯桂芬	女	助教		1955年进教研室，同年调离	调离
13	杨启明	女	助教		1955年进教研室，同年调离	调离
14	刘修宗	男	主管技师		1956—1985	2013去世
15	陈翠娥	女	教授		1957—1987	1987年调离本校
16	任象琼	女	教授		1958—1998	退休
17	陈景仁	女	讲师		1958—1998	2008年去世
18	曾宪芳	女	教授	教研室主任	1958—2004	退休
19	谢长松	男	教授	教研室副主任	1962—2001	退休
20	张悟澄	男	教授	研究室主任	1963—1987	1987年调离本校
21	周玉林	女			1968—1970	调离
22	杨秀梅	女	讲师		1968—1982	
23	李本文	女	讲师		1973—2000	2000年出国
24	张爱云	女	工人		1977—2011	退休
25	陈金华	男	副教授		1978—1995	调至学校工作
26	张惠如	女	副教授		1979—1998	退休
27	曹爱莲	女	技术员		1979—1998	调离
28	聂崇兴	男	副教授		1979—1999	调离
29	向选东	男	讲师		1980—1988	1988年考研离开
30	赵双星	女	技术员		1980—2000	调离
31	谈新宏	男	技术员		1981—1984	调至学校工作
32	范薇	女	讲师		1982—1985	移居香港
33	吴纯	男	技术员		1983—1990	1990年出国

序号	姓名	性别	职称	曾任职务	工作年份	备注
34	周金春	女	副教授		1984—2001	2001年出国
35	陈代雄	男	讲师		1985—1990	考研离开教研室
36	言敢威	男	高级实验师		1986—2008	退休
37	郭胜菊	女	工人		1988—2001	退休
38	伍斌	男	技术员		1989—1996	调离
39	李忠杰	男	技术员		1990—2003	退休
40	李汶	女	技术员		1992—1995	考研离开教研室
41	方道	男	助教		1993—1994	出国
42	李斌	男	助教		1996—1997	出国
43	侯雨潇	女	助教		1996—1998	出国
44	田明礼	男	讲师		1996—2002	辞职
45	冯浩	女	助教		1998—2001	考研离开教研室
46	张泳	女	技术员		1999—2000	调至工会
47	蔡春	女	副教授	教研室副主任	1999—2005	出国
48	刘立鹏	男	讲师	支部书记	1999—2005	2005年调离
49	沈杰	男	助教		2000—2004	考研离开教研室
50	谢麟阁	男	助教			调离
51	肖桂英	女	工人			退休

微生物学系

序号	姓名	性别	职称	曾任职务	工作年份	备注
1	周代章		技术员		1943—1954	1954年调至湖南省防疫站
2	刘秉阳		教授		1943—1955	1955年调至北京流研所
3	吴洁如		教授		1943—1989	1989年退休（2007年去世）
4	易有年		教授		1949—1988	1988年去世
5	杨军祥		主管技师		1949—1990	1990年退休
6	胡明杰		教授		1949—1993	1993年退休
7	谢曼		讲师		1950—1952	1952年调至武汉医学院
8	彭辉云		助教		1950—1954	1954年调至上海二医大
9	李端芬		助教		1950—1954	1954年调至天津中医学院
10	宋家兴		讲师		1950—1962	1962年调往衡阳医学院
11	王慧		教授		1950—1993	1993年退休（1996年去世）
12	何方丽		主管技师		1952—1985	1985年退休

序号	姓名	性别	职称	曾任职务	工作年份	备注
13	陈惠青		副主任技师		1952—1991	1991 年退休
14	颜学钧		副主任技师		1953—1997	1997 年退休
15	余国栋		技术员		1954—1963	1963 年去世
16	汪秀明		副教授		1954—1985	1985 年调往北京中日友好医院
17	陈继嵩		主管技师		1954—1994	1994 年退休
18	李玉冰		助教		1956—1962	1962 年调往广州医学院
19	徐素明		助教		1956—1962	1962 年调往广州医学院
20	胡光帜		技术员		1956—1965	1965 年劳改
21	李镇辉		助教		1957—1960	1960 年调至流传病教研室
22	张贵深		助教		1957—1965	1965 年调往湖北医学院
23	罗嘉典		教授		1957—1970	1970 年调教务处
24	施凯		教授		1957—1997	1997 年退休
25	李萍		技术员		1958—1962	1962 年调至衡阳医学院
26	刘继生		技术员		1958—1963	1963 年调至附一院传染科
27	刘作民		主管技师		1958—1996	1996 年退休(1998 年去世)
28	王建英		主管技师		1959—1995	1995 年退休
29	黄泗云		主管技师		1959—1996	1996 年退休
30	李仿章		讲师		1960—1978	1978 年调往科研科
31	汪俊湘		讲师		1960—1984	1984 年调往教务处
32	程晓光		副教授		1960—1989	1989 年调至本校检验系
33	胡科华		副教授		1960—1994	1994 年退休(2008 去世)
34	钟性吾		副教授		1960—1996	1996 年退休
35	韦超凡		教授		1960—1998	1998 年调至本校免疫学教研室
36	郭实士		教授		1960—1999	1999 年调至本校免疫学教研室
37	曹庆如		主管技师		1964—1997	1997 年去世
38	李禹卿		主管技师		1966—1992	1992 年退休
39	杨桂兰		初级工		1972—1993	1993 年退休
40	查国章		副教授		1973—1989	1989 年调至本校检验系
41	陈淑贞		教授		1973—2001	2001 年退休(2009 年去世)
42	舒明星		教授		1973—2004	2004 年退休
43	夏忠弟		教授		1973—2009	2009 年退休

序号	姓名	性别	职称	曾任职务	工作年份	备注
44	蒋绶新		技术员		1976—1978	1978 年调衡南县卫生防疫站
45	汤百争		主管技师		1976—1989	1989 年调至本校检验系
46	苏如松		助教		1978—1980	1980 年调往附一院传染科
47	李沛涛		教授		1978—1989	1989 年调至本校检验系
48	余平		副教授		1978—1996	1996 年调至本校检验系
49	李士雄		技师		1979—1989	1989 年赴美
50	罗映辉		副主任技师		1981—2013	2013 年调至本校细胞与分子实验中心
51	赵伟强		讲师		1982—1987	1987 年调至科技处
52	孙利军		讲师		1982—1992	1992 年调至海南医学院
53	欧阳范献		技师		1983—1993	1993 年调至湘雅三医院
54	蒋晓群		助教		1984—1986	1986 年读研究生
55	熊苗		讲师		1984—1989	1989 年赴美
56	陶翔		助教		1985—1987	1987 年赴美
57	余云开		助教		1985—1987	1987 年读研究生
58	李杰辉		助教		1985—1988	1988 年读研究生
59	谢小明		助教		1986—1987	1987 年调至附二院传染科
60	罗国阳		助教		1986—1988	1988 年读研生
61	黄志严		助理研究员		1986—1989	1989 年赴美
62	扈凤平		副教授		1986—1998	1998 年调至本校免疫学教研室
63	李闻文		副教授		1986—1998	1998 年调至本校免疫学教研室
64	肖永红		助教		1987—1988	1988 年赴美
65	吕利辉		助理研究员		1987—1989	1988 年赴美
66	刘水平		主管技师		1987—1993	1993 年调制剂室
67	刘水平		主管技师		1987—1993	1993 年调制剂室
68	杨泽义		讲师		1987—1995	1995 年改行
69	孙颖		讲师		1987—1996	1996 年赴美
70	肖扬名		助理研究员		1987—1998	1998 年赴美
71	陈欲晓		讲师		1987—1998	1998 年调本校免疫学教研室
72	余俊龙		副主任技师		1987—2013	2013 年调本校细胞与分子实验中心
73	姚孟晖		副教授		1987—2014	2014 年去世

序号	姓名	性别	职称	曾任职务	工作年份	备注
74	周爱东		技师		1988—2013	2013 年退休
75	张雯		技术员		1989—1991	1992 年广州医学院读研
76	罗敏华		副教授		1989—2004	2004 年赴美
77	毛学政		讲师		1993—2000	2000 年调湘雅集团有限公司
78	范昌华		助教		1996—1997	1997 年赴美
79	张秋红		助教		1997—2000	2000 年读研究生
80	周世权		技师		1997—2001	2001 年读研究生
81	文质		助教		2000—2002	2002 年赴美
82	王启勋		技术员		不祥—1958	1958 年退休

生物化学系

序号	姓名	性别	职称	曾任职务	工作年份	备注
1	张孝骞	男	教授	院长	1940—1944	1946 年去内科
2	谢祚永	男	教授		1940—1946	1946 年去化学
3	李昌甫	男	助教		1941—1948	1949 年去大连医学院
4	沈士弼	男	讲师		1946—1955	1956 年赴沈阳医大
5	朱育惠	男	副教授		1946—1958	1958 年去武汉某军事医学研究所
6	任邦哲	男	教授	主任	1946—1978	1919 年调暨南大学
7	张友尚	男	助教		1947—1950	1950 年去北京协和
8	戴乐岁	女	教授		1950—?	回化学教研室
9	严复	男	助教		1950—?	
10	左大珏	男	助教		1950—?	
11	俞莉明	男	技术员		1950—?	
12	王劲风	男	技术员		1950—?	
13	周清湘	男	技术员		1950—?	
14	黄廸	男	助教		1950—?	
15	左志剑	男	技术员		1950—1951	1951 年去大连
16	何 X X	女	技术员		1950—1954	1954 年病逝
17	萧惠涟	男	助教		1950—1967	去衡阳医学院
18	方暨岚	女	教授	主任	1950—1978	1978 年去暨南大学
19	胡惠廉	男	技术员		1950—1978	去分子生物
20	王永秀	女	工人		1950—1983	退休

序号	姓名	性别	职称	曾任职务	工作年份	备注
21	周衍权	男	技术员		1950—1984	去分子生物
22	奉腾蛟	男	助教		1952—1955	
23	简仕廉	男	助教		1952—1955	
24	胡继蜀	男	助教		1952—1955	
25	吴若术	男	助教		1952—1955	
26	曹频子	男	助教		1952—1955	
27	朱定尔	男	教授	主任	1953—1984	去分子生物
28	陈正炎	男	教授		1953—1988	去检验系
29	卢义钦	男	教授	主任	1953—1998	退休
30	彭兴华	女	教授		1958—1984	去分子生物
31	袁恬莹	女	教授		1958—1984	去分子生物
32	谢慎思	女	教授		1958—1984	去分子生物
33	刘俊凡	女	教授		1958—1995	退休
34	文震西	男	副教授		1958—1995	1995 年去世
35	傅敏庄	女	教授	主任	1958—1995	退休
36	黄耀辉	男	副教授	副主任	1958—1996	退休
37	蒋四茹	女	技术员		1965—1984	去分子生物
38	黎定疆	女	技术员		1966—1995	2012 年去世
39	何植	女	助教		1974—1977	1977 年病逝
40	鲁重元	女	副教授		1976—1993	去美国
41	王学铭	男	教授		1976—2001	退休
42	谭延兰	女	技术员		1978—1995	退休
43	王爱纯	女	工人		1980—1994	去后勤
44	徐金耀	女	技术员		1980—1999	退休
45	杨金莲	女	技术员		1980—2007	退休
46	周星光	男	讲师		1983—1987	去美国
47	唐艳	女	讲师		1983—1988	去美国
48	曾驰	男	讲师		1983—1991	去广东医学院
49	宋惠萍	女	教授	主任	1983—2003	退休
50	史健健	男	助教		1984—1985	去美国
51	柳兴其	男	技术员		1984—1991	去湘雅二医院
52	黄培宇	男	技术员		1984—1991	去设备科
53	方小年	男	技术员		1984—1991	去湘雅医院

序号	姓名	性别	职称	曾任职务	工作年份	备注
54	程新志	男	助教		1985—1989	去检验系
55	彭铁光	男	技术员		1985—1989	去广州
56	周毅刚	男	副教授	副主任	1985—2002	去微生物
57	汤琦	女	助教		1986—1987	去美国
58	刘斯奇	男	讲师		1986—1988	去美国
59	范玲玲	女	助教		1986—1989	病逝
60	李季	女	助教		1986—1991	去美国
61	林峰	男	技术员		1986—1995	去美国
62	张殿政	男	讲师		1987—1988	去美国
63	何源	女	助教		1987—1989	去北京
64	李小波	男	助教		1987—1989	
65	赵景东	男	助教		1988—1989	
66	高杰	男	助教		1988—1990	去美国
67	成光杰	男	助教		1988—1991	去分子生物
68	侯敢	女	助教		1988—1991	去广东医学院
69	黄鑫	女	助教		1988—1991	去北京
70	夏晖	男	助教		1988—1993	去美国
71	易卉	女	技术员		1989—1991	
72	康铁邦	男	技术员		1991—1995	去美国
73	聂新民	男	技术员		1991—1996	去湘雅三医院
74	邱艳萍	女	工人		1992—2009	去实验中心
75	王芸	女	助教		1993—1995	去美国
76	徐霞	女	技术员		1993—2003	去旺旺医院
77	向新颖	男	讲师		1993—2009	去实验中心
78	廖淑梅	女	副教授		1994—1996	
79	唐杰	女	技术员		1994—1998	去美国
80	彭军	男	助教		1995—2000	去药理
81	徐绍锐	男	讲师		1995—2002	去寄生虫
82	王晓春	女	副教授	副主任	1995—2003	去检验系
83	刘立鹏	男	讲师		1996—2002	去长沙医学院
84	张晓杰	男	助教		1996—2003	去药理
85	黄建军	女	讲师		1996—2007	去检验系
86	刘美莲	女	副教授	副主任	1997—2006	去美国

序号	姓名	性别	职称	曾任职务	工作年份	备注
87	李清解	男	讲师		1998—2000	去美国
88	谢平	男	讲师		1998—2005	去美国
89	舒坤贤	男	讲师		1999—2002	去重庆邮电学院
90	蔡燕	女	助教		2000—2004	去湖南大学
91	顾善兰	女	助教		2000—2007	去北京
92	曹云	女	技术员		2000—2007	病退
93	李善妮	女	技术员		2005—2007	去生命科学院办
94	丑敏霞	女	讲师		2006—2007	去西北农业大学
95	刘丽君	女	讲师		2006—2009	去实验中心
96	吴正理	男	讲师		2007　2010	去美国
97	宋元达	男	教授		2007—2010	去江南大学

分子生物学系

序号	姓名	性别	职称	曾任职务	工作年份	备注
1	胡惠廉	男	副主任技师		1949—1989	1989年去世
2	曹进	男	副教授		2009	2009年退休
3	周衍权	男	副主任技师		1949—1991	1991年退休
4	朱定尔	男	教授	科室主任	1952—1997	1997年退休,2009年去世
5	袁恬莹	女	教授	党支部书记,科室副主任	1956—1989	1989年退休,2009年去世
6	彭兴华	女	教授	湖南医科大学副校长	1960—2001	2001年退休
7	蒋四如	女	高级实验师		1961—1995	2010年去世
8	谢慎思	女	教授	科室主任	1963—1997	1997年退休
9	黄培宇	男	高级实验师		1981—1994	校内调动
10	陈汉春	男	教授	生物科学与技术学院副院长,科室副主任	1981—2004	校内调动
11	成光杰	男	讲师	科室副主任	1985—1987 1994—1998	出国
12	唐迎胜	男	助理研究员	科室副主任	1985—1999	出国
13	杨友云	男	助理研究员		1985—1999	出国
14	梁红	女	讲师		1986—1993	出国
15	王智斌	男	讲师		1986—1994	出国
16	刘西平	男	讲师		1986—1998	出国
17	王吉伟	男	高级实验师		1986—2003	校内调动

序号	姓名	性别	职称	曾任职务	工作年份	备注
18	孙新来	男	助理研究员		1988—1994	出国
19	肖广惠	男	教授	科室副主任	1990—1994	出国,回国后至上海工作
20	熊正刚	男	助理研究员		1991—1996	出国
21	周钢	男	实验师		1993—2011	校内调动
22	王葆春	女	实验师		1994—1996	出国
23	刘智	男	助理研究员		1994—1998	出国
24	罗建新	男	助理研究员		1995—1996	校内调动
25	谭文斌	男	讲师		1995—2000	出国
26	文军	男	助教		1996—1997	校内调动
27	田菁燕	女	实验师		1996—1999	硕士毕业后分配到深圳
28	李厚敏	女	讲师		1996—2000	调出学校
29	李斌	男	讲师		1996—2000	出国
30	郭小珊	女	助教		1997—2000	出国
31	杨宇	男	讲师		1997—2001	校内调动
32	刘新发	男	实验师		1999—2008	校内调动
33	易伟峰	男	实验师		1999—2010	校内调动
34	刘水平	女	高级实验师		2001—2010	校内调动
35	秦志强	男	助理研究员		2003—2006	出国,回国后至上海工作

医学遗传学国家重点实验室

序号	姓名	性别	职称	曾任职务	工作年份	备注
1	邓汉湘	男	教授	主任	1989	出国
2	成华	女			1978—1990	退休
3	易巧芳	女	技术员			外调
4	张文	女	技术员			外调
5	郑晖	女	技术员			外调
6	朱文斌	男	技术员			外调
7	贺明伟	男	讲师			外调
8	何小轩	女	教授	副主任		出国
9	谢晓玲	女	技术员			外调
10	陈胜湘	女	副主任医师		1990—1998	外调
11	罗盛原	男	助教			外调
12	张良文	男	技术员			外调

序号	姓名	性别	职称	曾任职务	工作年份	备注
13	刘连红	男	技术员			外调
14	黄艳红	女	技术员			外调
15	赵慧	女	技术员			外调
16	朱亚辉	男	技术员			外调
17	王丹	女	技术员			外调
18	孙黎	男	助教			外调
19	刘莉	女	技术员			外调
20	谭跃球	男	技术员			外调
21	杜娟	女	技术员			外调
22	李汶	女	技术员			外·调
23	傅俊江	男	技术员			外调
24	黄蕾	女	技术员			出国
25	何楠	女	技术员			外调
26	阮庆国	男	技术员			外调
27	黎伶俐	女	技术员			外调
28	罗军辉	男	技术员			外调
29	廖晓东	男	技术员			出国
30	武德海	男	技术员			外调
31	宋明浩	女	技术员		1992	出国
32	夏希	男	技术员			出国
33	谢微	女	助教			出国
34	崔峰	男	助教			出国
35	纪兵	女	技术员			外调
36	吴志国	男	技术员			外调
37	肖乐	女	技术员			外调
38	聂赛	女	技术员			外调
39	邓昊	男	技术员			出国
40	闫宏伟	男	技术员			外调
41	陈淑华	女	技术员			外调
42	周厚德	男	技术员			外调
43	匡光永	男	技术员			外调
44	唐冬生	男	副教授			外调
45	姜素兰	女	技术员			出国

序号	姓名	性别	职称	曾任职务	工作年份	备注
46	施家琦	女	技术员			出国
47	张华莉	女	助教			外调
48	滕祥云	男	技术员			外调
49	吴鼎文	男	技术员			外调
50	敖翔	女	技术员			外调
51	董莉	女	技术员			外调
52	薛志刚	男	技术员			出国
53	陈勇	男	技术员			外调
54	赵迪诚	男	技术员			外调
55	杨永佳	男	技术员			外调
56	李麓芸	女	教授	主任		外调
57	许嘉	男	助教			出国
58	许发明	女	助教			出国
59	黄亮群	女	助教			出国
60	樊卫民	男	技术员			外调
61	陈玉祥	男	教授	副主任		外调
62	邓利	女	技术员			外调
63	徐芳	女	技术员			外调
64	戴和平	女	主任技师			退休
65	郑多	女	副教授	副主任		出国
66	陈凤琼	女	讲师			退休

生殖与干细胞研究中心

序号	姓名	性别	职称	曾任职务	工作年份	备注
1	卢惠霖	男	教授	主任	1943—1997	1997 年去世
2	李麓芸	女	教授	主任	1985—1992	1998 年前在遗传工作
3	李秀蓉	女	主任医师		1987—1991	出国
4	谢常青	男	助理研究员		1988—1991	出国
5	傅俊江	男	助理研究员		1988—1993	出国
6	赵惠萍	女	助理研究员		1988—1993	2013 年调湖南省第二人民医院
7	徐小明	男	副研究员		1988—2005	调走
8	梁平	男	助理研究员		1988—2009	出国
9	廖志坚	女	技师		1990—1993	调走

序号	姓名	性别	职称	曾任职务	工作年份	备注
10	王承春	男	助理研究员		1990—2000	出国
11	陈俊	男	副研究员		1991—2003	出国
12	李胜	男	助理研究员		1998—2007	出国
13	晏薇	女	助理研究员		1999—2005	出国
14	朱金莲	女	主管护师		2003—2013	退休
15	潘经建	女	科员		2006—2012	退休

细胞生物学系

序号	姓名	性别	职称	曾任职务	工作年份	备注
1	邹良秀	男	副教授	副主任	1943—1984	退休
2	张保先	男	技师	支部书记	1950—1960	退休
3	易宇华	女	技师		1954—1994	校内调动
4	夏家辉	男	讲师	副主任,后被评为院士,遗传学国家重点实验室主任	1955—1974	校内调动
5	彭梅芬	女	副教授		1955—1992	退休
6	马军	女	副教授		1957—1990	退休
7	罗正南	女	技术员		1961—1972	校内调动
8	卢惠霖	男	教授	主任	1961—1974	退休
9	刘耀光	男	技师		1961—1981	校内调动
10	廖玉兰	女	副教授		1961—1997	退休
11	李忠魁	男	讲师		1961—2001	校内调动
12	李拔明	男	副教授		1966—1994	退休
13	胡俊才	男	助研		1977—1995	出国
14	何莉芳	女	技术员		1979—2001	校内调动
15	何鸿恩	男	讲师	后任湖南医科大学党委书记	1984—1990	校内调动
16	韩凤霞	女	教授	主任	1985—2010	退休
17	顾善兰	女	讲师		1987—1990	调出学校
18	董森美	男	副教授	副主任	1988—1991	退休
19	陈映明	男	副教授		1991—2010	退休
20	沈韫芳	女	教授		2000—2007	退休
21	李炼	男	讲师		2001—	出国
22	周汨波	女	实验师		2001　2005	校内调动
23	郑杰	男	讲师	教学秘书	2001—2007	校内调动

法医学系

序号	姓名	性别	职称	曾任职务	工作年份	备注
1	沈安乡	男	副教授	教研室主任	1984—1995	2006 退休
2	王建强	男	副教授	教研室副主任	1984—1997	2000 年出国
3	陈绍琼	女	讲师		1984—2000	1995 年调离至深圳市担任中学教师
4	刘盛惠	女	副教授		1985—2013	1995 年退休
5	易曙光	男	实验师		1988—1995	2013 年退休
6	蒋乐善	男	副研究员		1989—2006	1997 年调离至湘雅医院医务部

免疫学系

序号	姓名	性别	职称	曾任职务	工作年份	备注
1	查国章	男	教授	科室主任	1998—2002	2002 年退休
2	扈凤平	女	副教授	科室副主任	1998—2007	2007 年退休
3	郭实士	男	教授		1999—2000	2000 年退休
4	韦超凡	男	教授		1998—2000	2000 年退休
5	孙科柱	男	副主任技师		1999—2008	调离
6	燕美玉	女	副主任技师		1999—2012	退休
7	钱骏	男	讲师		1998—2002	调离
8	李忠花	女	讲师		1998—2003	调离
9	吴水河	女	副主任技师		1998—2002	调离
10	王莉莉	女	助教		1998—1999	调离
11	李闻文	男	副教授		1998—2003	调离
12	周楚湘	男	讲师		1998—2004	调离
13	李立新	女	主管技师		1999—2012	调离

数理学科

序号	姓名	性别	职称	曾任职务	工作年份	备注
1	胡纪湘	男	教授		1945—1990	离休
2	谢嘉平	男	教授	室主任	1959—1997	2011 年去世
3	马淑华	女	副教授			退休
4	李林红	男	讲师			出国
5	黄穗红	女	主管技师		1988—1998	调本院摄影室

序号	姓名	性别	职称	曾任职务	工作年份	备注
6	李 殷	男	技师			谢本院校报
7	青义学	男	教授			退休
8	彭再昌	男	副教授	室副主任	1986—1993	退休
9	张惠安	男	教授	室主任		退休
10	彭润桃	女	实验技师		1978—2010	退休
11	易非易	女	副教授		1987—2012	退休
12	李亚琼	女	教授		1983—1992	外调
13	李白冰	男	教授		1983—1985	出国
14	文怀南	女	讲师		1985—1993	出国
15	任力锋	女	教授		1985—1992	调医学工程
16	程冠生	男	教授	室主任	1976—2001	离休
17	肖举银	女				退休
18	王树生	男				退休
19	欧阳荣华	男				退休
20	苏 涛	女				调出
21	蒋 磊	男				调出
22	郑颂阳	男				出国

化学

序号	姓名	性别	职称	曾任职务	工作年份	备注
1	徐善祥	男	教授	化学教习	1916—1926	1927 年离校
2	郑兰华	男	教授	化学助教、讲师、副教授	1919—1924	1925 年赴美
3	韩组康	男	教授	化学助教	1919—1921	1921 年调清华
4	朱恒璧	男	教授	生理化学教习	1924—1926	1927 年离校
5	吴文利	男	教授	化学教员	1930—1931	1932 年离校
6	鲍威尔夫人	女	教授	生理化学教员	1930—1931	1932 年离校
7	唐宁康	男	教授	有机化学、生理化学教员	1932—1938	1939 年离校
8	刘泽永	男		有机化学实习的助教、讲师	1932—1939	
9	张德威	男	教授	有机化学实习的助教	1932—1938	1939 年转科
10	谢祚永	男	教授	专职教授、化学科主任	1940—1976	1985 年去世

序号	姓名	性别	职称	曾任职务	工作年份	备注
11	李昌甫	男		化学专职助教	1940—1946	
12	韦婀娜	女		化学专职助教	1940—1946	
13	朱育惠	男		化学兼职助教	1940—1946	
14	冯俟	男		化学专职技佐	1940—1946	
15	刘友斌	男	副教授	化学教研室副主任、主任	1944—1985	1995年去世
16	强醺	男	实验师	化学专职技佐	1944—1985	2001年去世
17	李元卓	男	副教授	教研室副主任	1946—1985	退休
18	江继文	男	教授	卫生化学教研室主任	1948—1975	调卫化,2000年去世
19	王泗滨	女	教授	教研室副主任、党支书	1950—1990	离休后2014年去世
20	戴乐岁	女	教授	教研室主任、副处长、处长	1954—1993	2011年去世
21	倪先度	男	教授	化学专职助教、讲师	1950—1959	1959年调湖南大学后调黔阳师专
22	刘碧云	女	讲师	化学专职技佐、技术室负责人	1950—1960	1959年调湖南大学
23	林延平	男	讲师		1955—1959	1959年调湖南大学
24	周凤贤	女	副教授		1956—1994	退休
25	卢学全	男	讲师	化学专职助教、讲师	1956—1970	1970年调福建医科大学
26	陈心台	男	教授	中心实验室主任	1956—1970	1970年转科
27	温洪杰	男	讲师	教研室实际负责人之一	1958—1993	1970年调回广东
28	万讚如	女	教授		1959—1970	1970年调湖南大学
29	范俊源	男	教授	有机教研室副主任、主任	1959—1999	退休
30	尹鲁生	男	教授	有机教研室副主任、主任	1960—2000	退休
31	胡曼玲	女	教授	卫生化学教研室主任	1961—1975	1975年调卫生化学
32	赵登初	男	讲师		1961—1972	1972年调回衡阳
33	胡文裙	女	助教		1961—1969	1969年调湖南大学
34	苏莲贞	女	高级实验师	技术室负责人	1961—1991	退休
35	吴引娣	女	实验师		1961—1974	1974年调回株洲
36	黄畅生	男	副教授		1962—1990	退休
37	任岱	女	教授	无机分析化学教研室副主任	1962—2001	退休

序号	姓名	性别	职称	曾任职务	工作年份	备注
38	黄干初	男	教授	教研室副主任	1963—2000	退休
39	沙昆冈	男	副教授		1964—1990	2014 年去世
40	陈德重	男	副教授	教研室副主任	1965—1991	1999 年去世
41	刘世勤	男	副教授		1972—1995	退休
42	李长寿	男	副教授		1980—1991	1991 年调产业 2009 年去世
43	李开辉	女	讲师		1980—1991	退休
44	王英玲	女	实验师		1980—1985	离休后 2010 年去世
45	刘馨	女	实验师		1980—1985	调湘雅医院后 2002 年去世
46	何顺华	女	高级实验师	基础医学院副院长、副书记	1980—1986	1986 年调基础部
47	周京科	男	实验师		1981—1996	1996 年调产业
48	杨建淑	女	高级实验师	湘雅三院设备科长	1981—1988	1988 年调湘雅三院
49	彭笑钢	男	教授	浙江大学"千人计划"	1981—1983	任技术员，1983 年考入吉林大学
50	游力书	男	高级技工		1981—2010	2010 年去世
51	廖柏寒	男	教授	湖南农业大学、林业大学院长	1982—1983	1983 年考上中科院研究生
52	谢云骏	男	讲师		1983—1993	1993 年赴美
53	贺谷辉	男	助教		1983—1985	1985 年考上华中工学院研究生
54	雷柱	男	讲师		1984—1993	1993 年赴阿联酋
55	李劲	女	副教授	无机教研室副主任	1985—1998	1998 年赴美
56	陈志新	女	讲师		1985—1992	1992 年赴美
57	彭爱芝	女	高级实验师	技术室负责人	1985—2002	退休
58	余嘉政	男	高级工程师	药学院办公室主任	1986—1993	1993 年调产业
59	李佳	女	讲师		1986—1995	1992 年公派赴美留学
60	郭颂	女	助教		1986—1991	1991 年赴日
61	曾荣今	男	教授	湖南科技大学科研处副处长	1987—1996	1996 年调湖南科技大学
62	李永新	女	实验师		1987—2012	退休
63	胡毅勇	男	技术员		1987—1989	1989 年调湘雅医院
64	段建宇	男	讲师		1988—1992	1992 年离职，后移民新西兰
65	姚银秀	女	实验师		1989—1998	1998 年赴美
66	廖喜漫	女	讲师		1990—1998	1995 年赴香港中文大学并获博士学位

序号	姓名	性别	职称	曾任职务	工作年份	备注
67	喻晓锋	男	高级实验师	湘雅产业集团副总、招生办主任	1990—1994	1994年调基础医学院
68	皮祖兰	女	讲师		1990—1995	1995年赴美
69	李清解	男	讲师		1991—1994	1994年调产业，获生化博士后赴美
70	汤福兴	男	讲师		1991—1995	1995年赴美
71	刘美莲	女	讲师		1993—1999	1999年考上生化研究生获博士后赴美
72	徐光保	男	讲师		1991—1996	1996年因患肝癌去世
73	付淑娥	女	工人		1991—1995	1995年调湘雅三医院
74	罗冰	女	讲师		1994—2001	2001年赴德国留学
75	欧阳淑媛	女	讲师		1994—1999	1999年调深圳
76	周芝芹	女	高级实验师	技术室负责人	1994—2004	2004年调中南大学出版社
77	曾小玲	女	副教授		1995—2012	退休
78	徐瑞松	男	助教		1995—1997	1997年考上浙江大学研究生，后赴美
79	周志凌	男	助教		1996—2000	2000年考上湘雅二医院研究生
80	曾光尧	男	副教授		1997—2002	2002年调药学院

基础医学院机关

序号	姓名	性别	职称	曾任职务	工作年份	备注
1	钟奉贤	男	秘书	1960.2—1963.8	基础课部	内调
2	余泽云	女	院办党委干事	1975—		退休
3	邱小球	女	院办党委干事	1979.7—1986	基础医学系	内调
4	熊敦丰	女	综合办主任	1979.2—1987.7	基础医学院	退休
5	王小万	男	教学干事	1981.3—1982.9	基础医学院	内调
6	涂自智	男	科研干事	1981.3—1987.6	基础医学院	内调
7	周雄伟	男	工人	1983—1997	基础医学院	内调
8	廖淑梅	女	干事	1983—1988	基础医学院	内调
9	李智洪	女	行政干事	1986	基础医学院	退职
10	王林	男	行政干事	1988.12—1993.4	基础医学院	内调
11	罗爱兰	女	院办党委干事	1990.4—1994.8	基础医学院	内调
12	文建辉	女	综合办主任	1990—2014.8	基础医学院	退休
13	张忆荣	女	院学工办主任	1991.1—1997.12	基础医学院	内调

序号	姓名	性别	职称	曾任职务	工作年份	备注
14	章兴	男	综合办主任	1993—2012	基础医学院	退休
15	喻晓峰	男	院团委书记	1993.12—1997.12	基础医学院	内调
16	曾市南	男	组织干事	1994.7—1997.7	基础医学院	外调
17	朱栋林	男	学生专干	1994.7—1997.12	基础医学院	内调
18	庞丹琳	女	学生专干	1997.7—1997.12	基础医学院	考研
19	欧光耀	男	组织干事	1998—2002.11	基础医学院	内调
20	王文莉	女	组织干事	2003.7—2004.6	基础医学院	外调

附录十八　历任系、室党支部书记名单

人体解剖与神经生物学系

职别	姓名	职务	任职时间	所在部门
正职	史毓阶	系支部书记	1958—1960	人体解剖学系
	方传昆	系支部书记	不详	人体解剖学系
	曾志成	系支部书记	1989—1994	人体解剖学系
	刘正清	系支部书记	1995	人体解剖学系
	欧阳炳炎	系支部书记	1996—2000	人体解剖学系
	刘正清	系支部书记	2001—2004.10	人体解剖学系
	潘爱华	系支部书记	2004.10—	人体解剖学系

组织胚胎学系

职别	姓名	职务	任职时间	所在部门
正职	韩英士	支部书记	1954—1987	组织学与胚胎学系
	李叔庚	支部书记	1987—2001	组织学与胚胎学系
	文建国	支部书记	2001—2003	组织学与胚胎学系
	王铁霞	支部书记	2003—2006	组织学与胚胎学系
	黄河	支部书记	2006—2010	组织学与胚胎学系
	陈庆林	支部书记	2010—2013	组织学与胚胎学系
	黄河	支部书记	2014.1—	组织学与胚胎学系

生理学系

职别	姓名	职务	任职时间	所在部门
正职	罗自强	系支部书记	2000.7—2004.6	生理系
	汉建忠	系支部书记	2010—	生理系
	谭孟群	系支部书记	2004.6—2010	生理学系
	庄义皋	系支部书记	1986—1995	生理教研室
	瞿树林	系支部书记	1974—1981	生理教研室
	朱新裘	系支部书记	1981—1985 1995—2000(兼)	生理教研室

病理学系

职别	姓名	职务	任职时间	所在部门
正职	郑长黎	系支部书记	2006.7—	病理学系
	彭劲武	系支部书记	2002.7—2006.6	病理学系
	程瑞雪	系支部书记	1998.7—2002.6	病理学教研室
	杨元华	系支部书记	1990.7—1998.6	病理学教研室

病理生理学系

职别	姓名	职务	任职时间	所在部门
正职	罗慕强	系支部书记	1960.7—1966.6	病理生理学系
	罗慕强	系支部书记	1978.7—1983.6	病理生理学系
	黄季良	系支部书记	1983.7—1989.6	病理生理学系
	陈广文	系支部书记	1989.7—2002.6	病理生理学系
	罗　涵	系支部书记	1990.7—1991.6	病理生理学系
	张华莉	系支部书记	2002.7—2007.6	病理生理学系
	王慱慨	系支部书记	2007.7—2008.5	病理生理学系
	涂自智	系支部书记	2008.5—2012.7	病理生理学系
	张华莉	系支部书记	2012.7—	病理生理学系

肿瘤研究所

职别	姓名	职务	任职时间	所在部门
正职	李廷银	直属支部书记	1992.5—2011.6	肿瘤研究所
	周　鸣	直属支部书记	2011.7—	肿瘤研究所

寄生虫学系

职别	姓名	职务	任职时间	所在部门
正职	冯棣朝	寄生虫学系党支部书记		寄生虫学教研室
	任象琼	寄生虫学系党支部书记		寄生虫学教研室
	刘多	寄生虫学系党支部书记		寄生虫学教研室
	曾宪芳	寄生虫学系党支部书记		寄生虫学教研室
	舒衡平	寄生虫学系党支部书记		寄生虫学教研室
	刘立鹏	寄生虫学系党支部书记		寄生虫学系
	徐绍锐	寄生虫学系党支部书记		寄生虫学系
	张顺科	寄生虫学系党支部书记		寄生虫学系

微生物学系

职别	姓名	职务	任职时间	所在部门
正职	夏忠弟	教研室支部书记	1986.7—2002.6	微生物学免疫学教研室
	周毅刚	系支部书记	2004.12—	微生物学系

生物化学系

职别	姓名	职务	任职时间	所在部门
	周毅刚	支部书记	1990—1999	生物化学教研室
正职	李善妮	系(二)支部书记	2007.1—2009.12	生物化学系
	唐建华	系(二)支部书记	2010.1—	生物化学系

分子生物学系

职别	姓名	职务	任职时间	所在部门
	袁恬莹	系支部书记	1984—1988	分子生物学系
	周毅刚	系支部书记	1989—1998.8	生物化学教研室
正职	陈汉春	系支部书记	1998.9—2006.9	分子生物学系,生物化学教研室
	汤立军	因系支部书记出国,代理支部书记	2000—2001	分子生物学系
	曾海涛	系支部书记	2006.7—	分子生物学系

医学遗传学国家重点实验室

职别	姓名	职务	任职时间	所在部门
	李麓芸	支部书记		医学遗传学国家重点实验室直属支部
正职	夏家辉	支部书记		医学遗传学国家重点实验室直属支部
	邬玲仟	支部书记		医学遗传学国家重点实验室直属支部

生殖与干细胞工程研究所

职别	姓名	职务	任职时间	所在部门
正职	范立青	研究所党支部书记	2002—	生殖与干细胞工程研究所

细胞生物学系

职别	姓名	职务	任职时间	所在部门
	刘艳平	系支部书记	2003—2005	细胞生物学系
正职	言惠文	系支部书记	2005—2006	细胞生物学系
	项荣	系支部书记	2006—	细胞生物学系

法医学系

职别	姓名	职务	任职时间	所在部门
正职	常云峰	系支部书记	2013.7—	法医学系

免疫学系

职别	姓名	职务	任职时间	所在部门
	黎明	院党委委员	2012.1—	基础医学院
正职	余平	系支部书记	2000.7—2004.6	免疫学系
	黎明	系支部书记	2004.7—2010.12	免疫学系
	霍治	系支部书记	2011.1—	免疫学系

化学

职别	姓名	职务	任职时间	所在部门
	王泪滨	支部书记	1979.7—1984.3	化学、生物、物理
	王泪滨	支部书记	1984.3—1986.10	化学教研室
	罗一鸣	支部书记	1986.10—2002.9	化学教研室
	王一凡	支部书记	2002.9—2006.1	医学化学教研中心
正职	刘绍乾	支部书记	2006.1—2010.9	制药系
	周明达	支部书记	2010.9	分析科学系
	罗一鸣	支部书记	2010.9—2012.7	有机与制药系
	王一凡	支部书记	2012.7—2014.7	化学系
	王一凡	支部书记	2012.7—	无机化学系

附录十九　历任系、室、中心正副主任名单

人体解剖学系

职别	姓名	职务	任职时间	所在部门
正职	王肇勋	系主任	不详	人体解剖学系
	王志曾	系主任	1954—1958	人体解剖学系
	唐家桢	系主任	1958—1960	人体解剖学系
	王鹏程	系主任	1970—1974	人体解剖学系
	刘裕民	系主任	1974—1978	人体解剖学系
	史毓阶	系主任	1978—1984	人体解剖学系
	郑德枢	系主任	1984—1989	人体解剖学系
	刘里侯	系主任	1989—1995	人体解剖学系
	罗学港	系主任	1995—2010	人体解剖学系
	曾志成	代主任	1996—1997	人体解剖学系
	李志远	系主任	2010—	人体解剖学系
副职	史毓阶	副主任	1959—1978	人体解剖学系
	罗远才	副主任	1984—1991	人体解剖学系
	刘忠浩	副主任	1989—1994	人体解剖学系
	刘里侯	副主任	1989—1994	人体解剖学系
	罗远才	副主任	1994—1995	人体解剖学系
	楚亚平	副主任	1994—1995	人体解剖学系
	罗学港	副主任	1994—1996	人体解剖学系
	刘正清	副主任	1996—2001	人体解剖学系
	卢大华	副主任	2001—	人体解剖学系
	张建一	副主任	2003—2007	人体解剖学系
	潘爱华	副主任	2007—2010	人体解剖学系
	蔡维君	副主任	2000—2010	人体解剖学系
	严小新	常务副主任	2010—	人体解剖学系
	王慧	副主任	2010—	人体解剖学系
	熊鲲	副主任	2010—	人体解剖学系

组织胚胎学系

职别	姓名	职务	任职时间	所在部门
正职	张德威	系主任	1954—1959	组织学与胚胎学系
	韩英士	系主任	1982—1987	组织学与胚胎学系
	郭绢霞	系主任	1987—1989	组织学与胚胎学系
	祝继明	系主任	1989—1999	组织学与胚胎学系
	张建湘	系主任	2003—2006	组织学与胚胎学系
	蔡维君	系主任	2010.10—	组织学与胚胎学系
副职	韩英士	常务副主任	1959—1982	组织学与胚胎学系
	郭绢霞	常务副主任	1982—1987	组织学与胚胎学系
	祝继明	教学副主任	1987—1989	组织学与胚胎学系
	李叔庚	科研副主任	1987—1999	组织学与胚胎学系
	文建国	教学副主任	1993—1998	组织学与胚胎学系
	文建国	常务副主任	1998—2002	组织学与胚胎学系
	张建湘	科研副主任	1998—2002	组织学与胚胎学系
	严文保	教学副主任	1998—2002	组织学与胚胎学系
	王铁霞	科研副主任	2003—2006	组织学与胚胎学系
	段炳南	教学副主任	2003—2006	组织学与胚胎学系
	伍赶球	常务副主任	2006—2010	组织学与胚胎学系
	黄河	科研副主任	2006—	组织学与胚胎学系
	肖玲	教学副主任	2011—2013	组织学与胚胎学系
	肖玲	教学副主任	2013—	形态中心
	刘俊文	教学副主任	2013—	组织学与胚胎学系

生理学系

职别	姓名	职务	任职时间	所在部门
正职	易见龙	室主任	1946—1966	生理教研室
	周衍椒	室主任	1978—1983	生理教研室
	徐有恒	室主任	1984—1991	生理教研室
	朱新裘	室主任	1991.3—1997	生理学教研室
	李俊成	室代主任	1992.12—1993.12	生理教研室
	罗自强	系主任	1999—	生理学系
	秦晓群	系代主任	2000—2002	生理学教研室
	易见龙	室主任	1962—1966	血液生理学研究室
	周衍椒	室主任	1978—1987	血液生理学研究室
	徐有恒	室主任	1987—1989	血液生理学研究室
	王绮如	室主任	1989—1994	血液生理学研究室
	蒋德昭	室主任	1994—2000	血液生理学研究室
	李云霞	室主任	1986—1997	心血管生理研究室
副职	周衍椒	副主任	1955—1978	生理教研室
	孙秀泓	常务副主任	1984.7—1989.4	生理教研室
	朱新裘	副主任	1989.4—1991.3	生理教研室
	邬力祥	副主任	1994—1994	生理教研室
	罗自强	副主任	1994—1999	生理学教研室
	秦晓群	副主任	1995—?	生理学教研室
	邬力祥	代理副主任	1992—1993	生理教研室
	刘建英	代理副主任	1992—1993	生理学教研室
	文志斌	副主任	1999—	生理教研室
	管茶香	副主任	1997—2005	生理教研室
	向　阳	副主任	2010—	生理教研室
	贺石林	副主任	1976—1981	生理教研室
	唐恢玲	副主任	1977—1984	生理教研室
	蒋德昭	副主任	1992—1994	血液生理学研究室
	马传桃	副主任	1986—2000	心血管生理研究室

病理学系

职别	姓名	职务	任职时间	所在部门
正职	沈嗣仁	主任	1916—1919	病理
	朱恒璧	主任	1920—1927	病理
	李佩琳	主任	1932—1937	病理
	徐荫棠	主任	1936—1945	病理
	潘世宬	主任	1946—1954	病理
	易涵碧	主任	1954—1970	病理
	彭隆祥	主任	1970—	病理
	许建晃	主任	1984—1989	病理
	钱仲棐	主任	1989 1996	病理
	文继舫	主任	1996—1998，2003—2013	病理
	程瑞雪	主任	1998—2002	病理
	曾庆富	主任	2002—2003	病理
	周建华	主任	2013—	病理
副职	梁荚锐	副主任	1984—1989	病理
	钱仲棐	副主任	1984—1989	病埋
	冯本澄	副主任	1984—1989	病理
	杨元华	副主任	1989—1996	病理
	文继舫	副主任	1989—1996	病理
	程瑞雪	副主任	1996—1998	病理
	曾庆富	副主任	1996—2002	病理
	陈永平	副主任	1998—2002	病理
	周建华	副主任	2002—2013	病理
	冯德云	副主任	2002—2003 2006—	病理
	刘保安	副主任	2003—2010	病理
	郑长黎	副主任	2003—	病理
	肖德胜	副主任	2010—	病理
	殷刚	副主任	2013—	病理

病理生理学系

职别	姓名	职务	任职时间	所在部门
正职	潘世成	系主任	1954.7—1966.6；1978.7—1983.6	病理生理学系
	罗正曜	系主任	1984.7—1989.6	病理生理学系
	罗涵	系主任	1989.7—1993.6	病理生理学系
	尤家騄	系主任	1993.7—1999.6	病理生理学系
	肖献忠	系主任	1999.7—	病理生理学系
副职	陈国桢	副主任	1963.7—1966.6	病理生理学系
	罗正曜	副主任	1963.7—1966.6	病理生理学系
	罗慕强	副主任	1978.7—1983.6	病理生理学系
	罗正曜	副主任	1978.7—1983.6	病理生理学系
	姚开泰	副主任	1978.7—1983.6	病理生理学系
	罗涵	副主任	1984.7—1989.6	病理生理学系
	尤家騄	副主任	1989.7—1993.6	病理生理学系
	肖献忠	副主任	1990.7—1999.6	病理生理学系
	王燕如	副主任	1993.7—1996.6	病理生理学系
	陈广文	副主任	1997.7—1999.6	病理生理学系
	邓恭华	副主任	1997.7—2006.6	病理生理学系
	涂自智	副主任	2002.7—	病理生理学系
	王慷慨	副主任	2006.7—2008.5；2010.7—	病理生理学系

肿瘤研究所

职别	姓名	职务	任职时间	所在部门
正职	姚开泰	所长	1989.7—2004.5	肿瘤研究所
	李桂源	所长	2004.6—2014.5	肿瘤研究所
	熊炜	所长	2014.6—	肿瘤研究所
副职	陶正德	副所长	1989.4—2004.5	肿瘤研究所
	李桂源	副所长	1989.4—2004.6	肿瘤研究所
	曹亚	副所长	2004.4—	肿瘤研究所
	李小玲	副所长	2004.5—	肿瘤研究所
	李官成	副所长	2007.4—	肿瘤研究所
	熊炜	副所长	2011.3—2014.5	肿瘤研究所

寄生虫学系

职别	姓名	职务	任职时间	所在部门
正职	陈国杰	主任	1945—1959	寄生虫学
	陈祜鑫	主任	1961—1981	寄生虫学教研室
	刘 多	主任	1981—1989	寄生虫学教研室
	张悟澄	主任	1984—1987	寄生虫病研究室
	曾宪芳	主任	1990—1997	寄生虫学教研室
	曾庆仁	主任	1998—2002	寄生虫学教研室
	舒衡平	主任	2002—2006	寄生虫学教研室
	汪世平	系主任	2002—2006	病原生物学系
	舒衡平	系主任	2006—	寄生虫学系
副职	陈祜鑫	副主任	1953—1960	寄生虫学教研室
	刘 多	副主任	1975—1981	寄生虫学教研室
	冯棣朝	副主任	同上	寄生虫学教研室
	谢长松	副主任	同上	寄生虫学教研室
	曾宪芳	副主任	1988—1989	寄生虫学教研室
	李本文	副主任	同上	寄生虫学教研室
	易新元	副主任	1989—1996	寄生虫学教研室
	曾庆仁	副主任	1993—1997	寄生虫学教研室
	舒衡平	副主任	1997—2002	寄生虫学教研室
		副主任	2002—2006	病原生物学系
		系副主任	2006—2010	基础医学院
	汪世平	副主任	2002—2006	基础医学院
	蔡 春	副主任	2002—2003	寄生虫学教研室
	刘立鹏	副主任	2006—	寄生虫学教研室
	徐绍锐	副主任		寄生虫学教研室

微生物学系

职别	姓名	职务	任职时间	所在部门
正职	白施恩	科主任	1934—1942	细菌科
	刘秉阳	科主任	1943—1955	细菌科
	吴洁如	科主任	1955—1984	微生物学教研室
	李沛涛	室主任	1985—1989	微生物学教研室

职别	姓名	职务	任职时间	所在部门
正职	施 凯	室主任	1985—1996	病毒研究室
	施 凯	室主任	1989—1996	微生物学与免疫学教研室
	陈淑珍	室主任	1997—2001	微生物学与免疫学教研室
	舒明星	室主任	2002.4—2004.2	微生物学与免疫学教研室
	夏忠弟	系主任	2004.7—2009.6	微生物学系
	陈利玉	系主任	2009.7—	微生物学系
副职	吴洁如	室副主任	1950—1955	细菌科
	胡明杰	室副主任	1981—1984	微生物学教研室
	韦超凡	室副主任	1985—1989	微生物学教研室
	钟性吾	室副主任	1989—1992	微生物学教研室
	陈淑珍	室副主任	1987—1996	微生物学与免疫学教研室
	夏忠弟	室副主任	1994—2004	微生物学与免疫学教研室
	舒明星	室副主任	1996—2002	微生物学教研室
	罗敏华	室副主任	2002.4—2004.4	微生物学教研室
	刘水平	系副主任	2004.4—	微生物学系
	姚孟晖	系副主任	2004.10—2006.4	微生物学系
	陈利玉	系副主任	2006.4—2009.7	微生物学系

生物化学系

职别	姓名	职务	任职时间	所在部门
正职	任邦哲	系主任	1946—1976	生物化学科
	任邦哲	生物化学研究室主任	1946—1976	生物化学科
	方暨岚	系主任	1977—1980	生物化学教研室
	卢义钦	系主任	1981—1992	生物化学教研室
	卢义钦	生物化学研究室主任	1981—1992	生物化学教研室
	傅敏庄	系主任	1993—1996	生物化学教研室
	宋惠萍	系主任	1997—2004	生物化学教研室
	陈汉春	系主任	2004.8—2013.6	生物化学系
	陈汉春	生物化学研究室主任	2004.8—2011.12	生物化学系
	王军	系主任	2013.7—	生物化学系
	王军	生物化学研究室主任	2012.1—现在	生物化学系

职别	姓名	职务	任职时间	所在部门
副职	文震西	系副主任	1987—1992	生物化学教研室
	黄耀辉	系副主任	1988—1996	生物化学教研室
	周毅刚	系副主任	1991—1999	生物化学教研室
	王晓春	系副主任	1995—1999	生物化学教研室
	唐建华	系副主任	2002.7—2011.12	生物化学系
	曾卫民	系副主任	2005.1—2013.12	生物化学系
	王 军	系副主任	2012.1—	生物化学系
	何海伦	系副主任	2014.1—	生物化学系

分子生物学系

职别	姓名	职务	任职时间	所在部门
正职	朱定尔	系主任	1984—1991	分子生物学系
	谢慎思	系主任	1991—1997.6	分子生物学系
	胡维新	系主任	1997.7—2011.3	分子生物学系
	刘静	系主任	2011.4—	分子生物学系
副职	袁恬莹	系副主任	1984—1989	分子生物学系
	肖广惠	系副主任	1991—1994	分子生物学系
	陈汉春	系副主任	1991—2004	分子生物学系
	成光杰	系副主任	1994—1997	分子生物学系
	唐迎胜	系副主任	1996—1998	分子生物学系
	罗志勇	系副主任	2000.9—2010.6	分子生物学系
	刘 静	系副主任	2010.8—2011.3	分子生物学系
	曾海涛	系副主任	2011.4—	分子生物学系

医学遗传学国家重点实验室

职别	姓名	职务	任职时间	所在部门
正职	李麓芸	主任	1991—1993	医学遗传学国家重点实验室
	邓汉湘	主任	1993—2003	医学遗传学国家重点实验室
	张灼华	主任	2003—2013	医学遗传学国家重点实验室
	夏 昆	主任	2013—	医学遗传学国家重点实验室

生殖与干细胞工程研究所

职别	姓名	职务	任职时间	所在部门
正职	卢光琇	所长		生殖与干细胞工程研究所

细胞生物学系

职别	姓名	职务	任职时间	所在部门
正职	卢惠霖	室主任	1954—1978	生物学教研室
	夏家辉	室主任	1979—1984	生物学教研室
	韩凤霞	室主任	1993—2001	生物学教研室
	刘艳平	室主任/系主任	2002—2011	细胞生物系
	李家大	系主任	2012—	细胞生物系
副职	董森美	室副主任	1985—1992	生物学教研室
	邹良秀	室副主任	1987—1994	生物学教研室
	刘艳平	室副主任	1994—2001	生物学教研室
	张树冰	系副主任	2005—	细胞生物系
	周叶方	系副主任	2012—	细胞生物系

法医学系

职别	姓名	职务	任职时间	所在部门
正职	蔡继峰	系主任	2010.7—	基础医学院

免疫学系

职别	姓名	职务	任职时间	所在部门
正职	查国章	系主任	1998.9—2002.9	免疫学系
	余平	系主任	2002.9—	免疫学系
副职	余平	副主任	1998.9—2002.9	免疫学系
	黎明	副主任	2001.9—	免疫学系
	扈凤平	副主任	2001.9—2007.9	免疫学系
	邹义州	副主任	2014.1—	免疫学系

化学

职别	姓名	职务	任职时间	所在部门
正职	谢祚永	主任	1940.1—1966.8	化学科（教研室）
	戴乐岁	主要负责人	1968.8—1979.6	化学教研室
	刘友斌	主任	1979.7—1984.3	化学教研室
	戴乐岁	主任	1984.3—1989.4	化学教研室
	范俊源	主任	1992.4—1994.5	有机物理化学教研室
	尹鲁生	主任	1994.5—1996.6	有机物理化学教研室
	罗一鸣	主任	1996.6—2002.7	有机物理化学教研室
	周明达	主任	1996.6—2002.7	无机分析化学教研室
	罗一鸣	主任	2002.9—2006.1	医学化学教研中心
副职	戴乐岁	副主任	1979.6—1981.8	基础课部
	罗一鸣	副院长	2002.4—2010.9	化学化工学院
	刘友斌	副主任	1954.9—1966.8	化学教研室
	戴乐岁	副主任	1956.4—1966.8	化学教研室
	温洪杰	负责人之一	1968.8—1977.6	化学教研室
	李元卓	副主任	1979.7—1984.3	化学教研室
	王汩滨	副主任	1979.7—1984.3	化学教研室
	黄千初	副主任	1984.3—1989.4	化学教研室
	陈德重	副主任	1984.3—1989.4	化学教研室
	王一凡	副主任	1989.4—1995.9	无机分析化学教研室
	任岱	副主任	1991.3—1994.9	无机分析化学教研室
	周明达	副主任	1995.5—1996.6	无机分析化学教研室
	李劲	副主任	1995.12—1998.12	无机分析化学教研室
	刘绍乾	副主任	2000.12—2002.7	无机分析化学教研室
	周明达	副主任	2002.9—2006.1	医学化学教研中心
	王一凡	副主任	2002.9—2006.1	医学化学教研中心

职别	姓名	职务	任职时间	所在部门
副职	王微宏	副主任	2002.9—2006.1	医学化学教研中心
	罗一鸣	课程教授	2003.4—2010.9	有机化学课程
	王一凡	课程教授	2003.4—2005.4	医科大学化学课程
	周明达	课程教授	2005.4—2010.9	分析化学课程
	王一凡	课程教授	2005.4—2010.9	无机及普通化学课程
	刘绍乾	课程教授	2005.4—2010.9	医科大学化学课程
	刘绍乾	副主任	2006.1—2010.9	制药系
	周明达	副主任	2006.1—2012.7	分析科学系
	罗一鸣	副主任	2010.9—2012.7	有机与制药系
	王一凡	副主任	2010.9—2012.7	化学系
	罗一鸣	副主任	2012.7—2013.3	化学系
	王微宏	副主任	2014.7—	有机及高分子化学系

附录二十 国际及国内港澳台交流一览表

姓名	时间	留学国家及大学	研究内容	交流身份
朱恒璧	1916—1919	美国哈佛大学	病理学	访问学者
任邦哲	1932—1938	密西根大学研究院生物化学科	血液	攻读博士学位
刘秉阳	1939	美国哈佛大学医学院	细菌学	访问学者
易见龙	1940	加拿大多伦多大学	留学	留学
易见龙	1941—1944	美国	进修血库管理与干血浆制备	美国医药援华会聘
白施恩	1945	美国约翰霍普金斯大学	细菌学	访问学者
潘世宬	1946—1948	美国耶鲁大学	宫颈癌	访问学者
吴洁如	1959—1960	苏联莫斯科大学	进修	访问学者
徐有恒	1981	美国马里兰大学医学院 实验血液学研究所	多功能造血干细胞表面受体的研究	访问学者
孙秀泓	1981—1982	美国国立卫生研究院(NIH)	嗜酸性粒细胞与肺疾病	访问学者
付敏庄	1980—1983	美国德克萨斯大学 MD Anderson 癌症中心	肿瘤	访问学者
张悟澄	1983	美国宾夕法尼亚大学	血吸虫病免疫病理	访问学者
郭绢霞	1983.10—	加拿大卡尔顿大学	心肌细胞原代培养及成年心肌细胞免疫细胞化学等研究	访问学者
姚开泰	1983.10—1984.11	美国国立癌症研究院	人体促瘤基因克隆研究	高级访问学者
刘多	1983—1984	英国国家医学研究所		访问学者
李云霞	1983—1985	美国哈弗大学医学院	心脏生理学	访问学者
夏家辉	1984—1985	加拿大 Alberta 大学	医学遗传学、细胞遗传学	访问学者
夏家辉	1984—1985	美国德克萨斯大学	医学遗传学、细胞遗传学	访问学者
夏家辉	1984—1985	美国 Minnesota 大学	医学遗传学、细胞遗传学	访问学者
夏家辉	1984—1985	美国 Delaware 大学	医学遗传学、细胞遗传学	访问学者
李麓芸	1984—1985	加拿大 Alberta 大学	医学遗传学、细胞遗传学	访问学者
李麓芸	1984—1985	美国 Texas 大学	医学遗传学、细胞遗传学	访问学者
李麓芸	1984—1985	美国 Minnesota 大学	医学遗传学、细胞遗传学	访问学者
李麓芸	1984—1985	美国 Delaware 大学	医学遗传学、细胞遗传学	访问学者
易新元	1984—1987	英国国家医学研究院	血吸虫免疫	攻读博士学位
卢义钦	1984—1988	美国纽约血液中心生物化学与分子遗传学系	红细胞	访问学者

姓名	时间	留学国家及大学	研究内容	交流身份
刘俊凡	1984—1988	美国纽约血液中心生物化学与分子遗传学系	红细胞	访问学者
卢光琇	1985.9—1986.4 1988.3—1988.8 1990.10—1991.3 1994.7—1994.10	美国 Yale 大学 法国尼克医学中心 美国红十字会病毒研究所 加拿大多伦多大学	生殖医学 生殖医学分子生物学发育 分子生物学	访问学者
何小轩	1985—1987	加拿大 Alberta 大学	医学遗传学	访问学者
王绮如	1986—1988	美国华盛顿大学医学院	造血微环境与造血调控	访问学者
曾宪芳	1987	英国大英博物館寄生虫学研究室和英国国家医学研究所	钉螺不同地域种株鉴定	访问学者
胡维新	1987.9—1990.12	法国国家科研中心(CNRS)	基因结构与功能	访问学者
罗正曜	1987—1988	美国圣路易斯大学	休克	访问学者
王汩滨	1987—1988	美国		高级访问学者
罗学港	1987.9—1990.1	美国威斯康星医学院	视网膜的结构与功能	访问学者
肖慧清	1987—	美国霍普金斯大学		访问学者
田茹	1987—	美国		访问学者
钱仲棐	1988—1989	美国华盛顿大学医学院		访问学者
李俊成	1988—1990	美国华盛顿大学医学院	细胞内钙调控	访问学者
范俊源	1988—1991	美国堪萨斯大学医学院	抗肿瘤药物的合成、脂蛋白氧化方法的研究	访问教授
蒋德昭	1988—1992	美国华盛顿大学医学院	造血微环境与造血调控	访问学者
邓汉湘	1988—1992	日本长崎大学	分子遗传学	访问学者
曹志云	1988—	美国		访问学者
尤家騄	1989—1989	美国圣路易斯大学	休克	访问学者
曹亚	1989—1989	美国国立癌症研究院	肿瘤发病的分子机理研究	高级访问学者
李叔庚	1989	美国 Temple 大学访问	血栓形成机理的研究	访问学者
韦超凡	1989—1992	美国纽约大学医学中心	IgD 受体及细胞凋亡的研究	访问学者
郭立武	1989—	美国		访问学者
胡萍	1989—	美国佛吉尼亚		访问学者
许建晃	1990—1990	美国 M. D. Anderson 癌症中心病理学研究所		访问学者
罗涵	1990—1991	美国南卡罗纳	休克	访问学者
陈淑贞	1990—1991	美国明尼苏达大学医学院	合作、考察	访问学者
陈汉春	1990—1991	美国德克萨斯大学 MD Anderson 癌症中心	肿瘤	访问学者

姓名	时间	留学国家及大学	研究内容	交流身份
黄坚	1990—	美国		访问学者
任象琼	1990	美国纽约康耐尔大学医学院北海岸医院	分子生物学	访问学者
胡明杰	1991	瑞典卡洛林斯卡医学院	免疫学	访问学者
李麓芸	1991	加拿大多伦多大学	分子遗传学	访问学者
祝继明	1991—1992	华盛顿大学医学院	人胚胎绒毛膜滋养层基膜和羊膜基膜中的某些抗原检测	访问学者
贺石林	1991—1992	美国俄州大学	弥散性血管内凝血	高级访问学者
马传桃	1991—1992	美国 Loma Linda 大学医学院	肺动脉高压发病机理	访问学者
谢长松	1991—1992	美国圣路易斯大学	莱姆病	高级访问学者
黄干初	1991—1992	美国丹佛大学	化学发光研究	高级访问学者
刘保安	1991—1993	美国 Jefferson 大学医学院	白细胞抗原	访问学者
严小新	1991—1993	英国查林十字和西敏寺医学院解剖学系	神经退行性疾病的机制研究	访问学者
朱新裘	1992—1993	美国伯明翰阿拉巴马大学	热休克蛋白	高级访问学者
程瑞雪	1992—1993	加拿大达尔豪斯大学医学院		高级访问学者
邓汉湘	1992—2003	美国西北大学	分子遗传学	访问学者
范立青	1993	美国堪萨斯大学	发育分子生物学	访问学者
尹鲁生	1993	美国		高级访问学者
李佳	1993	美国		WHO 公派留学
李桂源	1993.6—1995.7	美国 Minnesota 大学医学院	乳腺癌发病分子机制研究	高级访问学者
任岱	1993—1996	美国加州大学弗雷斯诺分校	柱层析法和 FPLC 法从牛奶分离血管生长素	访问学者
肖子辉	1993—2007	加拿大蒙特利尔	心血管疾病	博士，博士后
韩征平	1993—	加拿大		访问学者
徐翎	1993—	美国		访问学者
曹旅川	1993—	美国		访问学者
龙海燕	1993—	美国		访问学者
谢绍平	1993—	英国		访问学者
戴和平	1994—1996	美国	细胞遗传学	访问学者
唐建华	1994—1997	美国 Emory 大学癌症中心	蛋白质	博士后
贺石林	1995	美国波士顿大学	血栓形成与临床	高级访问学者
廖喜漫	1995	香港中文大学		获博士学位

姓名	时间	留学国家及大学	研究内容	交流身份
胡维新	1995.7—1996.7	美国阿肯色大学医学院	白血病和多发性骨髓瘤的分子机理	访问学者
王绮如	1995—1996	美国华盛顿大学医学院	造血微环境与造血调控	访问学者
陈欲晓	1995—1996	美国纽约大学医学中心	小鼠 TSG—6 基因在类风湿关节炎抗炎作用	访问学者
蔡维君	1995—1997，199—2007	德国马普研究所实验心脏学研究室	侧支血管生长	访问学者
王军	1995—2000	加拿大多伦多大学生物化学系	蛋白质化学	攻读博士学位
严小新	1995—2000	美国犹他大学莫兰眼科中心和加州大学尔湾分校	神经退行性疾病的机制研究	博士后研究助理
罗学港	1995.7—1997.5	澳大利亚弗林顿大学	神经营养因子的功能	高级访问学者
皮业庆	1995—	美国		访问学者
余健	1995—	美国		访问学者
李官成	1996.1—1998.11	美国旧金山州立大学	信号转导相关的分子抗体研究	高级访问学者
李小玲	1996.10—1999.12	Memorial Sloan—ketterin Institute USA	淋巴癌的发病机制研究	高级访问学者
胡维新	1996.7—1997.7	美国德克萨斯大学圣安东尼奥健康科学中心	白血病和多发性骨髓瘤的分子机理	访问学者
丁报春	1996—1996	日本 NAGOYA 大学	胃黏膜细胞电压钳制	访问学者
陈汉春	1996—1997	英国曼彻斯特大学生物分子科学系	肿瘤基因	访问学者
刘绍乾	1996—1997	日本	生物无机与膜片钳	笹川奖学金访问学者
何群	1996—1998	美国 KARMANOS 癌症研究所	基因治疗	访问学者
肖献忠	1996—1999	美国西南医学中心	心血管疾病	访问学者
张灼华	1996—2000	美国哈佛大学神经病学系	细胞生物学	研究助理
王燕如	1996—	美国		访问学者
蔡维君	1997—1998	美国芝加哥 Rush 大学神经科学研究室	老年性痴呆发病的机制研究	访问学者
曾庆仁	1997—1998	澳大利亚医学研究所	血吸虫疫苗	WHO 访问学者
施凯	1997—1999	美国加州大学旧金山医学院	考察	访问学者
谢祁阳	1997—2000	美国印第安纳大学医学院	间质干细胞	访问学者
谭孟群	1997—2000	美国印第安纳大学医学院	造血发育与腺相关病毒载体介导基因治疗的研究	访问学者
戴乐岁	1998—1989	美国明尼苏达大学药学院	光敏剂血卟啉衍生物的合成	高级访问学者

姓名	时间	留学国家及大学	研究内容	交流身份
文志斌	1998—1999	美国华盛顿大学医学院	血管平滑肌收缩机制的调控	访问学者
李桂初	1998—	美国	心血管疾病	访问学者
肖红梅	1999.5—2000.4	美国华盛顿大学	生殖医学	高级访问学者
管茶香	1999—1999	美国南加州大学	急性肺损伤保护机制	访问学者
涂自智	1999—2000	比利时布鲁塞尔	休克	访问学者
朱曙东	1999—2004	加拿大卡尔加里大学	肿瘤分子生物学	攻读博士学位
邹义州	1999—2012	美国德州大学西南医学中心	移植免疫学	博士后、助理教授
钟　林	1999—	美国	心血管疾病	访问学者
李志远	2000.7—2001.12	美国范德堡大学医学院 临床药理系	离子通道	博士后
许建平	2000.1—2000.4	意大利 Ferrara 大学	心血管疾病	国际合作项目
曾海涛	2000.6—2002.6	美国 Vanderbilt 大学	精子获能和顶体反应机制	访问学者
张建湘	2000—2003	美国 Colorado Health Sciences Center 和 University of Arkansas for Medical Sciences	基因和蛋白表达及抗肿瘤药物的细胞毒理学研究	访问学者
汉建忠	2000—2001	美国华盛顿大学医学院	麻醉药物对血管平滑肌收缩的调控机制	访问学者
任彩萍	2000—2001	美国威斯康星大学	胚胎干细胞研究	高级访问学者
汪世平	2000—2001	美国科罗拉多大学医学院	分子生物学	访问科学家
罗自强	2000—2002	美国 Baylor 医学院	肺脏分子生物学	访问学者
田　伟	2000—2002	美国哈佛大学医学院、Fred Hutchinson 癌症研究中心	免疫遗传学	访问学者
瞿湘萍	2000—2003	美国波士顿大学	胃泌素释放肽受体的分子生物学	访问学者
陈汉春	2000—2004	美国纽约血液中心生物化学与分子遗传学系	红细胞	访问学者
张灼华	2000—2005	美国加州大学圣地亚哥分校	细胞生物学	教授
王　牟	2000—2007	美国罗氏制药公司	基因分型	博士后
罗学港	2000.12—2001.8	香港大学	视觉系统的功能	客座教授
张建一	2000.2—8	香港大学	臂丛前根撕脱延期再植回对运动神经元的作用	访问学者
程腊梅	2001.7—2003.3 2005.7—2006.6	日本国立产业技术综合研究所 美国西雅图毕内罗亚研究所	干细胞与再生医学	博士后
刘绍乾	2001—2002	日本	生物无机与膜片钳	笹川奖学金 访问学者

姓名	时间	留学国家及大学	研究内容	交流身份
潘爱华	2001—2003	美国 University of Michigan 进修学习	离子通道在视网膜的功能	访问学者
袁开宇	2001—	美国伯明翰阿拉巴马大学	肿瘤	访问学者
滕 华	2001—	美国	肿瘤	研究生
关勇军	2002.2—2005.9	香港大学	病毒及分子生物学研究	高级访问学者
刘薇	2002.10—2004.1	美国路易斯安娜州立大学	生殖医学	博士后
陈广文	2002—2003	美国霍普金斯大学	心血管疾病	访问学者
冯丹丹	2002—2005	澳大利亚莫纳什大学	脂肪酸对胰腺内分泌功能的影响及机制研究	硕士联合培养
秦晓群	2002	美国波士顿大学	神经肽受体的分子生物学	访问学者
周明达	2003	加拿大劳伦兹大学		高级访问学者
王 慧	2002.8—2003.3	澳大利亚 Flinders University	抗体制备	访问学者
邓小华	2003.5—2005.10	意大利维罗纳大学医学院形态学和生物医学系	胶质细胞的功能与机制	访问学者
向娟娟	2003.9—2008.6	英国女王大学	基质干细胞和基因治疗研究	高级访问学者
罗一鸣	2003—2004	澳大利亚墨尔本大学		高级访问学者
卢大华	2003.10—2005.2	新加坡中央医院临床应用研究中心	神经干细胞移植的研究	访问学者
马 健	2004.10—2009.3	南卡医科大学,哈佛大学医学院	肿瘤发病机制	高级访问学者
程 文	2004—2007	美国德州健康科学中心	衣原体致病机理及防治	联合培养攻读博士学位
黎 明	2004—2007	美国明尼苏达大学 Hormel 研究所	EGCG 抑制 IGF—1R 激酶活性机制研究	访问学者
罗敏华	2004—2009	美国爱达荷大学	HCMV 感染诱导 DNA 损伤—修复机制	助理教授
张建一	2004.8—2005.8	新加坡中央医院临床应用研究中心	NB3 基因在中枢及周围神经髓化中的作用	访问学者
肖卫民	2004—	美国休斯敦	心血管疾病	访问学者
熊 炜	2005.11—2008.6 2008.7—2009.8	阿肯色医科大学,犹他大学	骨髓瘤的发生发展机制	高级访问学者
汤立军	2005.1—2007.8	意大利国际遗传工程与生物技术中心	先天性免疫机制及疾病蛋白质组学研究	博士后
陈欲晓	2005—2006	香港大学李嘉诚医学院	小鼠树突状细胞疫苗的抗肝癌作用	访问学者
黄兰芳	2005—2006	美国加州大学		博士后
熊 鲲	2005—2007	美国南伊利诺伊大学 老年性痴呆发病的分子机制研究	访问学者	

姓名	时间	留学国家及大学	研究内容	交流身份
冯丹丹	2005—2008	法国巴黎第五大学	下丘脑 GHRH 神经元分泌的调控	巴黎海外青年学者博士后基金
朱曙东	2005—2008	美国哈佛大学医学院	肿瘤早期诊断	博士后
瞿湘萍	2005—2009	美国塔夫茨大学	真核生物 mRNA3' 端剪切加尾机制	访问学者
潘爱华	2005—2006	美国 University of Washington	医学教育与管理	访问学者
袁　灿	2005—	美国西雅图	心血管疾病	访问学者
陶永光	2006.3—2011.2	国家健康研究院（NIH）国家癌症研究所（NCI）	肿瘤表观遗传学	高级访问学者
曾朝阳	2006.4—2008.6 2008.7—2009.8	阿肯色医科大学，犹他大学	骨髓瘤的发生发展机制	高级访问学者
梁德生	2006	日本长崎大学	医学遗传学	访问教授
邬玲仟	2006	日本长崎大学	医学遗传学	访问教授
刘　刚	2006	美国内华达大学	生精相关基因的功能研究	访问学者
余　平	2006—2006	加拿大 Saskatoon 大学	感染免疫	访问学者
谭斯品	2006—2009	英国伦敦	心血管疾病	博士研究生
工　洁	2006—2010	美国德州健康科学中心	衣原体致病机理及防治	联合培养攻读博士学位
刘　双	2006—2012	美国	肿瘤	访问学者
李　芳	2006.3—2008.3	澳大利亚 Flinders University	脑源性神经营养因子在脊髓损伤中的作用	访问学者
周　鸣	2007.7—2009.9	美国南阿拉巴马大学米切尔肿瘤研究所	乳腺癌葡萄糖代谢与紫杉醇化疗耐药机制研究	高级访问学者
彭淑平	2007.9—2009.6 2009.7—2010.12	南卡医科大学，耶鲁大学	胚胎和肿瘤干细胞生物学	高级访问学者
孙　璇	2007.10—2009.4	美国密歇根大学	干细胞与再生医学	博士联合培养
刘　静	2007.10—2010.8	美国纽约血液中心	造血发育调控	博士后、助理教授
吴晓英	2007—2008	美国德克萨斯大学	肺癌	访问学者
徐绍锐	2007—2008	美国科罗拉多州立大学	细胞膜蛋白动力学	博士后
张华莉	2007—2012	美国犹他	心血管疾病	访问学者
陈　旦	2007.8—2008.3	澳大利亚 Flinders University	Roles of proBDNF in injuried retina.	访问学者
周艳宏	2008.3—2010.3	美国哈佛大学医学院	hDAT 遗传变异与可卡因滥用之关系研究	高级访问学者
罗志勇	2008.3—2009.4	美国印第安纳大学医学院	肿瘤药物药理	访问学者
曾赵军	2008.6—2010.6	瑞典哥德堡大学医学院	肿瘤基因功能及信号传导机制	博士后

姓名	时间	留学国家及大学	研究内容	交流身份
李景和	2008—2009	美国康奈尔大学	前列腺癌发病机制的研究	高级访问学者
刘水平	2008—2009	美国弗吉尼亚大学	艾滋病病毒基因表达调控和动脉粥样硬化的遗传因素研究	访问学者
戴 橄	2008—2009	美国俄克拉荷马州立大学	抗菌肽抑菌机制研究	博士后
钟 慧	2008—2009	加拿大卡尔加里大学	肿瘤分子生物学	博士后
林 戈	2008—2009	美国康州大学	干细胞与再生医学	博士后
王慷慨	2008—2010	美国佛罗里达	心血管疾病	访问学者
马昌杯	2008—2011	美国能源部埃姆斯国家实验室生命科学部	分子识别与疾病诊断	博士后
童建斌	2008.2—2008.8	香港大学	眼高压的机制研究	访问学者
蔡 艳	2008.8—2010.8	美国南伊利诺伊大学	阿尔茨海默病老年斑形成机制	访问学者
胡 亮	2009.4—2011.8	美国匹兹堡大学	干细胞与再生医学	博士后
杜 娟	2009.8—2011.12	美国华盛顿大学圣路易斯分校	遗传学	博士后
黄 河	2009—2011	美国麻省大学医学院	发育与肿瘤	访问学者
吴 翔	2009—2012	美国德克萨斯大学圣安东尼奥健康科学中心	衣原体及痘病毒	博士后
李 征	2010.9—2012.1	滑铁卢大学	肿瘤的光动力治疗	高级访问学者
何琼琼	2010—2011	美国伯明翰医学院	LKB1致癌机理	访问学者
李 波	2010—2011	美国埃默里大学	肺癌	博士后
梁文杰	2010	美国		博士后
暨 明	2011	悉尼大学	异种移植	访问学者
周 文	2011.3—2013.6	爱荷华大学卡弗医学院	多发性骨髓瘤细胞及分子及生物学的研究	高级访问学者
周 苘	2011.6—2014	美国华盛顿大学圣路易斯分校	干细胞与再生医学	博士后
肖旭贤	2011—2012	美国		博士后
胡忠良	2011—2013	美国埃默里大学	头颈癌	博士后
刘 瑛	2011—2013	美国犹他	炎症	访问学者
向 阳	2012	澳大利亚纽卡索大学	重症哮喘发病的免疫机制	访问学者
彭红建	2012	美国		博士后

姓名	时间	留学国家及大学	研究内容	交流身份
卢建红	2012.2—2014.3	美国宾夕法尼亚大学	分子病毒学:病毒与宿主细胞的相互作用及药物抑制	高级访问学者
张树冰	2012.3—2014.3	美国	细胞信号传导	博士后
罗湘建	2012.5——	MD Aderson 医学中心	神经干细胞诱导分化研究	高级访问学者
刘慕君	2012.7—2014.7	美国	遗传病机理	博士后
吴坤陆	2012.1—2012.12	美国纽约血液中心	红细胞发育转录组测序分析	访问学者
李 芳	2012.1—2013.1	美国托马斯杰费森大学	帕金森病发病机制	博士后
伍赶球	2012—2013	美国德州大学医学健康中心微生物和免疫学系	衣原体的生殖上行感染机制	访问学者
蒋立平	2012—2013	美国马里兰大学	miRNA 对胃肠道疾病的调节	博士后
张祖萍	2012—2013	美国贝勒医学院	血小板糖蛋白 Gp1ba 的表观遗传调控机制研究	博士后
陈利玉	2012—2013	加拿大曼尼托巴大学	逆转录病毒分子生物学	访问学者
李文凯	2012—2013	美国波士顿大学	双语教学	访问学者
何海伦	2012—2013	新西兰大学	蛋白质	博士后
吕 辉	2012—2014	美国丹弗大学	乳腺癌	博士后
刘雄昊	2012—2014	美国杰斐逊医学院	神经生物学	访问学者
谭宇蓉	2013	美国拉斯维加斯	第3届国际疫苗会议	国际交流
胡正茂	2013	美国伊利诺伊芝加哥分校	遗传学	访问学者
谭洁琼	2013	美国哈佛大学儿童医院	细胞生物学	访问学者
冯湘玲	2013.1—	美国南阿拿巴马大学米歇尔肿瘤研究所	非甾体类药物舒林酸在肿瘤化学预防中的作用和分子机制	高级访问学者
项 荣	2013.7—2013.12	香港科技大学	神经元的培养与研究	访问学者
王宽松	2013.12—	美国马里兰大学		博士后
陈慧勇	2013.2—2015.2	美国纽约血液中心	红系发育与铁代谢	博士后
李汶	2013.8—2014.7	加拿大布鲁克大学	遗传学	博士后
陈欲晓	2013—2013	澳大利亚 La Trobe 大学	流感疫苗诱导机体细胞免疫效应研究	访问学者
肖德胜	2013—2014	美国埃默里大学	肺癌	博士后
陈淑华	2013—	美国宾夕法尼亚大学	蛋白质	博士后
蒋碧梅	2014—	美国	心血管疾病	访问学者

后　记

　　湘雅百年大庆，以学生为主体的庆祝筹备活动早在 2013 年上半年就开始启动。在 2013 年年底的一次筹备会上，陶立坚副书记对学科发展史的撰写作了初步安排，提出了撰写基础医学学科发展史的建议，并指定肖献忠、刘笑春两位同志负责组织编写工作。当时已临近寒假，编写思路尚未形成。在寒假中，通过广泛查阅文史资料，反复思考，交换信息，参编人员对学科发展史的编写基本内容和方法才有了一些初步想法。

　　首先面对的问题是写什么？百年来，湘雅医学教育是一个学科庞杂、结构完整、且彼此紧密联系的有机整体。虽然随着历史变迁与发展，其中的基础医学学科几经演变，特别是在 2000 年湖南医科大学、中南工业大学、长沙铁道学院合并共组中南大学前后，对湖南医科大学原基础医学学科进行了大幅度调整，包括将部分生物医学学科、医学前期学科调至中南大学其他院系或独立建院系。但在长达百年的湘雅历史进程中，这些学科长期活跃在基础医学的大家庭里，互相依存，风雨同舟，有着共同起源和斩不断的亲密的血缘关系。实际上，湘雅基础医学学科的百年历史是这些学科共同参与写成的。因此，这部湘雅基础医学学科发展史，必须是涵盖湘雅医学各基础学科（包括医学预科、基础课部、基础医学院的各个学科）的"大基础医学"发展史。

　　在确定了涵盖范围之后，于 2014 年 3 月 21 日召开了学科发展史编写团队的第一次工作会议。会议邀请了基础医学各学科、相关生物医学学科、相关医学前期学科负责人或知名教授组成了基本编写团队，对学科发展史的内容和形式进行了认真研讨，确定了"学科发展史""教学科研平台""学科人物""学科发展大事记""附录"等五大部分内容，并对各部分编写的基本格式进行了研讨。

　　随后，由各二级学科组织了写作组，采取与离退休老教师座谈，到中南大学档案馆、人事处查阅资料等方法，认真梳理各学科教学、科研、研究生培养、学科建设以及社会服务等方面的史料，初步整理出了各二级学科或三级学科的发展史初稿。2014 年 7 月 10 日，学科发展史编写团队召开了第二次会议，交流了编写中存在的问题，强调了尊重历史、求真求实、把好质量关的重要性和要求。会后，部分学科继续整理初稿，部分学科则进入到修改阶段。经过包括暑假在内历时两个多月的资料汇总、反复修改、纠错核实、座谈协调，终于在 9 月底完成了全书的编写任务。

在编写过程中，编者始终秉持如履薄冰、如临深渊的谨慎态度，坚持对历史负责、实事求是的工作作风，特别注重历史材料的真实性和文风的朴实无华。对有争议的问题反复调研、校对、纠错、核实，直到查实为止。

历史难写。尽管编写团队花费了约9个月时间，尽了最大努力，试图尽可能全面、准确地挖掘史料，但百年湘雅基础医学涉及学科多，历史事件纷繁复杂，历史人物浩如烟海。百年间，由于年代久远，许多前辈早已不在人世，甚至与其家人也失去了联系；由于有的当事人出国、调离等原因，许多史料已经丢失或记忆不全，也没有一本完整的基础医学发展史可供参考。因此，本书的遗漏和错误之处在所难免。好在历史的脚步仍在前进，未来不仅会有更多的精英去创造湘雅的新历史，也一定会有更热心、细心的湘雅人来续写、补充、修订湘雅基础医学发展史。如果此书能为后来者起到抛砖引玉的作用，也算是对编者的一种鼓励和慰藉。

在对本书的策划、写作和修改过程中，中南大学党委副书记、湘雅医学院院长陶立坚教授、湘雅医学院常务副院长孙维佳教授等给予了很多指导和支持，湘雅医学院、基础医学院党委和行政给予了大力支持，许多离退休老领导、老教师和青年教师以提供史料、查阅文献资料、书写回忆录等多种方式对本书的写作给予了大力支持。在此，谨一并致以衷心感谢！

图书在版编目(CIP)数据

中南大学湘雅基础医学学科发展史(1914—2014)/中南大学文化建设办公室组编;中南大学基础医学院撰稿.
—长沙:中南大学出版社,2014.10
ISBN 978 - 7 - 5487 - 1204 - 6

Ⅰ.中...　Ⅱ.①中...②中...　Ⅲ.中南大学湘雅医学院 - 基础医学 - 学科发展 - 概况 - 1914—2014　Ⅳ.R3 - 40

中国版本图书馆 CIP 数据核字(2014)第 232477 号

中南大学湘雅基础医学学科发展史(1914—2014)

中南大学文化建设办公室　　组编
中南大学基础医学院　　　　撰稿

□**责任编辑**　史海燕
□**责任印制**　易建国
□**出版发行**　中南大学出版社
　　　　　　　社址:长沙市麓山南路　　　　　邮编:410083
　　　　　　　发行科电话:0731-88876770　　　传真:0731-88710482
□**印　装**　长沙超峰印刷有限公司

□**开　本**　720×1000 B5　□**印张** 33.75　□**字数** 657 千字
□**版　次**　2014 年 10 月第 1 版　□2014 年 10 月第 1 次印刷
□**书　号**　ISBN 978 - 7 - 5487 - 1204 - 6
□**定　价**　100.00 元